主 编 ◎ 尹 畅

医疗质量持续改进案例集 2024

科学技术文献出版社
·北京·

图书在版编目（CIP）数据

医疗质量持续改进案例集. 2024 / 尹畅主编. --
北京：科学技术文献出版社，2025. 4. -- ISBN 978-7
-5235-2367-4

Ⅰ. R197.323.4

中国国家版本馆CIP数据核字第2025GF4170号

医疗质量持续改进案例集2024

策划编辑：胡　丹　　责任编辑：胡　丹　　责任校对：张永霞　　责任出版：张志平

出　版　者	科学技术文献出版社
地　　　址	北京市复兴路15号　邮编 100038
编　务　部	（010）58882938，58882087（传真）
发　行　部	（010）58882868，58882870（传真）
邮　购　部	（010）58882873
官 方 网 址	www.stdp.com.cn
发　行　者	科学技术文献出版社发行　全国各地新华书店经销
印　刷　者	北京虎彩文化传播有限公司
版　　　次	2025年4月第1版　2025年4月第1次印刷
开　　　本	787×1092　1/16
字　　　数	421千
印　　　张	21.5
书　　　号	ISBN 978-7-5235-2367-4
定　　　价	158.00元

版权所有　违法必究

购买本社图书，凡字迹不清、缺页、倒页、脱页者，本社发行部负责调换

《医疗质量持续改进案例集 2024》编委会

主　编
　　尹　畅　国家卫生健康委医院管理研究所

副主编
　　张　勤　国家卫生健康委医院管理研究所
　　许明璐　国家卫生健康委医院管理研究所
　　刘海燕　河北燕达陆道培医院

编　委（按姓氏笔画排序）
　　王　松　河北燕达陆道培医院
　　付佳慧　国家卫生健康委医院管理研究所
　　刘秋生　中山大学附属第一医院下沙院区
　　刘倩楠　国家卫生健康委医院管理研究所
　　李大江　四川大学华西医院
　　李西英　西安交通大学第二附属医院
　　谷业迪　河北燕达陆道培医院
　　张银刚　河北燕达陆道培医院
　　张新旺　宿迁第三医院
　　陆　勇　上海交通大学医学院
　　夏雪艳　河北燕达陆道培医院
　　黄俊杰　蚌埠医科大学附属第一医院
　　董　书　北京大学第三医院
　　锁　涛　复旦大学附属中山医院

《医疗质量持续改进案例集 2024》
提供案例的医疗机构
（按入书案例个数排序）

案例个数	入书案例序号	医疗机构
4	1、2、3、28	北京大学第三医院
3	24、30、31	河北燕达陆道培医院
2	6、22	深圳市龙华区人民医院
2	9、23	西安交通大学第二附属医院
2	13、33	惠州市第三人民医院
2	20、39	兴安盟人民医院
2	25、26	河北燕达医院
1	4	单县中心医院
1	5	空军军医大学第三附属医院
1	7	深圳市南山区妇幼保健院
1	8	西安大兴医院
1	10	兴义市人民医院
1	11	义乌市中心医院
1	12	惠州市第六人民医院
1	14	连云港市第一人民医院
1	15	上海市第一人民医院
1	16	上饶市人民医院
1	17	十堰市太和医院
1	18	咸阳彩虹医院
1	19	咸阳市第一人民医院
1	21	广东省人民医院
1	27	西安国际医学中心医院
1	29	河北省胸科医院
1	32	湖州市中心医院
1	34	佳木斯大学附属第一医院
1	35	聊城市退役军人医院
1	36	临汾市中心医院
1	37	平度市人民医院
1	38	深圳市罗湖区妇幼保健院
1	40	资阳市中心医院

序

我国的质量政策自1996年以来清晰地经历了"质量振兴""质量发展""高质量发展"3个阶段。1996年国务院颁布《质量振兴纲要（1996年—2010年）》，2012年国务院印发《质量发展纲要（2011—2020年）》，2017年《中共中央 国务院关于开展质量提升行动的指导意见》发布，2023年中共中央、国务院印发《质量强国建设纲要》，与党的十九大提出的"我国经济已由高速增长阶段转向高质量发展阶段"的战略判断相契合。

自党的十八大以来，以习近平同志为核心的党中央将质量工作置于更加显著的位置。中央明确指出，必须将发展的立足点转移到提高质量和效益上来，坚持以提高发展质量和效益为中心。党的十九大提出，必须坚持质量第一、效益优先，以供给侧结构性改革为主线，推动经济发展质量变革、效率变革、动力变革，提高全要素生产率。党的二十大再次强调，高质量发展是全面建设社会主义现代化国家的首要任务，要加快建设质量强国。由此可见，以习近平同志为核心的党中央着眼于党和国家事业发展全局，对新时代质量工作持续作出重大战略部署。这些举措充分展现了党和国家坚定不移推进高质量发展、建设质量强国的坚定信念与决心，同时也高度符合人民群众对美好生活的热切期待，为推动经济社会持续健康发展、满足人民日益增长的美好生活需要指明了前进方向。

新中国成立以来，我们党根据不同时期的发展需求，提出了一系列卫生工作方针，为我国卫生与健康事业的发展提供了重要指导。在此指导下，深化医改稳步推进、分级诊疗有序实施、医疗卫生服务体系不断完善，人民健康水平显著提升。进入新时代，面对人民群众日益增长的医疗服务需求，提升医疗质量成为新的重要任务。

基于此，2016年国家卫生和计划生育委员会发布《医疗质量管理办法》，确立了我国医疗质量的管理顶层制度设计后，相关政策持续深化推进；2018年《关于坚持以人民健康为中心推动医疗服务高质量发展的意见》出台，进一步明确了发展方向；2023年《全面提升医疗质量行动计划（2023—2025年）》《手术质量安全提升行动方案（2023—2025年）》《患者安全专项行动方案（2023—2025年）》等政策密集发布，从多维度、多方面部署医疗质量提升举措。

医疗服务质量与安全是医疗服务的核心，亦是不可触碰的底线。不断推进医疗质量管理体系与控制体系的持续完善，不仅是提升医疗服务水平的必然选择，更是保障人民群众生命健康的关键。针对医疗质量管理体系与控制工作，通过监测、预警、分析、评估、反馈等专业手段，对医疗服务全过程实施动态管理，以环节质量为核心，同时兼顾基础质量和终末质量，解决系统性问题并推动持续改进。目前，我国医疗质量管理体系与控制体系已逐步完善。在此背景下，医疗机构应积极对照政策要求，以更高标准完善内部医疗质量管理体系与控制体系。通过加强员工质量意识，扩大质量管理工具的应用，切实将政策要求落实到机构管理层面，从而巩固医疗质量安全基础，为群众提供安全、高效、优质的医疗服务。

国家卫生健康委高度重视医疗质量持续改进及质量管理工具在提升医疗质量管理中的作用，自 2021 年起每年发布年度国家医疗质量安全改进目标和各专业质控工作改进目标，以此引导行业方向并激发内生动力，为医疗质量安全改进发挥积极作用。改进目标核心策略中明确要求医疗机构应当"运用质量管理工具，查找、分析影响本机构实现该目标的因素，提出改进措施并落实"，可见质量管理工具的掌握与应用是医疗机构落实国家相关政策的重要支撑。

在当前医疗质量管理至关重要的背景下，我们期望医疗机构的员工能够深入掌握质量管理知识，并积极探索管理工具的应用。同时，员工应结合国家政策文件的要求，审视并优化自身的工作职责，以持续推动医疗质量的改进。参与是能力提升的开端，只有当每位员工都积极地投身于实践之中，才能为医疗行业的发展、质量的提升以及患者的安全做出更为显著的贡献。

目　录

医疗类 ·· 1

　案例 1　降低运动医学科术后重度疼痛发生率 ··· 1

　案例 2　提高生殖医学科日间手术占择期手术的比例 ·· 10

　案例 3　提高产妇阴道分娩椎管内麻醉使用率 ··· 19

　案例 4　提高感染性休克集束化治疗完成率 ·· 27

　案例 5　降低头颈肿瘤皮瓣术后气管拔管反应及拔管并发症发生率 ························· 34

　案例 6　缩短睡眠障碍住院患者治疗前评估时间 ·· 43

　案例 7　提高静脉血栓栓塞症规范预防率 ··· 50

　案例 8　降低非计划重返手术室再手术率 ··· 58

　案例 9　提高肿瘤治疗前临床 TNM 分期评估率 ··· 66

　案例 10　提高住院患者营养风险筛查率 ·· 73

　案例 11　降低手术麻醉期间低体温发生率 ··· 80

　案例 12　降低阴道分娩产后出血发生率 ·· 87

护理类 ··· 95

　案例 13　降低肿瘤科外周中心静脉导管相关压力性皮肤损伤发生率 ······················· 95

　案例 14　提高高血压住院患者自我管理规范率 ·· 104

　案例 15　降低动静脉内瘘穿刺损伤发生率 ·· 113

　案例 16　降低住院患者 2 期及以上压力性损伤发生率 ··· 122

　案例 17　降低神经重症管饲肠内营养患者误吸发生率 ··· 131

　案例 18　降低复发性流产患者抗凝剂皮下注射出血率 ··· 144

　案例 19　降低全麻患者术中获得性压力性损伤发生率 ··· 152

　案例 20　降低透析患者高磷血症发生率 ··· 164

院感类 ··· 171

- 案例 21 降低心脏瓣膜置换术患者术后肺部感染发生率·· 171
- 案例 22 提高口腔综合治疗台诊疗用水管道菌落总数监测合格率······································ 178
- 案例 23 降低急诊重症监护病房中呼吸机相关肺炎发病率·· 186

药学类 ··· 194

- 案例 24 提高抗菌药物治疗前病原学送检率·· 194
- 案例 25 降低老年慢病患者住院次均药费·· 203
- 案例 26 降低门急诊药房发药差错发生率·· 213
- 案例 27 提高住院患者静脉输液规范使用率··· 221

管理类 ··· 232

- 案例 28 提高北京市 7 家职业健康检查尿铅盲样检测实验室间比对通过率·························· 232
- 案例 29 提高住院患者医保实际报销比例·· 239
- 案例 30 提高医疗质量（安全）不良事件报告率·· 246
- 案例 31 提高消防安全管理活动规范率··· 255
- 案例 32 缩短择期手术平均转台等候时间·· 264
- 案例 33 缩短 5G 移动卒中单元患者 DNT 时间·· 273
- 案例 34 提高出院患者病历 2 日归档率··· 280
- 案例 35 缩短优抚对象出院结算办理时间·· 288
- 案例 36 提高医保结算清单质量平均得分·· 294
- 案例 37 提高放射影像诊断符合率··· 304
- 案例 38 提高首台手术准时开台率··· 315
- 案例 39 提高日间手术占择期手术比例··· 322
- 案例 40 提高病案首页主要诊断编码正确率··· 329

医疗类

案例1 降低运动医学科术后重度疼痛发生率

项目负责人：北京大学第三医院　王健全

项目起止时间：2023年1—12月

概述

1. 背景和目的：运动医学科手术多涉及骨、肌腱和韧带，患者群体年轻，术后疼痛率高，这是运动医学领域面临的一大挑战。我院运动医学科既往术后重度疼痛的单月发生率最高达12.91%，若不干预，则可能影响患者的功能恢复和康复效果，并直接影响患者的满意度。建立一套能有效降低运动医学科术后重度疼痛发生率的工作体系，规范运动医学科术后疼痛管理流程，对于提升医院医疗质量安全管理水平具有重要意义。

2. 方法：运用PDSA质量管理工具，通过5W2H方法，分析并制定运动医学科术后重度疼痛管理方案，完善培训及讨论制度、建立疼痛规范化处理方案、建立科室疼痛管理监管制度。

3. 结果：运动医学科术后重度疼痛发生率由实施前的10.13%降至实施后的0.57%。

4. 结论：运用PDSA质量管理工具有效降低了运动医学科术后重度疼痛发生率，规范了运动医学科术后疼痛的临床管理流程。

一、P阶段

（一）主题选定

运动医学科手术是现代外科学领域的一项重大技术进展，其应用日益广泛。运动医学科手术多涉及关节、韧带和肌腱，这些部位对疼痛较敏感，且患者普遍年轻，疼痛耐受度差，因此术后疼痛发生率高。术后疼痛影响患者早期功能锻炼和康复效果，并直接影响到患者的满意度。因此，有效控制运动医学科术后疼痛，对于促进患者康复、提高医疗质量具有重要意义。有必要通过对运动医学科术后重度疼痛原因进行分析，建立一

---

① PDSA是一种持续改进方法，也是全面质量管理应遵循的科学程序。其主要由计划（plan，P）、执行（do，D）、学习（study，S）、处理（action，A）4个阶段组成。

套能有效降低运动医学科术后重度疼痛发生率的工作体系，规范运动医学科术后疼痛管理流程，提升医院医疗质量安全管理水平。

2022年7—12月我院运动医学科术后重度疼痛发生率高达10.13%（单月发生率最高达12.91%）。若不改进，会增加患者住院费用、延长平均住院日，也会增加医疗纠纷发生率和医疗不良事件发生率。

（二）改进依据

《全面提升医疗质量行动计划（2023—2025年）》提出了需要"强化关键环节和行为管理，提高过程质量"，指出了要"密切监测患者病情变化及心理状态，并及时进行再评估，根据评估情况科学调整诊疗方案，保障诊疗措施的及时性、规范性"，以及"定期对患者医疗质量（安全）不良事件发生情况进行分析，查找存在的共性问题和薄弱环节，开展系统性改进工作"。

（三）监测指标

运动医学科术后重度疼痛发生率。

（四）指标定义

运动医学科术后重度疼痛发生率 = $\dfrac{\text{运动医学科术后重度疼痛例数}}{\text{同期出院患者手术例数}} \times 100\%$，每半年。

注：重度疼痛定义为术后视觉模拟评分法（visual analogue scale，VAS）评分≥7分。

（五）目标值

2023年下半年我院运动医学科术后重度疼痛发生率降至1%以下。

（六）现况数值

2022年下半年运动医学科术后重度疼痛平均发生率为10.13%（596/5886）。

（七）预期延伸效益

1. 制定标准操作流程（standard operating procedure，SOP）1个、发表论文2～3篇。

2. 实现对于运动医学科术后重度疼痛危险因素的评估，并基于大数据和人工智能建立术后重度疼痛风险预测模型。

3. 将本中心构建的运动医学科术后重度疼痛风险预测模型推广应用于其他医院，并对其完善升级。

（八）原因分析

通过小组讨论构建鱼骨图（图1-1），从人、机、料、法、环5个方面对运动医学科患者发生术后重度疼痛的原因进行仔细分析，找到7个主要原因：并发症的预防意识不足、术后用药不规范、术后镇痛方案不合理、科室管理制度不完善、患者的疼痛耐受度低、医师的手术经验不足及手术步骤不规范。

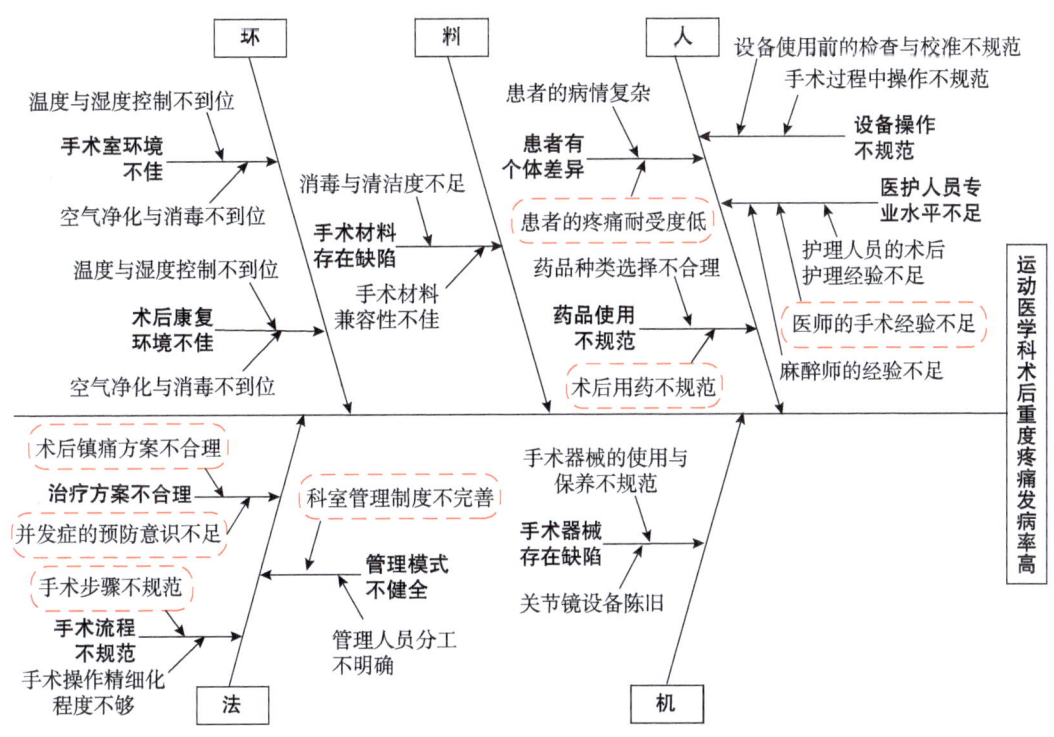

图 1-1 运动医学科术后重度疼痛发病率高的原因分析

（九）真因验证

基于问卷调查绘制柏拉图（图 1-2），按照二八法则，找到累计百分比达 80% 的主要原因，将并发症的预防意识不足、术后用药不规范、术后镇痛方案不合理及科室管理制度不完善 4 项列入首要解决的计划中。

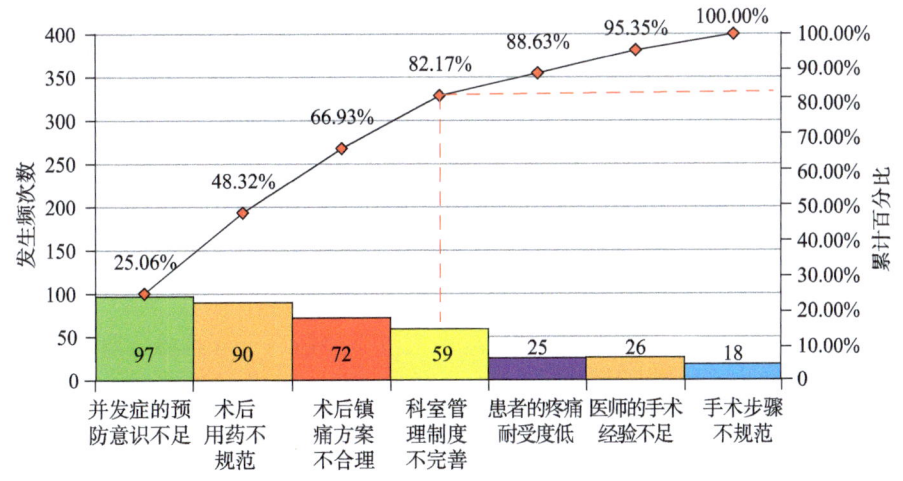

图 1-2 运动医学科术后重度疼痛发病率高的真因验证

（十）对策计划

研究小组根据原因分析中发现的几个关键问题，针对真因充分讨论，运用 5W2H 制订相应计划与对策，进入执行阶段（表 1-1）。

表 1-1　5W2H 实施计划

为什么做 （Why）	什么目标 （What）	怎么做 （How）	何时做 （When）	什么频率 （How often）	在哪做 （Where）	谁来做 （Who）
并发症的预防意识不足	进行全员培训，提高医护及科研人员对于并发症高危因素的防范意识	建立科室讨论制度，明确运动医学科术后疼痛管理流程	2023 年 1 月	每月	运动医学科	王　成
		建立运动医学科术后疼痛风险智能预测模型	2023 年 1 月	每月	运动医学科	高冠英
术后用药不规范	规范术后的用药种类、方式和时机，使规范率达 100%	超前镇痛，在术后基础镇痛方案的基础上进行疼痛分阶梯管理	2023 年 1 月	每日	运动医学科	王　欣
术后镇痛方案不合理	合理依据病种选择适当的镇痛方式	根据病种特点，麻醉时附加神经阻滞，配合静脉止痛泵管理疼痛	2023 年 1 月	每日	运动医学科麻醉科	史尉利
科室管理制度不完善	从科室层面完善术后疼痛管理制度，明确内涵和人员分工，落实率达 100%	建立科室疼痛管理监管制度，确保疼痛管理工作的规范化和专业化	2023 年 1 月	每月	运动医学科医务处	王　成

二、D 阶段

（一）建立运动医学科术后重度疼痛科室培训及讨论制度

为提高科室人员对术后重度疼痛的认识和处理能力，科室建立了运动医学科术后重度疼痛科室培训及讨论制度。每月从运动医学科术后重度疼痛的基础知识、常见原因、预防策略、治疗方法等方面开展学习，提升科室人员的专业能力。

（二）建立疼痛规范化处理方案

1.疼痛评估。术前应对患者的疼痛风险因素进行评估，定位容易出现术后疼痛、术后疼痛程度重的患者人群，对这些人群进行疼痛宣教（图 1-3）。

医疗类

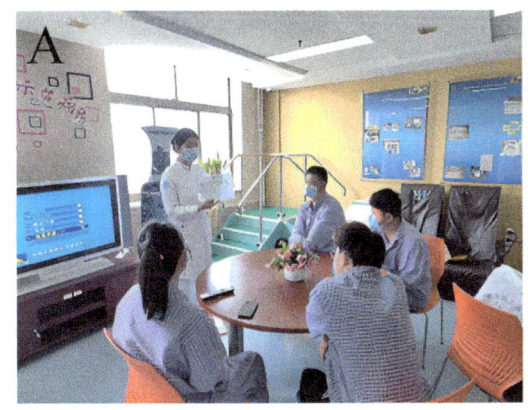
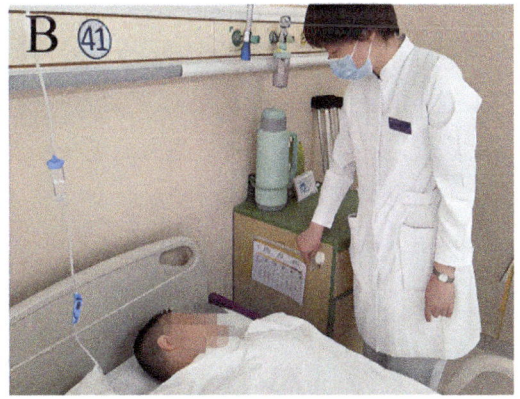

A：术前对患者进行疼痛相关宣教　　　　　　　　B：术后及时评估疼痛情况

图 1-3　术前宣教及疼痛评估

术后采用 VAS 评分法对患者的疼痛程度进行评价。评估疼痛时应仔细、准确，确保患者理解不同疼痛等级的严重程度后再进行评估。在患者术后返回病房即刻、每日上午 10 点、晚上 10 点几个特定时间点进行疼痛"实时"评估：①患者主动报告疼痛时进行评估；②给予疼痛干预治疗后进行追踪评估（口服给予镇痛药物 1 小时后进行再次评估，非消化道途径给予镇痛药物 30 分钟后进行再次评估），遵循"评估—干预—再评估"循环，直至 VAS 评分＜ 4 分；③患者正常入睡时不需要进行疼痛评估。

2. 规范化处理方案。本方案适用于接受膝关节置换术、膝关节截骨术、髋臼周围截骨术、交叉韧带重建术、髌骨脱位矫正术、肩袖缝合术、踝关节韧带修复/重建术、距骨软骨移植的患者，具体如下。

（1）超前镇痛：术前 1 ～ 2 小时口服依托考昔 60 mg，或塞来昔布 200 mg。

（2）术中镇痛方案的选择：术中根据病种进行个性化镇痛。

手术准备时，对于下肢手术的患者，可在超声引导下行股神经阻滞或收肌管阻滞；对于上肢手术患者，可在超声引导下行臂丛神经阻滞。对于满足适应证的患者，如行前交叉韧带重建术但未行股神经阻滞的患者，术后可以使用静脉止痛泵管理疼痛。术中不常规使用关节注射或切口周围注射局部麻醉药物。

（3）术后镇痛方案的选择：术后常规给予扶他林片 25 mg/ 次、3 次 / 天、口服（注意肝肾功能重度损伤患者禁用）作为基础镇痛方案，在此基础上进行疼痛分阶梯管理。

轻度疼痛（VAS 评分 1 ～ 3 分）：继续原有镇痛方案，口服非甾体抗炎药（扶他林 / 依托考昔 / 塞来昔布），并对患者进行心理疏导等非药物治疗。

中重度疼痛（VAS 评分 4 ～ 6 分为中度疼痛，7 ～ 10 分为重度疼痛）：在口服非甾体抗炎药的基础上，加用一种即释阿片类镇痛药。优先选择口服剂型，如果患者不能口服给药，可以选择非胃肠道给药。哌替啶由于镇痛效果弱，代谢物有活性和神经兴奋性，不推荐经常使用，以免蓄积毒性。

3. VAS 评分≥7 分的处理方案。对于 VAS 评分≥7 分的患者，应首先评估疼痛是否为病理性疼痛。排除伤口裂开、感染、骨筋膜室综合征等严重并发症后，根据患者体重给予相应剂量的阿片类药物。

4. 相关病程记录。对使用阿片类药物的重度疼痛患者应记录病程中毒麻药品使用情况。

5. 患者教育。应鼓励患者术后尽早激活下肢肌肉、进行早期负重，早期负重可以在一定程度上减轻手术区域疼痛。

（三）建立科室疼痛管理监管制度

1. 每日晨交班时，由护士整理前一日术后患者疼痛情况并进行汇报，重度疼痛或使用阿片类药物的患者应重点汇报。

2. 每日毒麻药品处方应由当日值班医师审核后签字盖章，并汇总归档至科室毒麻药物处方文件袋中。

3. 科室成立疼痛管理小组，尽到如下职责：①保管科室的毒麻药品处方；②定期统计并核对科室毒麻药品剩余量及使用量；③保管毒麻药品储存柜钥匙；④统计科室每月严重疼痛人天数（days with severe pain，DSP）；⑤开展相关临床研究，完善疼痛管理方案。

（四）建立运动医学科术后重度疼痛的风险智能预测模型

收集与疼痛相关的数据，包括个人信息、手术类型及术中情况、VAS 评分、疼痛持续时间、疼痛部位等。在收集数据后，进行数据清洗和预处理，以消除异常值、缺失值和重复值等问题。最后，对数据进行标准化或归一化处理，以便进行后续的特征提取和模型训练。

三、S 阶段

通过以上举措，对 2022 年 7 月—2023 年 12 月的所有运动医学科手术进行整理分析，运动医学科术后重度疼痛发生率从 2022 年下半年的 10.13% 降至 2023 年下半年的 0.57%，达到目标值，而且在国内外目前已发表的研究相关报道中为最低水平之一（图 1-4、图 1-5）。

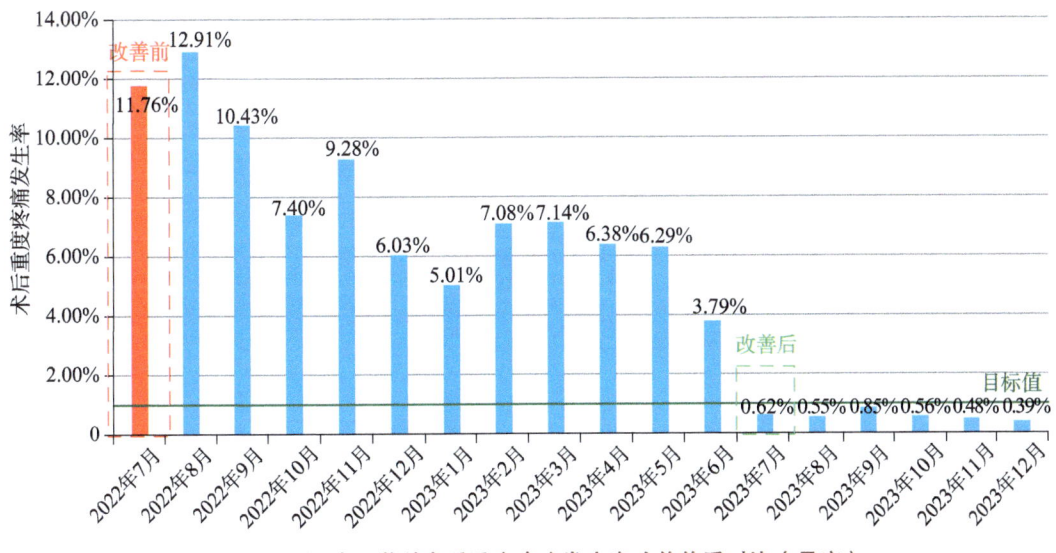

图1-4 运动医学科术后重度疼痛发生率改善前后对比（月度）

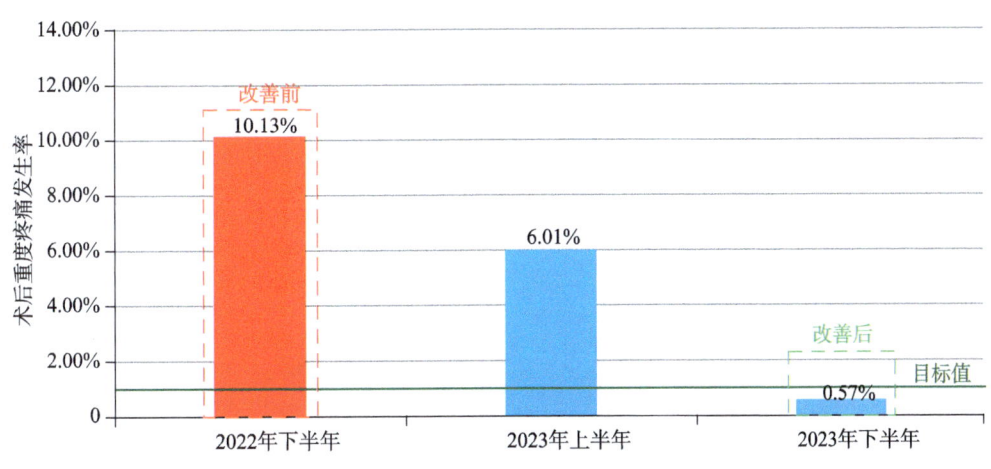

图1-5 运动医学科术后重度疼痛发生率改善前后对比（半年度）

四、A阶段

1. 临床医护人员制定运动医学科术后疼痛管理SOP，采取恰当预防措施（图1-6），做到早管、早防、早治。

2. 每月收集并构建患者数据库，详尽记录所有运动医学科手术后的疼痛管理过程。通过这一举措，成功实现了对疼痛原因的全面汇总与深入分析，从而为科学化的医疗管理提供了坚实的数据支撑。

3. 基于本项工作，目前已在国内外知名杂志发表运动医学科术后疼痛管理相关论文

5篇，获批《一种预警系统》《髋运动医学科术后一体化支具》等多项发明专利及实用新型专利，为未来的疼痛管理工作提供了强有力的技术支持和创新动力。

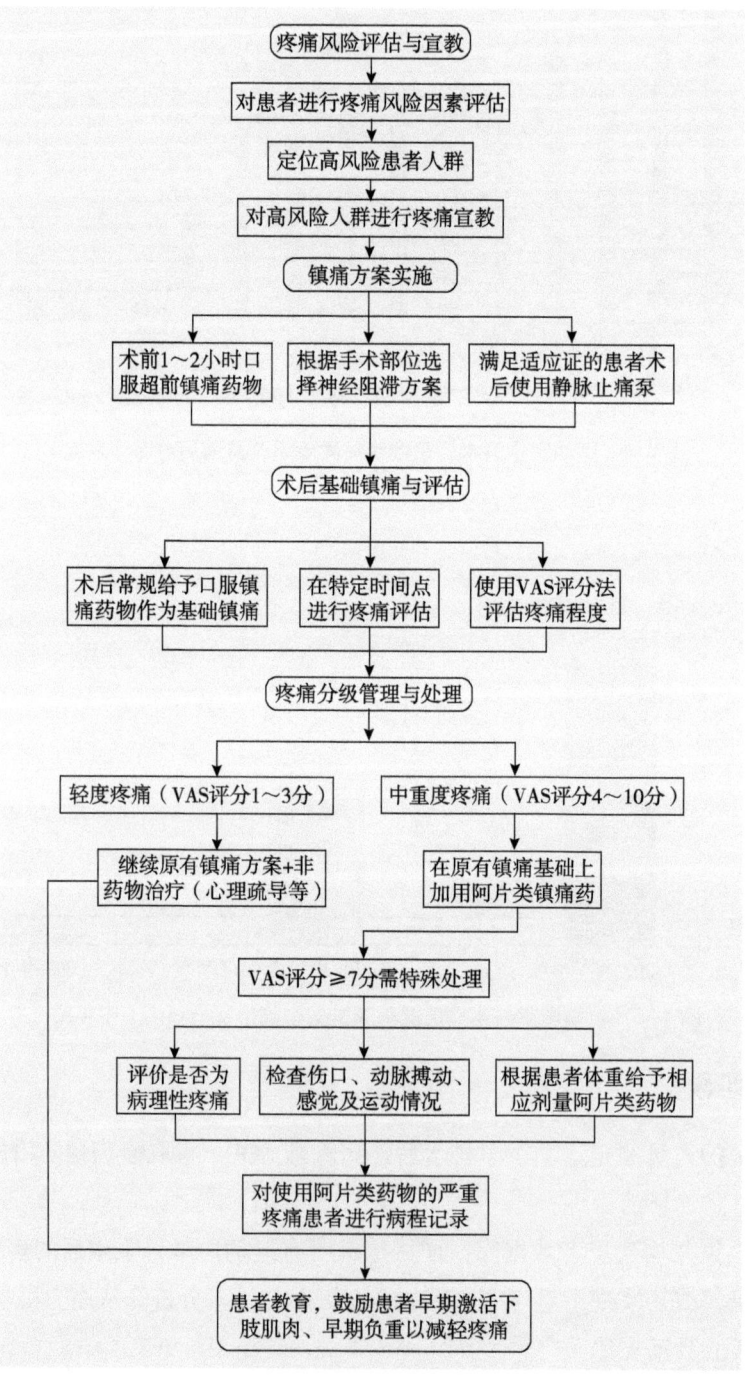

图1-6 运动医学科术后疼痛管理流程

五、项目团队介绍

本项目由运动医学科牵头主导,麻醉科及医务处等多部门共同协助,参与项目的各部门负责人均为相关科室主要负责临床并发症和医疗安全的领导或具体工作的人员(表1-2、图1-7)。运动医学科医疗主任负责总体规划和部署,运动医学科团队则专注于构建术后镇痛管理工作的完整体系,发现并记录相关重要数据,同时负责整体工作的统筹协调。项目组成员均已接受医疗质量管理培训,具有相关医疗质量管理技能。

表1-2 项目团队成员

姓名	部门	职称	参与内容
王健全	运动医学科	主任医师	项目总体规划
王 成	运动医学科	主任医师	临床数据管理
史尉利	运动医学科	主治医师	临床数据分析
高冠英	运动医学科	主治医师	临床数据分析
刘子铭	运动医学科	主治医师	临床数据分析
邵嘉艺	运动医学科	主治医师	临床数据分析
王 欣	运动医学科	副主任护师	围手术期护理
刘 研	运动医学科	副主任护师	围手术期护理
张晓乐	运动医学科	主管护师	围手术期护理
张 竹	运动医学科	主管护师	数据分析
徐 懋	麻醉科	主任医师	麻醉管理
董 书	医务处	管理副研究员	患者信息管理
范雯怡	医务处	管理副研究员	患者信息管理

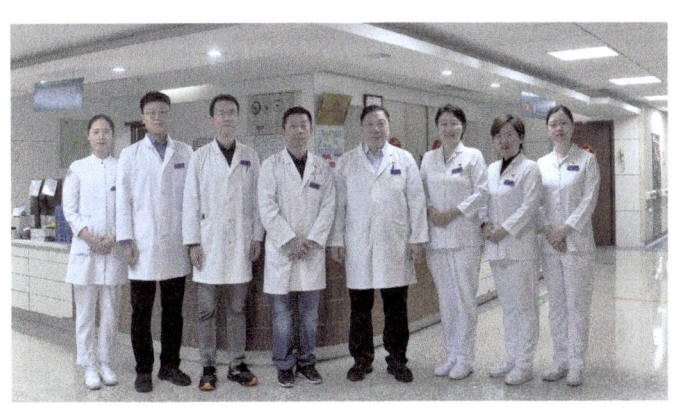

图1-7 项目团队部分成员合影

案例2 提高生殖医学科日间手术占择期手术的比例

项目负责人：北京大学第三医院　李蓉

项目起止时间：2021年1月—2023年12月

概述

1. 背景和目的：日间手术占择期手术的比例是《国家三级公立医院绩效考核》重要指标之一。根据基础设施即服务（infrastructure as a service，IaaS）统计，2016年美国、加拿大日间手术占择期手术的比例高达90.00%，丹麦为89.00%，西班牙为87.00%。我国日间手术占择期手术平均比例为10.00%，我院生殖医学科为50.00%，提升空间大。因此，有必要建立一套能提高日间手术占比的工作体系。

2. 方法：科室手术团队运用PDSA质量管理工具，依托科室质控小组，围绕"提升日间手术占比、保障医疗安全"的核心问题，优化日间手术围手术期管理，梳理并制定标准化日间手术流程，不断提升医疗效率、保障医疗安全、改善患者就医体验。

3. 结果：日间手术占择期手术的比例从58.26%提升到73.80%，平均住院日从1.28天下降到1.20天，术前平均住院日从0.90天下降到0.81天。

4. 结论：运用PDSA质量管理工具有效提高了生殖医学科日间手术占择期手术的比例，规范了日间手术的临床管理流程，提升了生殖医学科日间手术运行效率，解决了患者"就医难""手术难"等问题。

一、P阶段

（一）主题选定

我国正面临严峻的人口老龄化形势和生育危机。在提高生育力方面，生殖微创手术不仅有助于改善不孕女性的盆腔状况，还可以通过手术预处理提高辅助生殖技术成功率。生殖医学科年门诊量近60万，年微创手术量超过4000例，近几年日间手术占择期手术的比例逐渐升高，但与英国、美国等发达国家的占比（70.00%~90.00%）仍有差距，有一定的上升空间。

2021年生殖医学科日间手术占择期手术的比例为58.26%，日间手术例次数为3057，同期择期非日间手术总例次数为2190。同期择期非日间手术主要类型包括腹腔镜输卵管手术（956例，占比为43.65%）、腹腔镜探查术（586例，占比为26.76%）、宫腔镜子宫内膜息肉切除手术（322例，占比为14.70%）及宫腔粘连松解手术（104例，占比为4.75%）（图2-1）。宫腔镜子宫内膜息肉切除手术及宫腔粘连松解手术的手术路径为经阴道操作，术后恢复快，具有可以成为日间手术的潜力。

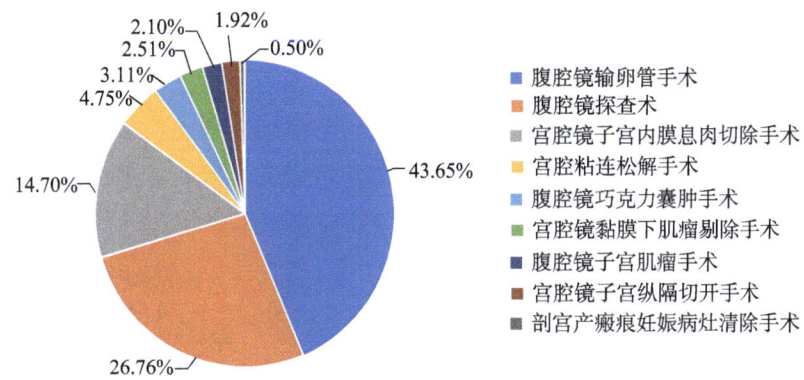

图 2-1　2021 年生殖医学科同期择期非日间手术类型占比

（二）改进依据

1.《关于印发进一步改善医疗服务行动计划的通知》（国卫医发〔2015〕2 号）要求有条件的医院逐步推行日间手术，提高床位周转率，缩短住院患者等候时间。

2.《国家卫生健康委办公厅关于印发国家三级公立医院绩效考核操作手册（2019 版）的通知》（国卫办医函〔2019〕492 号）中，日间手术占比首次被纳入国家三级公立医院绩效考核（国考）指标。

3.《关于开展全面提升医疗质量行动（2023—2025 年）的通知》（国卫医政发〔2023〕12 号）指出，医疗机构要进一步完善日间医疗质量管理组织体系，不断扩充日间医疗服务范围，提升日间医疗服务供给能力，同时保障日间医疗患者安全。将日间手术占择期手术的比例列入各省行动效果监测指标体系。

（三）监测指标

日间手术占择期手术的比例。

（四）指标定义

$$日间手术占择期手术的比例 = \frac{日间手术例次数}{同期择期手术总例次数} \times 100\%，每年。$$

（五）目标值

2023 年生殖医学科日间手术占择期手术的比例提高至 70% 以上。

（六）现况数值

2021 年生殖医学科日间手术占择期手术的比例为 58.26%（3057/5247）。

（七）预期延伸效益

1. 制定 SOP 1 个。

2. 将生殖医学科日间手术管理流程推广应用到分院区（首都国际机场院区），全面提高日间手术量。

（八）原因分析

依托科室质控小组讨论构架鱼骨图（图2-2），从人、机、法、环4个方面对"提升日间手术占比"这一核心问题进行缜密分析，找到限制日间手术运行的7个主要原因，分别为人工预约改约烦琐、围手术期烦琐、手术门诊单元少、收治途径少、病历周转慢、培训不到位、病历质控力度小。

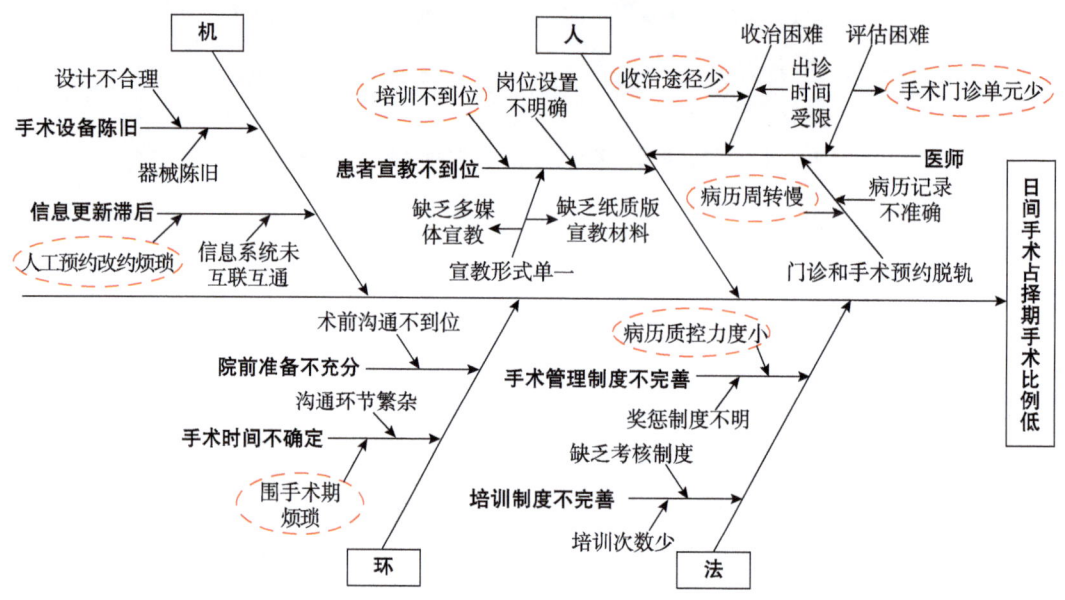

图2-2 日间手术占择期手术比例低的原因分析

（九）真因验证

由各部门质控小组组长牵头，分别对日间手术运行中存在的问题进行讨论，绘制柏拉图（图2-3），按照二八法则，找到累计百分比达80%的主要原因，将围手术期烦琐、手术门诊单元少、人工预约改约烦琐及培训不到位4项列入首要解决的计划中。

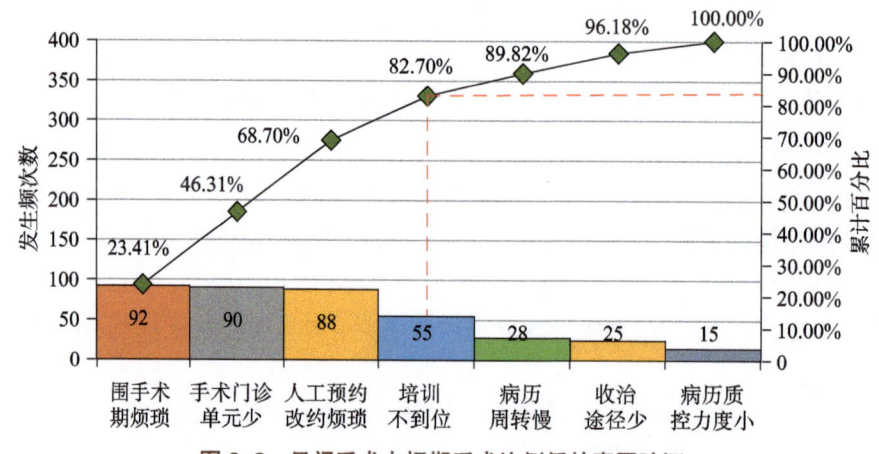

图2-3 日间手术占择期手术比例低的真因验证

(十)对策计划

科室质控小组根据原因分析中发现的几个关键问题,针对真因充分分析讨论,运用5W2H制订相应计划与对策,进入执行阶段(表2-1)。

表2-1 5W2H实施计划

为什么做 (Why)	什么目标 (What)	怎么做 (How)	何时做 (When)	什么频率 (How often)	在哪做 (Where)	谁来做 (Who)
围手术期烦琐	减少患者围手术期来院次数,优化服务流程	1.取消患者术前返诊看化验结果的流程,由专人登记核对 2.入院前电话联系患者进行病史采集及住院日核对补充 3.微信办理出入院相关事务	2022年1月	每月	生殖医学科住院部	杨 硕
手术门诊单元少	增加非工作日/时间门诊单元,丰富就诊途径	增加门诊单元,满足"错峰就医"需求: 1.门诊7天开放,以时间换空间 2.增设晚间门诊、分院区专业门诊 3.推广互联网医疗、云门诊	2023年9月	每月	生殖医学科本部及首都国际机场院区	李 蓉
人工预约烦琐	提升线上服务能力	开设线上手术预约平台"生殖妇科微创外科团队",实现一体化手术管理	2023年6月	每月	生殖医学科住院部	宋东红
培训不到位	加强规范化培训力度	组织住院医师病历书写的规范化培训,每周点评2份病历。建立每日电子病案归档报表,责任到人	2022年1月	每周	生殖医学科住院部	杨 蕊

二、D阶段

(一)简化围手术期流程

1.为方便患者就医,取消患者术前返诊看化验结果的流程,改为专人术前核查并登记化验结果。制定标准化术前化验核对表,避免遗漏异常的术前化验结果,继而影响手术的安全。术后专人负责在手术登记表中登记病理结果,以免病理结果遗漏。

2.入院前即完善病史采集。我科每日日间手术20~30台,病历书写工作量大、任务重,可于术前1周内电话联系患者采集病史及核对补充住院日,优化病史采集流程,提高日间病历质量。

3.微信办理出入院相关事务。为方便患者入院,减少入院等待时间,依托医院信息化管理优势，通过微信服务号向住院患者推送通知，患者即可线上办理入院手续、出院结算等。极大地方便了患者，提高了出入院效率（图2-4）。

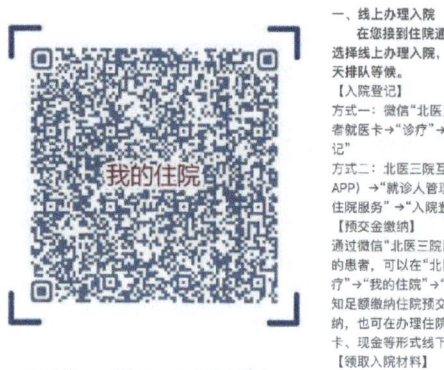

图2-4　微信办理入院流程

（二）增加门诊单元，满足"错峰就医"需求、外地患者需求

为满足上班族"错峰就医"需求且方便外地患者，让患者上班和就诊两不误，我科实行：①七天工作制，周末与工作日门诊单元等量开放；②增设晚间门诊，成为全院晚间门诊接诊量最多的科室；③推广远程医疗、互联网医疗、云门诊，2023年共完成线上图文咨询49 848人次，较2022年增加16.25%（图2-5）。

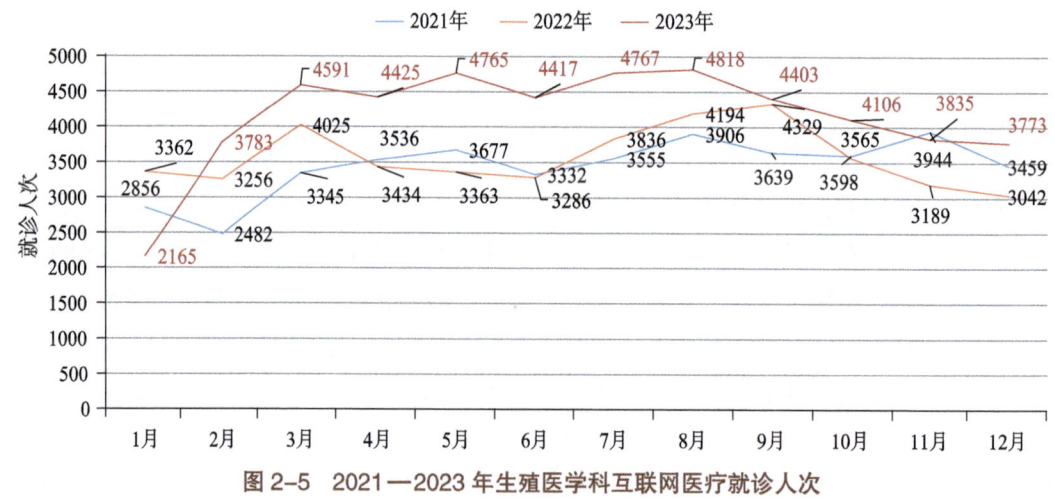

图2-5　2021—2023年生殖医学科互联网医疗就诊人次

（三）开设线上手术预约平台"生殖妇科微创外科团队"

依托互联网医疗优势，增设线上手术预约平台"生殖妇科微创外科团队"（图 2-6），实现一体化手术管理。术前手术咨询、手术化验单的解读、手术时间预约改约，以及术后病理及诊疗咨询，均在线上完成。减少患者往返医院的次数。"生殖妇科微创外科团队"被评选为互联网热门团队。

为了节约您的宝贵时间，减少往返医院次数，现可下载"北医三院"APP→专家咨询→生殖医学中心→生殖妇科微创手术预约团队为您提供生殖妇科微创手术预约、术前咨询、术后咨询、进一步就医指导。

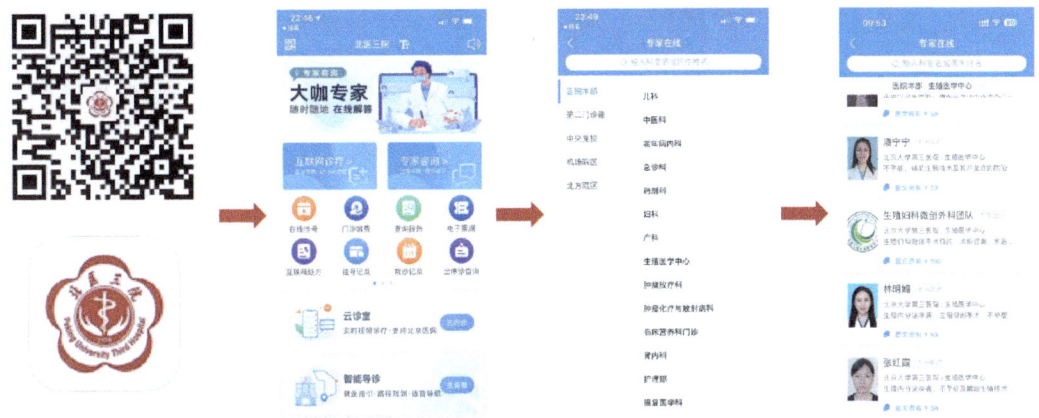

图 2-6 "北医三院"生殖妇科微创外科团队线上手术预约平台

（四）强调病历质量的重要性，规范化培训住院医师

1. 设立病案质量管理小组，持续改进病历质量。依托质控小组设立病案质量管理小组，住院医师为病历质量的第一负责人，住院总医师、主治医师、主诊医师分层级对病历质量进行持续监督及改进，保障病历质量。

2. 强调病历质量的重要性，规范化培训住院医师。书写规范的病历是培养临床医师思维能力的基本方法，是提高临床医师业务水平的重要途径，也是临床教学工作中的重要方面。组织病历书写的规范化培训，每周点评 2 份病历，落实病历质量。

三、S 阶段

（一）改善管理后提升了日间手术占择期手术的比例

通过以上举措，对 2021 年 1 月—2023 年 12 月的所有生殖医学科日间手术进行分析整理，北京大学第三医院生殖医学科日间手术占择期手术的比例从 2021 年的 58.26% 升高到 2022 年的 66.12%，在 2023 年进一步提高至 73.80%，达到目标值（图 2-7）。与 2021 年相比，2023 年日间手术增加了 1000 余台，日间手术占择期手术的比例提升了 15.54%。

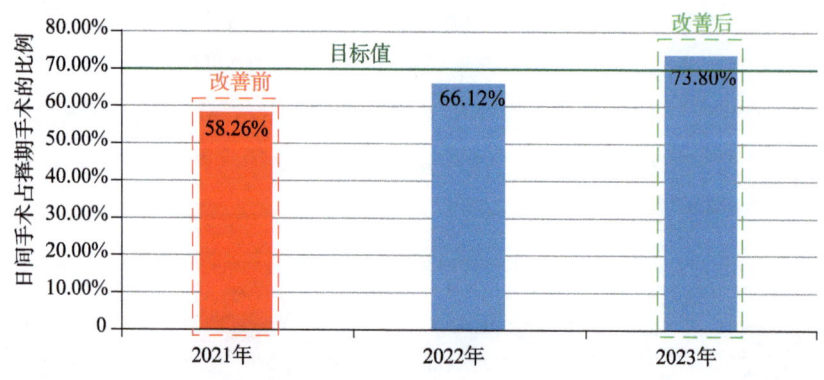

图 2-7　2021—2023 年生殖医学科日间手术占择期手术的比例改善前后对比

（二）改善管理后降低了平均住院日

在日间手术占择期手术的比例提升的同时，生殖医学科的平均住院日从 2021 年的 1.28 天降至 2022 年的 1.22 天，而在 2023 年进一步降至 1.20 天；平均术前住院日从 2021 年的 0.90 天降至 2023 年的 0.81 天。

（三）分院区的推广应用

将构建的生殖医学科日间手术管理流程推广应用到分院区（首都国际机场院区），其日间手术量从 2022 年的 4163 例次升高到 2023 年的 6593 例次。

（四）改进后监测数据

对改进后构建的生殖医学科日间手术管理流程继续监测，2024 年上半年日间手术占择期手术的比例持续升高，达到 78.86%（图 2-8）。

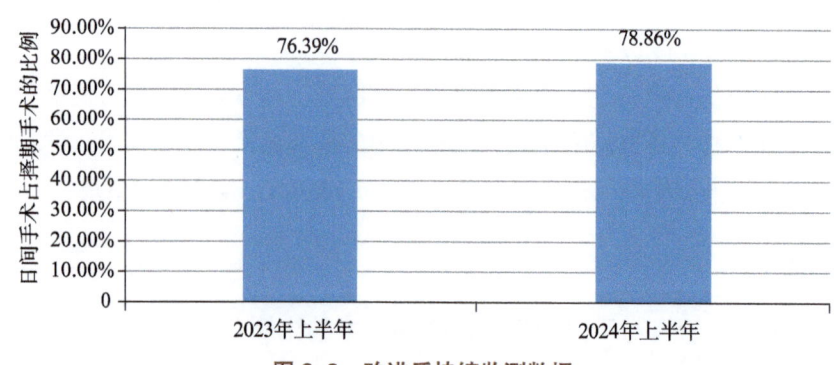

图 2-8　改进后持续监测数据

四、A 阶段

日间手术的围手术期管理对科室医疗资源调配及医护人员综合能力有较高的要求，临床医护人员制定了生殖医学科日间手术 SOP，患者术前仅需来院 2 次，入院时间在

24小时内，出院后均在线上进行医疗随访（图2-9）。

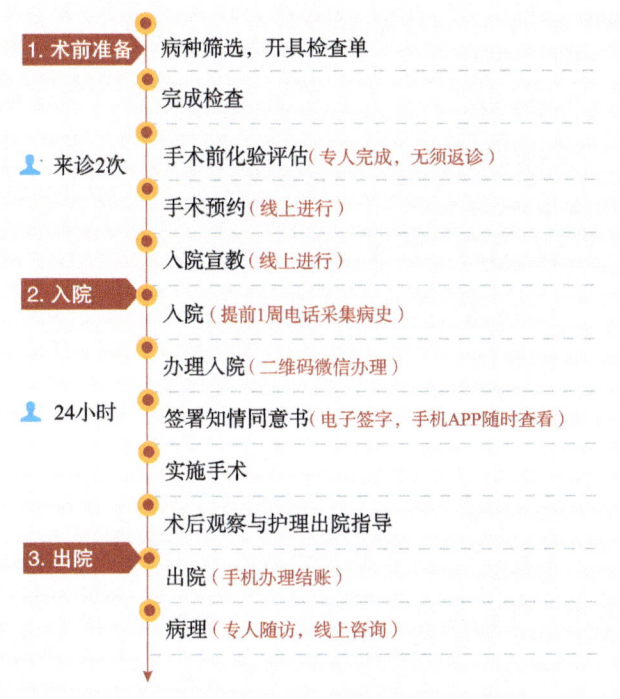

图2-9　生殖医学科日间手术流程

五、项目团队介绍

本项目由生殖医学科牵头主导，并由医务处、信息管理与大数据中心、病案科、医保办、住院处等多部门共同协助，参与项目的各部门负责人均为相关科室主要负责临床并发症和医疗安全的领导或具体工作的人员（表2-2、图2-10）。生殖医学科主任负责总体规划和部署，生殖医学科团队主要负责搭建日间手术体系、统筹协调。

表2-2　项目团队成员

姓名	部门	职称	参与内容
李　蓉	生殖医学科	主任医师	项目总体规划
乔　杰	生殖医学科	主任医师	项目总体规划
刘　平	生殖医学科	主任医师	项目总体规划
马彩虹	生殖医学科	主任医师	项目总体规划
宋东红	生殖医学科	主任护师	手术室护理

续表

姓名	部门	职称	参与内容
吴红萍	生殖医学科	主任助理	质控管理
杨　硕	生殖医学科	主任医师	项目总体部署
杨　蕊	生殖医学科	主任医师	项目总体部署
王　洋	生殖医学科	副主任医师	项目总体部署
杨　纨	生殖医学科	主治医师	临床数据管理
王丽颖	生殖医学科	主管技师	超声造影
勾雪梅	生殖医学科	主管护师	手术室护理
史　莉	生殖医学科	副主任护师	手术室护理
张　曦	生殖医学科	主管护师	手术室护理
宫　悦	生殖医学科	主管护师	手术室护理
董　书	医务处	管理副研究员	质量管理
李　维	信息管理与大数据中心	高级工程师	线上资源维护
陈剑铭	病案科	主管技师	病案管理
张　晶	住院处	中级会计师	住院管理

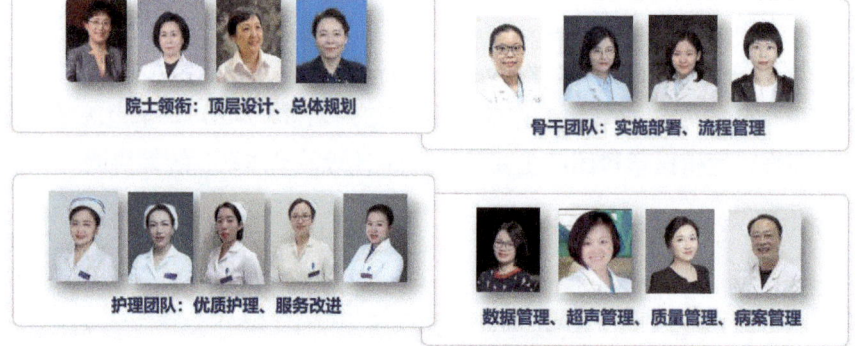

图 2-10　项目团队成员组成

案例3　提高产妇阴道分娩椎管内麻醉使用率

项目负责人：北京大学第三医院　李民，王明亚

项目起止时间：2022年1月—2024年4月

概述

1. 背景和目的：分娩痛在医学疼痛指数上仅次于灼烧痛，是一种与实际或潜在组织损伤相关的不愉快的感觉和情绪体验。无痛分娩在发达国家的普及率可达80.00%~90.00%，在中国的普及率为30.00%。椎管内麻醉是目前公认的最佳分娩镇痛技术，北京大学第三医院作为国家首批椎管内分娩镇痛试点单位，截至2021年阴道分娩椎管内麻醉使用率已达42.04%，仍有很大提升空间。

2. 方法：运用PDSA质量管理工具循环进行项目改进，有针对性地加强医护宣教，建立镇痛信息智能管理系统，完善分娩镇痛、急诊剖宫产等操作流程，通过监督检查机制形成分娩镇痛闭环管理。

3. 结果：制定明确的改进措施，将阴道分娩椎管内麻醉使用率提升至70.00%。

4. 结论：通过PDSA的规范管理，有效提升了阴道分娩椎管内麻醉使用率，改善了产妇分娩体验。

一、P阶段

（一）主题选定

分娩镇痛技术是以产妇自愿和临床安全为原则，通过实施有效的分娩镇痛技术，最大限度地减轻产妇产痛的医疗服务。目前公认的最佳分娩镇痛技术为椎管内麻醉，其镇痛效果确切、母婴安全性高。2018年我院成为国家首批椎管内分娩镇痛试点单位，截至2021年阴道分娩椎管内麻醉使用率已从30.00%提高至42.04%。但镇痛宣教不足、镇痛模式单一、流程制度不完善等问题仍亟待解决。

（二）改进依据

1.《关于印发加强和完善麻醉医疗服务意见的通知》（国卫医发〔2018〕21号）要求规范分娩镇痛相关诊疗行为，提高围产期医疗服务质量。

2.《麻醉专业医疗质量控制指标（2022年版）》（国卫办医函〔2022〕161号）将"阴道分娩椎管内麻醉使用率"作为考察医疗机构围手术期急性疼痛服务的重要过程性指标之一。

3.《关于印发疼痛综合管理试点工作方案的通知》（国卫办医政函〔2022〕455号）进一步明确了疼痛综合管理的要求，其内容涵盖了无痛诊疗、分娩镇痛、围手术期及慢

性疼痛管理等更为丰富的管理内涵，为指导医疗机构全面的系统化建设无痛医院提出了政策指引。

（三）监测指标

阴道分娩椎管内麻醉使用率。

（四）指标定义

$$阴道分娩椎管内麻醉使用率 = \frac{阴道分娩产妇实施椎管内麻醉人数}{同期阴道分娩产妇总数} \times 100\%，每半年。$$

（五）目标值

2024年上半年阴道分娩椎管内麻醉使用率提升至70.00%以上。

（六）现况数值

2021年上半年阴道分娩椎管内麻醉使用率为42.04%（594/1413）。

（七）预期延伸效益

1. 制定SOP 1个，修订宣传稿1篇，发表论文2篇。
2. 实现无痛分娩电子镇痛泵管理系统的信息化、智能化、闭环化。

（八）原因分析

通过头脑风暴构建鱼骨图（图3-1），从人、机、法、环4个方面对阴道分娩椎管内麻醉使用率低的原因进行缜密分析，找到7个主要原因，分别为宣传不足、数据管理系统不便捷、电子镇痛泵不足、人力资源不足、服务意识欠佳、术后镇痛工作重视不足、镇痛管理制度不完善。

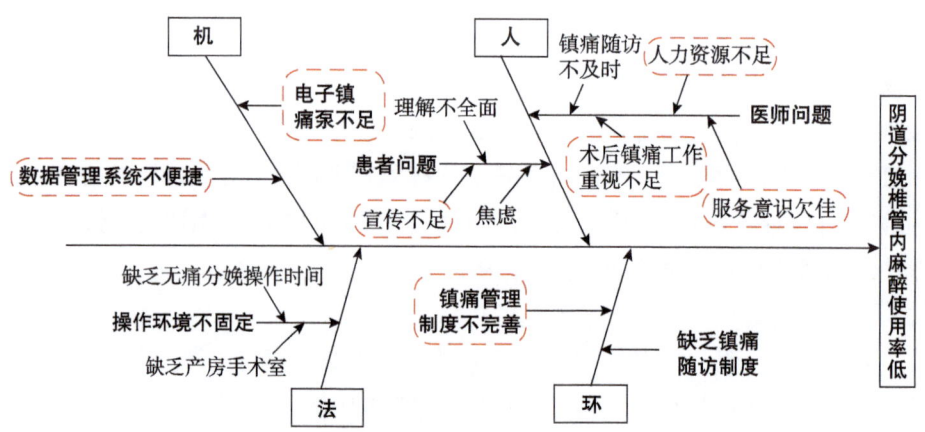

图3-1 阴道分娩椎管内麻醉使用率低的原因分析

（九）真因验证

基于文献回顾、专家意见、鱼骨图分析阴道分娩椎管内麻醉使用率低的原因制定了调查问卷，面向麻醉科医护人员展开相关调查。绘制柏拉图（图3-2），按照二八法则，找到累计百分比达 80% 的主要原因，将其列入首要解决的计划中。

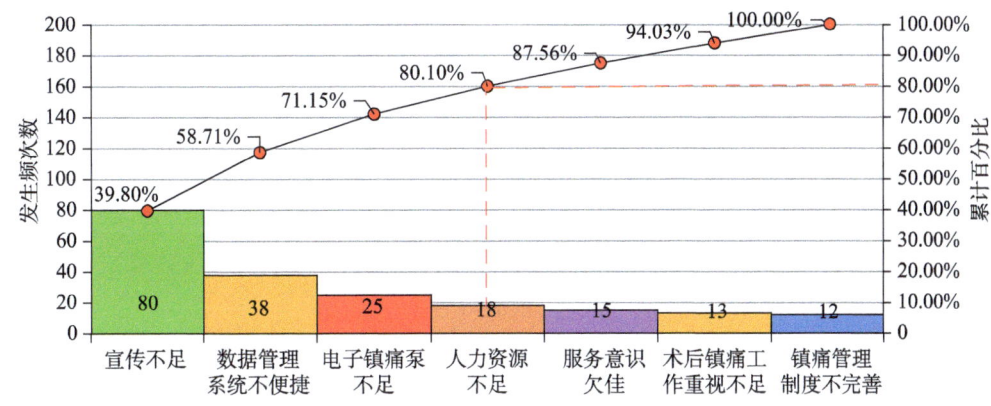

图 3-2 阴道分娩椎管内麻醉使用率低的真因验证

（十）对策计划

根据真因充分讨论，运用 5W2H 制订相应的实施计划与对策，进入执行阶段（表 3-1）。

表 3-1 5W2H 实施计划

为什么做（Why）	什么目标（What）	怎么做（How）	何时做（When）	什么频率（How often）	在哪做（Where）	谁来做（Who）
宣传不足	加强患者及家属无痛分娩宣教工作，加强医护人员无痛分娩专科学习	制作针对患者及家属的无痛分娩宣传资料，开展学习班	2022年1月	每月	麻醉科产科病房	李民魏媛
数据管理系统不便捷	建立系统便捷的电子镇痛泵管理系统	联合信息管理与大数据中心，完成电子镇痛泵管理系统的更新迭代	2022年1月	持续改进	麻醉科信息管理与大数据中心	李民李维
电子镇痛泵不足	增加镇痛泵数量	补充电子镇痛泵数量，全面满足临床需求	2022年1月	持续改进	麻醉科医工处	李民田耘
人力资源不足	专人专用，保障24小时分娩镇痛服务	合理调配人员安排，提升分娩镇痛服务能力	2022年1月	每半年	麻醉科医务处	徐懋董书

二、D 阶段

（一）一个镇痛主题，多种宣传途径

1. 建设"入院—病房—围手术期"全流程宣传框架。紧密联系入院管理中心、各外科病房、护理团队、麻醉科宣传团队等相关部门，形成以麻醉科为中心的围手术期无痛分娩宣传实施团队。

2. 形成覆盖患者围手术期全过程的镇痛宣传内容。入院阶段发放团队制作的简易版无痛分娩宣教卡（图 3-3）。术前准备阶段循环播放团队制作的无痛分娩宣教短视频（图 3-4）。

3. 修订专门针对医护人员的镇痛宣传手册。

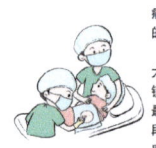
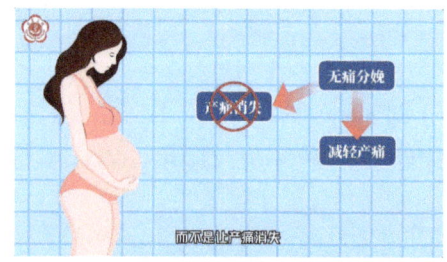

图 3-3　简易版无痛分娩宣教卡　　　　图 3-4　无痛分娩宣教短视频

（二）两个镇痛主体，流程制度保障

1. 对产妇进行充分的术前评估及镇痛沟通。评估产妇医疗和心理状况、合并症药物、慢性疼痛史、药物滥用史，提供以产妇为中心的个性化教育，讲解无痛分娩镇痛方案、镇痛泵使用方法（图 3-5）。

2. 提高医务人员的服务意识，重视分娩镇痛工作。在三级查房、继续教育项目课程中增加有关分娩镇痛、医患沟通技巧的内容，通过临床实例全面提高科室医护人员的专业素养及服务意识。

3. 制定标准化流程制度。成立妇产科麻醉亚专业组，同时落实组长制度，进行围手术期全程动态监管，在积极推进分娩镇痛率进一步提升的同时，全面保障孕产妇及新生儿的健康。

（三）三新齐头并进，持续优化分娩镇痛方案

1. 加强新理论学习。以早交班学习、文献回顾、复盘病例等形式，进行分娩镇痛相关内容的知识更新（图 3-6）。

2. 加强新培训演练。设置危重（妊娠合并心脏病、肿瘤、重度子痫前期、产后大出血等）孕产妇麻醉模拟教学实战营。特邀专业机构律师为全体医护人员进行普法教育，强调医疗风险防范的必要性，强化法律意识，保障医患双方的合法权益。

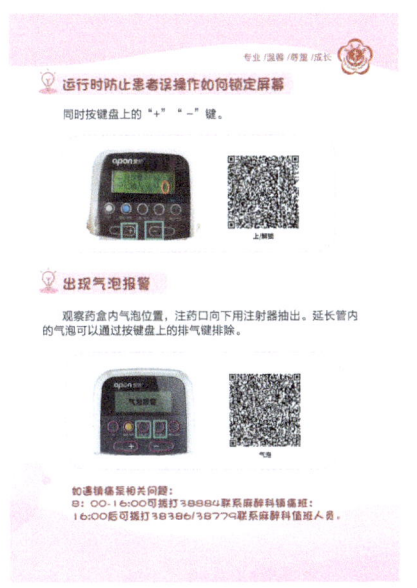 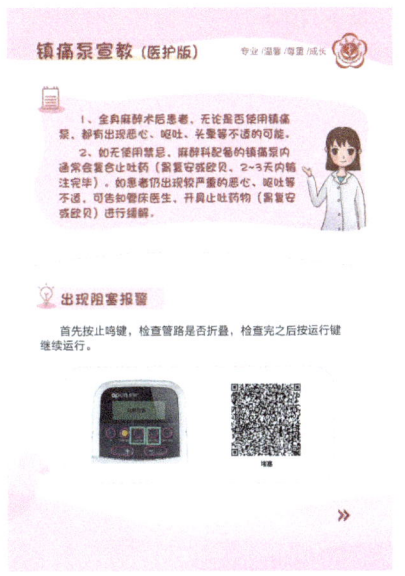

图 3-5　患者镇痛泵宣传手册　　　图 3-6　医护版镇痛泵宣传手册

3. 新镇痛课题展开，加强多学科交流学习。与产科协作梳理高危孕产妇种类，通过多学科会诊形式，识别影响产程和分娩的高危因素，评估分娩镇痛及剖宫产麻醉风险，制订安全有效的镇痛、麻醉计划，实现紧急事件快速应答。开展神经阻滞相关联合课题研究。

（四）实现镇痛泵全程追踪，远程监控

联合信息中心建立镇痛信息智能管理系统。使用床旁 PDA 随访系统，全面录入患者的疼痛评分、不良反应及满意度，实现围手术期镇痛闭环管理。每日由专职医护人员进行镇痛随访，技术工程师 24 小时提供技术支持。

（五）多项措施改进，全面提升阴道分娩椎管内麻醉使用率

1. 在产房内增设分娩镇痛室及剖宫产手术室，每日固定排班，及时提供无痛分娩及剖宫产术后镇痛服务。

2. 分娩镇痛全面使用电子脉冲泵，规范镇痛泵配方，由恢复室护士提前准备夜班使用分娩镇痛泵，缩短夜间分娩镇痛响应时间。

3. 实施电子化及无纸化文书记录。

4. 重视无痛分娩术后并发症处理，制定规范化预防及处理流程。

5. 录制教学视频，培训产科医师拔除硬膜外镇痛导管。

6. 参与产科剖宫产术后加速康复（enhanced recovery after surgery，ERAS）方案的制定，推动规范化剖宫产术后镇痛方案的实施。

三、S 阶段

回顾 2021—2023 年的数据，阴道分娩椎管内麻醉使用率由 2021 年的 42.04% 提升至 2023 年的 72.00%，超过了无痛分娩试点医院阴道分娩椎管内麻醉使用率的平均值（60.00%），证明我们的各项举措取得了良好效果（图 3-7）。

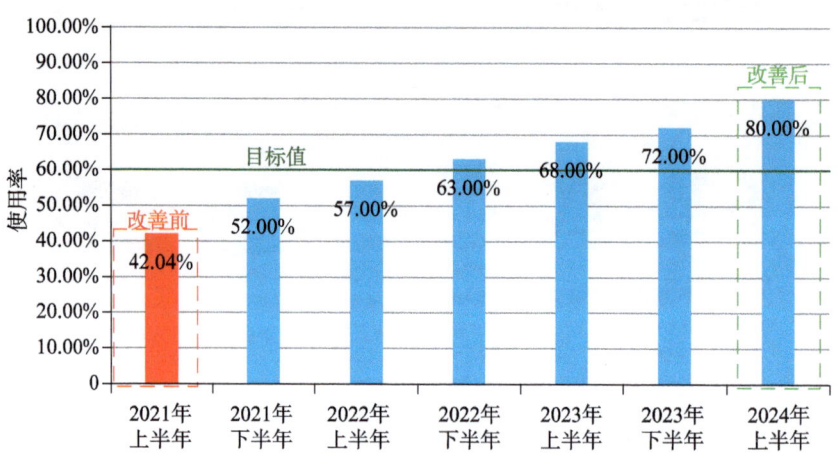

图 3-7　2021—2023 年阴道分娩椎管内麻醉使用率改善前后对比

四、A 阶段

1. 我院麻醉科制定了无痛分娩 SOP，包括分娩镇痛工作流程、分娩镇痛泵管理及交接流程、E0 剖宫产流程（图 3-8）。

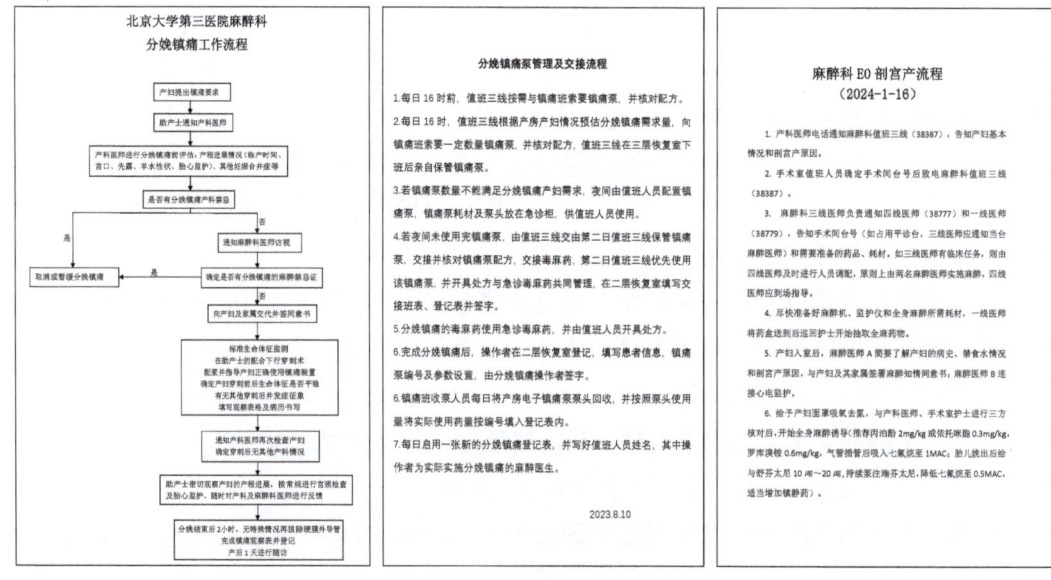

图 3-8　无痛分娩 SOP

2. 项目改进期间修订的围手术期镇痛相关宣传资料已通过中国版权保护中心审核（图 3-9）。其中，分娩镇痛宣传视频获得"中国麻醉周"比赛三等奖。

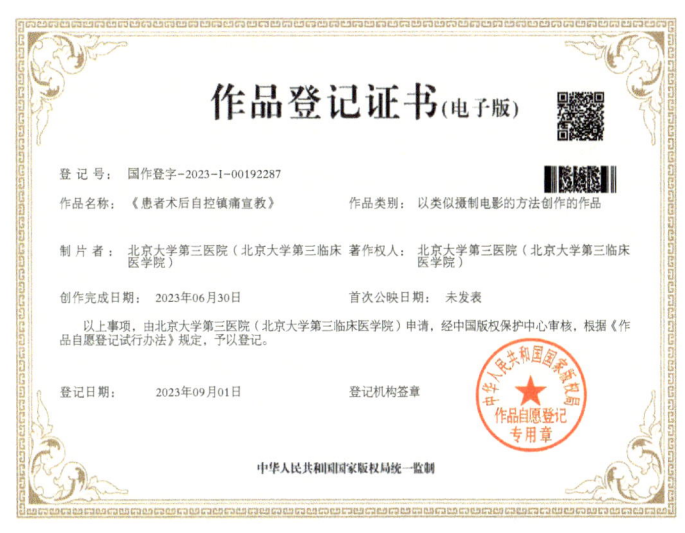

图 3-9 围手术期镇痛资料作品登记证书

3. 基于本项目，已申请相关课题 2 项，在 SCI 收录期刊上发表论文 2 篇。

五、项目团队介绍

北京大学第三医院麻醉科是北京市麻醉专业医疗质量控制中心。本项目由麻醉科牵头主导，并由产科、医务处、信息管理与大数据中心、医工处等多部门共同协助，参与项目的各部门负责人均为相关科室主要负责临床和医疗安全的领导或具体工作的人员（表 3-2、图 3-10）。项目团队成员均已接受医疗质量管理培训，具有相关医疗质量管理技能。

表 3-2 项目团队成员

姓名	部门	职称	参与内容
郭向阳	麻醉科	主任医师	项目总体规划
李　民	麻醉科	主任医师	项目总体规划
徐　懋	麻醉科	主任医师	项目总体规划
曾　鸿	麻醉科	主任医师	项目总体规划
魏　媛	产科	主任医师	项目总体规划

续表

姓名	部门	职称	参与内容
韩永正	麻醉科	副主任医师	临床数据管理
王明亚	麻醉科	主治医师	数据资料整理
郑虹彩	麻醉科	副主任护师	围麻醉期护理
张　静	麻醉科	主管护师	围麻醉期护理
董　书	医务处	管理副研究员	患者信息管理
田　耘	医工处	主任医师	医疗器械管理
李　维	信息管理与大数据中心	高级工程师	临床大数据管理

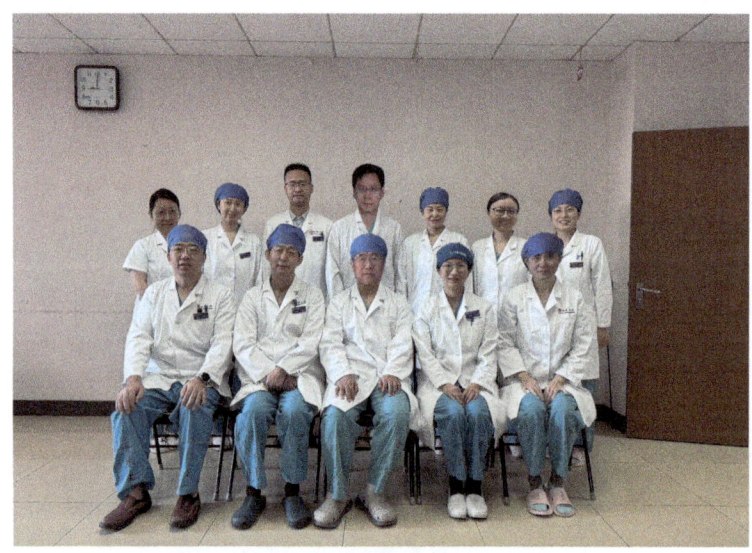

图 3-10　项目团队成员合影

案例 4　提高感染性休克集束化治疗完成率

项目负责人：单县中心医院　刘景刚，张珂，王园园
项目起止时间：2023 年 1—12 月

概述

1. 背景和目的：感染性休克可迅速导致多器官功能障碍，是住院患者，特别是重症患者死亡的重要原因，其病死率平均高达 42.90%。早期识别并启动治疗可降低感染性休克患者的病死率，尽快实施规范的 3 h 和 6 h 集束化治疗是改善感染性休克患者预后的重要措施。2022 年我院感染性休克 3 h、6 h 集束化治疗完成率分别为 63.89% 和 55.56%，低于国家平均水平，亟待提高。

2. 方法：运用 PDSA 质量管理工具，通过医院管理部门协调相关科室，建立感染性休克处理流程，将其纳入我院信息管理系统，制定统一规范的模块化管理策略，提高感染性休克患者集束化治疗完成率。

3. 结果：2023 年感染性休克 3 h、6 h 集束化治疗完成率分别提升到 81.82% 和 72.73%，缩小了与全国平均水平的差距。

4. 结论：运用 PDSA 质量管理工具循环能有效提高感染性休克集束化治疗完成率。

一、P 阶段

（一）主题选定

2020 年感染性休克集束化治疗全国平均水平分别为 80.64% 和 78.95%，我院数据与之对比还存在较大差距。临床中发现部分医师未能掌握感染性休克诊断标准，对集束化治疗内容不熟知，医院缺乏相关制度和流程，存在漏诊和感染性休克治疗不规范现象。

（二）改进依据

1.《国家卫生健康委办公厅关于印发 2022 年国家医疗质量安全改进目标的通知》（国卫办医函〔2022〕58 号）目标六：提高感染性休克集束化治疗完成率。

2.《国家卫生健康委关于印发三级医院评审标准（2022 年版）及其实施细则的通知》（国卫医政发〔2022〕31 号）中的重症医学专业医疗质量控制指标。

（三）监测指标

感染性休克 3 h 集束化治疗完成率；感染性休克 6 h 集束化治疗完成率。

（四）指标定义

感染性休克 3 h 集束化治疗完成率 =

$$\frac{\text{入 ICU 诊断为感染性休克并全部完成 3 h 集束化治疗的患者数}}{\text{同期入 ICU 诊断为感染性休克患者总数}} \times 100\%，每月。$$

$$\text{感染性休克6h集束化治疗完成率} = \frac{\text{入ICU诊断为感染性休克并全部完成6h集束化治疗的患者数}}{\text{同期入ICU诊断为感染性休克患者总数}} \times 100\%,\text{每月}。$$

（五）目标值

2023年感染性休克3h、6h集束化治疗完成率分别达到81.00%、72.00%。

（六）现况数值

2021年和2022年感染性休克3h、6h集束化治疗完成率分别为63.04%（29/46）、58.70%（27/46）和63.89%（23/36）、55.56%（20/36）。

（七）预期延伸效益

优化流程2个。

（八）原因分析

运用鱼骨图进行原因分析（图4-1），小组成员通过讨论找到8个主要原因，分别为缺乏统一规范培训、转入或新入患者未诊断、未建立集束化制度和流程、质量控制未到位、科室协作不到位、策略执行不规范、标本检查滞后、信息系统未智能化。

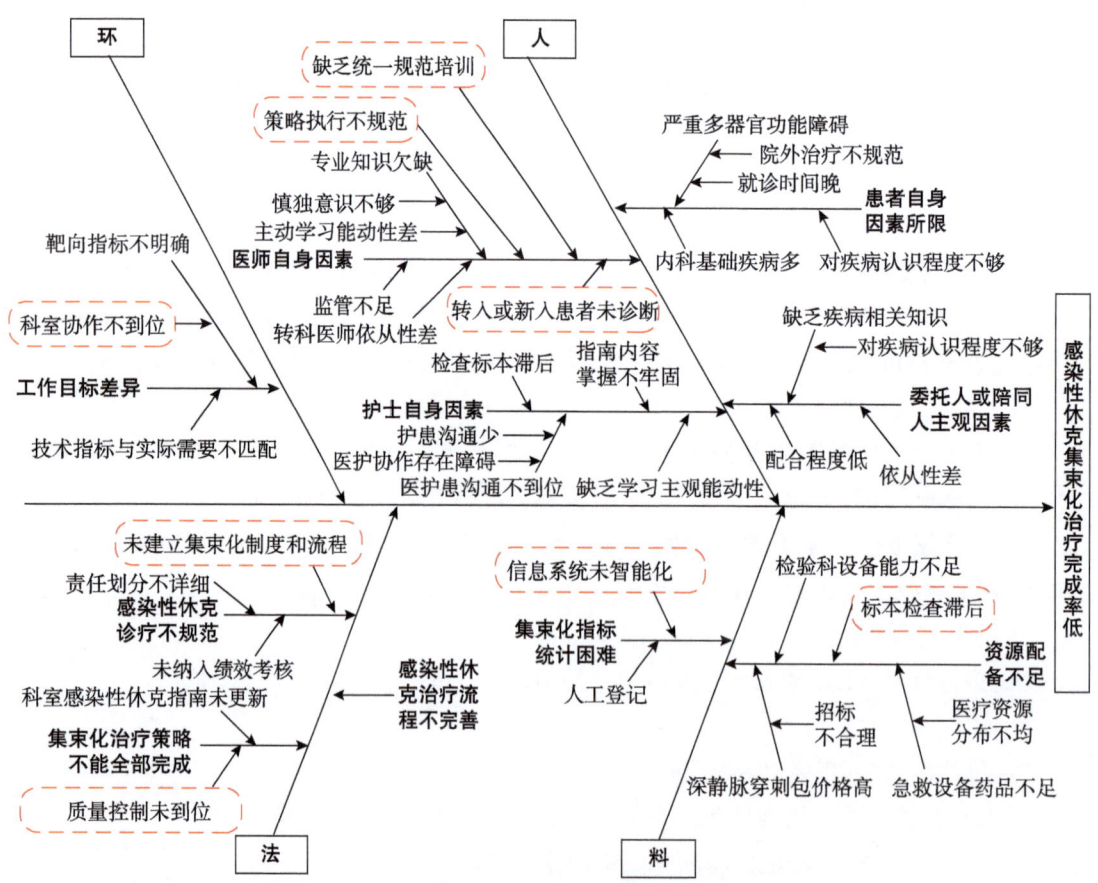

图4-1 感染性休克集束化治疗完成率低的原因分析

（九）真因验证

绘制柏拉图（图4-2），按照二八法则，找到累计百分比达80%的主要原因，将未建立集束化制度和流程、缺乏统一规范培训、信息系统未智能化3项列入首要解决的计划中。

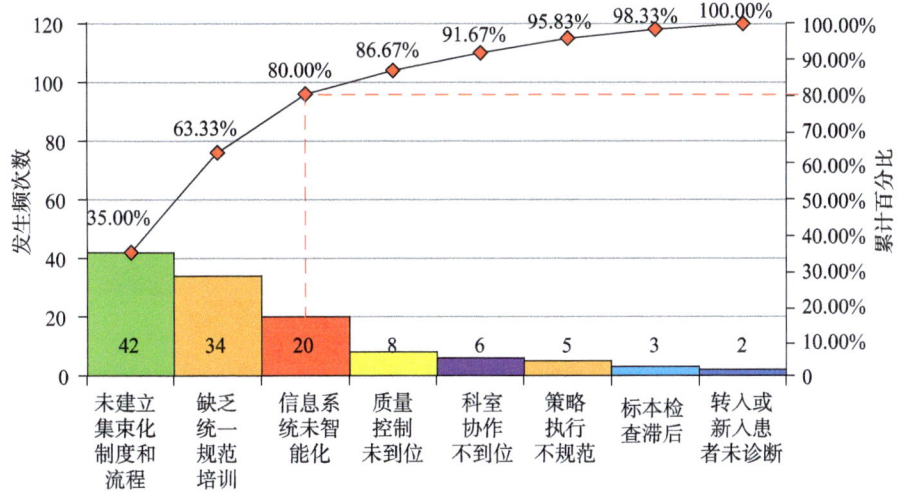

图4-2 影响感染性休克集束化治疗完成率低的真因验证

（十）对策计划

根据真因进行充分讨论，运用5W2H制订相应的实施计划与对策，进入执行阶段（表4-1）。

表4-1 5W2H实施计划

为什么做（Why）	什么目标（What）	怎么做（How）	何时做（When）	什么频率（How often）	在哪做（Where）	谁来做（Who）
未建立集束化制度和流程	建立集束化治疗制度和流程2个	完善制度和流程，并对相关人员进行专项培训和考核	2023年3月	每季度	重症医学科	刘继华
缺乏统一规范培训	相关科室及本科室医护人员感染性休克培训合格率为100%	1.定期完成感染性休克指南和集束化治疗培训工作 2.选派业务骨干到上级医院进修学习参观	2023年6月	每月/每季度	医务科	杨圣强
信息系统未智能化	升级网络信息系统，智能化管理	与HIS系统和海泰病历系统信息公司洽谈升级和进行升级后培训	2023年9月	每月	信息科	张超

二、D 阶段

（一）感染性休克知识培训

1. 每月对相关科室及本科室医护人员进行一次感染性休克知识培训，并现场考核（图 4-3）。

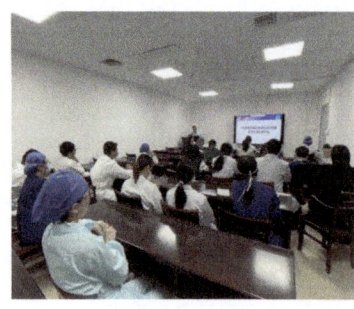
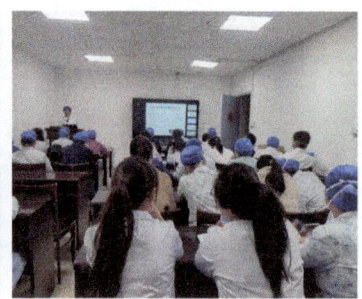

图 4-3　感染性休克诊治指南和集束化治疗培训

2. 选派业务骨干到国家重症医学专业医疗质量控制中心、东南大学附属中大医院重症医学科和北京协和医院内科 ICU 进修，学习先进经验、查找不足和全面提升业务能力（图 4-4）。

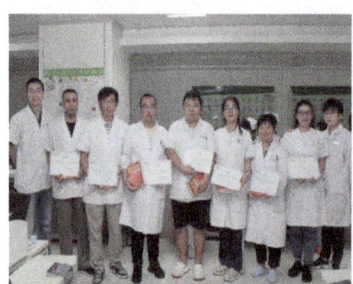
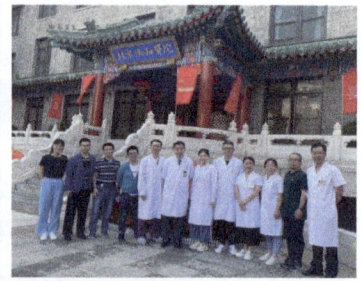

图 4-4　选派业务骨干到上级医院进修学习

3. 定期讨论感染性休克诊断和集束化治疗制度、流程，结合最新指南规范，查找不足、发现问题，及时整改、修订及完善，进一步培训学习，逐步提升业务能力（图 4-5）。

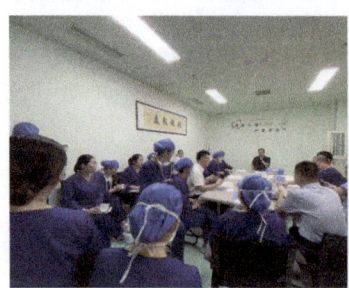
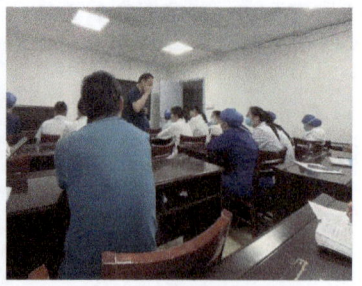

图 4-5　感染性休克诊断和集束化治疗制度、流程改进讨论会

（二）信息化系统升级

人工统计升级为信息管理（图4-6）。

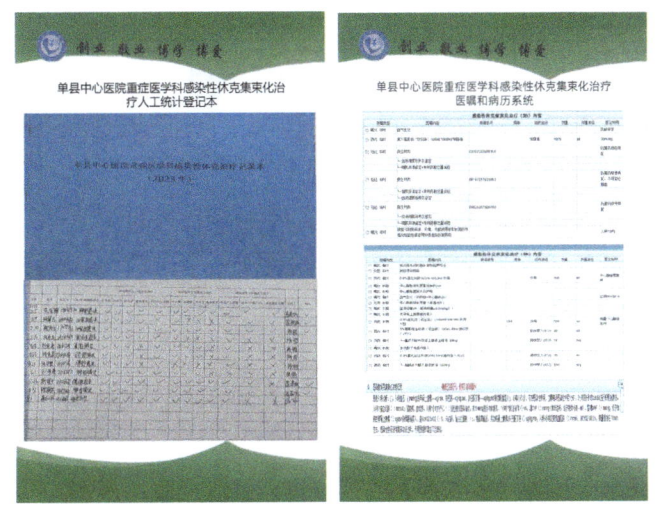

图4-6　感染性休克诊断流程和集束化治疗优化流程纳入信息系统

三、S阶段

通过对医护人员感染性休克诊治指南和集束化治疗内容的统一培训，建立并优化了集束化管理制度和流程，并加强培训和监督逐条实施，同时将医院信息系统升级，把感染性休克集束化治疗纳入信息智能化管理，针对导致感染性休克集束化治疗完成率低的真因进行了持续改进。通过以上措施的实施，感染性休克3 h、6 h集束化治疗完成率逐渐升高，至2023年第四季度分别达到81.82%和72.73%，基本与全国平均水平相当（图4-7、图4-8）。

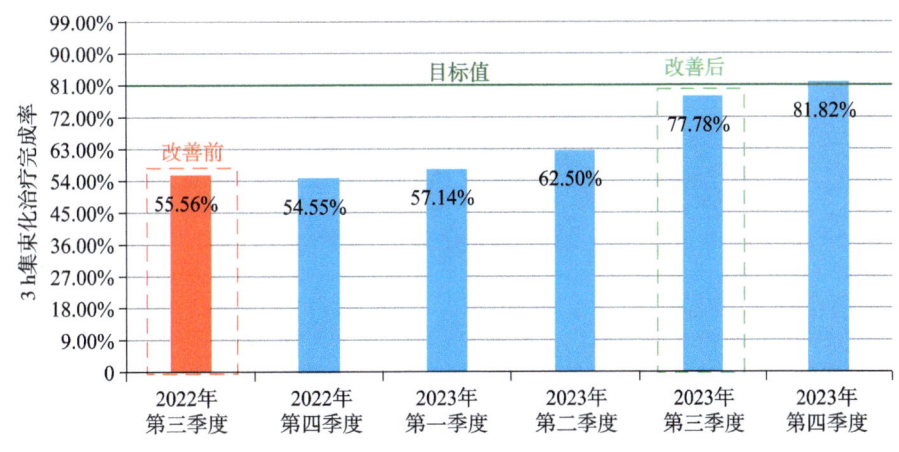

图4-7　感染性休克3 h集束化治疗完成率改善前后对比

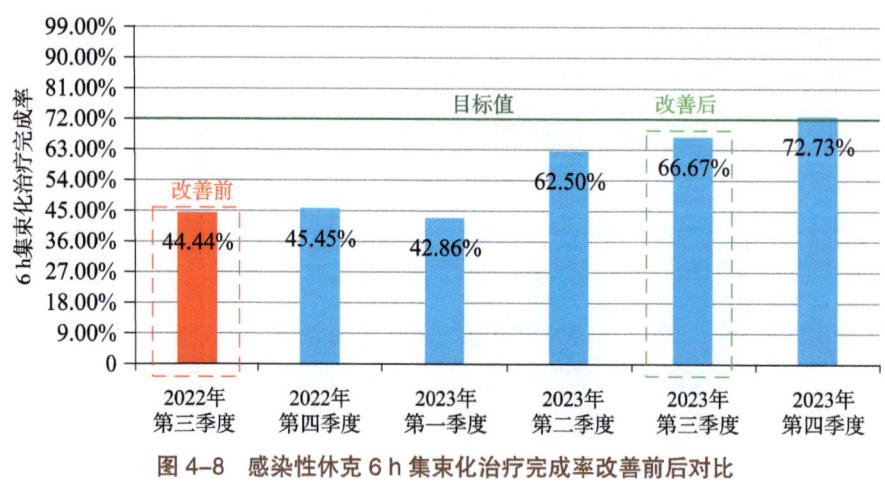

图 4-8 感染性休克 6 h 集束化治疗完成率改善前后对比

四、A 阶段

建立感染性休克诊断流程和相关制度，并根据感染性休克最新指南及《2022 年国家医疗质量安全改进目标》中感染性休克集束化治疗要求，结合上级医院感染性休克集束化治疗的制度流程优点，对形成的制度流程持续优化，由相关科室部门人员协调、监督，并由全体成员实施，使感染性休克集束化治疗完成率逐步提高（图 4-9）。

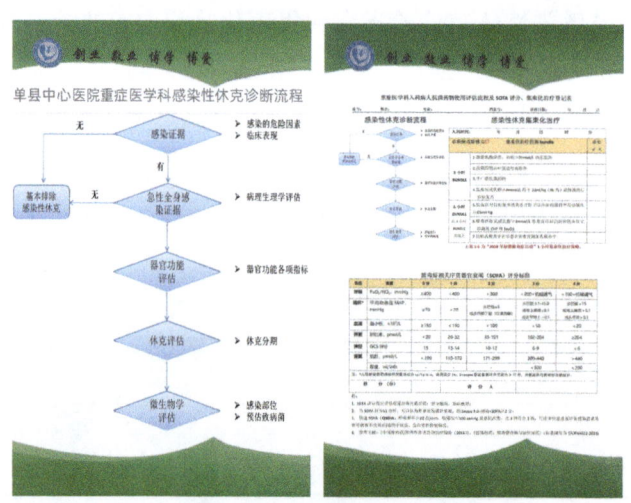

图 4-9 感染性休克诊断流程和相关制度

五、项目团队介绍

本项目团队由单县中心医院医务科、信息科、重症医学科的工作人员共同组成，实现了院内职能部门监督、重症学科主导、多科室共同协作、医护紧密结合的工作模式，切实提高了我院感染性休克集束化治疗完成率，体现了项目实施的可行性和优越性（表 4-2、图 4-10）。

表 4-2 项目团队主要成员

姓名	部门	职称	参与内容
杨圣强	医务科	主任医师	负责审核、规划与部署
张 超	信息科	副研究员	信息系统升级和培训
刘继华	重症医学科	主任医师	建立、完善制度和流程
刘景刚	重症医学科	副主任医师	建立制度和流程，以及培训
张 珂	重症医学科	副主任医师	数据调查和原因分析
张玉玲	重症医学科	副主任护师	监督制度和流程实施
王园园	重症医学科	主管护师	协助制度和流程实施

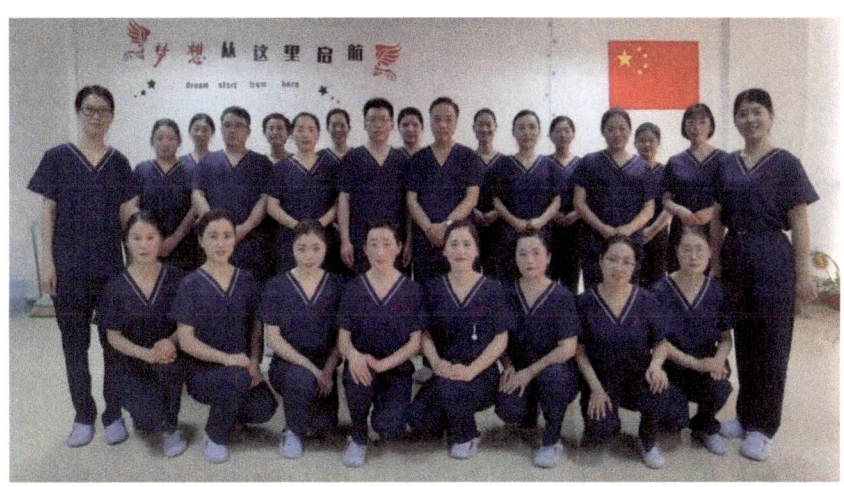

图 4-10 项目团队成员合影

案例 5 降低头颈肿瘤皮瓣术后气管拔管反应及拔管并发症发生率

项目负责人：空军军医大学第三附属医院 祝文

项目起止时间：2022 年 4 月—2023 年 9 月

概述

1. 背景和目的：头颈肿瘤皮瓣术后患者困难气道多见，拔管后气道梗阻风险高且再插管困难，而且动—静脉吻合多血压波动易加重术区血肿。安全拔管、降低拔管反应及拔管并发症发生率是保证头颈肿瘤皮瓣术后患者安全的重要举措。而我院头颈肿瘤皮瓣术后患者拔管并发症发生率较高，改进拔管流程及提高医疗质量能使患者获益。

2. 方法：运用 PDSA 质量管理工具，制定降低术后拔管反应及拔管并发症发生率的规范预防方案及拔管流程，采取规范流程、强化培训、监督核查、建立交接制度等系列措施，对科室人员进行多种形式的培训和考核。

3. 结果：头颈肿瘤皮瓣术后气管拔管反应及拔管并发症发生率从干预前的 6.45% 下降至改进后的 2.85%。

4. 结论：运用 PDSA 质量管理工具有效降低了头颈肿瘤皮瓣术后气管拔管反应及拔管并发症发生率，提升了患者满意度，得到了家属的认可。

一、P 阶段

（一）主题选定

2022 年第一季度麻醉重症监护治疗病房（anesthesia intensive care unit，AICU）头颈肿瘤皮瓣术后气管插管拔管共 62 例，出现拔管并发症 4 例（拔管后出现颈部血肿 1 例，需二次手术；拔管后再插管 2 例，其中 1 例因插管困难出现心脏停搏；拔管后气道痉挛 1 例）。目前，AICU 气管插管拔管过程中存在预防意识不足、拔管流程不规范、操作不仔细、科室管理制度不完善等问题。若不改进，会增加患者住院费用、延长平均住院日，以及增加医院医疗纠纷发生率、医疗不良事件发生率和患者死亡率。因此，有必要通过对拔管反应及拔管并发症发生率高的原因进行分析，建立一套能有效降低拔管反应及拔管并发症发生率的工作体系，规范气管拔管操作流程，提升医院医疗质量安全管理水平。

（二）改进依据

1.《国家卫生健康委办公厅关于印发手术质量安全提升行动方案（2023—2025 年）的通知》（国卫办医政发〔2023〕10 号）要求医疗机构的住院患者手术并发症发生率进一步下降。

2.《国家三级公立医院绩效考核操作手册（2023 版）》要求医疗机构逐步降低手术患者术后并发症发生率。

3.《气管导管拔除的专家共识（2021）》《ICU 气管插管患者拔管指南推荐（2022）》中明确指出降低拔管并发症可作为医疗质量安全的评价指标。

（三）监测指标

气管插管反应及拔管并发症发生率。

（四）指标定义

$$\text{气管拔管反应及拔管并发症发生率} = \frac{\text{气管拔管反应及拔管并发症发生人次}}{\text{气管插管拔管人次}} \times 100\%，\text{每季度}。$$

（五）目标值

2023年第一季度AICU头颈肿瘤皮瓣术后气管拔管反应及拔管并发症发生率下降到3.00%以下。

（六）现况数值

2022年第一季度AICU头颈肿瘤皮瓣术后气管拔管反应及拔管并发症发生率为6.45%（4/62）。

（七）预期延伸效益

制定SOP 3个，发表论文1篇，会议投稿1篇。

（八）原因分析

通过小组讨论构建鱼骨图（图5-1），从人、机、料、法、环5个方面对头颈肿瘤皮瓣术后气管拔管反应及拔管并发症发生率高的原因进行缜密分析，找到了7个主要原因，分别为流程简单未分级、沟通交接不到位、培训考核形式单一、预防拔管并发症措施不够、未设置气道管理小组、评估不全、缺乏奖惩机制。

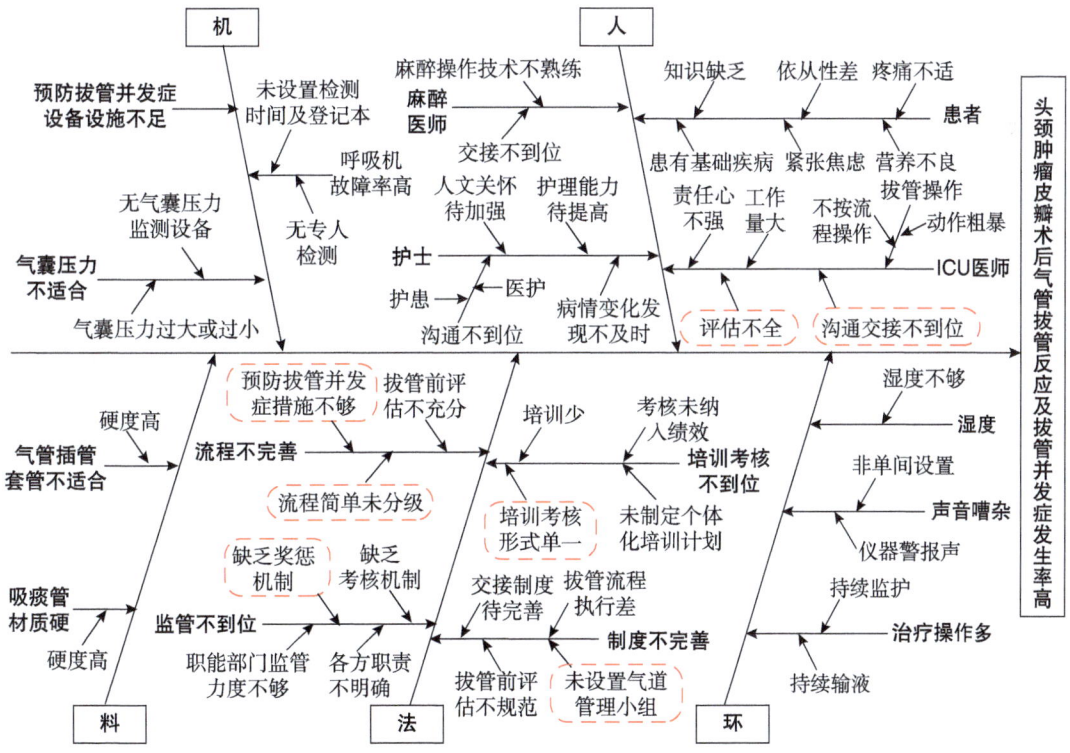

图5-1 头颈肿瘤皮瓣术后气管拔管反应及拔管并发症发生率高的原因分析

（九）真因验证

基于问卷调查，绘制柏拉图（图5-2），按照二八法则，找到累计百分比达80%的主要原因，将流程简单未分级、沟通交接不到位、培训考核形式单一、预防拔管并发症措施不够4项列入首要解决的计划中。

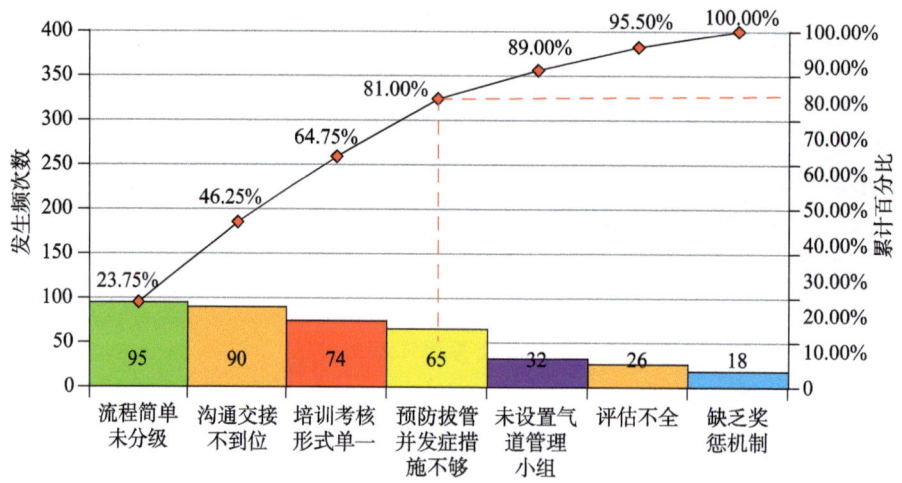

图5-2 头颈肿瘤皮瓣术后气管拔管反应及拔管并发症发生率高的真因验证

（十）对策计划

召开项目组全体人员会议，根据真因进行讨论，运用5W2H制订相应的实施计划与对策，进入执行阶段（表5-1）。

表5-1 5W2H实施计划

为什么做（Why）	什么目标（What）	怎么做（How）	何时做（When）	什么频率（How often）	在哪做（Where）	谁来做（Who）
流程简单未分级	优化拔管流程，制定气道分级拔管流程	成立气道小组，建立气道分级管理机制，优化拔管流程	2022年4月	每季度	办公室	祝 文
沟通交接不到位	建立交接制度，做到交接无遗漏	制定交接单，强制填写	2022年4月	每月	病房	闫虹江
培训考核形式单一	形成多种培训考核模式并纳入绩效，做到同质化	建立多种形式、不同层级培训考核形式，并将考核结果纳入绩效分配	2022年4月	每月	示教室	苟泽敏
预防拔管并发症措施不够	优化预防拔管并发症措施并建立核查机制，使执行率达100%	制定预防拔管并发症措施，建立核查机制并纳入奖惩	2022年4月	每季度	病房	刘 菲

二、D 阶段

（一）优化拔管流程

1. 成立以患者为中心，由质控科、肿瘤外科（气管切开外科）、麻醉科、AICU 等部门工作人员组成的气道管理小组；并成立安全拔管三级质控小组，全面负责培训及督查工作。对 AICU 拔管过程进行监督和考核，并与绩效挂钩，建立长效的奖惩机制。

2. 制定降低拔管并发症发生率的措施，并且对拔管过程进行监督和考核。

3. 建立气道分级管理机制，根据气道状况、再插管难易程度、危险因素、皮瓣大小及部位等评估指标，将拔管分为低风险、高风险，根据风险不同，在人员配置、物品配置、气道通畅性评估和拔管步骤4个方面制定了专门操作流程。

（二）建立 AICU 交接制度

为了防止交接信息遗漏及差错，建立专门供麻醉医师与 AICU 医师、手术医师与 AICU 医师、AICU 医师及 AICU 医师之间交接使用的气道交接单（图 5-3），并将重要信息张贴于床位起到提醒作用，同时由气道小组成员每日一次不定时抽查交接单填写完成情况，做到每个患者准确交接。

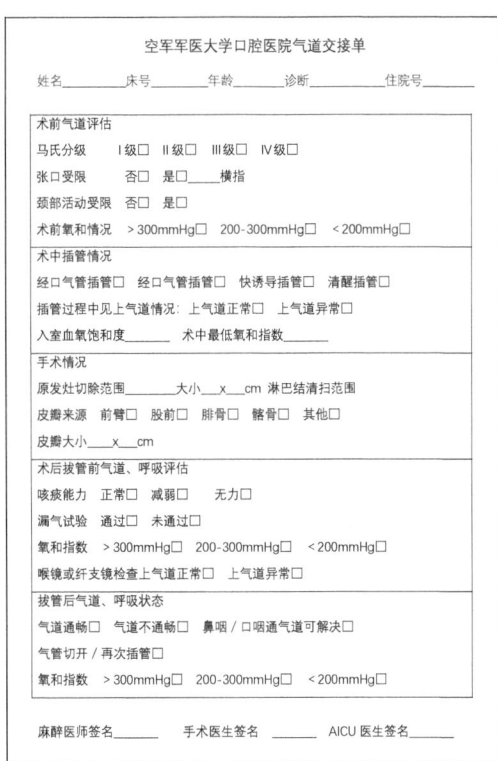

图 5-3 气道交接单

（三）形成多种培训考核模式并纳入绩效

1.采取线上、线下相结合的培训方式，通过每周专题学习、教学查房学习、以病例为导向的教学、病例模拟演练教学等形式对全体医护人员进行培训（图5-4、图5-5）。

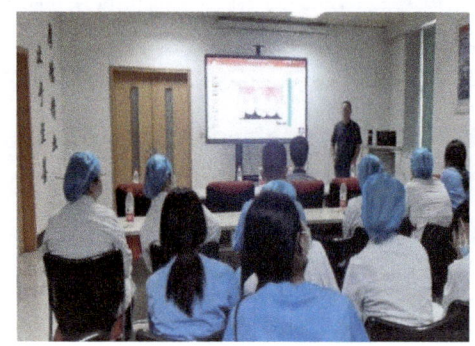

图5-4　以病例为导向的教学

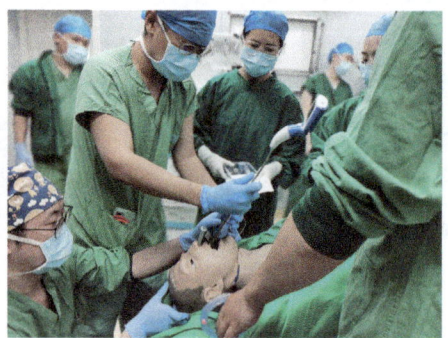

图5-5　病例模拟演练教学

2.通过技能考核、操作考核及理论考核等多种考核模式（图5-6、图5-7），让全体医护人员达到同质化。

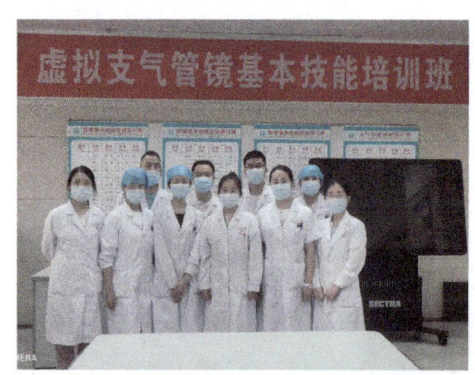

图5-6　技能培训考核

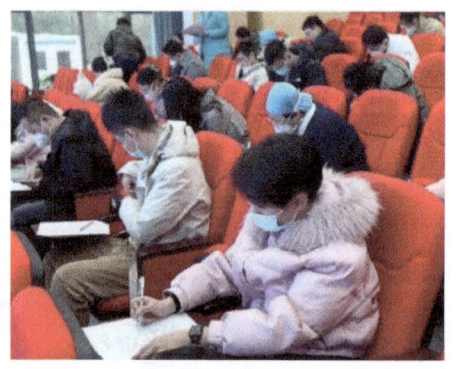

图5-7　理论考核

（四）优化预防拔管并发症措施并建立核查机制

优化预防拔管并发症措施并制定预防拔管并发症核查表，由气道小组成员每天对肿瘤皮瓣气管插管拔管患者进行核查及监督（图5-8），并将完成情况进行记录，与绩效挂钩。

医疗类

2023年空军军医大学第三附属医院AICU气管拔管优化措施核查表

日期	姓名	住院号	评估气道通畅性		拔管前减低气道反应措施					人员		设备		核查人
			气囊漏气试验通过（是√否×）	支气管镜检查通过（是√否×）	拔管宣教	拔管前30min氟比洛芬酯	利多卡因喷雾	瑞芬太尼持续泵入	乌拉地尔	经验的麻醉医师、气管切开外科医师		困难气道管理车	交换导管/鼻咽通气道	

图 5-8　AICU 气管拔管优化措施核查表样式

三、S 阶段

项目活动实施一定阶段后，我院从 2022 年第二季度开始，通过气道管理小组对所有气管插管拔管患者的监测指标数据进行汇总、分析、反馈，对科室进行监管、考核及持续改进；从 2023 年第一季度开始，头颈肿瘤皮瓣术后拔管并发症发生率达到了设定目标值，并对监测指标进行持续监管（图 5-9）。

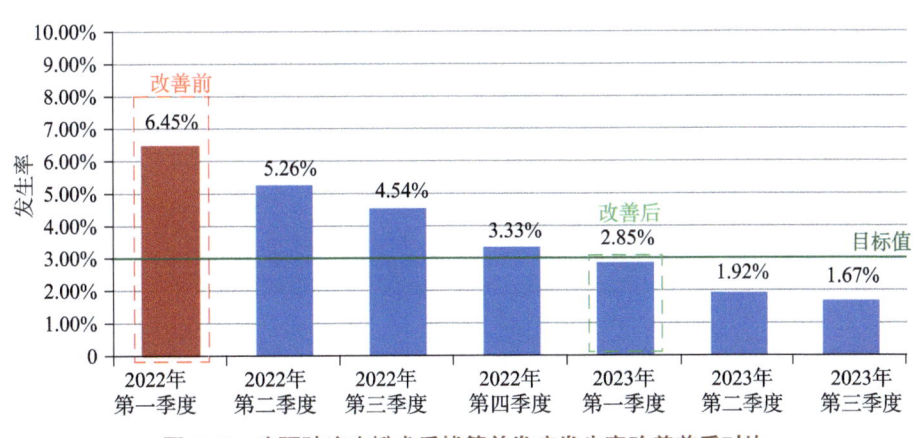

图 5-9　头颈肿瘤皮瓣术后拔管并发症发生率改善前后对比

四、A 阶段

1. 医院在降低头颈肿瘤皮瓣术后气管拔管反应及拔管并发症发生率持续改进项目中制定了 2 个拔管相关流程（图 5-10、图 5-11）。

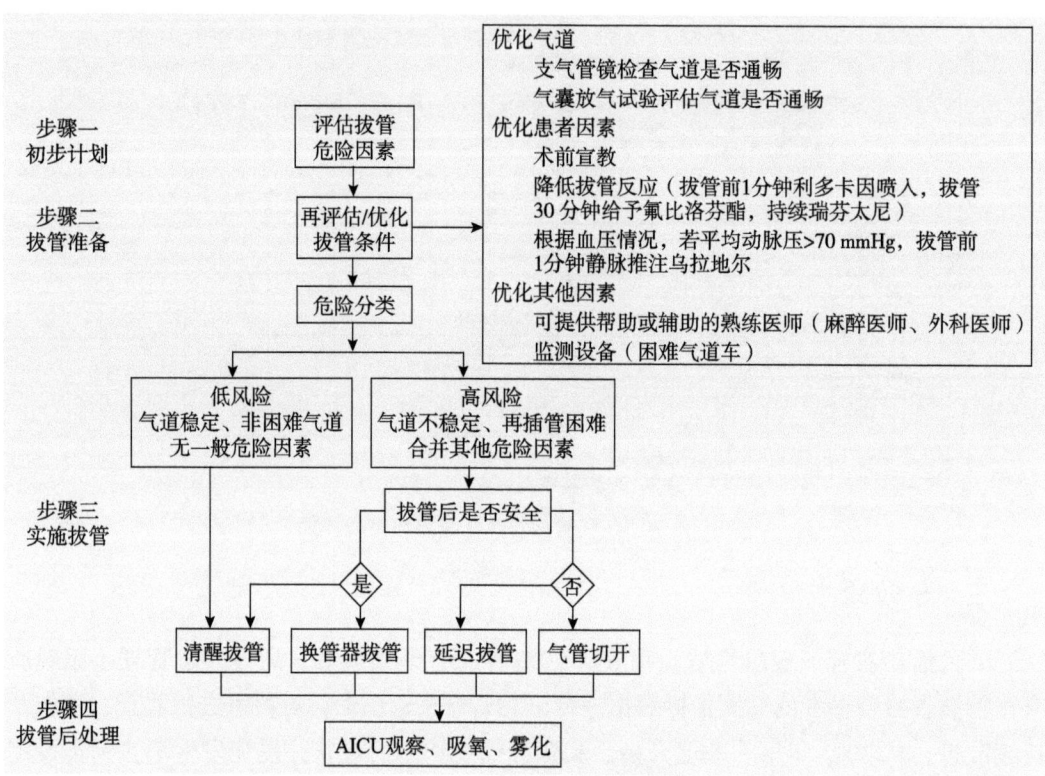

图 5-10 AICU 气管拔管步骤

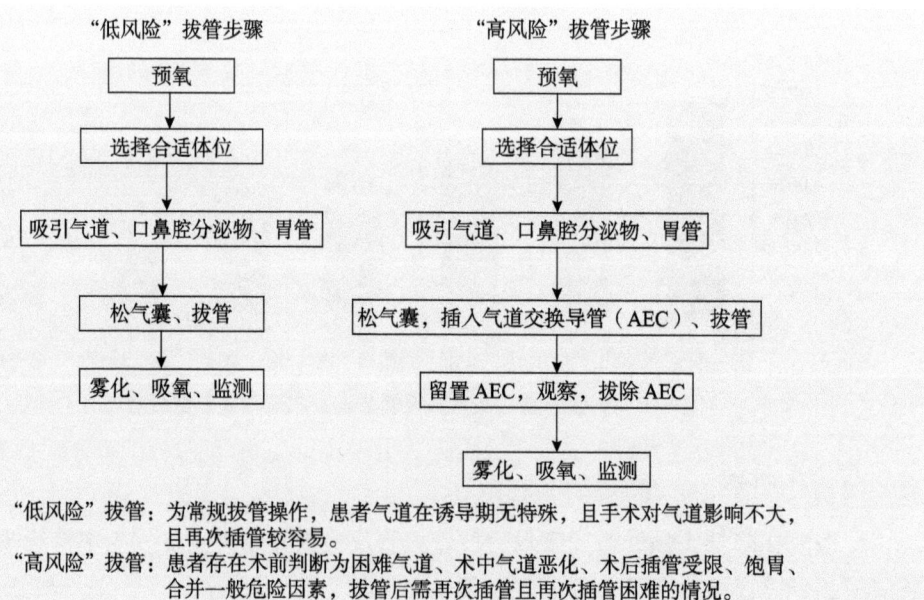

图 5-11 气管风险分级拔管步骤

2. 持续提升医疗服务质量，改善患者体验，AICU获得患者感谢信及锦旗40次，较2022年增加20次，赢得患者及家属的高度认可（图5-12）。

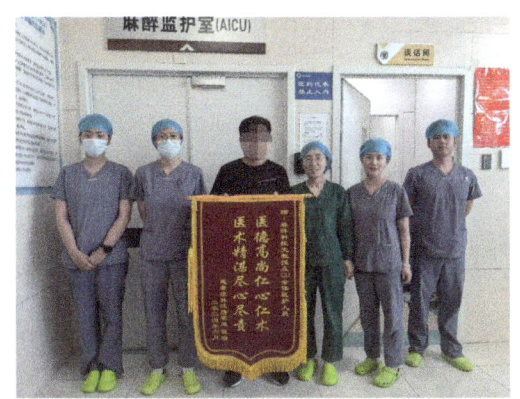 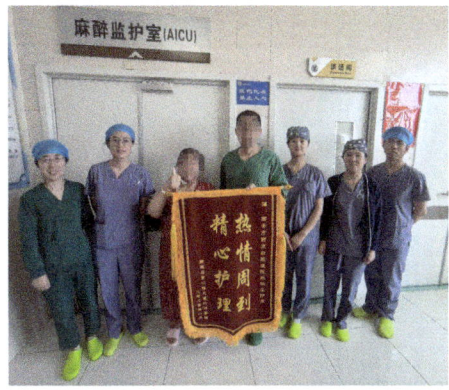

图5-12　患者赠送锦旗

3."降低头颈肿瘤皮瓣术后气管拔管反应及拔管并发症发生率"案例被评为国家卫生健康委医院管理研究所卓越案例，在第三届中国医疗质量大会上进行了汇报分享（图5-13、图5-14）。

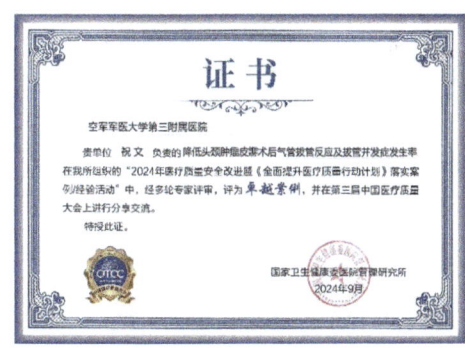 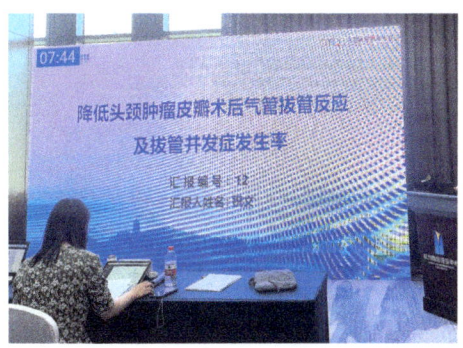

图5-13　被评为卓越案例　　　　图5-14　大会分享案例

五、项目团队介绍

本项目团队由质控科、麻醉科、AICU及颌面肿瘤外科的工作人员组成，实现多学科紧密协作。项目团队成员共有10人，其中高级职称4人，中级职称6人，均具有扎实的理论基础和丰富的临床经验。质控科负责总体规划和部署，具体推进落实项目计划。麻醉科和AICU负责项目实施、数据收集及整理，定期分析、总结、反馈。颌面肿瘤外科负责保障发生拔管相关并发症患者的安全（表5-2、图5-15）。

表 5-2 项目团队成员

姓名	部门	职称	参与内容
祝　文	AICU	副主任医师	主题拟定，协调组织
何芳丽	质控科	副主任医师	总体规划、部署
张　惠	麻醉科	主任医师	协调、督查、策划
荀泽敏	麻醉科	主治医师	项目质控
任德龙	麻醉科	主治医师	项目实施、数据收集
李　昀	颌面肿瘤外科	主治医师	保障并发症患者的安全
刘　菲	AICU	副主任护师	现场实施
李嘉玉	AICU	主管护师	数据收集
闫虹江	AICU	主治医师	数据整理，资料分析
王嘉林	AICU	主管护师	现场实施

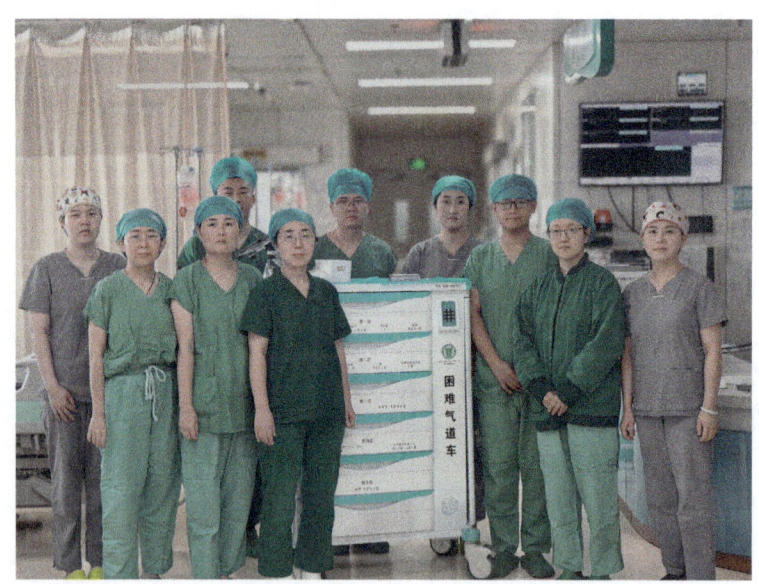

图 5-15　项目团队成员合影

案例 6　缩短睡眠障碍住院患者治疗前评估时间

项目负责人：深圳市龙华区人民医院　钱迪

项目起止时间：2023 年 11 月—2024 年 5 月

概述

1. 背景和目的：随着现代医疗技术的不断进步和人们生活节奏的加快，睡眠障碍问题日益凸显，已成为影响人们身心健康的重要问题之一。我院睡眠医学中心目前由于预约流程不完善、睡眠技师人员不足、设备不足、无信息化管理等问题，睡眠评估效率不高。经调研发现，2023 年 11 月睡眠障碍住院患者治疗前评估时间平均值为 176 小时，影响患者就医体验，成为亟待解决的问题。因此制定了"缩短睡眠障碍住院患者治疗前评估时间"改进项目。

2. 方法：运用 PDSA 质量管理工具，以睡眠障碍住院患者治疗前评估时间为衡量指标，采用完善预约制度和流程、开发电子化预约平台、增设专职睡眠班人员、选派睡眠技师进修、申购睡眠监测设备、应用睡眠障碍患者病历收集系统等措施。

3. 结果：睡眠障碍住院患者治疗前评估时间明显缩短，评估时间由改善前的 176 小时缩短至 60 小时，超过目标值，睡眠障碍住院患者就医体验较前明显改善。

4. 结论：运用 PDSA 质量管理工具能显著缩短睡眠障碍住院患者治疗前评估时间，达到预期目标。

一、P 阶段

（一）主题选定

自我院睡眠医学中心成立后，接诊的睡眠障碍住院患者数量大，出现治疗前评估时间过长的状况，影响了患者的就诊体验。2023 年 11 月睡眠障碍住院患者治疗前评估时间平均值为 176 小时，反映出治疗前评估效率低下，存在延误后期诊疗的风险。

（二）改进依据

1.《关于开展改善就医感受提升患者体验主题活动的通知》（国卫医政发〔2023〕11号）将"创新理念、服务向前，提升患者诊前体验""巩固拓展、丰富内涵，提升患者住院体验""改善贯穿医疗服务全程的基础性、支撑性工作"作为重点任务。

2.《国务院办公厅关于推动公立医院高质量发展的意见》（国办发〔2021〕18号）提出"强化患者需求导向""为人民群众提供安全、适宜、优质、高效的医疗卫生服务。持续改善医疗服务，推行分时段预约诊疗和检查检验集中预约服务"。

3.《中国睡眠医学中心标准化建设指南》提出要对睡眠障碍患者进行及时、规范的评估，以便睡眠障碍患者尽早接受干预治疗，改善睡眠质量，降低心脑血管疾病发生的风险。

（三）监测指标

睡眠障碍住院患者治疗前评估时间。

（四）指标定义

$$睡眠障碍住院患者治疗前评估时间 = \frac{周期内睡眠障碍住院患者治疗评估总时长}{周期内睡眠障碍住院患者总例数} \times 100\%，每月。$$

（五）目标值

2024 年 5 月睡眠障碍住院患者治疗前评估时间 ≤ 72 小时。

（六）现况数值

2023 年 11 月睡眠障碍住院患者治疗前评估时间为 176 小时。

（七）预期延伸效益

形成 SOP 2 个，申请计算机软件著作权 1 项，开发信息化平台 1 个，发表宣传稿 1 篇，参编专著 2 部。

（八）原因分析

经小组成员充分讨论及现场确认后，确定主要原因有 8 个，分别为睡眠技师人员不足、专业知识不足、患者不配合评估、睡眠监测设备不足、信息系统不完善、未实现睡眠患者医疗记录信息化管理、预约制度不完善、未设预约咨询服务（图 6-1）。

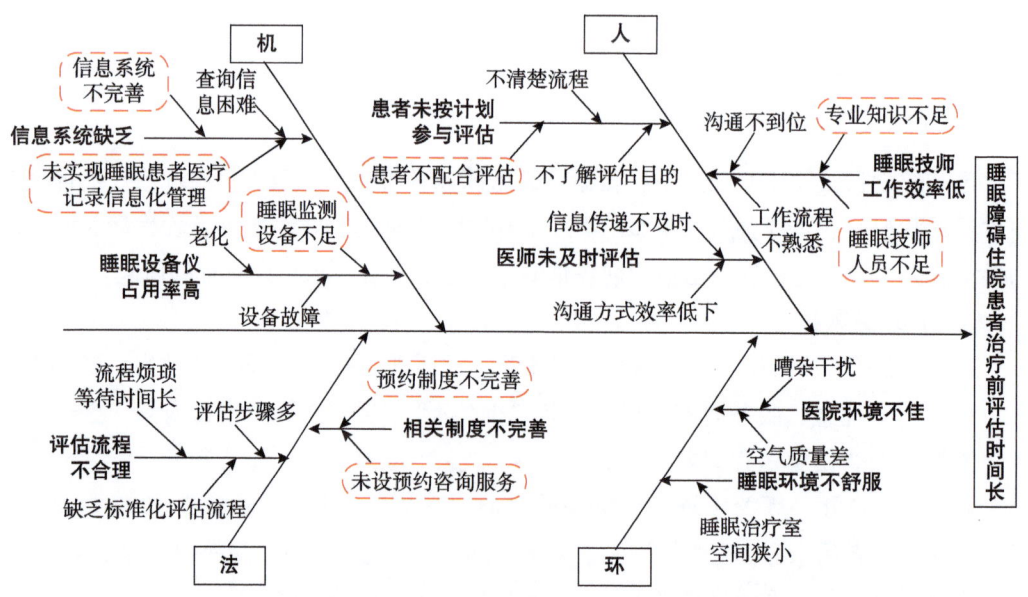

图 6-1 睡眠障碍住院患者治疗前评估时间长的原因分析

（九）真因验证

绘制柏拉图（图 6-2），按照二八法则，找到累计百分比达 80% 的主要原因，将预约制度不完善、睡眠监测设备不足、未实现睡眠患者医疗记录信息化管理、睡眠技师人员不足 4 项列入首要解决的计划中。

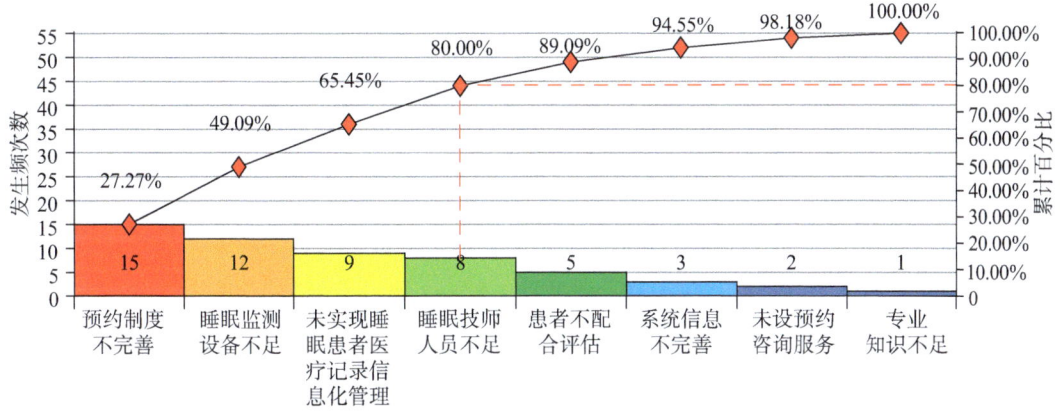

图 6-2　睡眠障碍住院患者治疗前评估时间长的真因验证

（十）对策计划

根据真因充分讨论，运用 5W2H 制订相应计划与对策（表 6-1）。

表 6-1　5W2H 实施计划

为什么做（Why）	什么目标（What）	怎么做（How）	何时做（When）	什么频率（How often）	在哪做（Where）	谁来做（Who）
预约制度不完善	预约流程完善，预约后医患及时收到提醒	完善、修订睡眠监测筛查制度，简化预约流程	2023 年 11 月	每月	睡眠预约室	钱迪
		设立电话、微信预约咨询通道，专职人员根据预约信息主动联系患者，提高评估效率	2023 年 11 月	每月	睡眠预约室	钱迪
		联合信息科自主研发电子预约系统，实现自动推送预约成功信息给医患双方	2023 年 11 月	每月	睡眠预约室	钱迪 李华优
睡眠监测设备不足	监测设备充足	增加睡眠监测设备	2023 年 11 月	每季度	睡眠预约室	江晓玲

续表

为什么做（Why）	什么目标（What）	怎么做（How）	何时做（When）	什么频率（How often）	在哪做（Where）	谁来做（Who）
未实现睡眠患者医疗记录信息化管理	具备睡眠患者医疗记录信息化管理系统	联合信息科自主研发睡眠障碍患者病历收集系统（明道云系统），将睡眠问卷量表（睡眠评估量表、柏林问卷、嗜睡量表）嵌入其中，制定二维码	2024年5月	每季度	信息科 睡眠预约室	李华优 陈翠霞 廖洁容
睡眠技师人员不足	睡眠技师人员充足	安排专职睡眠班人员，缩短患者等报告时间，提高医患满意度	2023年11月	每月	睡眠预约室	米雪 漆文娣

二、D阶段

（一）完善预约系统

1.完善、修订睡眠监测筛查制度，简化预约流程（图6-3）。

2.设立电话、微信预约咨询通道，专职人员根据预约信息主动联系患者，以提高评估效率（图6-4）。

3.联合信息科自主研发电子预约系统，实现自动推送预约成功信息给医患双方（图6-5）。

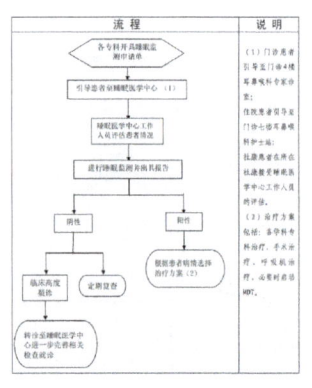

图6-3 睡眠监测筛查诊治流程

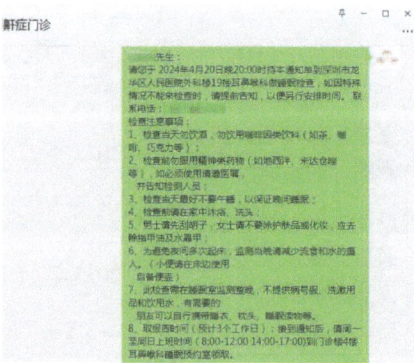

图6-4 睡眠监测微信预约咨询情况

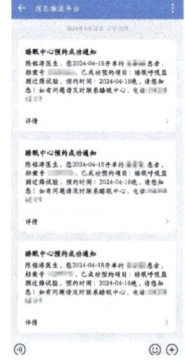

图6-5 睡眠监测电子预约系统

（二）申购睡眠监测、治疗相关设备

申购睡眠监测、治疗相关设备，减少患者等设备的时间（图6-6）。

设备名称	型号	台数	使用科室	状态
变位椅	无	1	耳鼻咽喉科门诊	已使用
听力室隔音设备	佛山威尔	3	耳鼻咽喉科门诊	已使用
无创呼吸机	飞利浦、瑞思迈	20	耳鼻咽喉科门诊	已使用
多导睡眠检测仪	康迪	2	耳鼻咽喉科门诊	已使用
睡眠记录仪	飞利浦、安波澜、施曼诺	10	耳鼻咽喉科门诊	已使用

图 6-6 睡眠仪器设备资产表样式

（三）联合信息科自主研发睡眠障碍患者病历收集系统

对医师、技师的需求进行调研，联合信息科自主研发睡眠障碍患者病历收集系统（明道云系统），将睡眠问卷量表（睡眠评估量表、柏林问卷、嗜睡量表）嵌入专病管理信息系统，制定二维码（图 6-7）。

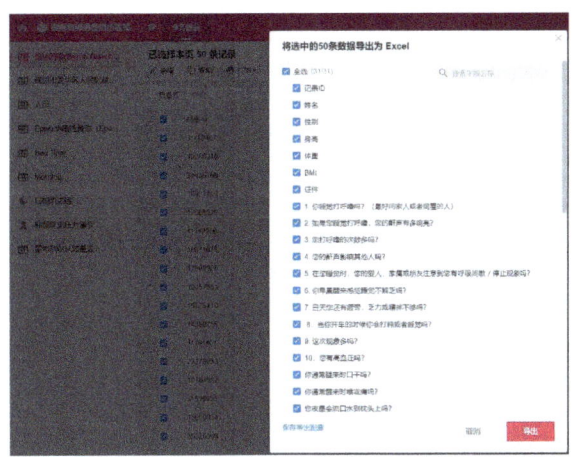

图 6-7 睡眠障碍患者病历收集系统

（四）增设专职睡眠班人员

安排专职睡眠班人员，缩短患者等报告时间，提高医患满意度（图 6-8）。

2024年3月睡眠组排班表

日期	1	2	3	4	5	6	7	8	9	10	11	12	13	14	15	16
星期	五	六	日	一	二	三	四	五	六	日	一	二	三	四	五	六
王露梅	1.2	1.2	1.2	1.2	1	1	休	1	1	1.2	1	1	1	休	1.2	1.2
江晓玲	会议	会议	会议	房	房	房	1	房	2	房	房	房	房	房	休	门
漆文娣	会议	会议	会议	1.2	2	2	2	2	房	休	2	2	2	1.2	房	房

日期	17	18	19	20	21	22	23	24	25	26	27	28	29	30	31
星期	日	一	二	三	四	五	六	日	一	二	三	四	五	六	日
王露梅	1.2	1	休	1.2	1	休	1	1.2	1	休	1	1	1.2	1	1
江晓玲	门	2	门	休	2	门	2	门	2	2	休	休	门	2	2
漆文娣	休	房	1.2	房	房	1.2	休	休	房	1	2	2	房	房	休

备注	
	睡眠岗位1：负责门诊预约、门诊筛查报告、试戴呼吸机、口颌肌训练；
	睡眠岗位2：负责对接其他科室病人、病房初筛和多导报告、病房病人戴呼吸机、压力滴定等。

图 6-8 2024 年 3 月专职睡眠班人员排班表样式

三、S 阶段

通过完善睡眠诊疗预约系统、申购睡眠监测及治疗设备、联合信息科自主研发睡眠障碍患者病历收集系统、增设专职睡眠班人员等措施，睡眠障碍住院患者治疗前评估时间由 176 小时缩短至 60 小时（图 6–9）。

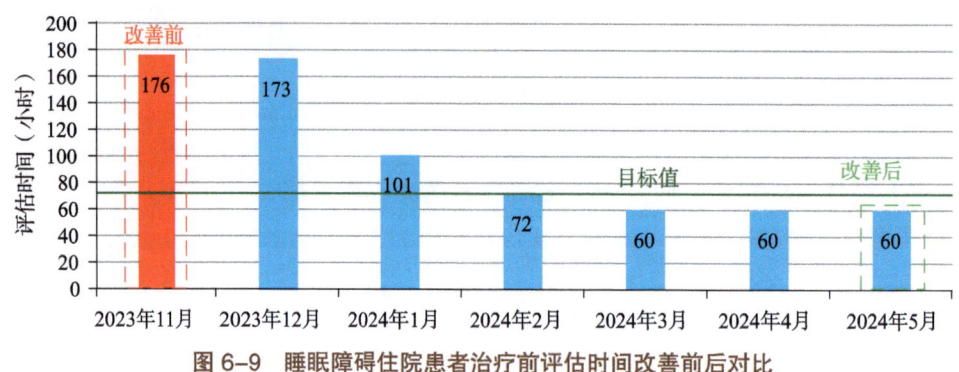

图 6–9　睡眠障碍住院患者治疗前评估时间改善前后对比

四、A 阶段

经团队成员讨论后完善了睡眠医学中心工作制度，明确了睡眠医学中心医师及技术员的工作职责，建立了睡眠监测过程中危急值的标准及处理流程，让睡眠医学中心工作的开展有规范可依。睡眠监测筛查诊治流程经多次修改后定稿，最大限度地简化了患者及医师的操作，方便了就诊患者（图 6–10）。

深圳市龙华区人民医院耳鼻喉科睡眠医学中心工作制度

1、明确分工与合作，促进各项工作进行，遵守医院的规章制度。
2、工作人员在工作时间应穿戴整洁的工作衣帽。进入睡眠中心后不得大声喧哗，严禁在室内吸烟、谈笑、会客，做到说话轻、操作轻、走路轻，所需物品要轻拿轻放。睡眠中心内的房间挡有遮光效果的窗帘。
3、睡眠中心的设备，急救药品和物品由负责人负责保管，并分别指派专人管理，定期清点。物品不可擅自借出或带出本中心。带入中心的器械物品、仪器事先需向负责人报告。
4、统一监测室陈设，监测中使用过的物品要及时放回原位，室内物品和床位摆放整齐，固定位置。
5、向患者说明睡眠监测的注意事项，以及需要提前做的准备。晚上准时等候待监测患者，安装多导睡眠监测设备。
6、监测结束后，使用过的电极、胸腹带、鼾声传感器、CPAP 面罩等要清洗消毒，晾干备用。患者离开后应更换被服，注意保持房间的清洁卫生和整洁。
7、睡眠中心的仪器和器械的使用要严格遵守操作规程，不可擅自违规操作。操作人员必须经过培训后方可上岗。
8、多导睡眠监测系统的每台电脑只限专机专用，禁止使用优盘等移动存储设备，禁止在工作站进行与工作无关的各种操作。
9、睡眠中心所有的原始记录和分析后资料应该由专人负责妥善管理，并建有专门的数据库，避免资料流失。

深圳市龙华区人民医院耳鼻喉科睡眠医学中心技术员（技）师职责

1、在科主任领导下，在医师指导下具体负责睡眠中心的睡眠监测、呼吸机治疗及仪器设备的保养和管理工作。
2、参与制定、实施睡眠中心业务技术建设规划，诊断治疗程序和质量监控方案。
3、认真开展日常睡眠疾病的监测，完成所有睡眠监测及相关治疗。
4、熟练掌握标准多导睡眠监测系统和便携睡眠监测仪的数据采集和分析，出具报告。掌握无创正压通气治疗和数据下载技术，并能做出相应解释。参加值班。
5、参加睡眠中心仪器设备的安装、调试，使用和维修保养工作，负责仪器设备登记和统计，负责资料的积累、备份和保管工作。
6、参加睡眠中心业务训练和技术考核，承担培训新技术员和进修医师仪器设备使用的任务。
7、了解国内外睡眠医学专业进展情况，熟悉美国睡眠医学会的相关指南和实践参数。参与开展临床试验和科研工作，总结经验，撰写学术论文。
8、履行职责，执行各项规章制度和技术操作常规，注意安全，防止差错，避免事故和院内感染。

图 6–10　睡眠医学中心工作制度及人员职责

五、项目团队介绍

本项目由耳鼻咽喉科牵头，信息科和质管科共同参与完成。钱迪主任负责项目的总体规划和部署，团队成员分工查阅文献、资料，访谈患者、医师、技师。项目团队成员均具有睡眠医学诊疗与项目管理资质，且相关实践经验丰富，能在工作中发现问题、提出问题，并通过小组活动会议、头脑风暴、组内讨论达成共识，持续改善睡眠医学中心患者就诊体验（表6-2、图6-11）。

表6-2 项目团队成员

姓名	部门	职称	参与内容
钱 迪	耳鼻咽喉科	主任医师	指导工作
米 雪	耳鼻咽喉科	主管护师	协调、督促
陈翠霞	耳鼻咽喉科	副主任医师	组织、策划、分工、制订计划、对策实施
江晓玲	耳鼻咽喉科	护师	活动措施落实、效果确认
漆文娣	耳鼻咽喉科	技师	培训、追踪落实、效果评价
王露梅	耳鼻咽喉科	技师	会议记录、资料照片收集
李华优	信息科	工程师	信息系统建设、数据分析
杨 慧	质管科	副主任	指导管理工具的使用，提出整改意见
廖洁容	质管科	统计师	指导管理工具的使用，提出整改意见

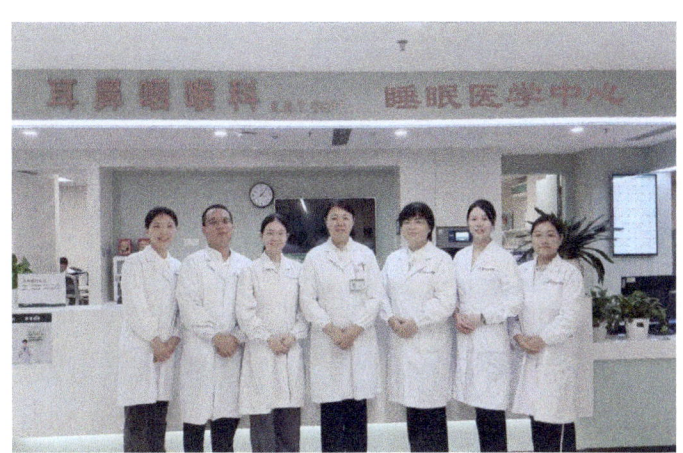

图6-11 项目团队部分成员合影

案例 7 提高静脉血栓栓塞症规范预防率

项目负责人：深圳市南山区妇幼保健院　陈雷平，周青，文祉祎

项目起止时间：2023 年 11 月—2024 年 3 月

概述

1. 背景和目的：国家卫生健康委于 2018 年提出在全国开展肺栓塞和医院内静脉血栓栓塞症（venous thromboembolism，VTE）防治能力建设项目，2021—2023 年连续 3 年均将"提高静脉血栓栓塞症规范预防率"列入国家十大医疗质量安全改进目标，并先后出台了多项管理与诊治规范指南，以提升 VTE 防治质量，做好 VTE 规范预防。我院自 2020 年 7 月开展 VTE 防治工作以来，在正确的风险评估及规范预防方面仍有待提升，与同类型医院相比 VTE 规范预防率低。本项目旨在提高 VTE 规范预防率，降低 VTE 发生风险，保障患者安全。

2. 方法：运用 PDSA 质量管理工具，结合医院实际情况，完善制度、构建管理体系、加强培训，通过优化信息化表单及后台数据质控监管、落实医疗质量绩效考核等手段，推动医院 VTE 的早期识别与积极预防。

3. 结果：从 2024 年 1 月起 VTE 规范预防率≥90%，VTE 死亡率为 0，肺血栓栓塞症（pulmonary thromboembolism，PTE）发生率为 0，实现了 VTE 评估与预防的规范管理。

4. 结论：运用 PDSA 质量管理工具可有效提升 VTE 规范预防率，降低 VTE 死亡率。

一、P 阶段

（一）主题选定

静脉血栓栓塞症（venous thromboembolism，VTE）是指血液在静脉内异常凝结导致的血管完全或不完全阻塞，分为深静脉血栓形成（deep venous thrombosis，DVT）和肺血栓栓塞症（pulmonary thromboembolism，PTE），是导致医院内患者非预期死亡的首要病因。我院为妇幼医院，孕产妇为发生 VTE 的高危人群，2023 年 10 月抽查 2 个手术科室第三季度出院病历 30 本，发现未严格按照国家指南规范按时完成出血风险评估，未根据不同评估结果采取对应预防措施，缺少出血风险评估病程与评估表单等，VTE 规范预防率低，有 DVT 与 PTE 发生的风险。

（二）改进依据

1.《关于同意开展加强肺栓塞和医院内静脉血栓栓塞症防治能力建设项目》（国卫医资源便函〔2018〕139 号）提出通过医院内项目建设，规范医院内临床管理，构建防治和管理体系，以提升 VTE 防治水平。

2.《2023年国家医疗质量安全改进目标》中目标九：提高静脉血栓栓塞症规范预防率。

3.《医院内静脉血栓栓塞症防治质量评价与管理指南（2022版）》（全国肺栓塞和深静脉血栓形成防治能力建设办公室）明确了VTE规范预防的定义。

4.《浙江省医院静脉血栓栓塞症防治管理规范专家共识（第二版）》（浙江省肺栓塞和深静脉血栓防治联盟）明确VTE规范预防率应≥90%。

5.《国家卫生健康委办公厅关于印发手术质量安全提升行动方案（2023—2025年）的通知》（国卫办医政发〔2023〕10号）明确要求加强深静脉血栓预防。

6.《国家卫生健康委关于印发三级医院评审标准（2022年版）及其实施细则的通知》（国卫医政发〔2022〕31号）将VTE规范预防率纳入评审考核指标。

（三）监测指标

VTE规范预防率。

（四）指标定义

$$VTE规范预防率 = \frac{出院患者行VTE规范预防的人数}{同期出院患者人数} \times 100\%，每月。$$

规范预防定义：①同期出院患者分别按照手术患者、非手术患者及孕产妇VTE风险因素评估表进行VTE风险评估；②在关键动态时点的VTE风险评估结果为中、高风险的，且相应动态时点内出血风险评估为低风险的出院患者，在相应动态时点内实施药物预防或药物机械联合预防；③在使用抗凝药物预防前进行出血风险评估。

（五）目标值

2024年1月VTE规范预防率≥90%。

（六）现况数值

2023年7月VTE规范预防率为30%（6/20）。

（七）预期延伸效益

制定制度1项，修订诊疗规范2个、信息化表单4个，会议投稿1篇。

（八）原因分析

小组成员进行头脑风暴，运用鱼骨图进行原因分析（图7-1），找到7个主要原因，分别为VTE防治管理体系不完善、质量管理情况未与绩效挂钩、医护人员重视度不够、临床执行方面的培训不足、出血风险评估表不完善、缺乏信息化辅助管理手段、VTE记录欠规范。

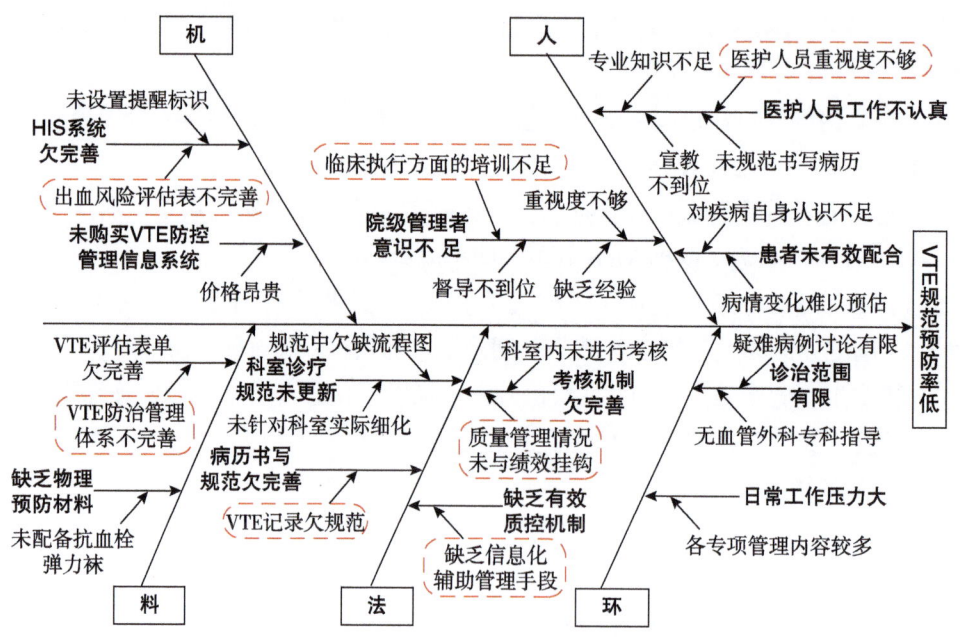

图 7-1 VTE 规范预防率低的原因分析

（九）真因验证

通过现场验证对主要原因绘制柏拉图（图 7-2），按照二八法则，找到累计百分比达 80% 的主要原因，将 VTE 防治管理体系不完善、临床执行方面的培训不足、质量管理情况未与绩效挂钩、缺乏信息化辅助管理手段 4 项列入首要解决的计划中。

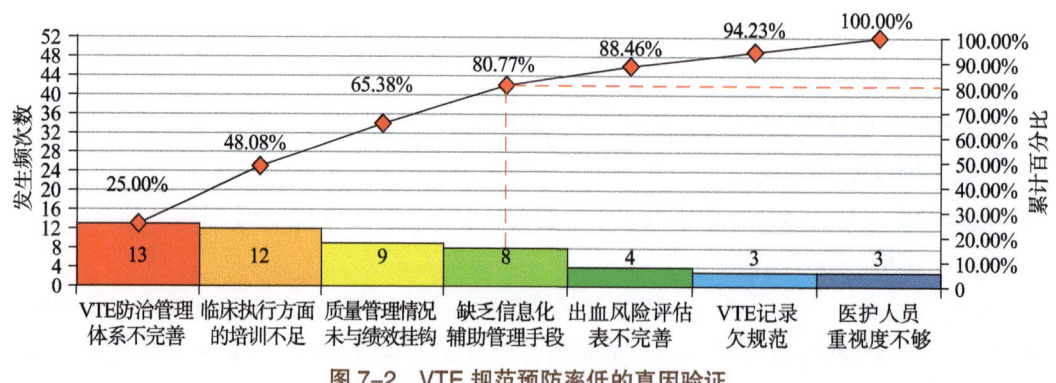

图 7-2 VTE 规范预防率低的真因验证

（十）对策计划

小组成员经过充分讨论，运用 5W2H 制订相应计划与对策（表 7-1）。

表 7-1　5W2H 实施计划

为什么做（Why）	什么目标（What）	怎么做（How）	何时做（When）	什么频率（How often）	在哪做（Where）	谁来做（Who）
VTE防治管理体系不完善	完善VTE防治管理体系	成立院级VTE防治管理小组，组织VTE防治管理工作会议，健全VTE防治管理架构，增设专项管理员	2023年11月	每年	院内	陈雷平 文祉祎 张丹 周青 王周阳
临床执行方面的培训不足	加强侧重临床执行方面的培训，培训率达100%	1.组织参加各级临床执行指导性培训 2.邀请专家来院分享经验 3.各科室组织进行讨论总结，开展科内培训 4.各科室修订诊疗规范，执行标准化培训	2023年11月	每年	院内	文祉祎 张丹 李秀儒 谭洁贞
质量管理情况未与绩效挂钩	督导结果纳入质量绩效考核，考核率达100%	1.督导结果通过《医疗保健质量简报》等形式发布 2.将VTE规范预防情况纳入月度医疗质量绩效考核	2023年12月	每月	院内	陈雷平 周青 文祉祎 王冰
缺乏信息化辅助管理手段	推行业务流程与质量控制信息化	1.在VTE评估表单中新增对应评估结果与预防措施勾选框，自动测算分值 2.在医护HIS系统界面共同设置风险标识提醒 3.根据不同评估时间节点制定相应的评估记录书写时机，对病历记录进行质控 4.链接数据指标平台，自动抓取并呈现数据	2023年11月	不定期更新	HIS系统	周青 文祉祎 王冰 石晓君

二、D 阶段

（一）完善 VTE 防治管理体系

成立院级 VTE 防治管理小组并明确职责，组织 VTE 防治管理工作会议，健全 VTE 防治管理架构，增设专项管理员（图 7-3）。

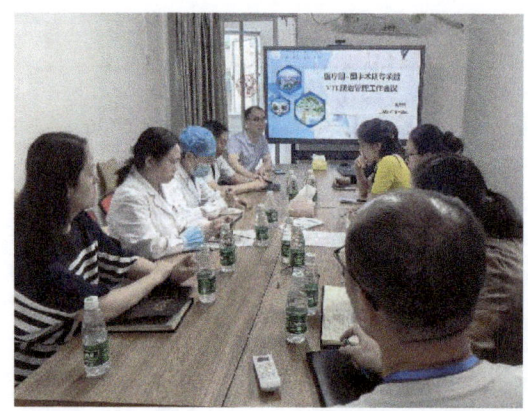
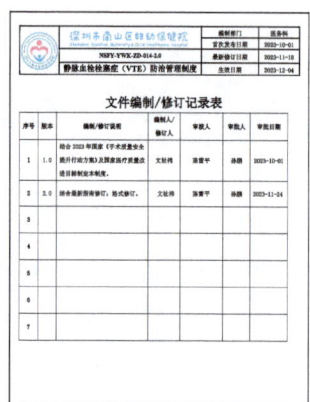

图 7-3　VTE 防治管理工作会议与管理制度相关表单样式

（二）加强侧重临床执行方面的培训

1. 参加各级临床执行指导性培训，邀请专家来院分享经验（图 7-4）。

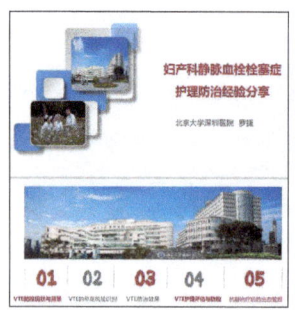
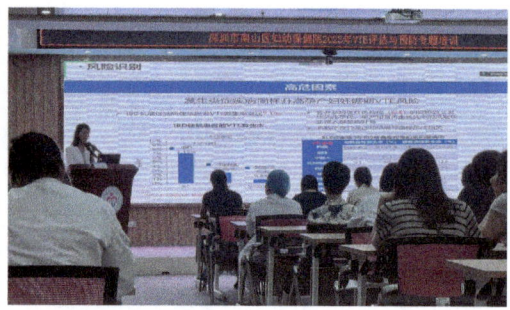

图 7-4　院外、院内培训

2. 各科室修订诊疗规范，执行标准化培训（图 7-5）。

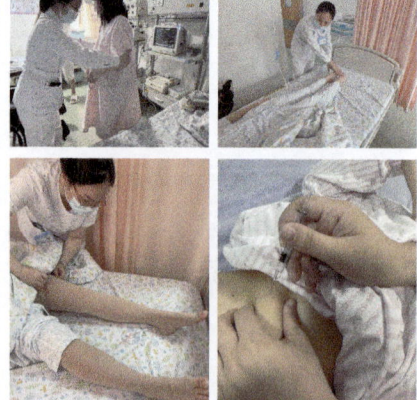

图 7-5　科室 VTE 防治诊疗规范相关表单样式与标准化培训

（三）督导结果纳入质量绩效考核

督导结果通过《医疗保健质量简报》等形式发布，将VTE规范预防情况纳入月度医疗质量绩效考核（图7-6）。

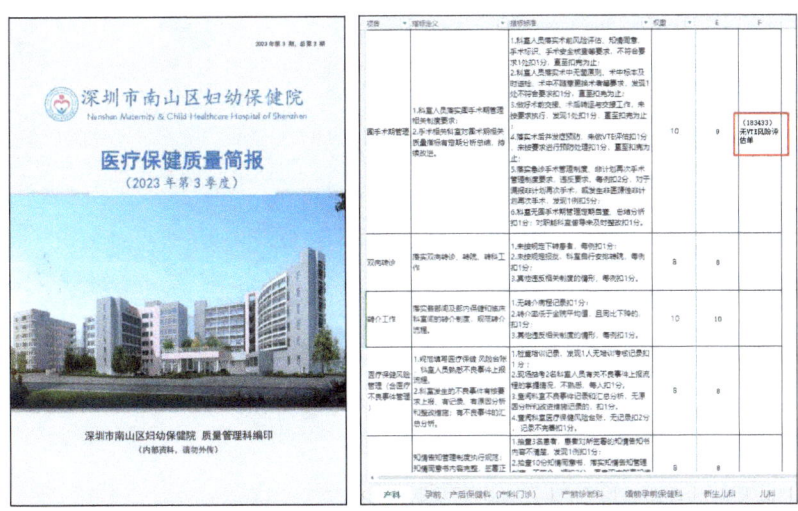

图7-6 《医院医疗保健质量简报》与月度绩效考核表样式

（四）推行业务流程与质量控制信息化

在VTE评估表单中新增对应评估结果与预防措施勾选框，自动测算分值，在医护HIS系统界面共同设置风险标识提醒，根据不同评估时间节点制定相应的评估记录书写时机，对病历记录进行质控，连接数据指标平台，自动抓取并呈现数据（图7-7）。

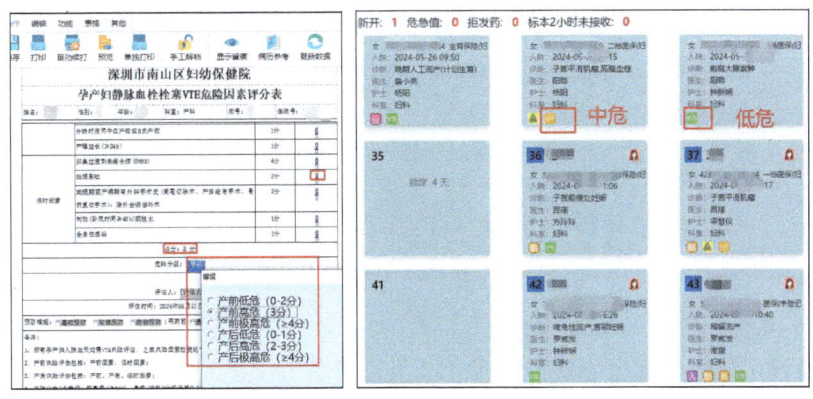

图7-7 信息化可抓取表单样式与医护VTE风险提醒标识界面

三、S阶段

通过采取完善VTE防治管理体系、多形式多场次培训、月度进行质量绩效考核及质量控制信息化等一系列措施，我院 VTE 规范预防率由 2023 年 11 月的 68.13% 提升至 2024 年 3 月的 98.57%，超过目标值（≥90%），且继续保持（图 7-8）。

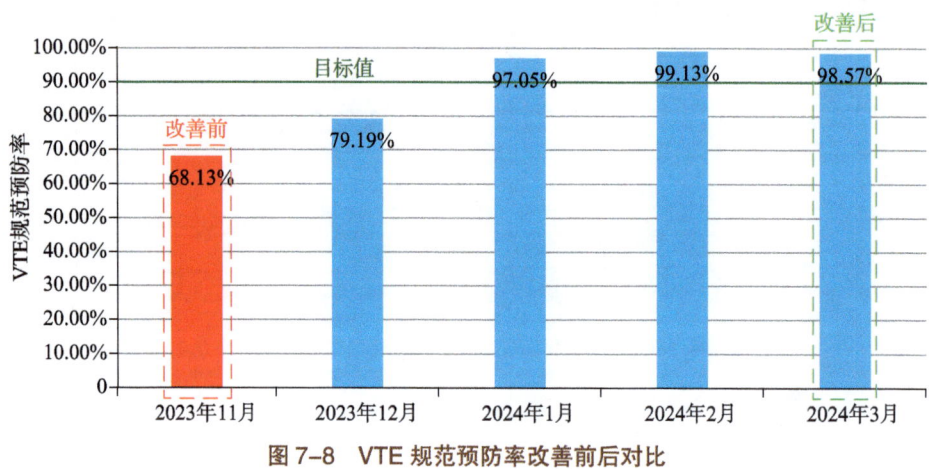

图 7-8　VTE 规范预防率改善前后对比

四、A 阶段

1. 通过此项质量持续改进项目，我院建立了 VTE 防治管理体系，制定了《静脉血栓栓塞症（VTE）防治管理制度》，修订了《专科 VTE 预防与处理诊疗规范》，优化了评估表单，实现了信息化数据监测（图 7-9）。

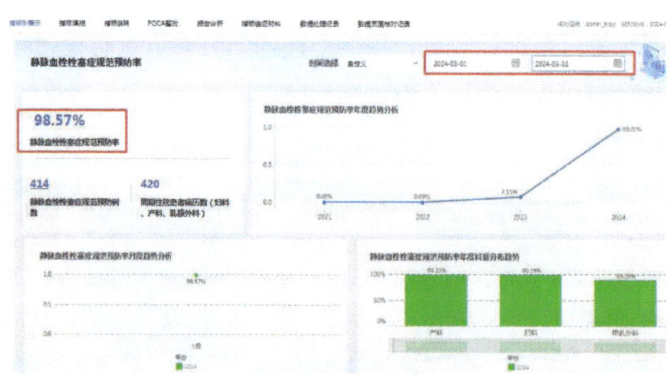

图 7-9　信息化质控数据平台

2. 本项目团队成员通过完成此项目，个人质量管理能力均得到了提升，参加院内质量改进项目比赛荣获二等奖，参加 2024 年中国医疗质量大会荣获"卓越案例"。

3. 下一阶段改进计划：我院目前未单独购买 VTE 防治信息系统，评估结果无法智能决策，拟继续完善信息化建设，加强病历节点制作，联合信息科逐步完成风险评估、HIS 系统智能辅助决策。

五、项目团队介绍

本项目团队由医务科、护理部、质量管理科、信息科及相关临床科室的医护人员组成。其中医务科牵头组织并进行总体规划部署，负责院级VTE防治管理制度的制定与VTE防治管理小组的成立，与护理部及临床科室的项目团队成员协同负责制度的落实及培训；质量管理科协助指导数据的收集、整理；信息科负责信息系统的建设与信息化表单的嵌入，共同推进该项目的完成，实现了多学科合作，加强了医院VTE的规范预防（表7-2、图7-10）。

表7-2 项目团队成员

姓名	部门	职称	参与内容
陈雷平	医务科	主治医师	项目统筹/制度审核/流程审定
周 青	质量管理科	主治医师	协助指导质量提升内容与数据分析
文祉祎	医务科	主治医师	协助组长开展工作/制度修订、培训/数据收集/计划小组活动
王周阳	医务科	实习研究员	协助指导质量工具运用
石晓君	信息科	主治医师	协助完善信息系统建设
张 丹	护理部	副主任护师	协助统筹护理VTE相关内容改进工作
王 冰	质量管理科	主治医师	协助完成数据统计、指导数据分析
詹小燕	妇科	主治医师	协助完成妇科VTE相关内容改进工作及数据收集
魏 玲	产科	主治医师	协助完成产科VTE相关内容改进工作及数据收集
谭洁贞	妇科	副主任护师	协助完成VTE妇科护理相关改进内容
李秀儒	产科	主管护师	协助完成VTE产科护理相关改进内容

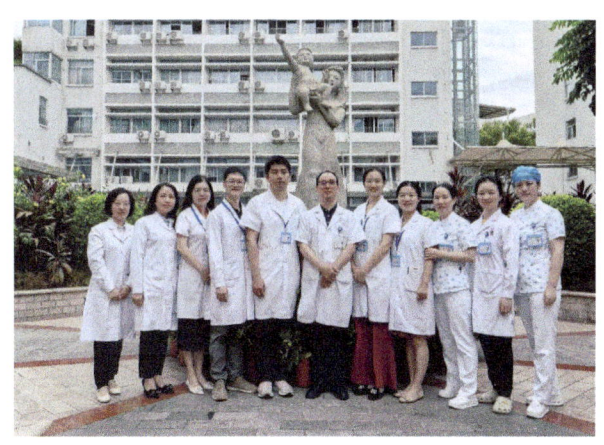

图7-10 项目团队成员合影

案例8 降低非计划重返手术室再手术率

项目负责人：西安大兴医院　邹慧莉，李彬娟，雷烨昕，王云云
项目起止时间：2023年1—12月

概述

1.背景和目的：非计划重返手术室再手术率是反映手术质量安全的重要指标之一，是国家医疗质量安全改进目标之一。《国家医疗服务与质量安全报告》显示全国非计划重返手术室再手术率平均为0.16%，我院2022年非计划重返手术室再手术率为0.24%，存在一定的差距，因此制定降低非计划重返手术室再手术率改进项目，以提高整体医疗质量安全水平。

2.方法：运用PDSA质量管理工具，明确上报范围，制定监督流程；形成"发生1例、讨论1例、总结1例"的机制；同时转变管理模式，从事后复盘变为提前干预→再次细化→持续追踪；加强围手术期管理；纳入月轮值主席专项质控等。

3.结果：非计划重返手术室再手术率从2022年的0.24%降低至2023年的0.12%。

4.结论：运用PDSA质量管理工具能有效降低非计划重返手术室再手术率，达到预期改进目标。

一、P阶段

（一）主题选定

2022年我院非计划重返手术室例数为36例，再手术率为0.24%，因非计划重返手术室引发投诉10余例，延长了患者住院时间、增加了住院费用，给患者造成了身体和心理伤害，影响了医疗质量安全。因此，有必要通过对再手术原因进行分析，建立一套能有效降低非计划重返手术室再手术率的工作体系，加强围手术期管理，提升医院医疗质量安全管理水平。

（二）改进依据

1.《国家卫生健康委办公厅关于印发2024年国家医疗质量安全改进目标的通知》（国卫办医政函〔2024〕40号）中目标九提出降低非计划重返手术室再手术率（NIT-2024-Ⅸ），并指出非计划重返手术室再手术率是行业通用的反映手术质量安全的指标之一，医疗机构应成立由医务、质控、临床科室、麻醉、护理等相关部门组成的专项工作小组，并指定牵头部门。

2.《国家卫生健康委办公厅关于印发手术质量安全提升行动方案（2023—2025年）的通知》（国卫办医政发〔2023〕10号）提出通过手术质量安全提升行动，降低手术并发症发生率、围手术期死亡率及非计划重返手术室再手术率。

(三)监测指标

非计划重返手术室再手术率。

(四)指标定义

非计划重返手术室再手术率 =

$$\frac{\text{患者手术后 48 小时内、31 天内非预期重返手术室再次手术例数}}{\text{同期出院的患者手术人数}} \times 100\%,\text{每年}。$$

非计划重返手术室再手术指患者手术后 48 小时内、31 天内由各种原因导致患者需进行的计划外再次手术。

(五)目标值

2023 年非计划重返手术室再手术率＜0.15%。

(六)现况数值

2022 年非计划重返手术室再手术率为 0.24%（36/14 950）。

(七)预期延伸效益

制定或修订 SOP 1 个、制度 7 项、管理清单 38 个，会议投稿 8 篇，发表论文 5 篇。

(八)原因分析

通过小组讨论及现场确认后找到 7 个主要原因，分别为上报途径不清晰、职能部门监管不到位、围手术期管理落实不到位、临床医师手术能力不过关、培训不到位、管理制度不完善、器械保养不到位（图 8-1）。

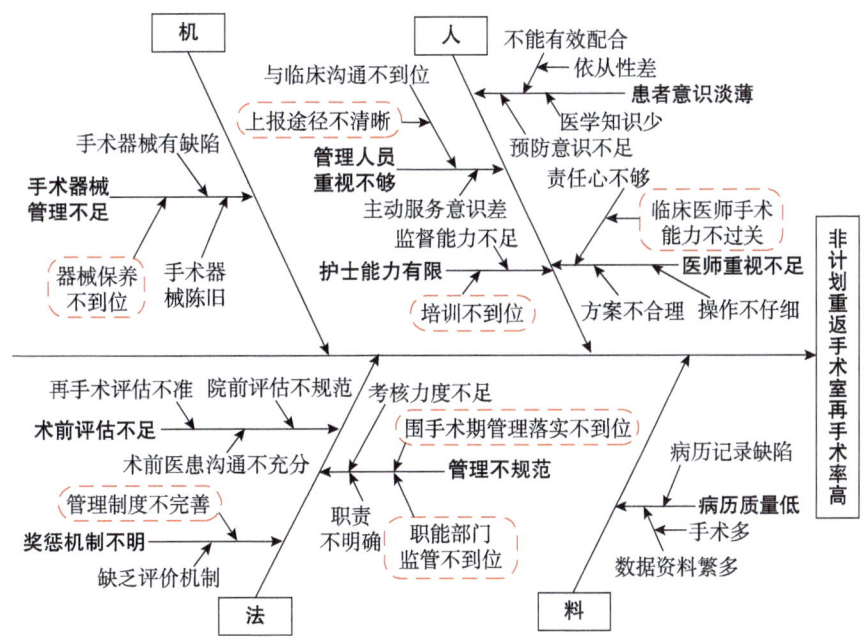

图 8-1 非计划重返手术室再手术率高的原因分析

（九）真因验证

经问卷调查后绘制柏拉图（图 8-2），按照二八法则，找到累计百分比达 80% 的主要原因，将上报途径不清晰、职能部门监管不到位、围手术期管理落实不到位 3 项列入首要解决的计划中。

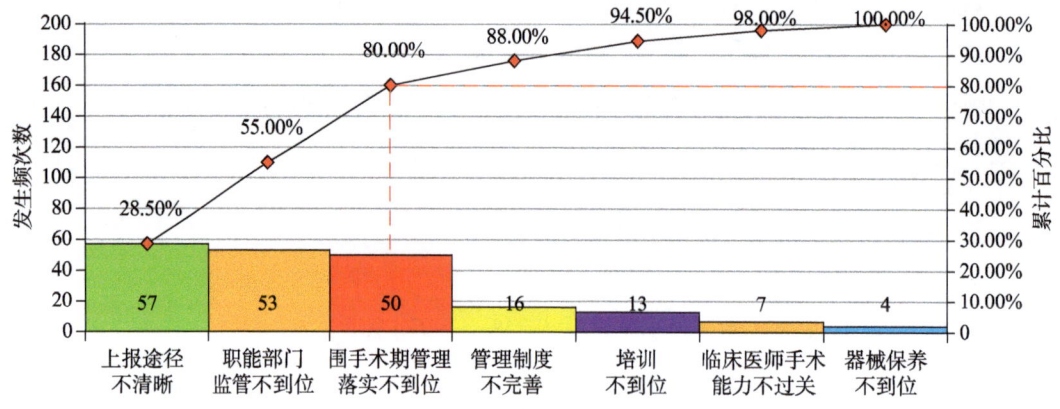

图 8-2 非计划重返手术室再手术率高的真因验证

（十）对策计划

根据真因充分讨论，运用 5W2H 制订相应计划与对策（表 8-1）。

表 8-1 5W2H 实施计划

为什么做 （Why）	什么目标 （What）	怎么做 （How）	何时做 （When）	什么频率 （How often）	在哪做 （Where）	谁来做 （Who）
上报途径 不清晰	明确人员 上报路径	制定非计划重返手术上报表，明确上报的具体范畴	2023 年 1 月	每周	医务部 信息科	王云云 袁玲玲
		从住院总医师、主诊医师开始，逐渐覆盖到全院医师知晓	2023 年 1 月	每周	医务部	王云云 雷烨昕
职能部门 监管不到位	发生 1 例 分析 1 例	组织质控科、医调办等部门逐科分析讨论，并在院周会通报	2023 年 2 月	每例	医师办公室 会议室	邹慧莉 李彬娟 马俊峰 王云云
围手术期 管理落实 不到位	强化术前、术中、术后管理	进行术中跟台，强化术后内科化管理	2023 年 3 月	每月	手术室 各临床科室	王云云 雷烨昕
		梳理围手术期精细化管理清单、术后并发症管理清单	2023 年 3 月	每月	各临床科室 医务部	王云云 雷烨昕

二、D 阶段

（一）明确上报范围及路径，制定事件发生后的监督流程

修订《非计划重返手术情况上报表》，明确上报的具体范围、再次手术的原因等。通过培训和宣教，加强全院不同专业医师对非计划重返手术的理解。为及时全面掌握非计划重返手术发生的信息，分两类渠道进行收集：一是以发生科室的护士长、住院总医师为责任人，负责发生当天主动报备医务部，同时手术室、介入室指定专人登记进行信息印证后报告；二是建立非计划重返手术的信息自动抓取机制，随时查阅，做到不漏报。

（二）形成"发生1例、讨论1例、总结1例"的机制

医务部针对发生的每例非计划重返手术，组织科室进行整个诊疗过程回顾，召开非计划重返手术分析会。讨论分析时，发生科室全面复盘患者诊疗经过，分析根本原因，总结具体的操作改进经验。本着每遇一类事件制定一个标准操作流程的理念，将总结的要点和需要改进的经验形成文字，向科室全体医师再次当面反馈并进行培训。质控科跟进考核，达到改进经验的固化。

（三）转变管理模式，从事后复盘变为提前干预→再次细化→持续追踪

原有方式是科室发生负性事件，医务部到科室一起分析原因，再去复盘，制定改进措施，再进行点对点培训、考核。这种管理方法相对滞后，现转变为提前干预，依据发生率高、后果严重及专科易发生的严重并发症原则，细化院内负性事件清单38项，进行培训及考核，培训考核完毕后，再有发生，医务部逐例分析总结，再次培训及考核，形成闭环管理（图8-3）。

院内获得负性事件目录				
科室	术后发生率高、发生后果严重并发症			
肝胆外科	术后胆瘘	术后出血		
胃肠外科	吻合口瘘	术后出血	伤口裂开	
甲乳科	术后出血	甲状腺术后低钙抽搐麻木	声音嘶哑、饮水呛咳	
肛肠科	术后严重出血			
骨一科	术后切口创面严重感染	术后血肿形成		
骨三科	再植坏死			
骨二科	术后血肿			
神经外科	术后出血	恶性脑水肿		
耳鼻咽喉颌面头颈外科	术后出血			
妇科	术后出血	术后伤口愈合不良	术后肠梗阻	
产科	新生儿产伤	切口愈合不良	产后出血	
泌尿外科	膀胱血凝块形成	术后出血		
胸外科	食管吻合口瘘	术后液气胸	术后切口感染	术后出血
血管介入科	术后感染			
眼科	术后出血	术后感染		
麻醉科	术中呼吸心搏骤停	严重过敏反应		
消化内科	术后出血	术后穿孔		
呼吸科	术后出血	术后气胸		
卒中中心	术后假性动脉瘤形成			
疼痛科	无			
骨四科	无			

图8-3 院内获得负性事件目录清单样式

（四）加强围手术期管理

制定围手术期管理执行清单，将术前、术中、术后的各项工作及执行人、交接人，以执行清单的形式逐项落实，规避因管理不善而增加的手术风险。制定围手术期质控及考核标准，将存在问题纳入当月质控，并在院周会上通报。同时加强术后内科化管理，将临床工作中易发生问题的环节归纳为 25 个模块，分模块、分重点培训并考核，问题病例逐项追踪，管理内容持续更新（图 8–4）。

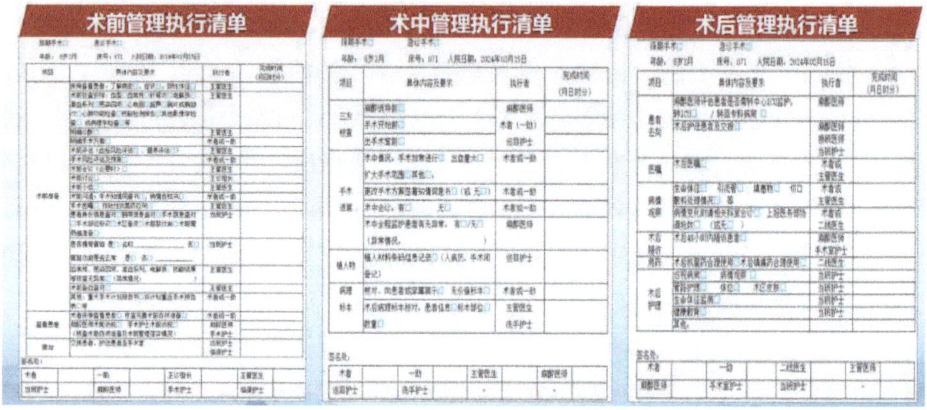

图 8–4　围手术期管理执行清单

（五）纳入月轮值主席专项质控

质控科、护理部、医调办等多部门联动，形成合力，降低非计划重返手术室再手术率（图 8–5）。

降低非计划重返手术室再手术率

医务质量考核组：	护理组	感控组	质控组	药学组	核算组	医调组
①督导科室落实术前风险评估（重点查看手术管理执行清单、重大手术上报、四级手术术前多学科讨论、术前麻醉访视） ②专科收治：严查超科室收治范围的手术 ③对院内首次开展手术及疑难危重手术组织多学科讨论，并全流程督导及保障 ④督导科室练习手术操作技能 ⑤加强术后内科化管理	加强术前评估管理： ①病区护士对术前患者动态评估，包括生命体征、胃肠道准备、术前用药、手术标识、心理状态等，落实风险防范措施及健康宣教 ②术前一日，手术室护士床旁访视 对手术安全核查落实过程管控： ①麻醉开始前、手术开始前、患者离开手术室间前分别由麻醉医生、手术医生、手术护士共同逐项核查并确认签字 ②严格落实手术物品清点制度，手术开始前、关闭腹腔前、关闭体腔后、缝合皮肤后双人清点手术物品 注重术后患者安全管理： ①规范术后患者转运流程，落实床旁交接班 ②密切观察术后患者生命体征变化，落实管路、皮肤、用药、康复等责任制整体护理	术前： ①住院患者术前备皮正确率 ②外科手消毒规范性 ③术前0.5～1h预防用药率监测 ④术间环境仪器表面清洁消毒效果监测 术中： ①术间人员数量限制 ②术中无菌技术原则 ③术中合理追加抗菌药物 ④术中患者体温监测 术后： ①更换切口敷料时手卫生及无菌技术操作监测 ②手术部位感染的目标性监测 ③术后引流管评估，及时拔管	①抽查手术运行病历围手术期相关文书规范性、及时性 ②监测32项手术相关获得性指标，及时分析，关注VTE防治	①抽查手术患者围术期抗菌药物规范预防（指征、品种、用法、疗程） ②抽查手术患者围手术期抗凝药物规范应用	关注手术费用情况	关注纠纷隐患情况

图 8–5　月轮值主席专项质控清单

三、S 阶段

通过以上举措，我院非计划重返手术室再手术率从 2022 年的 0.24% 降低至 2023 年的 0.12%，达到目标值（图 8–6）。

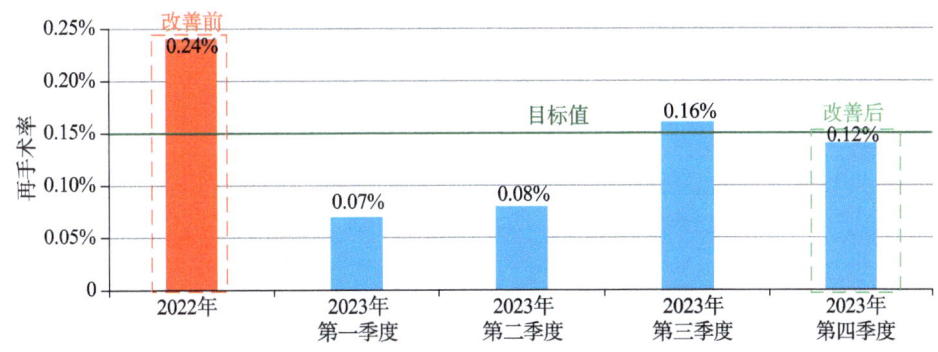

图 8-6 非计划重返手术室再手术率改善前后对比

四、A 阶段

1. 制定西安大兴医院非计划重返手术室上报及处置流程图（图 8-7）。

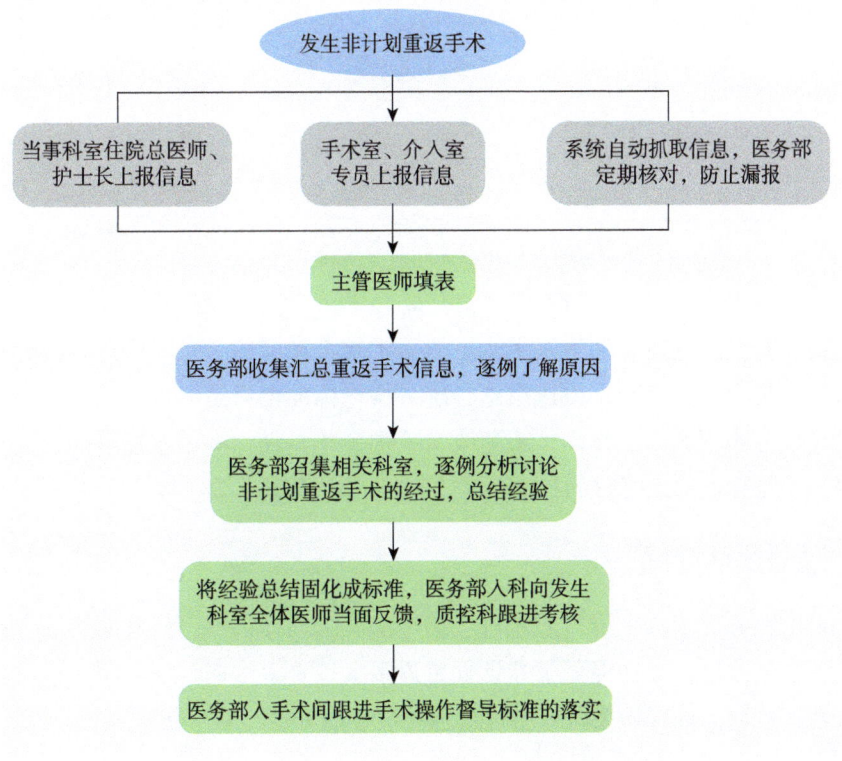

图 8-7 非计划重返手术室上报及处置流程

2. 完善 7 项围手术期管理制度，延伸制定体位管理、眼部保护、压力性损伤等 10 种术中护理并发症的预防规范及应急处置流程，实现质量管理规范化。

3. 形成13项围手术期精细化管理清单，25项预防术后并发症管理清单（图8-8）。

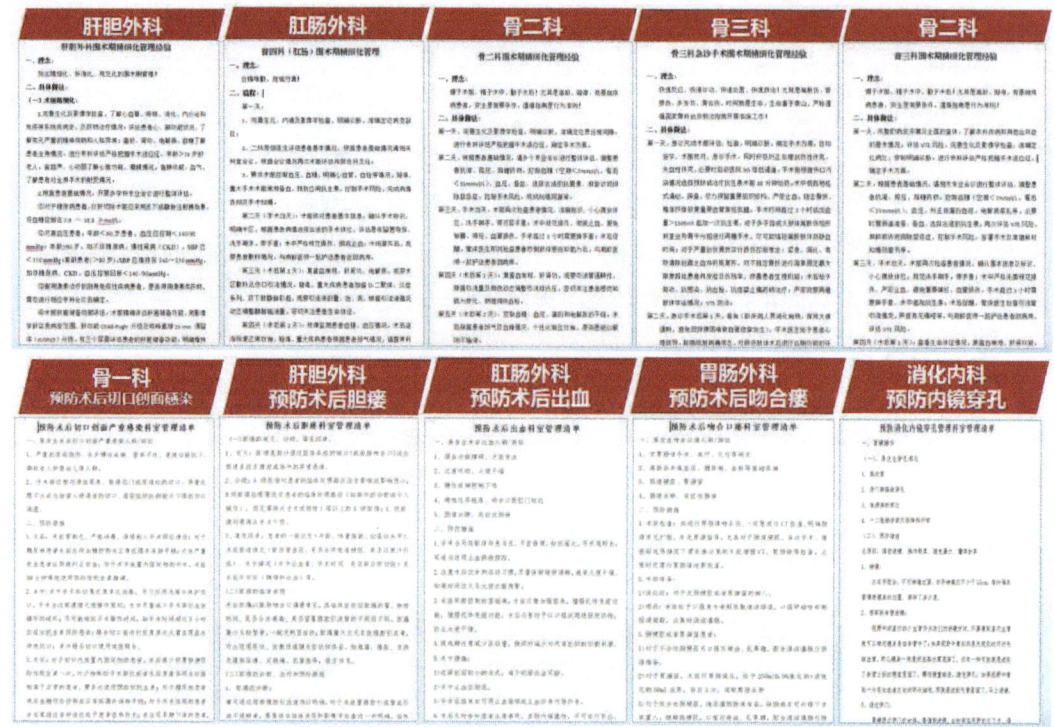

图8-8 围手术期精细化管理清单及预防术后并发症管理清单

4. 总结经验：降低非计划重返手术室再手术率管理模式只是一个起点，分析总结出的经验和缺陷是为了量身制定改进措施，统一操作标准也只是完成了改进的第一步，将这些经验具体落实到实际工作中，不断改良手术操作，细化围手术期管理，避免负性事件的发生，才是管理的最终目的！

五、项目团队介绍

本项目由医务部牵头主导，质控科、护理部、医调办、信息科共同协助。通过团队合作和不断尝试改进，成功降低了非计划重返手术室再手术率。项目团队成员均接受了医疗质量管理培训，具有相关医疗质量管理技能（表8-2、图8-9）。

表 8-2 项目团队成员

姓名	部门	职称	参与内容
邹慧莉	医务部	主任医师	项目总体策划
李彬娟	质控科	主管护师	质控考核
马俊峰	医调办	副主任医师	质量控制
王雅娟	医务部	主治医师	手术管理
王云云	医务部	护师	手术管理
雷烨昕	医务部	病案信息管理师	临床数据分析
刘 倩	护理部	主管护师	围手术期护理
袁玲玲	信息科	无	信息数据调取

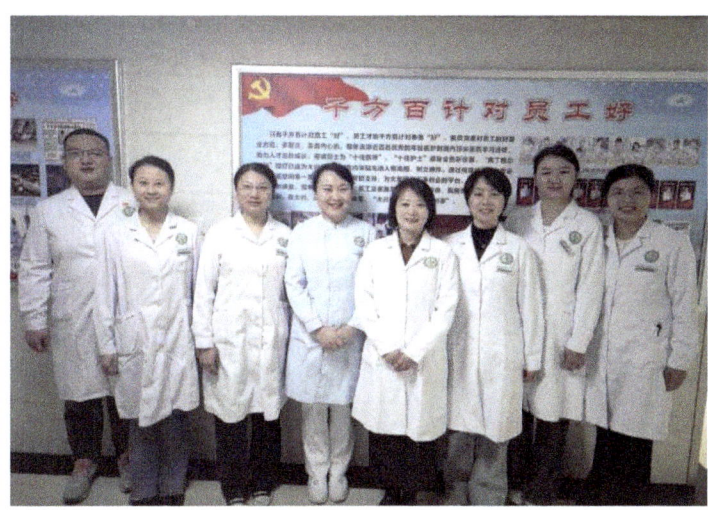

图 8-9 项目团队成员合影

案例 9　提高肿瘤治疗前临床 TNM 分期评估率

项目负责人：西安交通大学第二附属医院　寇惠娟，冯欣欣

项目起止时间：2023 年 1—9 月

概述

1. 背景和目的：肿瘤是发病率高且严重危害人民群众健康的重大疾病，提升肿瘤规范化诊疗水平，有助于提升肿瘤患者诊疗效果和生存率。自 2021 年起，"提高肿瘤治疗前临床 TNM 分期评估率"连续 4 年被纳入《国家医疗质量安全改进目标》。我院 2023 年第一季度重点肿瘤患者治疗前临床 TNM 分期评估率为 69.67%，与国家卫生健康委提倡的不断提高肿瘤治疗前临床 TNM 分期评估率还有差距，因此制定了提高肿瘤治疗前临床 TNM 分期评估率改进项目。

2. 方法：以肿瘤治疗前临床 TNM 分期评估率为监测指标，成立肿瘤规范化诊疗质量控制委员会及 10 个肿瘤专病质量控制专家组、规范评估流程和病历书写、落实肿瘤多学科诊疗（multi-disciplinary team，MDT）、建立肿瘤诊疗关键环节监测评价机制、加强肿瘤规范化诊疗培训。

3. 结果：2023 年 9 月肿瘤治疗前临床 TNM 分期评估率提高到 82.99%。肿瘤规范化诊疗质量管理模式、肿瘤规范化诊疗质量控制委员会及各肿瘤专病质量控制专家组的成立为持续提升肿瘤诊疗能力提供了有力保障。

4. 结论：运用 PDSA 质量管理工具可有效提高肿瘤治疗前临床 TNM 分期评估率，达到预期目标。

一、P 阶段

（一）主题选定

2023 年第一季度重点肿瘤患者治疗前临床 TNM 分期评估率为 69.67%，与同级别其他医院相比较低。分析存在的问题，主要是医院未统一规定肿瘤治疗前临床 TNM 分期在病历中如何体现，医师根据自身习惯书写，导致 TNM 分期评估内容书写欠规范且在病历中出现的位置不统一，给数据采集、分析造成很大困难。

（二）改进依据

1.《关于印发〈提高肿瘤治疗前临床 TNM 分期评估率专项行动指导意见〉的通知》（国卫医政质控便函〔2023〕14 号）提出到 2023 年底，二级以上医院重点癌种（肺癌、胃癌、肝癌、乳腺癌和结直肠癌）治疗前临床 TNM 分期评估率平均值不低于 68.00%。

2.《2023 年国家医疗质量安全改进目标》目标三：提高肿瘤治疗前临床 TNM 分期评估率。

（三）监测指标

肿瘤治疗前临床 TNM 分期评估率。

（四）指标定义

肿瘤治疗前临床 TNM 分期评估率 =

$$\frac{\text{肿瘤患者治疗前完成临床 TNM 分期评估的病例数}}{\text{同期收治的肿瘤患者病例数}} \times 100\%，每季度。$$

涉及肿瘤范围：肺癌、胃癌、肝癌、乳腺癌和结直肠癌。

（五）目标值

2023 年 9 月肿瘤治疗前临床 TNM 分期评估率 ≥ 80.00%。

（六）现况数值

2023 年 1—3 月肿瘤治疗前临床 TNM 分期评估率为 69.67%（3110/4464）。

（七）预期延伸效益

制定制度 1 项、流程 1 项。

（八）原因分析

经小组成员充分讨论及现场确认后确定主要原因有 6 个：病历中忘记填写、工作繁重未完成评估、病历填写未统一、肿瘤 MDT 落实不到位、督查不到位及培训不到位（图 9-1）。

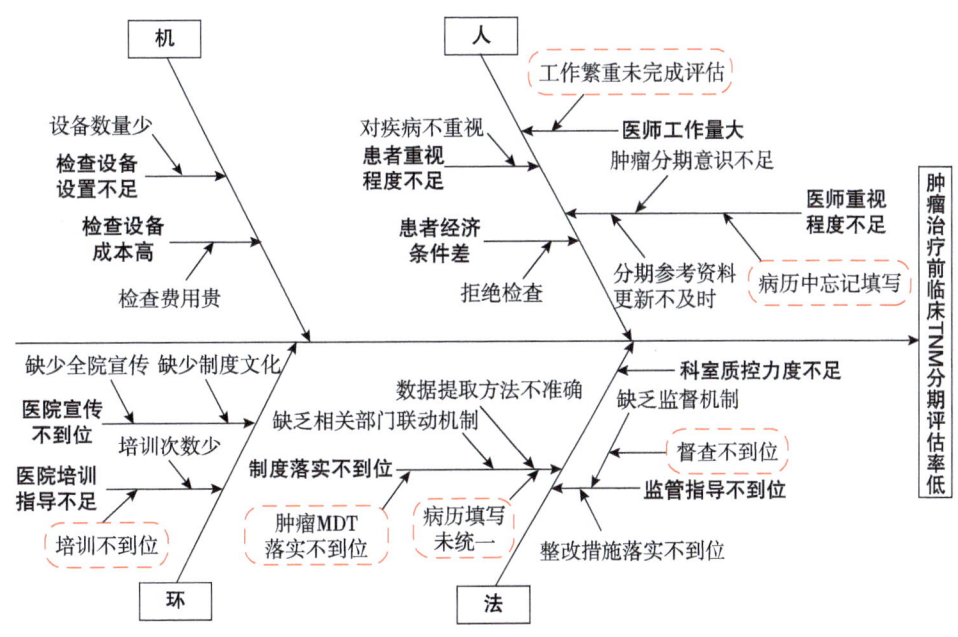

图 9-1 肿瘤治疗前临床 TNM 分期评估率低的原因分析

（九）真因验证

绘制柏拉图（图9-2），按照二八法则，找到累计百分比达80%的主要原因，将病历中忘记填写、工作繁重未完成评估、病历填写未统一及肿瘤MDT落实不到位4项列入首要解决的计划中。

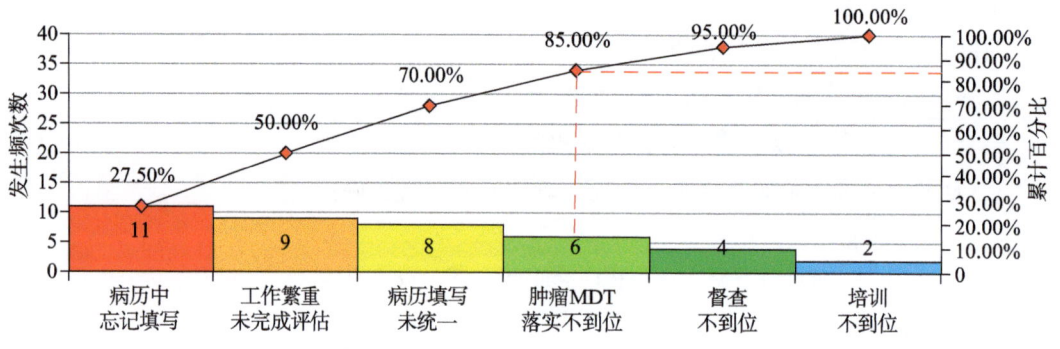

图9-2 肿瘤治疗前临床TNM分期评估率低的真因验证

（十）对策计划

根据真因，运用5W2H制订相应计划与对策（表9-1）。

表9-1 5W2H实施计划

为什么做 （Why）	什么目标 （What）	怎么做 （How）	何时做 （When）	什么频率 （How often）	在哪做 （Where）	谁来做 （Who）
病历中忘记填写	TNM分期填写率超80%	1.首页强制填写 2.建立关键环节监测评价机制	2023年9月	每月	质控办 信网部	冯欣欣 李姗
工作繁重未完成评估	规范评估流程	制定规范的肿瘤治疗前TNM分期评估流程	2023年6月	每月	质控办	寇惠娟 张超黎
病历填写未统一	规范病历书写	1.规范病历书写 2.加强培训	2023年6月	每季度	医信办	李明
肿瘤MDT落实不到位	落实肿瘤MDT	1.成立肿瘤规范化诊疗质量控制委员会 2.持续开展肿瘤MDT	2023年9月	持续开展	MDT会议室	王虎清 寇惠娟

二、D阶段

（一）成立肿瘤规范化诊疗质量控制委员会

为促进肿瘤诊疗医疗服务的标准化、同质化，成立医院肿瘤规范化诊疗质量控制委员会。同时在委员会基础上，先后组织成立乳腺癌等10个肿瘤专病质量控制专家组，负责各肿瘤专病规范化诊疗质量控制。

（二）加强肿瘤治疗前临床 TNM 分期评估过程管理

1. 规范评估流程。肿瘤规范化诊疗质量控制委员会制定了完善的肿瘤治疗前临床 TNM 分期评估流程（图 9-3），并严格要求临床医师遵循。

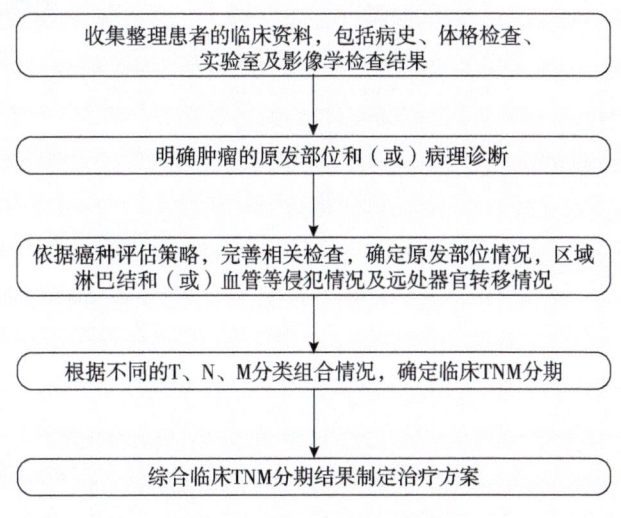

图 9-3　肿瘤治疗前临床 TNM 分期评估流程

2. 完善病历书写。临床 TNM 分期除要求体现在入院记录、病程记录或治疗前知情同意书的诊断中，同时在病案首页添加肿瘤治疗前临床 TNM 分期一栏，强制医师必须填写，极大方便医务部门后期数据汇总分析及反馈。

3. 落实肿瘤 MDT。肿瘤患者（特别是初诊患者）落实多学科专家联合诊断、联合治疗。对于具体病例，尤其是对于一些少见的、较为复杂的肿瘤病例，组织多学科专家进行综合讨论，为患者制定合适的个体化治疗方案（图 9-4）。

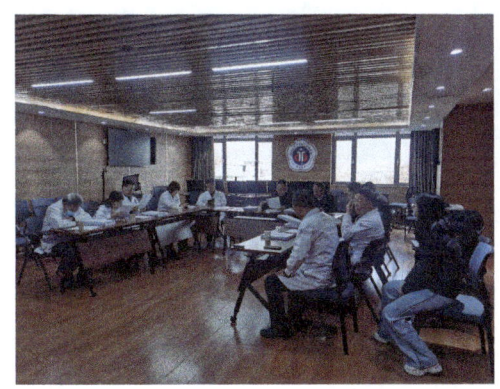
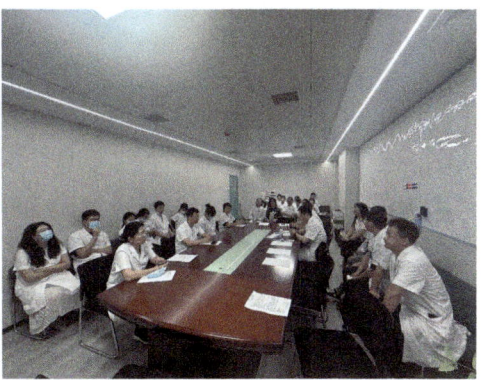

图 9-4　落实肿瘤 MDT

（三）建立肿瘤诊疗关键环节监测评价机制

在单病种信息化系统基础上，我院将肿瘤诊疗关键环节落实情况纳入监测评价体系，实时提醒医师并定期统计分析（图9-5）。

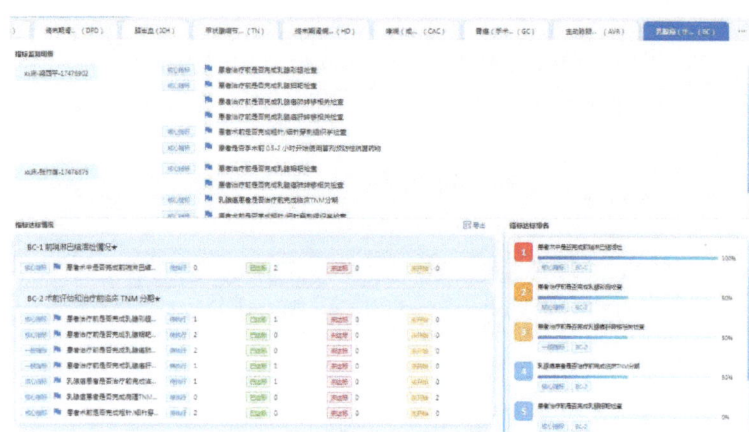

图9-5　肿瘤关键诊疗环节的单病种过程质控管理

（四）加强肿瘤规范化诊疗培训

医院层面，医务部定期牵头组织临床科室医务人员开展肿瘤诊疗规范培训、指南共识解读、肿瘤治疗前临床TNM分期评估专项解读、培训及病历书写培训考核，提高肿瘤诊疗规范化、同质化水平（图9-6）。

科室层面，定期更新完善科室肿瘤相关诊疗规范、指南，开展医务人员肿瘤防治临床技能培训、考核与再教育。同时，组织科室骨干外出进修学习，提高肿瘤诊疗技术。

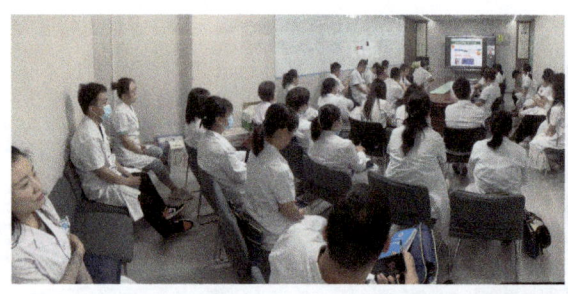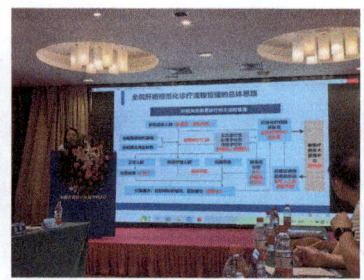

图9-6　肿瘤诊疗规范培训及指南共识解读

三、S阶段

通过"评估—反馈—改进"的工作模式，落实各项改进措施，肿瘤治疗前临床TNM分期评估率持续提高，由2023年第一季度的69.67%提高到2023年第三季度的82.99%（图9-7）。

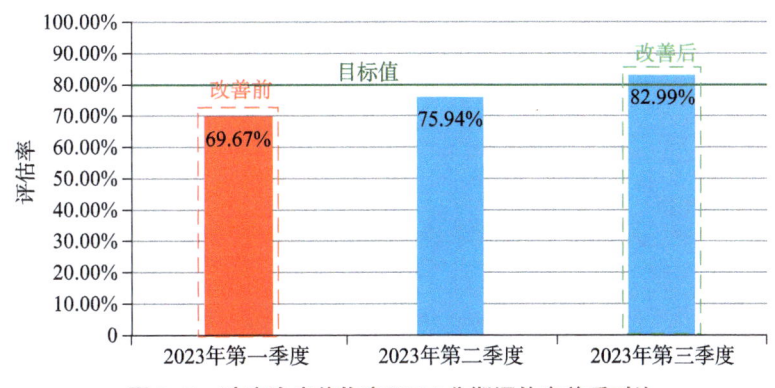

图 9-7　肿瘤治疗前临床 TNM 分期评估率前后对比

四、A 阶段

形成有自身特色的医院统一组织管理，多部门、多学科协作的肿瘤规范化诊疗质量管理模式。肿瘤规范化诊疗质量控制委员会及各肿瘤专病质量控制专家组的成立为我院持续推进肿瘤诊疗体系建设、开展肿瘤规范化诊疗质量控制与评价、增强肿瘤诊疗能力提供了有力保障。同时形成肿瘤规范化诊疗体系 1 个（图 9-8）。

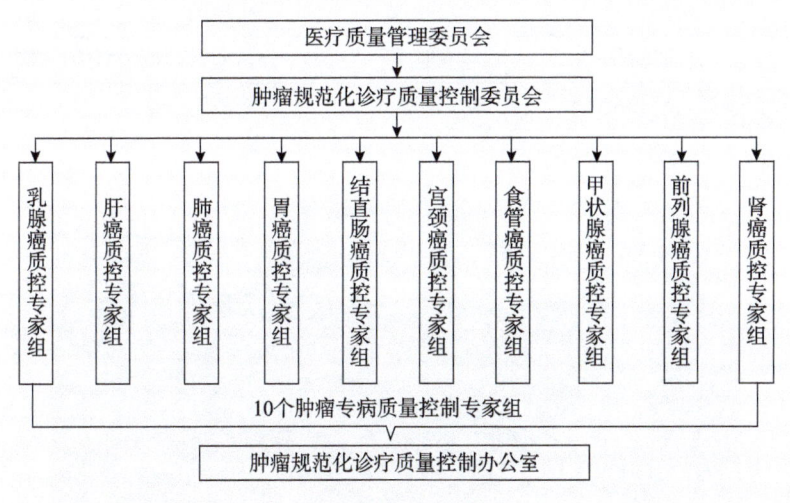

图 9-8　肿瘤规范化诊疗体系

五、项目团队介绍

本项目由张蓬勃院长任组长，负责指导项目开展；质控办寇惠娟主任负责方案拟定、统筹协调；医务部王虎清常务副主任负责效果确认与监管；冯欣欣、李姗、张超黎、贺晨阳负责分析原因，跟踪检查、数据统计；其他成员负责对策的落实整改

（表9-2、图9-9）。项目团队有8名具有高级职称的人员，团队成员相互协作，共同完成此次项目。

表9-2 项目团队成员

姓名	部门	职称	参与内容
张蓬勃	院长	主任医师	指导项目开展
寇惠娟	质控办	副主任医师	方案拟定、统筹协调、分析原因、拟定对策
冯欣欣	质控办	管理医师	分析原因、拟定对策、跟踪检查、数据统计
王虎清	医务部	主任医师	效果确认与监管、分析原因、拟定对策
李 姗	质控办	主管技师	分析原因、拟定对策、跟踪检查、数据统计
张超黎	质控办	管理技师	分析原因、拟定对策、跟踪检查、数据统计
李 明	病案与医疗信息管理办公室	主管医师	分析原因、培训督导
张淑群	乳腺疾病诊疗中心	主任医师	分析原因、拟定对策、落实整改
贺晨阳	乳腺疾病诊疗中心	助理研究员	分析原因、拟定对策、跟踪检查、数据统计
杨拴盈	呼吸与危重症医学科	主任医师	分析原因、拟定对策、落实整改
姜建涛	胸外科	主任医师	分析原因、拟定对策、落实整改
杨文彬	普通外科	主任医师	分析原因、拟定对策、落实整改
曲 凯	肝胆胰与肝移植外科	副主任医师	分析原因、拟定对策、落实整改

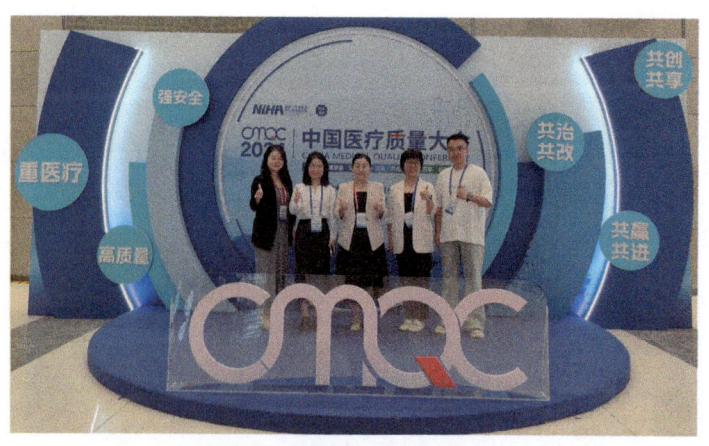

图9-9 项目团队部分成员合影

案例 10　提高住院患者营养风险筛查率

项目负责人：兴义市人民医院　陈文莉，王兴琴

项目起止时间：2023 年 11 月—2024 年 4 月

概述

1. 背景和目的：营养不良是住院患者面临的巨大风险之一，存在营养不良的患者往往伴随着病死率和感染风险的增加、住院时间延长等影响。住院患者营养风险筛查是临床营养诊疗中至关重要的一环，关系到其治疗效果和康复进程。我院住院患者营养风险筛查率低，通过本项目对存在营养不良或有营养风险的患者进行早期积极干预，可提高患者治疗效果，保障医疗质量安全。

2. 方法：运用 PDSA 质量管理工具，制定方案、流程，加强培训，落实考核，通过信息系统监管，推动全院住院患者营养风险筛查率的提升。

3. 结果：住院患者营养风险筛查率从 30.26% 提升至 62.01%，医务人员营养风险筛查意识提高，保障了患者医疗安全。

4. 结论：运用 PDSA 质量管理工具能提高住院患者营养风险筛查率，不断加强住院患者营养风险筛查工作，持续提升临床营养质量管理的科学化、精细化水平。

一、P 阶段

（一）主题选定

我院 2023 年 9—11 月住院患者的营养风险筛查率分别为 30.36%、30.15%、30.28%，根据 2021 年国家临床营养专业医疗质量控制中心制定的《"提高患者入院 24 小时内营养风险筛查率"核心策略》（国卫医质控便函〔2021〕16 号）中全国医疗质量安全数据抽样调查结果，2021 年全国平均营养风险筛查率目标值为 30.00%，其中三级医院为 50.00%，我院与目标值还有较大差距，未能满足临床患者需求，为进一步提升医务人员营养风险筛查的意识和能力，降低患者在住院期间因营养风险状态增加并发症的发生、住院时间延长及再入院或死亡的可能，特制定本改进项目。

（二）改进依据

1.《国务院办公厅关于印发国民营养计划（2017—2030 年）的通知》（国办发〔2017〕60 号）要求进一步提高住院患者营养风险筛查率和营养不良住院患者的营养治疗比例。

2.《国家卫生健康委办公厅关于印发临床营养科建设与管理指南（试行）的通知》（国卫办医函〔2022〕76 号）指出医疗机构应当开展对住院患者营养筛查及评估工作的

质量控制，制定完善相关工作制度和流程，加强对相关工作人员的培训和考核，推动营养评估质量不断提升。

3.《三级医院评审标准（2022年版）实施细则》将"开展住院患者营养筛查、评价、诊断和治疗"作为医院等级评审的要点之一。

4. 2021年国家临床营养专业医疗质量控制中心制定的《"提高患者入院24小时内营养风险筛查率"核心策略》（国卫医质控便函〔2021〕16号）中根据全国医疗质量安全数据抽样调查结果，2018年、2019年全国平均营养风险筛查率分别为18.96%、22.95%，与临床实际需要仍存在较大差距。2021年全国平均营养风险筛查率目标值为30.00%，其中三级医院为50.00%，需进一步提高医务人员营养风险筛查意识和能力。

（三）监测指标

住院患者营养风险筛查率。

（四）指标定义

$$住院患者营养风险筛查率 = \frac{完成营养风险筛查住院患者数}{同期住院患者总数} \times 100\%，每月。$$

（五）目标值

2024年3月住院患者营养风险筛查率≥60%。

（六）现况数值

2023年9—11月住院患者营养风险筛查率为30.26%（6619/21 874）。

（七）预期延伸效益

制定流程图1个、考核指标2项，会议投稿1篇，拟发表论文1篇。

（八）原因分析

经小组成员充分讨论及现场确认后确定8个主要原因（图10-1），即信息化建设不足、营养筛查意识淡薄、医保政策局限、筛查流程不统一、院科两级培训不到位、筛查表单不统一、缺乏考核机制、医师不知晓。

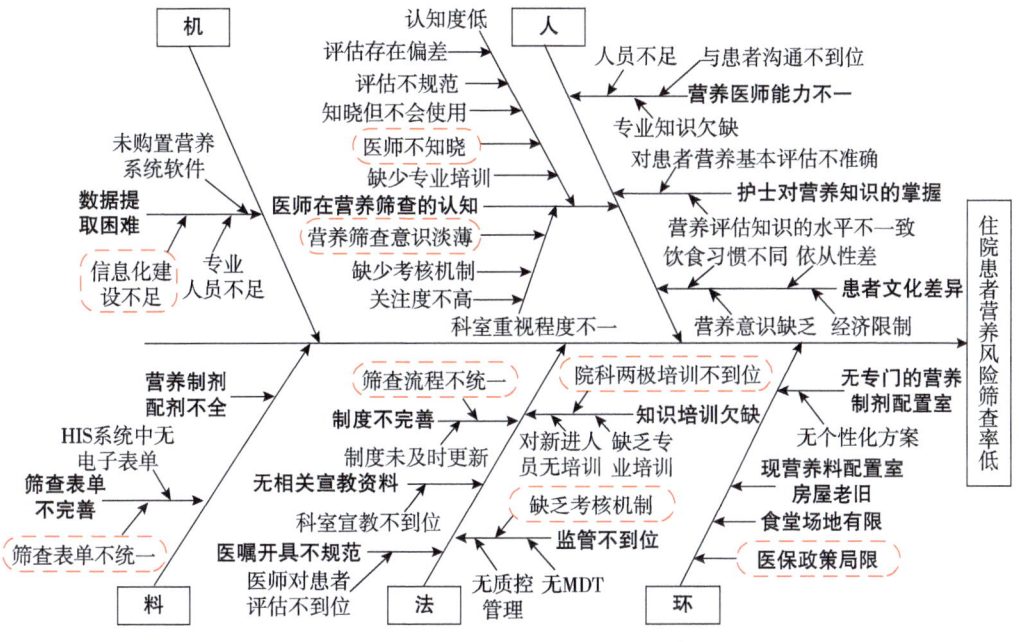

图 10-1 住院患者营养风险筛查率低的原因分析

（九）真因验证

绘制柏拉图（图 10-2），按照二八法则，找到累计百分比达 80% 的主要原因，将筛查流程不统一、信息化建设不足、院科两级培训不到位、营养筛查意识淡薄 4 项列入首要解决的计划中。

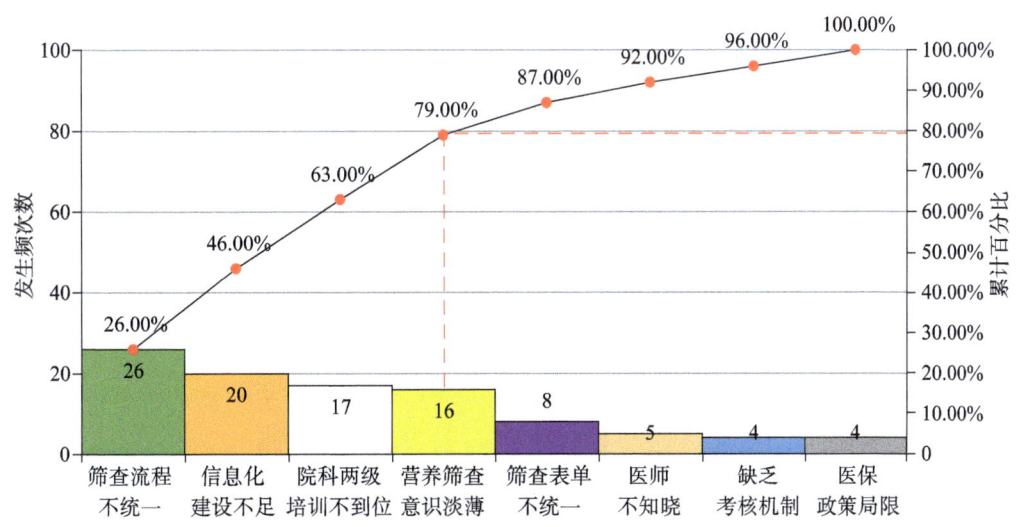

图 10-2 住院患者营养风险筛查率低的真因验证

（十）对策计划

小组依据真因经过充分讨论，运用5W2H制订改进计划与对策（表10-1）。

表10-1 5W2H实施计划

为什么做（Why）	什么目标（What）	怎么做（How）	何时做（When）	什么频率（How often）	在哪做（Where）	谁来做（Who）
筛查流程不统一	制定全院标准化的筛查流程	1.医务部统一制定全院住院患者营养筛查流程图 2.规范开具医嘱	2023年12月	每年	医务部	李学德
信息化建设不足	优化现有信息系统，满足科室实际需求	根据2021年国家临床营养专业医疗质量控制中心制定的标准，通过优化HIS系统及数据统计口径，使质控监管平台可实时查看科室患者评估情况	2023年12月	每年	信息科	郭浩翔
院科两级培训不到位	加强全院临床工作人员、新进人员、进修生、实习生等的营养相关知识培训，知晓率达100%	结合最新营养标准对全院临床科室医务人员进行相关知识培训，提升营养筛查的同质化、标准化、规范化水平，提高筛查意识	2024年1月	每月每季度	八楼会议室	纪邦群
营养筛查意识淡薄	强化培训，提升全院医师筛查意识，营养风险筛查率≥60%	针对医师对营养筛查意识淡薄问题，医院将营养风险筛查纳入科室考核管理及质控总结中，并开展多学科诊疗	2024年2月	每月	各临床科室	赵富伦

二、D阶段

（一）完善住院患者营养风险筛查工作制度

建立规范流程，提高临床综合治疗效果，保障医疗质量和医疗安全（图10-3）。统一住院患者营养筛查流程图，规范开具医嘱，实行标准化管理。

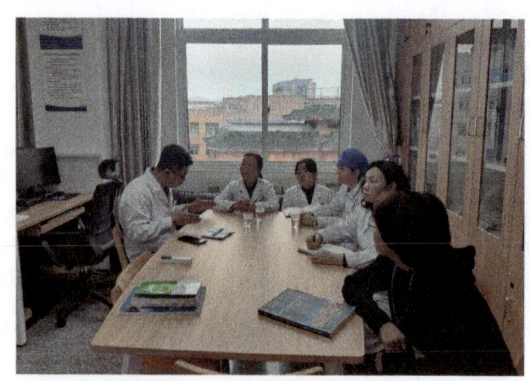

图10-3 管理制度改进讨论

（二）优化现有信息系统

根据国家临床营养专业的标准，优化统计口径，及时、准确填写筛查表，质控监管平台可实时查看科室患者筛查情况。

（三）培训与宣教

1. 结合最新营养标准，对全院人员开展营养知识培训并进行考核（图10-4）。

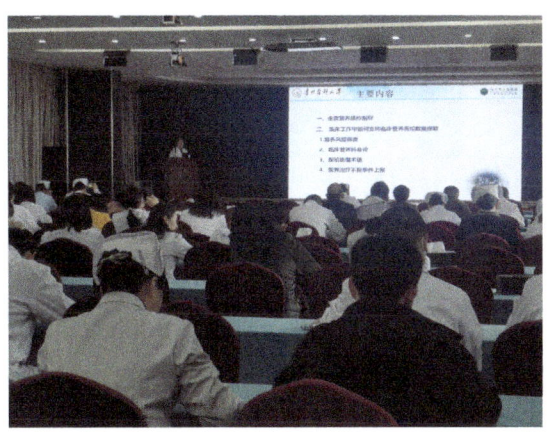

图10-4　医院开展培训

2. 开展营养宣教工作：发放宣传资料，开展义诊宣传、营养知识进校园、进社区等活动，提升全民营养意识（图10-5）。

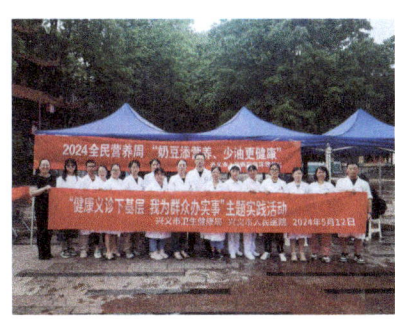 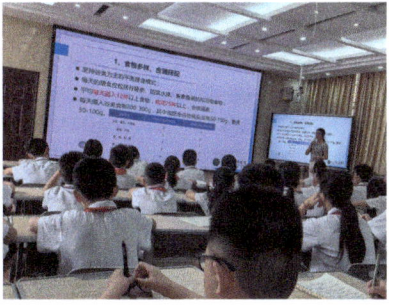

图10-5　宣教工作

（四）将营养风险筛查纳入科室医疗质量指标考核管理

质管办每月通过《医疗质量与安全月刊》对营养风险筛查不达标的科室进行反馈。

三、S阶段

质管办每月从信息系统调取全院各科室住院患者营养风险筛查监测指标数据并进行汇总、分析、反馈，对科室进行监管、考核及持续改进，形成闭环管理。从2024年

3月起，全院住院患者营养风险筛查率达到了设定目标（≥60%），质管办将对指标进行持续监测（图10-6）。

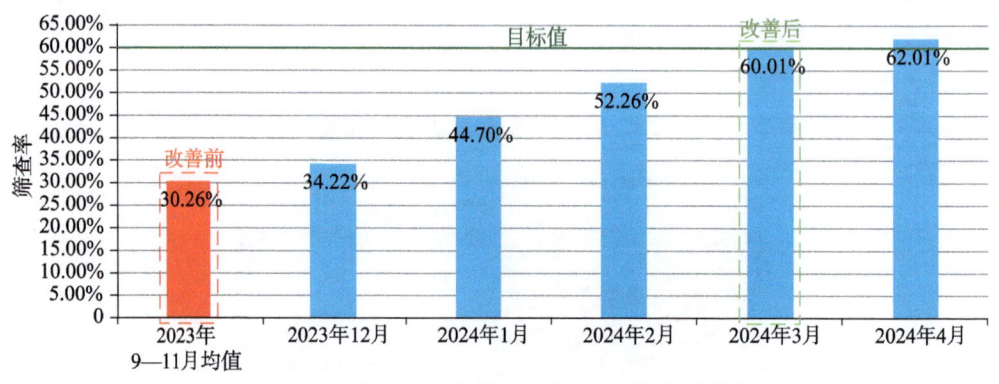

图10-6 住院患者营养风险筛查率改善前后对比

四、A阶段

结合医院实际制定标准化流程1个，考核指标2项，以信息化管理为平台，医务人员营养风险筛查意识得到了提高，保障了患者医疗安全（图10-7）。

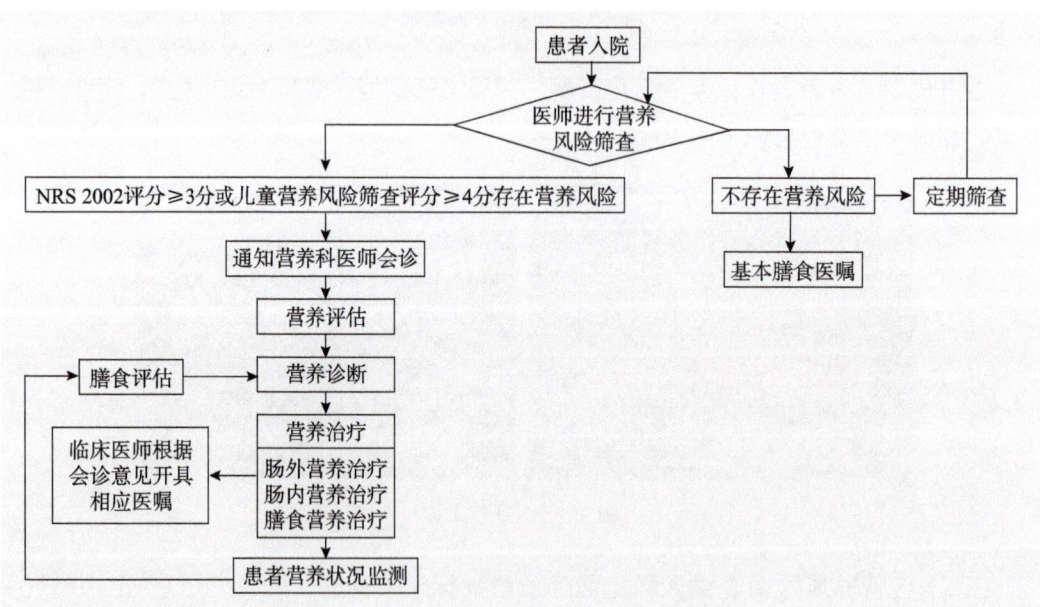

图10-7 住院患者营养风险筛查评分诊治流程

五、项目团队介绍

项目团队由质管办、医务部、护理部、质控科、信息科及相关科室的工作人员组成，质管办牵头并负责总体规划及部署，医务部、信息科等部门协助共同推进，减少漏筛实际存在营养风险的患者,有效减少患者并发症的发生、降低死亡率、缩短住院时间、节省医疗费用、改善临床结局,提升了治疗效果和整体医疗质量,让诊疗服务更优质、更高效(表10-2、图10-8)。

表10-2 项目团队成员

姓名	部门	职称	参与内容
赵富伦	质管办	主任医师	统筹管理、制定方案
纪邦群	内分泌代谢病科	主任医师	组织培训、进行数据分析
王兴琴	临床营养科	主治医师	临床数据收集、落实改进
谢光云	护理部	主任护师	进行数据分析
李学德	医务部	主任医师	整改措施实施落实
彭延春	质控科	主任医师	病历质控
郭浩翔	信息科	高级工程师	数据信息化采集
陈文莉	质管办	副主任医师	协助进行数据分析,追踪工作落实情况
卢丹丹	质管办	干事	协助进行数据分析,追踪工作落实情况

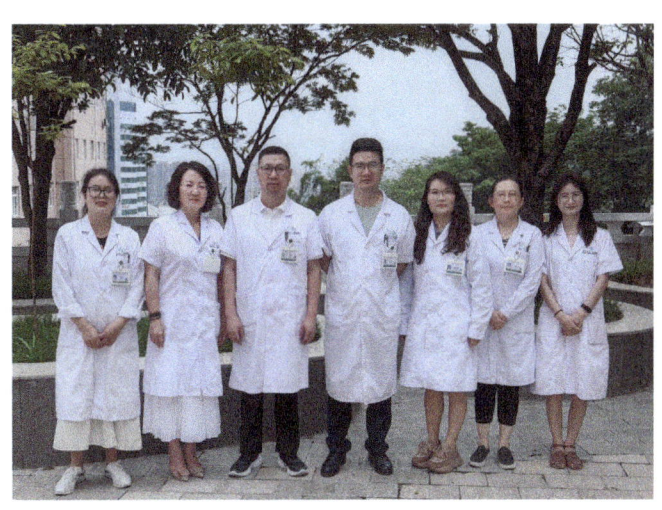

图10-8 项目团队部分成员合影

案例 11　降低手术麻醉期间低体温发生率

项目负责人：义乌市中心医院　陈梦燕

项目起止时间：2023 年 8 月—2024 年 5 月

概述

1. 背景和目的：低体温是围手术期的一种常见并发症，若发生可导致患者手术切口感染、心血管系统异常、凝血功能下降等诸多不良结局。一直以来围手术期体温管理是医院围手术期质量管理的重要议题之一，对预防低体温的发生至关重要。我院在日常质控中发现围手术期患者体温管理不规范，对于相关指南执行的依从性差。本项目意在强化手术患者体温的规范化管理，降低手术麻醉期间低体温发生率，从而减少患者术中和术后低体温相关并发症的发生，优化术后转归。

2. 方法：运用 PDSA 质量管理工具，制定手术麻醉期间低体温发生率指标。应用专项评估量表识别患者手术麻醉期间低体温风险等级，依照风险等级针对性制定术中体温监测方案、保温方案等系列措施，全流程改进手术患者体温的规范化管理。

3. 结果：经数据监测其对比成效显著，术前、术中、术后患者体温管理流程进一步完善，手术麻醉期间低体温发生率降低至 12.00% 以下。

4. 结论：运用 PDSA 质量管理工具能有效降低手术麻醉期间低体温发生率，使手术麻醉期间体温管理更加规范，达到预期目标。

一、P 阶段

（一）主题选定

调查我院 2023 年 8 月手术室手术患者 1924 例，其中 420 例发生低体温，手术麻醉期间低体温发生率为 21.83%，较同级别医院偏高，主要问题有：术前麻醉医师对患者手术麻醉期间发生低体温的风险仅依靠经验性识别，缺乏有效工具；保温措施实施准备不及时，加温箱预备冲洗液不足；保温措施实施不到位；手术室温度未达到合理范围；预防性保温措施未实施等。低体温的发生会引起患者手术切口感染、心血管系统异常、凝血功能下降、麻醉复苏时间长、住院时间长等一系列的不良后果。

（二）改进依据

1.《国家卫生健康委办公厅关于印发手术质量安全提升行动方案（2023—2025 年）的通知》（国卫办医政发〔2023〕10 号）要求加强全麻患者术中体温管理，积极采取术中主动保温措施，防止患者失温。

2.《围术期患者低体温防治专家共识（2023 版）》（国家麻醉专业质量控制中心）对围手术期低体温风险评估与预测、常用的体温监测方法，以及在术前、术中、术后对患者提供保温措施等方面提出专业建议。

3.《国家卫生健康委办公厅关于印发超声诊断等5个专业医疗质量控制指标（2022年版）的通知》（国卫办医函〔2022〕161号）中《麻醉专业医疗质量控制指标（2022年版）》指标十。

（三）监测指标

手术麻醉期间低体温发生率。

（四）指标定义

$$手术麻醉期间低体温发生率 = \frac{单位时间内手术麻醉期间低体温患者数}{同期接受体温监测的麻醉患者总数} \times 100\%，每月。$$

手术麻醉期间低体温指患者进入手术间开始至患者从手术间或麻醉复苏室（postanesthesia care unit，PACU）返回病房前核心体温低于36 ℃（连续监测低体温持续≥30分钟或间断监测连续两次低体温且间隔时间≥30分钟），不包括医疗目的的控制性降温手术患者，除局部麻醉外所有入手术室手术患者均开展手术麻醉期间体温监测。

（五）目标值

2024年2月手术麻醉期间低体温发生率≤12.00%。

（六）现况数值

2023年8月手术麻醉期间低体温发生率为21.83%（420/1924）。

（七）预期延伸效益

制定制度1项、流程3个、会议投稿3篇，发表论文1篇，申报课题1项。

（八）原因分析

经小组成员充分讨论及现场确认后确定6个主要原因，分别为经验性处置、不知晓保温措施实施要求、保温设备数量不足、保温措施实施未标准化、术前无低体温风险评估、考核力度不足（图11-1）。

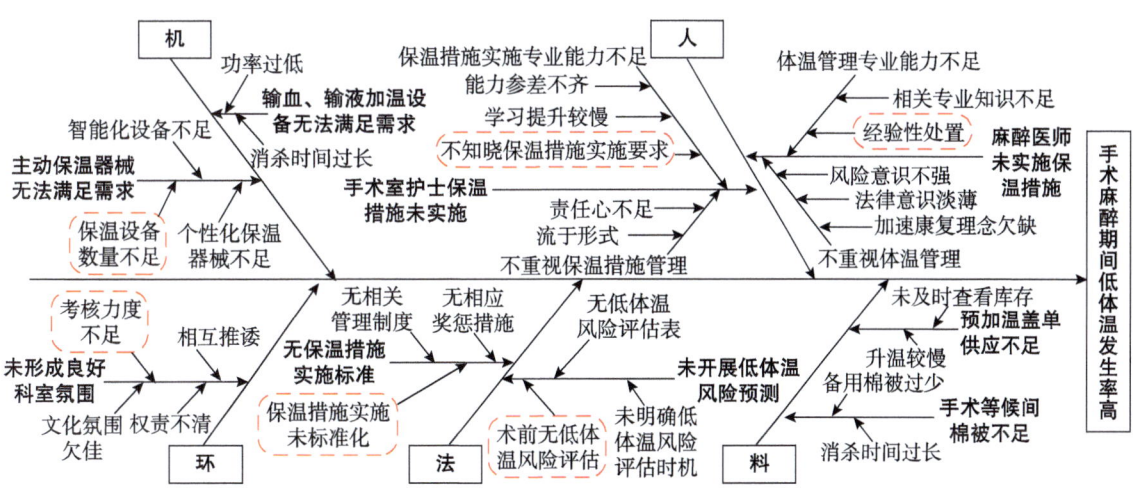

图11-1 手术麻醉期间低体温发生率高的原因分析

（九）真因验证

绘制柏拉图（图11-2），按照二八法则，找到累计百分比达80%的主要原因，将术前无低体温风险评估、经验性处置、保温措施实施未标准化3项列入首要解决的计划中。

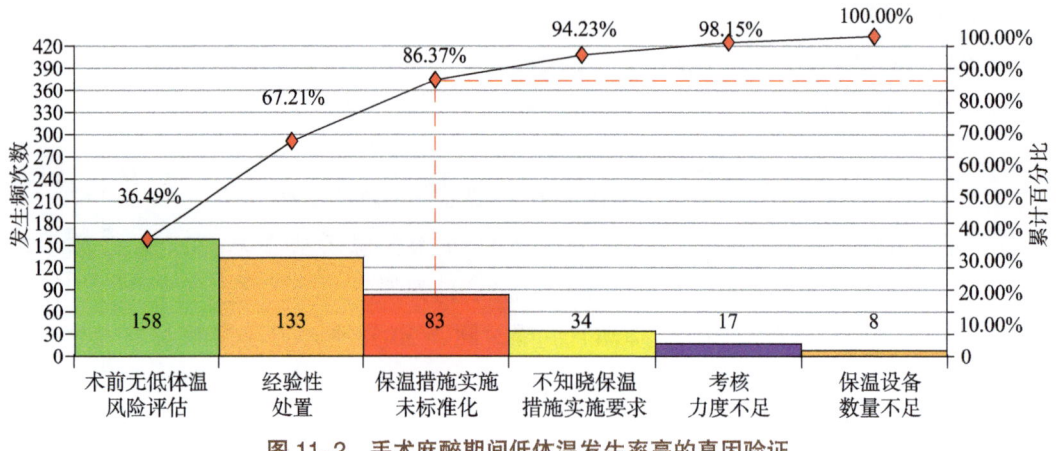

图11-2 手术麻醉期间低体温发生率高的真因验证

（十）对策计划

根据真因充分讨论，运用5W2H制订相应计划与对策（表11-1）。

表11-1 5W2H 实施计划

为什么做（Why）	什么目标（What）	怎么做（How）	何时做（When）	什么频率（How often）	在哪做（Where）	谁来做（Who）
术前无低体温风险评估	术前低体温风险评估率达100%	患者进入手术室等候间时，应用术中低体温风险预测模型APP预测患者手术麻醉期间发生低体温的风险等级，系统标记警示	2023年9月	每日	手术室等候间	陈晓贞 王春颖
经验性处置	根据低体温风险等级定制体温监测保护方案	依照手术麻醉期间低体温风险评估等级，匹配适宜的术中体温监测方式和保温措施	2023年10月	每日	手术室	陈梦燕 胡璟昊
保温措施实施未标准化	依照术前、术中、术后制定保温措施流程及标准	分为术前、术中、术后逐项规范保温措施实施标准，明确实施人员、实施方法，绘制工作执行流程图，开展多元化培训学习，促使全员掌握保温措施实施要求	2023年12月	每日	手术室	丁丽君 吴丹萍

二、D 阶段

（一）规范手术低体温风险评估

患者进入手术室等候间时，应用术中低体温风险预测模型 APP 对手术麻醉期间发生低体温的风险程度进行评估（图 11-3），评估结果录入系统，在系统中标记警示，提高麻醉医师在术中对患者体温及保温措施的关注度。

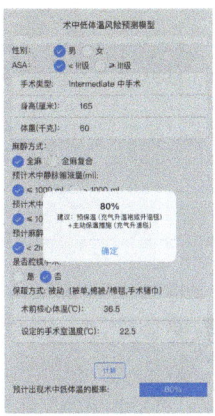

图 11-3　术中低体温风险预测模型 APP

（二）根据低体温风险等级定制体温监测保护方案

1. 将低体温风险评分表（又称 Predictors 评分）得出的术中低体温发生概率（0～100%）分为 3 个层级：低危（≤70%）、中危（70%～90%）、高危（≥90%）。

2. 依照风险评估等级，匹配适宜术中的体温监测方式和频次，中危、高危患者体温持续动态监测，应用体温监测探头，5 分钟自动测量记录 1 次；低危患者应用耳温枪监测，每半小时监测记录 1 次（图 11-4）。

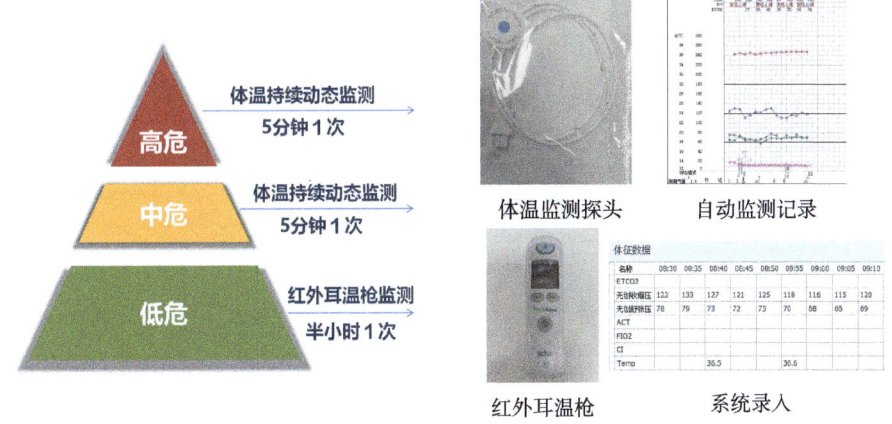

图 11-4　依照风险等级区分的体温监测方案

3. 将保温措施分为四大类：预保温、环境保温、被动保温、主动保温，与风险评估等级对应匹配，依照风险等级实施保温措施（表11-2、表11-3）。

表11-2 保温措施分类

类型	保温措施
预保温	提前开启加温毯
	等候间盖棉被
环境保温	室温调节
被动保温	人工鼻
	盖单预加温
主动保温	重启试加温毯
	输血输液加温

表11-3 依照风险等级区分的保温措施实施方案

低体温风险等级	保温措施类型
高危	预保温、环境保温、被动保温、主动保温
中危	预保温、主动保温
低危	预保温、被动保温

（三）规范保温措施的实施

1. 对手术室环境温度进行分段式动态管理，按成人手术、儿童手术区分调控，成人手术动态调控区间在 21～25 ℃，儿童手术动态调控范围在 23～25 ℃，按术前、术中、术后分段式动态管理（图11-5）。

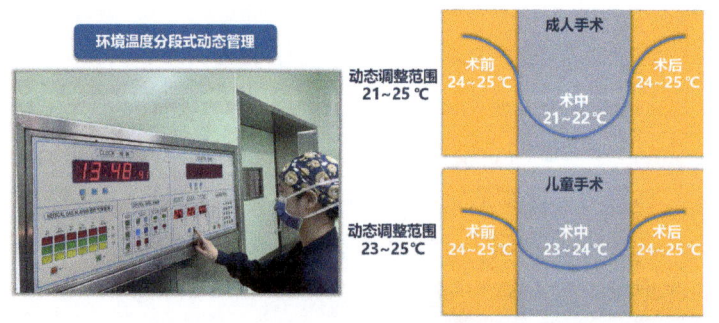

图11-5 手术室环境温度分段式动态管理

2. 分为术前、术中、术后逐项规范保温措施实施标准，明确实施人员、实施方法，绘制工作执行流程图（图11-6）。

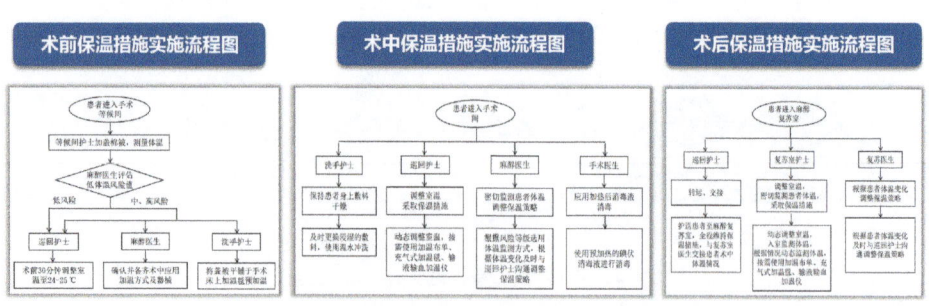

图11-6 术前、术中、术后保温措施实施流程

3. 开展多元化培训学习（图 11-7），通过体验、实践、交流、总结的形式，促使全员掌握保温措施实施要求。

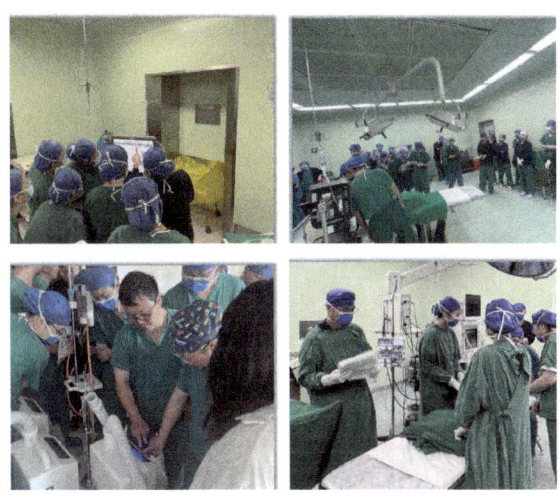

图 11-7　开展多元化培训学习

三、S 阶段

通过规范开展手术低体温风险评估，根据评估结果制定适宜的体温监测保护方案，规范化实施保温措施后，手术麻醉期间低体温发生率由 2023 年 8 月的 21.83% 降至 2024 年 2 月的 10.19%（图 11-8）。

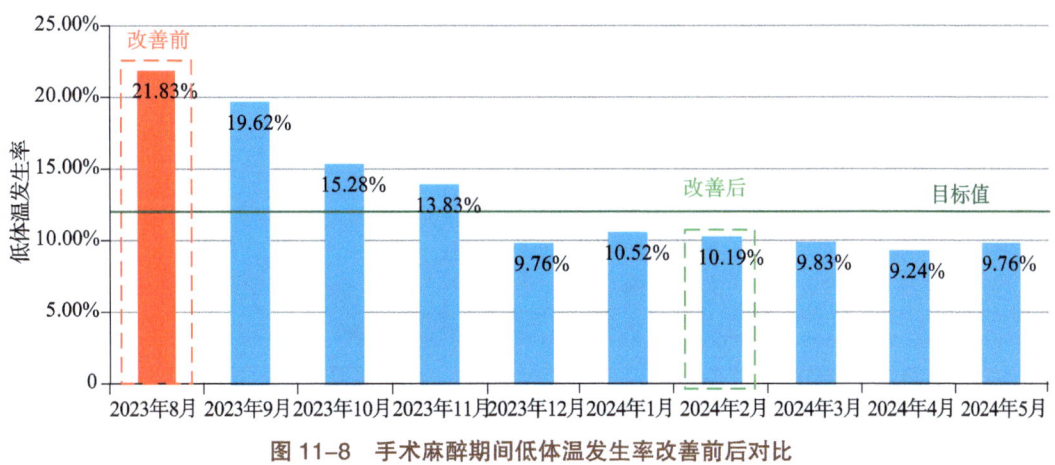

图 11-8　手术麻醉期间低体温发生率改善前后对比

延伸指标 PACU 入室低体温发生率由 3.47% 降低至 0.98%，PACU 平均滞留时间由 57.30 分钟降低至 41.00 分钟，手术患者平均住院日由 6.16 天降低至 5.69 天，平均术后住院天数由 4.21 天降低至 3.54 天。

四、A 阶段

本次活动运用 PDSA 质量管理工具，规范了手术麻醉期间的低体温风险评估、体温监测标准、保温措施的选择、保温措施实施标准、保温措施实施流程，制定了"手术麻醉期间患者体温管理制度"，实现了患者手术麻醉期间体温的全流程管理，有效降低了围手术期低体温发生率，改善了手术患者疗效及预后，充分体现我院"以人为本，以患者为中心，以质量为核心"的宗旨。

五、项目团队介绍

本项目团队成员隶属义乌市中心医院，质量管理科科长陈梦燕负责牵头组织、总体规划和部署，其他成员由质量管理科、医务科、信息科、麻醉科、手术室、外科科室的人员组成（表 11-4），实现了多部门协调、紧密协作（图 11-9）。

表 11-4 项目团队成员

姓名	部门	职称	参与内容
陈梦燕	质量管理科	主任医师	总体规划和部署
吴丹萍	质量管理科	护师	解读文件、指南要求，部门联络沟通
胡璟昊	质量管理科	助理统计师	数据统计分析与报告
王春颖	质量管理科	副主任医师	监督评价各项措施落实情况
赵鹏飞	医务科	主任医师	协调项目推进所需资源
王文斌	信息科	高级工程师	信息化改进及数据提取
陈晓贞	麻醉科	副主任医师	协调麻醉科执行改进措施
龚安安	肝胆胰外科	副主任医师	提出改进建议并评价成效
丁丽君	手术室	主任护师	协调手术室护士执行改进措施

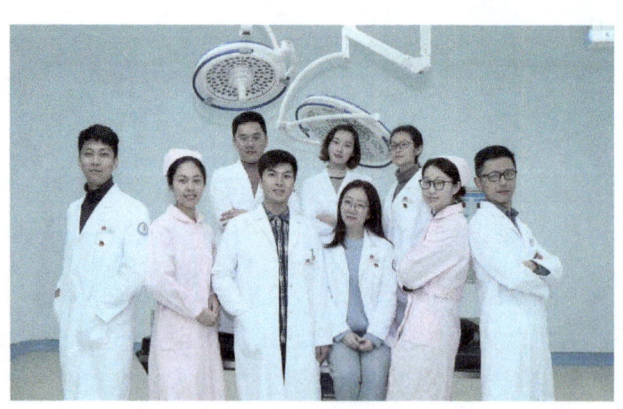

图 11-9 项目团队成员合影

案例 12 降低阴道分娩产后出血发生率

项目负责人：惠州市第六人民医院 童干益，王丽婷，万里莉

项目起止时间：2022 年 5—11 月

概述

1. 背景和目的：《2021 年国家医疗质量安全改进目标》将"降低阴道分娩并发症发生率"作为医疗质量安全改进十大目标之一。产后出血是阴道分娩最常见的并发症，是孕产妇死亡的首要原因。随着高龄孕产妇人数增加，我科高危孕妇人数明显增多，产后出血发生率逐月增加，统计我院产科 2022 年 3 月产后出血发生率为 5.40%，4 月产后出血发生率为 5.92%，其数据较前明显上升，该并发症不仅危及孕产妇生命安全，还增加了患者住院费用、延长了住院时间。

2. 方法：运用 PDSA 质量管理工具，开展高危孕妇管理、助产士门诊及产科门诊改造、一站式服务，建立产后出血预测评分标准、产前评估流程，修订产后出血预警及处理流程等。

3. 结果：通过项目的实施，优化流程，规范产检，严格查房，准确评估出血情况，规范止血技术，2022 年 10 月产后出血发生率降为 1.80%，目标达成。

4. 结论：运用 PDSA 质量管理工具对降低阴道分娩产后出血发生率有效，可持续应用并推广。

一、P 阶段

（一）主题选定

《2021 年国家医疗服务与质量安全报告》显示 2021 年综合医院中，产后出血占阴道分娩并发症第 2 名，严重威胁产科患者健康，是孕产妇死亡的首要原因。我院产科门诊就诊流程烦琐，孕妇产检依从性差，高危孕妇难以管理及追踪，巨大儿及高龄孕妇数明显增加，科内缺乏产后出血预警及评估流程，产后出血发生率明显上升，若不改进将会危及孕产妇生命安全，增加患者住院费用及住院时间。

（二）改进依据

《2021 年国家医疗质量安全改进目标》将"降低阴道分娩并发症发生率"作为医疗质量安全改进十大目标之一。

（三）监测指标

阴道分娩产后出血发生率。

（四）指标定义

$$阴道分娩产后出血发生率 = \frac{阴道分娩产后出血人数}{同期阴道分娩总人数} \times 100\%，每月。$$

（五）目标值

2022年11月阴道分娩产后出血发生率下降至2.50%。

（六）现况数值

2022年4月阴道分娩产后出血发生率为5.92%（9/152）。

（七）预期延伸效益

修订SOP 2个、评估标准1个、工作流程4个。

（八）原因分析

全体小组成员现场讨论，利用头脑风暴、鱼骨图层层分析，查找到7个主要原因，分别为产前评估不到位、孕妇依从性差、出血评估不规范、助产接生技术不规范、出血原因判断不准确、抢救药品供应不到位、多人同时待产（图12-1）。

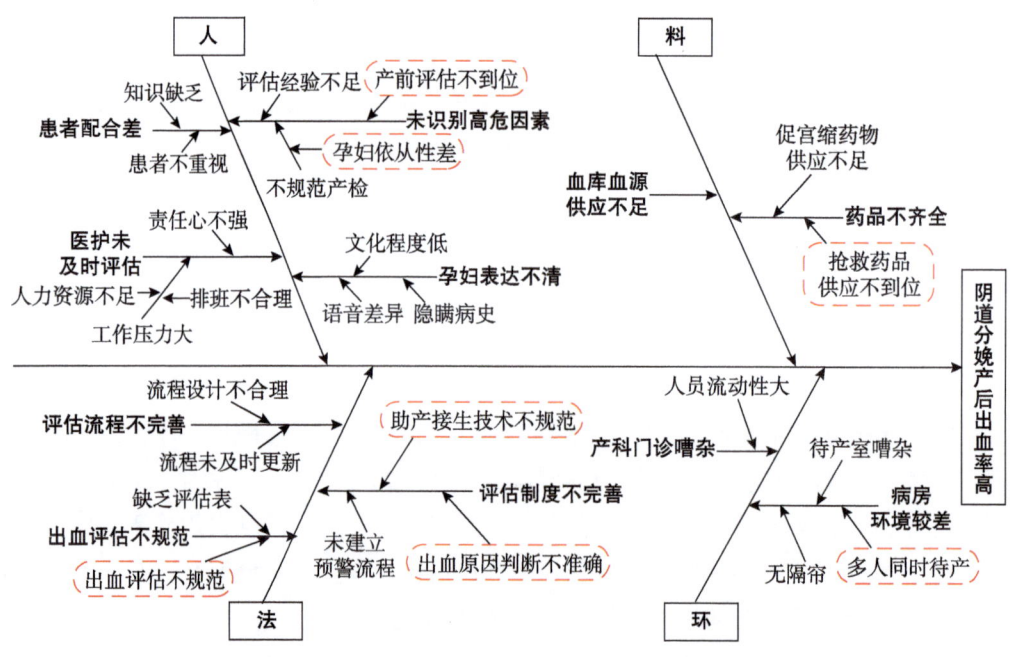

图 12-1　阴道分娩产后出血发生率高的原因分析

（九）真因验证

绘制柏拉图（图12-2），按照二八法则，发现产前评估不到位、孕妇依从性差及出血评估不规范在所有原因中累计百分比达81.63%，是产后出血发生率高的主要原因，所以将这3项列入首要解决的计划中。

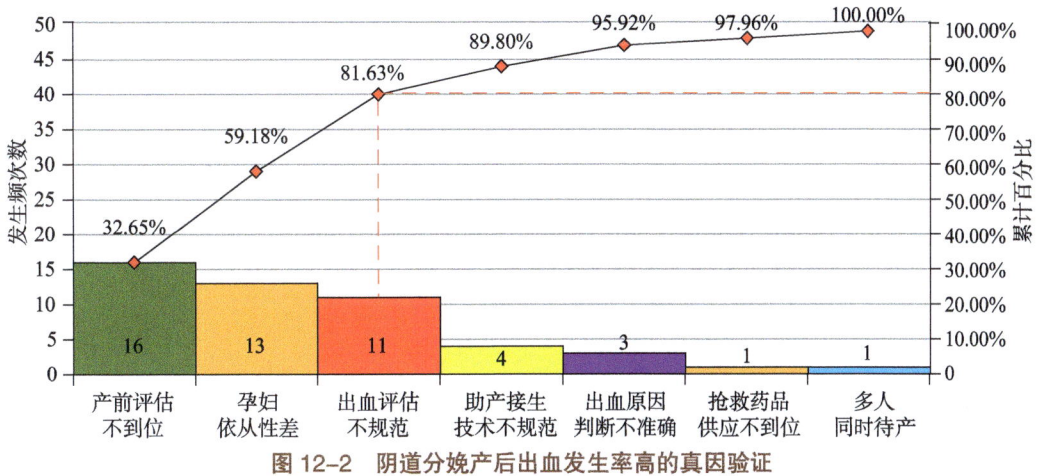

图 12-2 阴道分娩产后出血发生率高的真因验证

（十）对策计划

根据真因充分讨论，运用 5W2H 制订相应计划与对策（表 12-1）。

表 12-1 5W2H 实施计划

为什么做 （Why）	什么目标 （What）	怎么做 （How）	何时做 （When）	什么频率 （How often）	在哪做 （Where）	谁来做 （Who）
产前评估不到位	同质化出血风险评估率达98%	建立产后出血预测评分标准、产前评估流程	2022年8月	每次	产房	罗丽兰
孕妇依从性差	孕妇（特别是高危孕妇）按时产检，高危孕妇评估率达100%	开展孕教课、直播课	2022年7月	每周	产科门诊孕妇学校	吴幸芳
		对高危孕妇宣教、管理、追踪、转介	2022年7月	每天	产科门诊孕妇学校	罗丽兰 林丽琴
		设置助产士门诊，进行产科门诊改造，开展一站式服务	2022年7月	3次/周	助产士门诊 产科门诊	童干益 杜海英
出血评估不规范	精准评估、及时发现并处理产后出血	建立产后出血观察要点及监测指标，执行"五色管理"	2022年8月	每日	产科门诊 产房	罗丽兰 杜海英
		修订产后出血预警及处理流程，产房分娩安全核查，定期进行产后出血的急救演练	2022年8月	每季度	产房 产科病房	罗丽兰 黄丽芳

二、D 阶段

1. 同质化出血风险评估，建立产后出血预测评分标准、产前评估流程（图 12-3）。

图 12-3 产后出血预测评分表样式

2.开展线下孕教课程及线上直播课程,设置宣传栏,到社区开展宣传讲座(图12-4)。

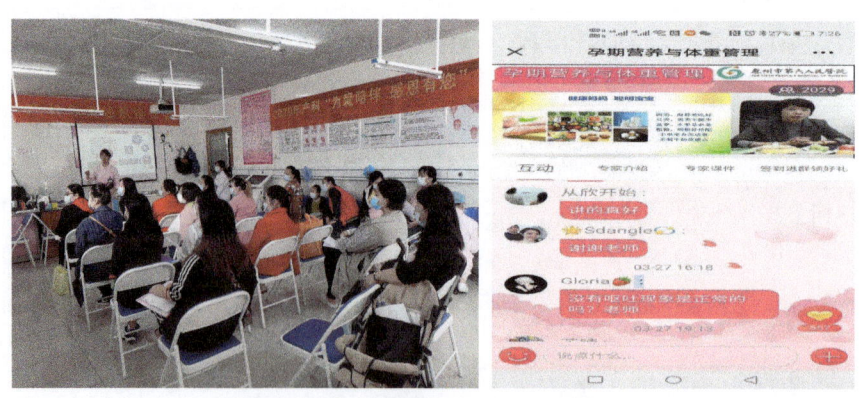

图 12-4 开展线下及线上课程

3. 设置助产士门诊，对高危孕妇进行宣教（图 12-5）。

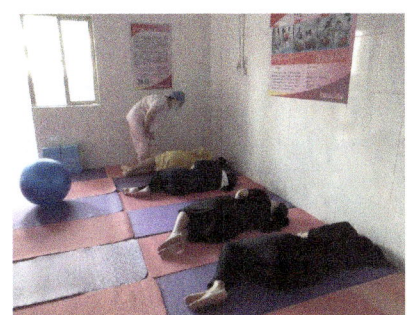
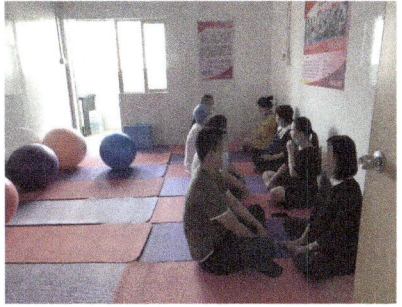

图 12-5　助产士门诊宣教

4. 产科门诊改造，开展一站式服务（图 12-6）。

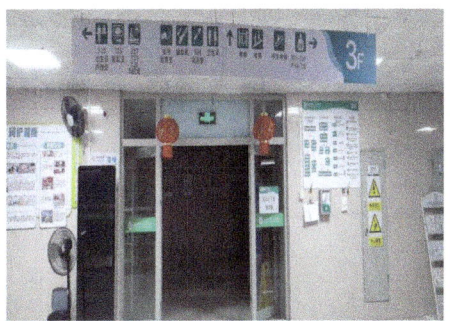

图 12-6　一站式服务

5. 准确评估、及时发现并处理产后出血，修订制度流程（图 12-7）。

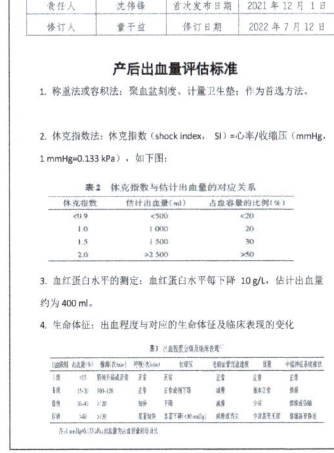
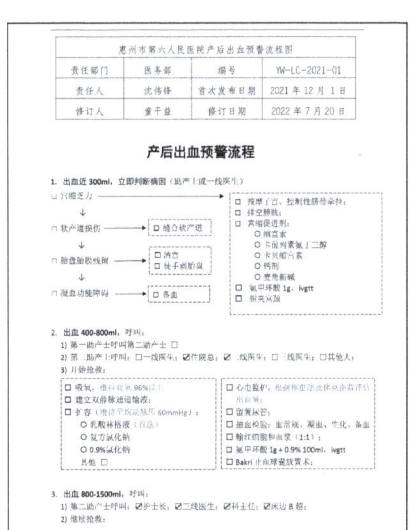

图 12-7　制度流程

6. 产房分娩安全核查，定期进行产后出血的急救演练（图12-8）。

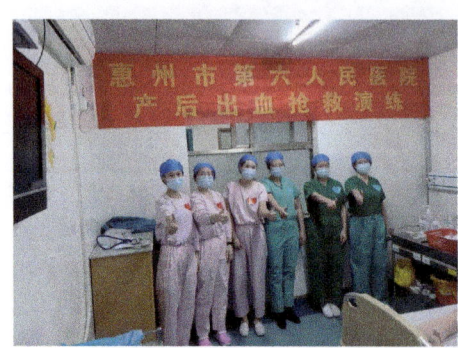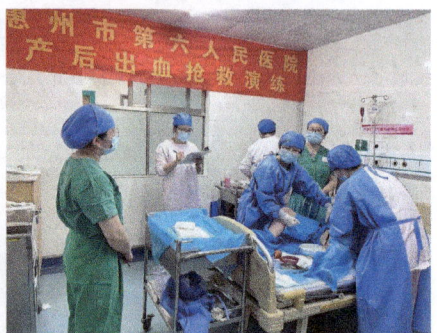

图12-8　产后出血的急救演练

三、S阶段

自项目开展以来，随着改进措施的实施，阴道分娩产后出血发生率逐月下降，2022年11月降至1.91%，达到项目预期要求（图12-9）。

通过项目的推进，小组成员进一步熟悉了管理工具的运用，认识到同质化的重要性，感受到团队协作的魅力。

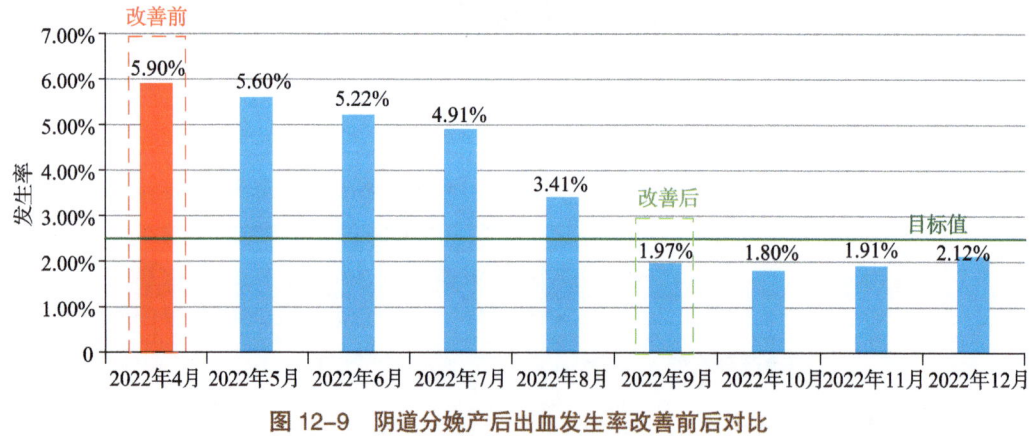

图12-9　阴道分娩产后出血发生率改善前后对比

四、A阶段

通过项目管理，完善了科室一系列技术标准和工作流程，使管理更加科学化、标准化（表12-2、图12-10）。

表 12-2　一系列技术标准和工作流程

序号	名称	编号	-
1	产后出血预警抢救流程	YW-BZ-2021-01	修订
2	高危孕产妇高危急诊绿色通道流程	YW-LC-2022-07	制定
3	高危孕产妇管理制度	YW-ZD-2023-05	修订
4	产后出血量评估标准	YW-BZ-2021-01	修订
5	产妇分娩安全核查制度	YW-ZD-2022-034	修订
6	孕产妇妊娠风险评估管理工作流程	CK-ZD-2022-42	制定
7	孕产妇住院流程	YW-BZ-2021-02	修订

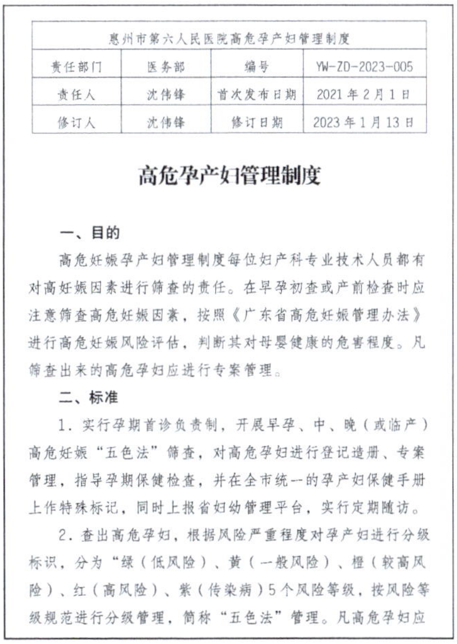

惠州市第六人民医院高危孕产妇管理制度			
责任部门	医务部	编号	YW-ZD-2023-005
责任人	沈伟锋	首次发布日期	2021 年 2 月 1 日
修订人	沈伟锋	修订日期	2023 年 1 月 13 日

高危孕产妇管理制度

一、目的

高危妊娠孕产妇管理制度每位妇产科专业技术人员都有对高妊娠因素进行筛查的责任。在早孕初查或产前检查时应注意筛查高危妊娠因素，按照《广东省高危妊娠管理办法》进行高危妊娠风险评估，判断其对母婴健康的危害程度。凡筛查出来的高危孕妇应进行专案管理。

二、标准

1. 实行孕期首诊负责制，开展早孕、中、晚（或临产）高危妊娠“五色法”筛查，对高危孕妇进行登记造册、专案管理，指导孕期保健检查，并在全市统一的孕产妇保健手册上作特殊标记，同时上报省妇幼管理平台，实行定期随访。

2. 查出高危孕妇，根据风险严重程度对孕产妇进行分级标识，分为“绿（低风险）、黄（一般风险）、橙（较高风险）、红（高风险）、紫（传染病）5 个风险等级，按风险等级规范进行分级管理，简称“五色法”管理。凡高危孕妇应

图 12-10　完善制度与流程

五、项目团队介绍

此项目团队由质安部、医务部、护理部、产科的工作人员组成，院科两级紧密协作。质安部刘勇宏主任挂帅，负责总体规划和总体部署；产科主任、产房护士长、门诊负责人共同推进工作；产科医师及产科各区护士长负责设计流程、建设制度，完善体系，具体推进落实。项目组成员均具有产科管理决策、高危孕产妇管理等实践工作经验，均为中高级专业技术职称的产科领域专家（表 12-3、图 12-11）。

表 12-3 项目团队成员

姓名	部门	职称	参与内容
刘勇宏	质安部	医学副教授	组织、策划、分工、总结
童干益	产科	主任医师	分配成员任务、计划指导、组织协调、评价
王丽婷	产科	主治医师	策划、监督管理活动、推进项目具体实施
石群英	产科	副主任医师	培训、活动措施落实、数据分析
万里莉	产科	主管护师	数据分析、会议记录、幻灯制作、措施落实
杜海英	产科	副主任护师	数据调查、对策实施
罗丽兰	产科	主治医师	协助活动措施落实、效果确认
黄丽芳	产科	主管护师	协助活动措施落实、效果确认
林丽琴	产科	主管护师	资料收集及整理
吴幸芳	产科	副主任护师	数据采集、对策实施、评价

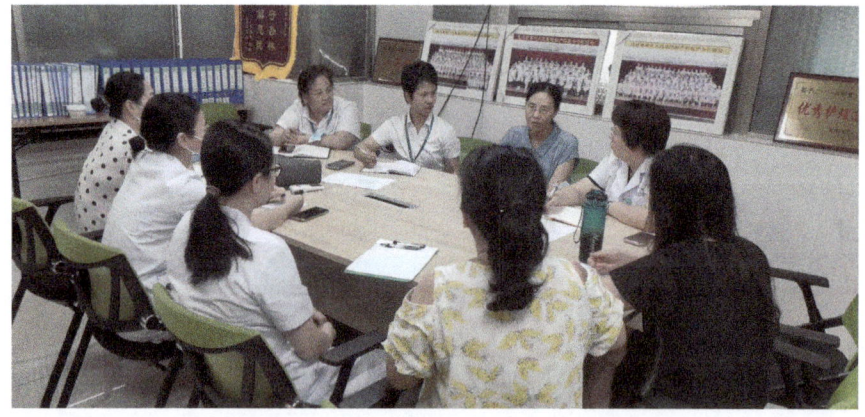

图 12-11 项目团队成员开展讨论

护理类

案例 13　降低肿瘤科外周中心静脉导管相关压力性皮肤损伤发生率

项目负责人：惠州市第三人民医院　黄容秋，黎幼思，张紫莉

项目起止时间：2022 年 2—9 月

概述

1. 背景和目的：外周中心静脉导管（peripherally inserted central venous catheter，PICC）能预防输液外渗及降低静脉炎的发生率、减少反复穿刺对血管的损害，在静脉治疗（简称"静疗"）领域应用广泛。虽然 PICC 有很多优点，但也存在发生并发症的风险，置管后出现导管相关压力性皮肤损伤即为其并发症之一。在临床实践中，普通的固定方式容易使患者皮肤出现管道压痕或红斑，皮损的发生会增加患者痛苦和经济负担，严重时可引发感染及非计划拔管。计划通过本项目提高护理人员对 PICC 规范维护的掌握度，确保其准确、规范地执行维护操作，以降低导管相关压力性皮肤损伤的发生率。

2. 方法：运用 PDSA 质量管理工具，制定导管相关压力性皮肤损伤发生指标，采取规范操作流程、完善制度、开展新技术等一系列措施。

3. 结果：项目实施开展后，肿瘤科 PICC 相关压力性皮肤损伤发生率由 13.98% 下降至 5.20%。

4. 结论：运用 PDSA 质量管理工具可有效地提升 PICC 维护规范执行率，降低肿瘤科 PICC 相关压力性皮肤损伤发生率，提高患者带管质量，具有显著的实践意义和临床推广意义。

一、P 阶段

（一）主题选定

2022 年 1 月 7 日—2 月 7 日我院静疗门诊 PICC 维护 176 人次，发生 PICC 相关压力性皮肤损伤 22 人次，其中肿瘤科患者维护 93 人次，发生相关压力性皮肤损伤 13 人次，发生率为 13.98%，占门诊 PICC 相关压力性皮肤损伤发生率的 59.10%。皮肤损伤的发生

导致患者反复返院维护，增加了就医费用，造成了患者的不满情绪，还可能增加感染、血栓及非计划拔管的风险，因此很有必要实施改进（图13-1）。

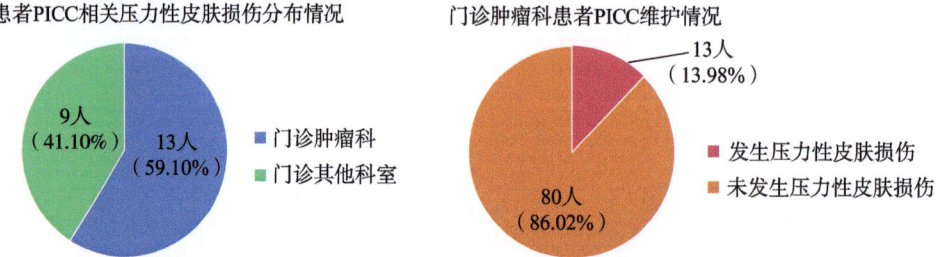

图 13-1　静疗门诊 PICC 相关压力性皮肤损伤数据统计

（二）改进依据

1.《静脉治疗护理技术操作标准》（中华人民共和国卫生行业标准 WS/T 433—2023）6.5 静脉导管的维护。

2.《临床静脉导管维护操作专家共识》（中华护理学会静脉输液治疗专业委员会，中华护理杂志，2019 年 9 月第 54 卷第 9 期）。

（三）监测指标

导管相关压力性皮肤损伤发生率。

（四）指标定义

$$\text{导管相关压力性皮肤损伤发生率} = \frac{\text{门诊肿瘤科患者 PICC 相关压力性皮肤损伤的例数}}{\text{门诊肿瘤科患者 PICC 维护总例数}} \times 100\%，\text{每月}。$$

（五）目标值

2022 年 9 月门诊肿瘤科患者 PICC 相关压力性皮肤损伤发生率降至 5.20% 以下。

（六）现况数值

2022 年 1 月门诊肿瘤科患者 PICC 相关压力性皮肤损伤发生率为 13.98%（13/93）。

（七）预期延伸效益

制定 SOP 1～2 个，修订制度 1 项，申报市级课题 1 项，发表论文 1 篇，通过学术会议或培训推广质量改进策略。

（八）原因分析

运用鱼骨图进行原因分析（图 13-2），找到 6 个主要原因，分别为导管维护不规范、维护准入制度不完善、置管部位选择不合理、质控不到位、健康宣教不到位、患者维护依从性差。

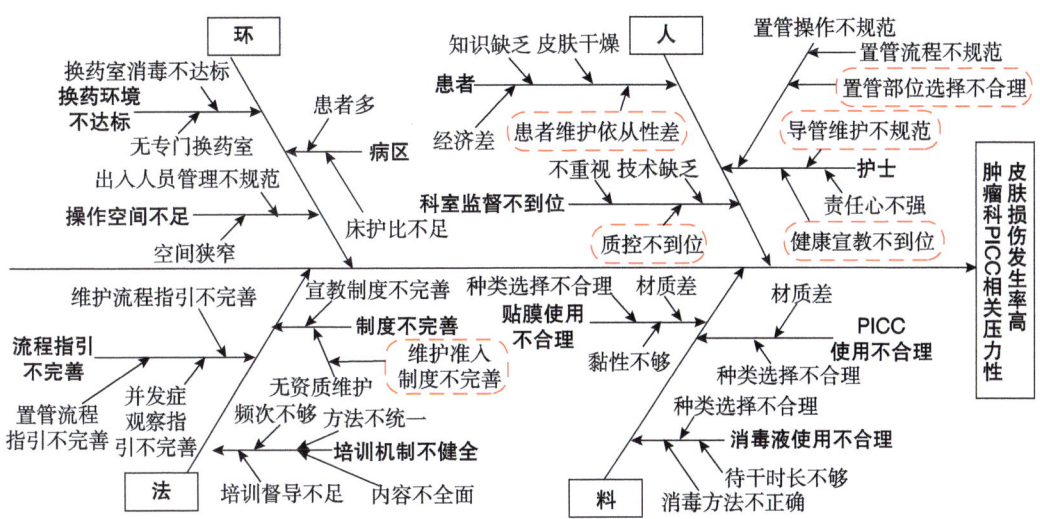

图 13-2 肿瘤科 PICC 相关压力性皮肤损伤发生率高的原因分析

（九）真因验证

绘制柏拉图（图 13-3），按照二八法则，找到累计百分比达 80% 的主要原因，将其列入首要解决的计划中。

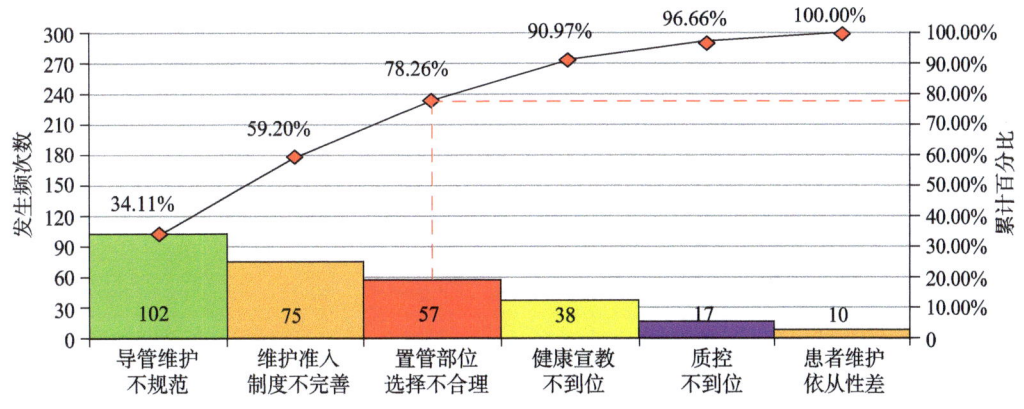

图 13-3 肿瘤科 PICC 相关压力性皮肤损伤发生率高的真因检验

（十）对策计划

根据真因充分讨论，运用 5W2H 制订相应计划与对策（表 13-1）。

表 13-1 5W2H 实施计划

为什么做（Why）	什么目标（What）	怎么做（How）	何时做（When）	什么频率（How often）	在哪做（Where）	谁来做（Who）
导管维护不规范	PICC 维护规范率达 85% 以上	修订 PICC 维护操作方法	2022 年 2 月	必要时	静疗门诊	黎幼思
		培训，考核，授权 PICC 维护资质	2022 年 2 月	每年	多功能厅	黄容秋 黎幼思
维护准入制度不完善	制度标准化，全院中心静脉导管维护资质授权率达到 100%	修订中心静脉导管维护准入制度	2022 年 4 月	必要时	静疗门诊	黄容秋
置管部位选择不合理	流程标准化，规范上臂静脉 PICC 置管部位选择评估	安排学员外出进修学习	2022 年 3 月	每年	北京大学深圳医院	严嘉瑶
		制定上臂静脉 PICC 置管部位选择评估流程及隧道式 PICC 置管操作流程	2022 年 6 月	每次	静疗门诊	严嘉瑶
		开展隧道式 PICC 置管术	2022 年 6 月	必要时	病房	严嘉瑶

二、D 阶段

（一）加强培训、完善考核

修订 PICC 维护方法，举办静脉导管维护资质授权培训班，培训结束后由院内静脉置管专家团队进行一对一现场操作考核，考核合格者由护理部统一颁发"静脉导管维护培训证书"（图 13-4）。

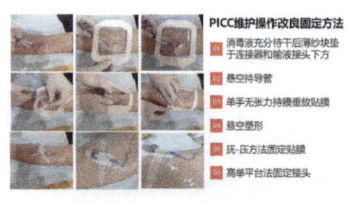

修订 PICC 维护方法

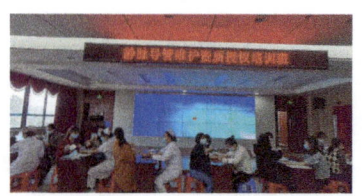

静脉导管维护操作培训

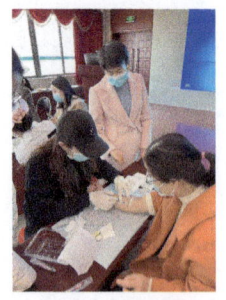

一对一现场操作考核

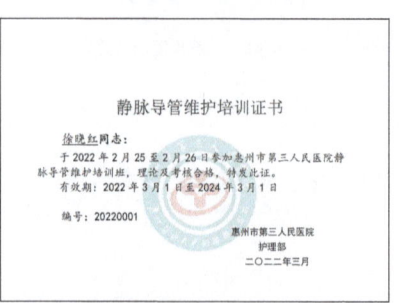

护理部统一授权发证

图 13-4 加强培训、完善考核

（二）修订制度，全院中心静脉导管维护资质授权同质化管理

静疗专科小组修订中心静脉导管维护准入制度，上交护理部审核发布（图13-5）。

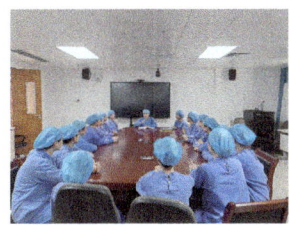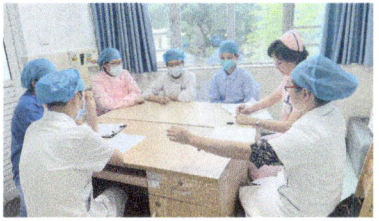

图 13-5　静疗专科小组修订中心静脉导管维护准入制度

（三）优化流程，开展新技术，规范上臂静脉置管部位选择

安排核心成员外出进修学习，制定上臂静脉置管方式选择流程图及隧道式PICC置管操作流程，开展隧道式PICC置管技术（图13-6）。

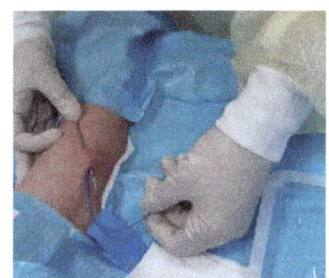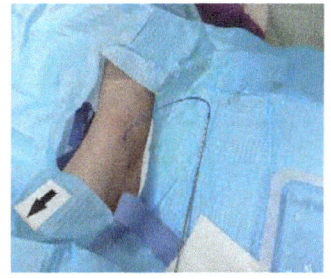

图 13-6　开展隧道式 PICC 置管技术

三、S阶段

1.通过以上举措，2022年9月对门诊肿瘤科PICC相关压力性皮肤损伤发生率再次统计，发生率从13.98%下降至5.20%，达到目标值（图13-7）。

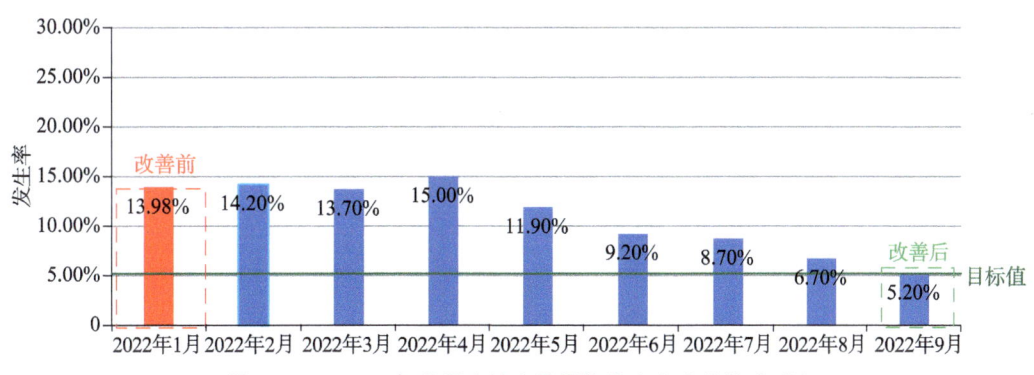

图 13-7　PICC 相关压力性皮肤损伤发生率改善前后对比

2.通过一系列综合管理措施，有效提高了肿瘤科护士 PICC 维护规范率，相比 2022 年 2 月，2022 年 9 月检查肿瘤科护士 PICC 维护规范率从 57.75% 提高到 86.30%。

四、A 阶段

1.制度流程标准化，增加中心静脉导管维护准入制度（图 13-8），上臂静脉 PICC 置管部位选择评估流程（图 13-9）及隧道式 PICC 置管操作流程（图 13-10）。

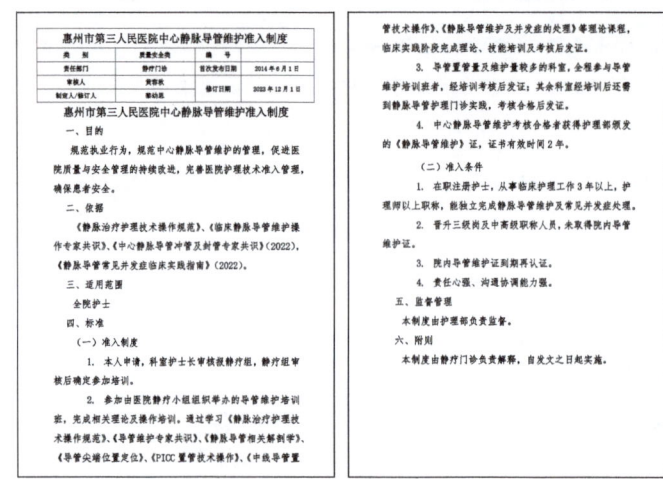

图 13-8 中心静脉导管维护准入制度

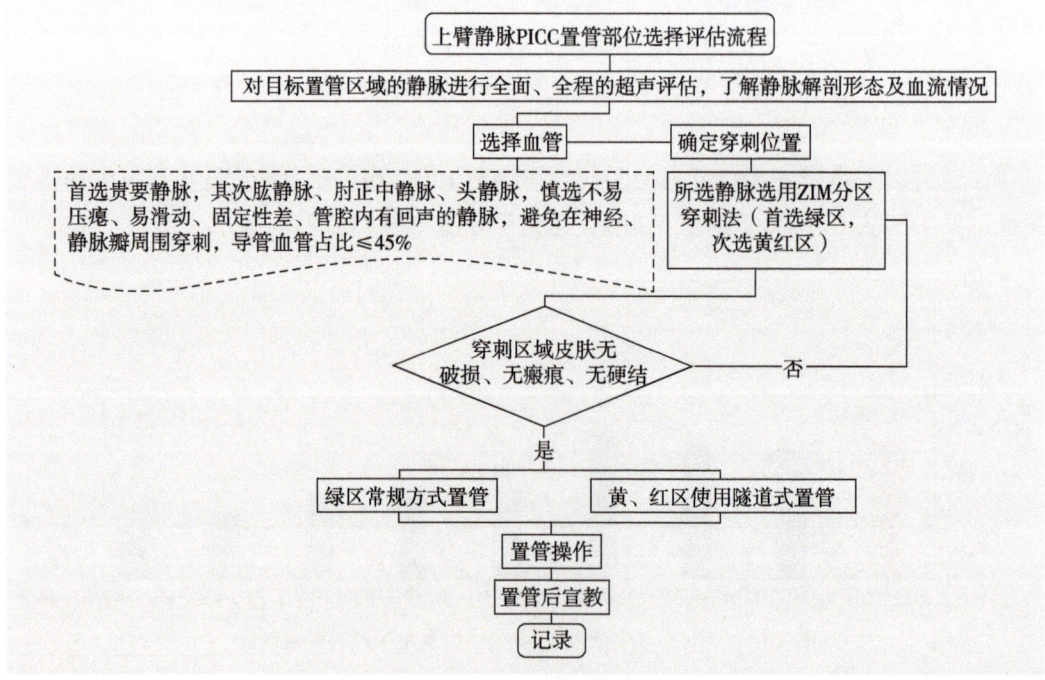

图 13-9 上臂静脉 PICC 置管部位选择评估流程

护理类

```
┌──────┐  ── 核对医嘱,签知情同意书
│ 核对 │
└──────┘  ── 核对患者身份

┌──────┐     患者病情、治疗方案、过敏史、局部皮肤及超声探测靶血管状况,患者的合作程度,患者的心理
│ 评估 │ ── 反应、向患者解释置管目的、方法及术中配合
└──────┘

              ── 操作者准备:着装规范、洗手、戴口罩及帽子
              ── 置管前评估:年龄、病情、过敏史、静脉治疗方案、药物性质、穿刺部位皮肤情况、血管条件、
┌────────┐      相关化验单、确认医嘱、签署知情同意书
│置管前准备│── 用物准备:PICC穿刺套件、无菌隧道针、超声仪、心电监护、电极片、75%酒精消毒液、2%葡
└────────┘      萄糖酸氯己定消毒液、1支2%利多卡因、0.9%生理盐水100 mL、2支20 mL注射器、1支1 mL注
                射器
              ── 患者准备:排空大/小便、清洁双侧上臂、着宽松衣物

              ── 再次查对患者身份信息
                 体位及测量:核对患者信息,去枕平卧、置管侧手臂外展90°,接心电监护,超声探查血管情
              ── 况、选取穿刺血管,做好标记;测量臂围(肘横纹上10 cm),测预置管长度(穿刺点至右胸锁
                 关节再反折至第3肋间隙),做好记录
                 建立无菌屏障:洗手、开穿刺包、戴无菌手套、铺治疗巾、先用75%酒精再用氯己定消毒术肢
              ── 至腋窝(顺时针、逆时针各3遍),待干、脱手套、洗手、戴无菌无粉手套、穿手术衣、铺无
                 菌巾、放止血带、铺无菌大单覆盖患者全身、铺孔巾、超声探头涂无菌耦合剂、套无菌保护套、
                 检查各配件功能是否完好、抽取利多卡因溶液、0.9%氯化钠溶液40 mL,用0.9%氯化钠溶液预冲
                 并浸润导管及相关附件
┌────────┐      B超下穿刺及送管:再次评估穿刺血管,选择与血管深度符合的导针架安装到探头上、穿刺、
│隧道式PICC│── 见回血后送入导丝10~15 cm、撤穿刺针、局麻、改良送鞘,送入导管至预置管长度,超声
│置管术实施│      探查颈内静脉,助手接无菌导连线
└────────┘      末端开口隧道建立:腔内心电定位确认置入深度后再送入5~10 cm(预防隧道针刺破导管)。
              ── 测量隧道长度(1~5 cm),用利多卡因溶液在隧道出口至静脉穿刺点的皮下隧道进行局部麻
                 醉,然后扩皮,用隧道针钝端从隧道出口位置向静脉穿刺点建立皮下隧道,修剪PICC导管前
                 端1 cm,再隧道针导管接口端将导管全部拉出皮下隧道,修剪导管外露7 cm接连接装置
                 前端开口隧道建立:用隧道针钝端从隧道出口位置向静脉穿刺点建立下隧道,用隧道针导管接
              ── 口端将导管全部拉出皮下;体表测量预置管总长度+3 cm,以无菌剪刀剪断导管,注意不要剪
                 出斜面;将扩皮器及导入鞘沿导丝缓慢送入血管,导丝及扩张器一同撤出,沿入鞘缓慢、匀
                 速送入导管接近预置管长度,连接无菌导连线观察腔内心电图P波变化,确定导管尖端位置
              ── 消毒固定:抽回血、冲管、消毒穿刺点与导管出口,无菌纱块烟卷状压迫穿刺点及导管出口,
                 敷贴固定

              ── 整理:垃圾分类、整理床单位、协助患者取舒适体位
┌────────┐  ── 健康宣教:交代置管后注意事项
│置管后处理│── 再次核对患者身份,记录:填写PICC置管操作记录单,填写PICC维护手册,交患者保管
└────────┘  ── 导管尖端位置:拍X线确定导管尖端位置
```

图 13-10 隧道式 PICC 置管操作流程

2. 本项目实施措施为"改良固定方法",完成会议投稿1篇、申报市级课题1项、发表论文1篇(图13-11)。

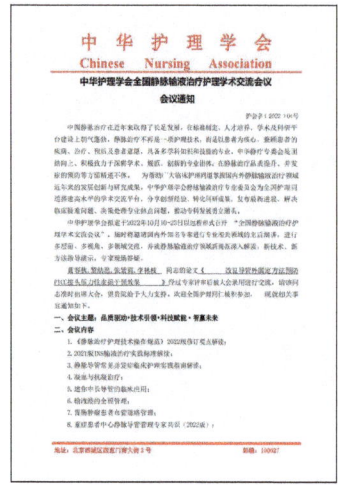
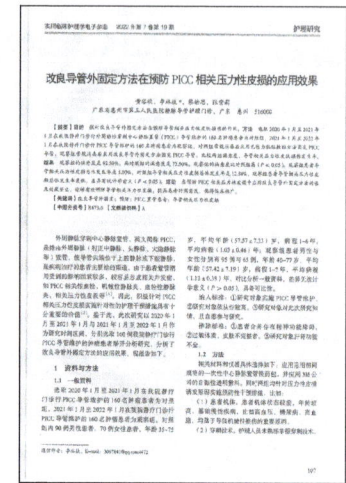

会议投稿　　　　　　　　　　课题申报　　　　　　　　　论文发表

图 13-11　本项目实施措施

3. 本项目获得广东省第六届医院品管圈大赛三等奖，被评为第三届中国医疗质量大会"百佳案例"（图 13-12）。

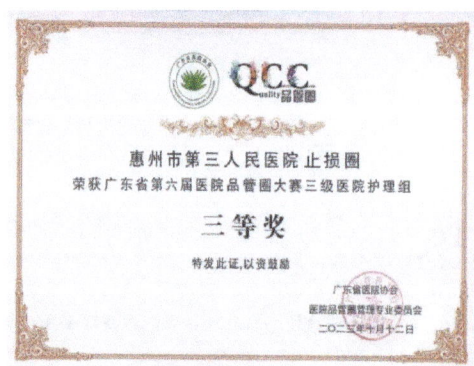
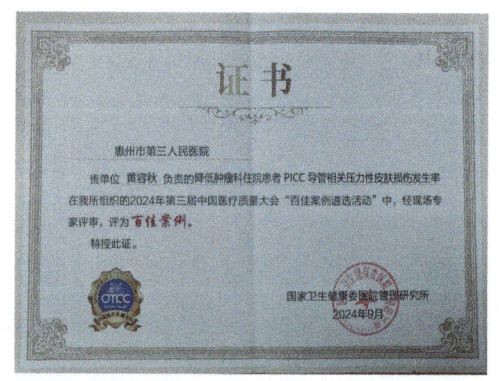

图 13-12　获奖证书

五、项目团队介绍

我院静疗专科门诊成立于 2012 年，现有静疗专科护士 9 人，开展超声引导下 PICC 置管、手臂港等多项技术，累计举办 PICC 置管培训班 11 场。本项目由我院护理质控办牵头，组织静疗专科小组联合多部门共同开展，项目团队成员均拥有相关专业背景和独特技能，秉持着共同学习、成长与进步的理念，共同探索创新，紧密合作，运用 PDSA 质量管理工具实现项目目标，最终大大降低了导管相关性皮肤损伤的发生率，获得良好效益，并使工作有序化、标准化，延伸效益多项，意义深远（表 13-2、图 13-13）。

表 13-2　项目团队主要成员

姓名	部门	职称	参与内容
陈伟花	护理质控办	主任护师	项目开展辅导
黄容秋	静疗门诊	副主任护师	项目统筹、任务分解
黎幼思	静疗门诊	主管护师	项目策划、活动措施制定
张紫莉	胃肠外科	主管护师	资料数据收集与分析
魏小兵	神经外科	副主任医师	专家咨询
严嘉瑶	神经外科	主管护师	活动措施落实
杨　清	肿瘤科	副主任护师	资料数据收集、活动措施落实
廖凯琼	感染科	主管护师	数据分析、效果确认
尹晓青	肿瘤科	主管护师	结果评价、标准化

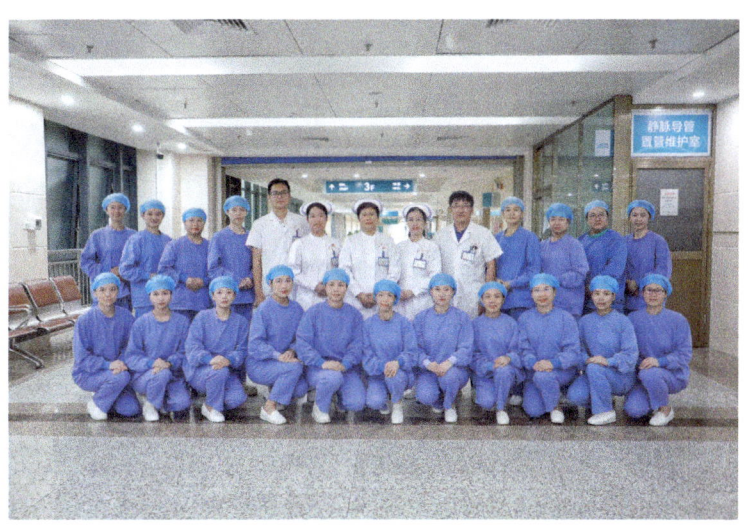

图 13-13　项目团队成员合影

案例 14 提高高血压住院患者自我管理规范率

项目负责人：连云港市第一人民医院   张捷，朱士方，李海红

项目起止时间：2022 年 3—10 月

概述

1. 背景和目的：高血压作为一种常见慢性病，其病程长，可控制，但需要终身治疗，自我管理和健康教育行为干预对控制血压是有效且可行的方法。调查发现我院高血压住院患者的自我管理情况欠规范，若能提高他们的自我管理能力，将有利于他们出院后形成管理习惯，可以长期稳定地控制血压、降低心血管病并发症发生率。

2. 方法：运用 PDSA 质量管理工具，规范高血压全程化管理流程，构建"一体四翼"全方位健康教育模式，制定院内外一体化、AI 智能化管理路径，基于数字医疗平台构建精细化全病程管理模式，实现连续性闭环管理。

3. 结果：高血压住院患者自我管理规范率从 38.10% 最高升至 84.21%。

4. 结论：运用 PDSA 质量管理工具，依托数字医疗全病程管理平台，可提高高血压住院患者自我管理能力。

一、P 阶段

（一）主题选定

高血压是我国慢性病防治的重点，需要深化血压控制工作。高血压表面上是血压升高，但其危险性在于推动心血管病进程，最终成为推动死亡的"看不见的手"。据统计，我国 1/3～1/2 的心血管性死亡归因于高血压。如果血压得不到及时控制，患者心血管事件风险将显著增加 74.00%；但如果得到有效控制，估算我国每年将减少 80.30 万例心血管病事件。我院对高血压住院患者的自我管理能力进行评估，发现他们的自我管理规范率仅有 38.10%，因此，有必要寻求各种可能的途径提高高血压患者自我管理能力，助力我国慢性病防治攻坚战。

（二）改进依据

1.《"健康中国 2030"规划纲要》（中发〔2016〕23 号）第七章指出"实施慢性病综合防控战略""基本实现高血压、糖尿病患者管理干预全覆盖""到 2030 年，实现全人群、全生命周期的慢性病健康管理"。

2. 在美国学者 Corbin 和 Strauss 的自我管理理论（医疗行为管理、日常生活管理和情绪管理）基础上，结合专业知识和国内外相关文献，使用头脑风暴法和专家咨询等，形成《高血压患者自我管理行为测评量表（HPSMBRS）》框架，从用药管理、病情监

测、饮食管理、运动管理、工作与休息管理、不良嗜好管理及情绪管理等 7 个维度评估高血压患者的自我管理行为和习惯，以便评估患者对高血压管理的参与程度和效果。

（三）监测指标

高血压住院患者自我管理规范率。

（四）指标定义

高血压住院患者自我管理规范率 = $\dfrac{\text{同期自我管理规范例数}}{\text{统计周期内调查高血压住院患者总例数}} \times 100\%$，每月。

（五）目标值

2022 年 9 月高血压住院患者自我管理规范率提升至 80.00%。

（六）现况数值

2022 年 3 月调查高血压住院患者 63 例，自我管理行为测评均规范落实者有 24 例，自我管理规范率为 38.10%。

（七）预期延伸效益

制定标准化作业书，发表论文 2 篇，参加省级、市级、院级学术交流 10 余次，将高血压患者自我管理相关优秀经验进行宣传推广。

（八）原因分析

采用鱼骨图，从"人、机、法" 3 个方面进行原因分析（图 14-1），发现沟通技巧欠缺、未接受系统的自我管理宣教、缺少专业人员协助、无全程监管流程、疾病管理团队结构单一、培训形式单一、无自我管理流程 7 个主要原因。

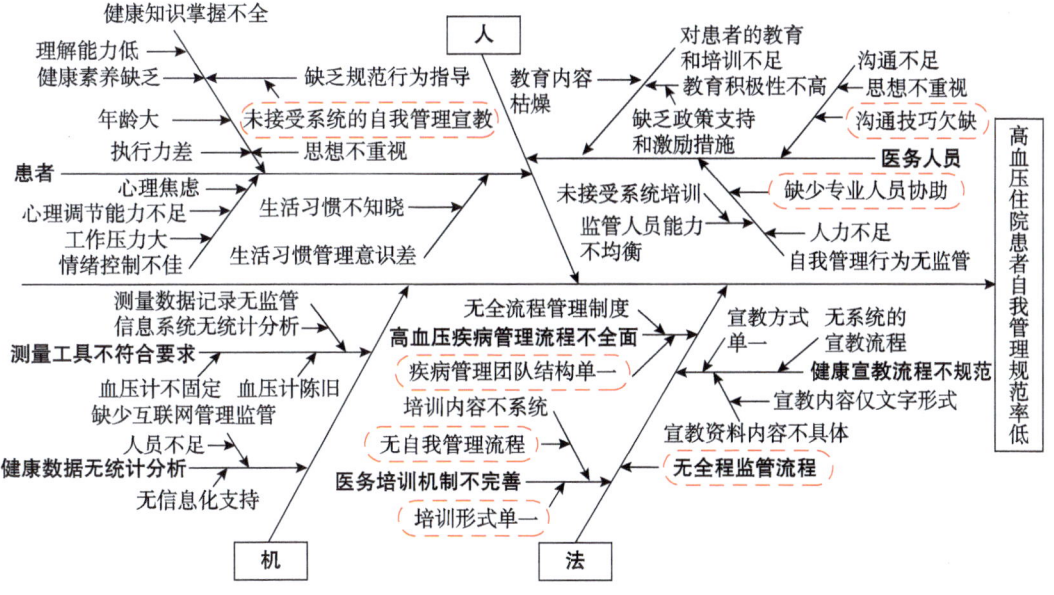

图 14-1 高血压住院患者自我管理规范率低的原因分析

(九)真因验证

绘制柏拉图(图14-2),按照二八法则,找到累计百分比达80%的主要原因,将其列入首要解决的计划中。

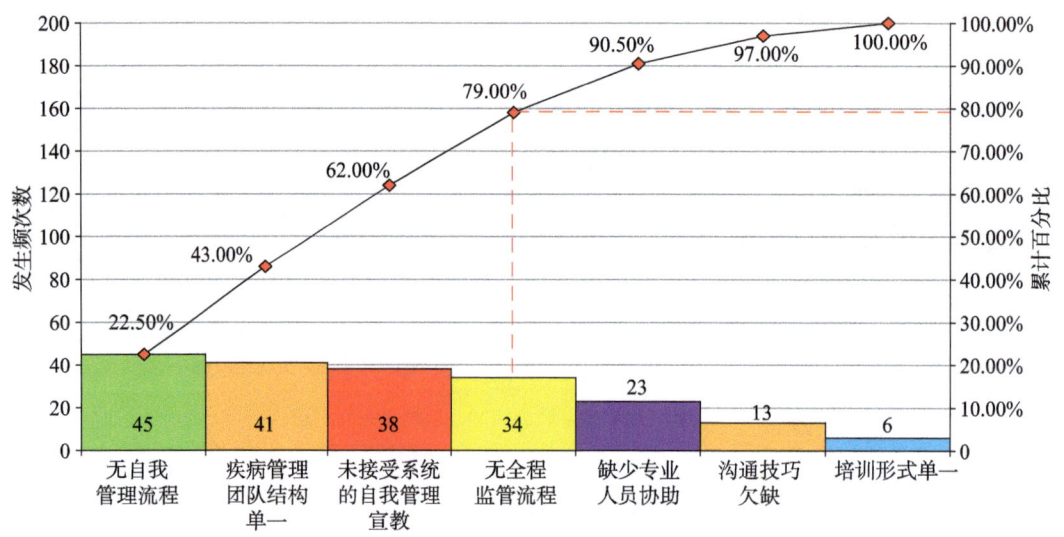

图14-2 高血压住院患者自我管理规范率低的真因验证

(十)对策计划

根据真因充分讨论,运用5W2H制订相应的实施计划与对策,进入执行阶段(表14-1)。

表14-1 5W2H实施计划

为什么做 (Why)	什么目标 (What)	怎么做 (How)	何时做 (When)	什么频率 (How often)	在哪做 (Where)	谁来做 (Who)
无自我管理流程	制定9项高血压自我管理实践建议	依据最佳证据总结,形成高血压患者自我管理实践建议	2022年4月	每月	心内科	赵迎春
疾病管理团队结构单一	多学科协作的高血压疾病管理团队	建设社区、临床医疗、药学部、营养科、康复科、互联网医院为一体的综合管理团队	2022年5月	每月	药学部心内科	朱士方
未接受系统的自我管理宣教	患者接受自我管理宣教率为100%	构建"一体四翼"自我管理健康教育体系	2022年6月	每月	心内科	刘轶男
无全程监管流程	高血压患者全程监管率为100%	搭建健康照护数字医疗平台,全程化跟踪高血压患者自我管理流程	2022年7—8月	每月	互联网医院心内科	张捷

二、D 阶段

（一）依据最佳证据总结，形成高血压患者自我管理实践建议

依据最佳证据总结流程，PIPOST 模型确立问题，证据金字塔由高到低逐层检索关于改善成年高血压患者自我管理的文献，确定文献纳排标准，提取证据内容并进行主题汇总，形成 9 项简明清晰的实践建议（图 14-3）。

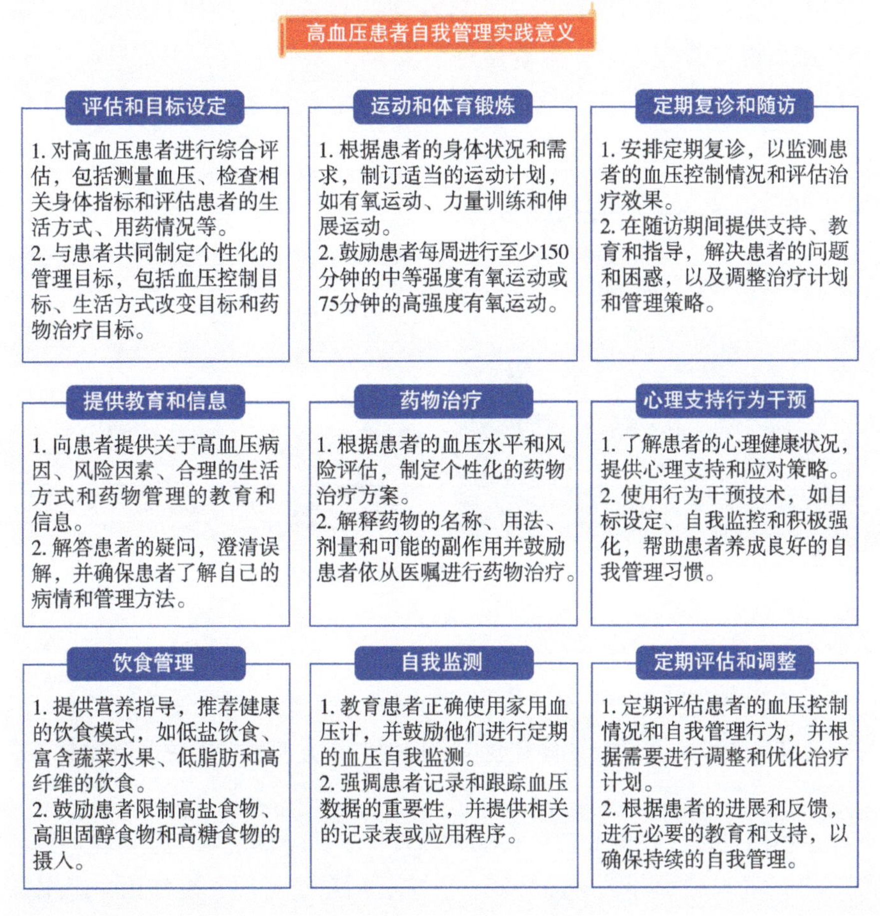

高血压患者自我管理实践意义

评估和目标设定
1. 对高血压患者进行综合评估，包括测量血压、检查相关身体指标和评估患者的生活方式、用药情况等。
2. 与患者共同制定个性化的管理目标，包括血压控制目标、生活方式改变目标和药物治疗目标。

运动和体育锻炼
1. 根据患者的身体状况和需求，制订适当的运动计划，如有氧运动、力量训练和伸展运动。
2. 鼓励患者每周进行至少150分钟的中等强度有氧运动或75分钟的高强度有氧运动。

定期复诊和随访
1. 安排定期复诊，以监测患者的血压控制情况和评估治疗效果。
2. 在随访期间提供支持、教育和指导，解决患者的问题和困惑，以及调整治疗计划和管理策略。

提供教育和信息
1. 向患者提供关于高血压病因、风险因素、合理的生活方式和药物管理的教育和信息。
2. 解答患者的疑问，澄清误解，并确保患者了解自己的病情和管理方法。

药物治疗
1. 根据患者的血压水平和风险评估，制定个性化的药物治疗方案。
2. 解释药物的名称、用法、剂量和可能的副作用并鼓励患者依从医嘱进行药物治疗。

心理支持行为干预
1. 了解患者的心理健康状况，提供心理支持和应对策略。
2. 使用行为干预技术，如目标设定、自我监控和积极强化，帮助患者养成良好的自我管理习惯。

饮食管理
1. 提供营养指导，推荐健康的饮食模式，如低盐饮食、富含蔬菜水果、低脂肪和高纤维的饮食。
2. 鼓励患者限制高盐食物、高胆固醇食物和高糖食物的摄入。

自我监测
1. 教育患者正确使用家用血压计，并鼓励他们进行定期的血压自我监测。
2. 强调患者记录和跟踪血压数据的重要性，并提供相关的记录表或应用程序。

定期评估和调整
1. 定期评估患者的血压控制情况和自我管理行为，并根据需要进行调整和优化治疗计划。
2. 根据患者的进展和反馈，进行必要的教育和支持，以确保持续的自我管理。

图 14-3　高血压患者自我管理实践建议

（二）建设综合管理团队，规范同质化管理

建设社区、临床医疗、药学部、营养科、康复科、互联网医院为一体的综合管理团队，明确职责与分工，发挥各专科领域的专科干预作用，提高患者的参与度和管理效果。进一步规范临床高血压疾病护理工作指引，制定高血压护理临床路径，便于反馈宣教进程及落实督查。根据相关标准化流程，对医护团队进行标准化培训与考核。

(三)构建"一体四翼"自我管理健康教育体系

根据实践建议,构建以"高血压自我管理"为立足点,以"疾病知识、饮食管理、用药管理、运动管理"为4个着力点的健康教育模式。高血压患者在住院期间,临床护士根据患者的病情开展个性化、系统性健康教育。

第一翼:疾病知识管理。规范高血压疾病知识宣教内容,制作高血压疾病知识宣教视频(图14-4),用形象生动的动画讲解高血压的发展病程及危害。教会患者自测血压,在病房设置血压自测区,让患者在规范测量血压的同时养成自测血压的习惯。结合高血压智能管理平台,患者通过手机APP软件平台,将每日血压自测结果、药物不良反应、并发症上传至设备终端,若有异常数据会及时提示,实现健康数据管理。

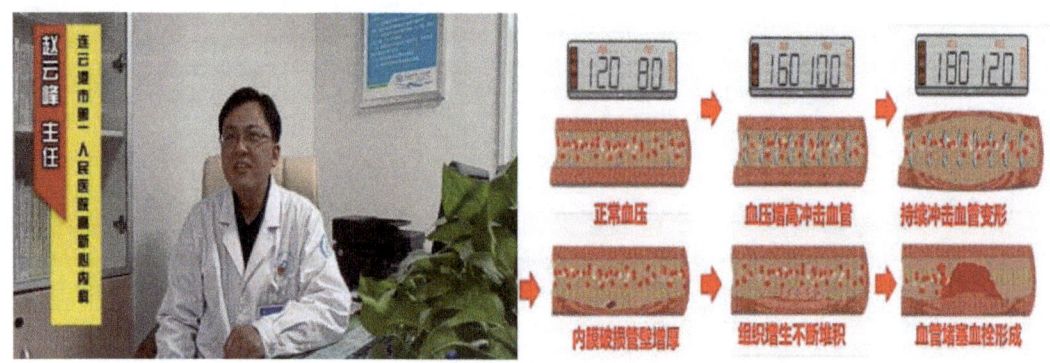

图14-4 疾病知识宣教视频

第二翼:饮食管理。依据专家共识编制《高血压四季食谱》,以春、夏、秋、冬的四季变化讲解食物的属性,按照时令进行饮食种类的调整。同时编写朗朗上口的饮食口诀,关注每日进食的种类。发放饮食宣教单、控盐勺,方便患者直观了解饮食要求并正确实施。

第三翼:用药管理。咨询心内专科临床药师,去药学部现场梳理专科用药清单,制作药品红宝书,直观展示药物样品外观、名称、剂量、作用、副作用、服用方法及时间。便于护士及患者了解药品相关知识。针对老年患者提供分药盒,设置服药定时器,教会患者自我管理药物治疗,确保按时、准确地服药。

第四翼:运动管理。针对不同高血压分级,制定个性化运动方案,保证患者的安全。同时结合中医护理技术,制作穴位降压操视频(图14-5),教会患者"养血管,通血脉"的妙法。

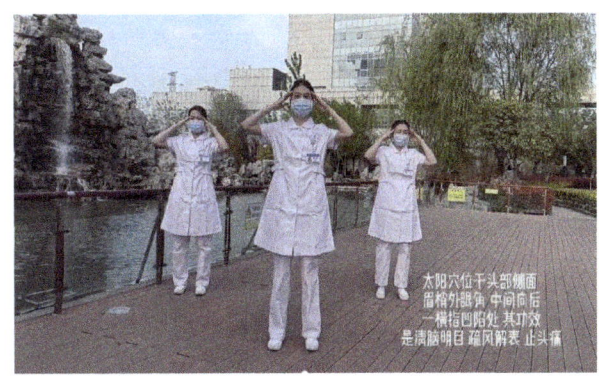

图 14-5 穴位降压操

（四）搭建健康照护数字医疗平台，全程化跟踪高血压患者自我管理流程

基于我院智慧医院发展趋势，2019 年我院作为江苏省首批获得互联网医院运营牌照的医院，成立了数字疗法创新研究中心，由院长担任组长，全力助推公立医院高质量发展，加快我院实现数字化、智能化转型。搭建数字医疗平台架构（图 14-6），创建科研平台、设计平台、服务平台，借助 AI 数字医疗管理师与患者智能互动，细化了数据服务包内容。

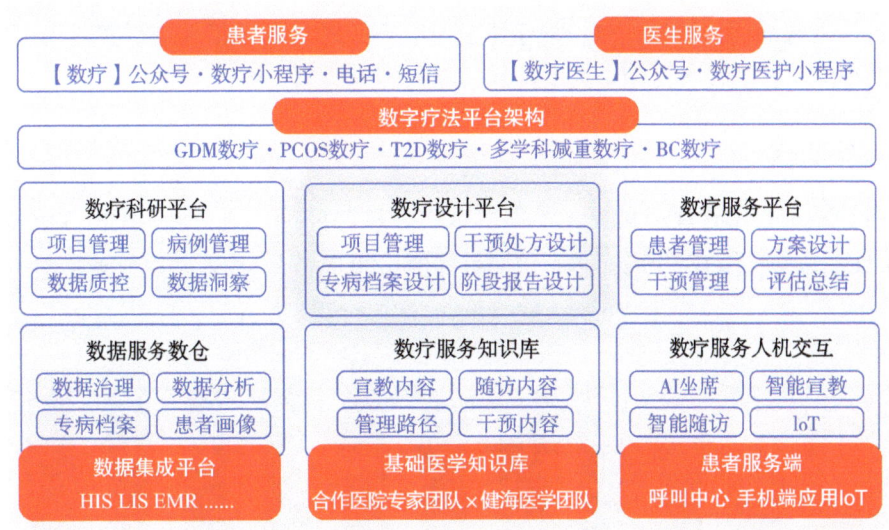

图 14-6 数字医疗平台

根据高血压病种，梳理 3 个月的健康管理路径（图 14-7），由心血管疾病科室筛选患者，评估、制定个性化管理方案，定期监控。动态调整监测方案，以达到全程化跟踪管理的目的。

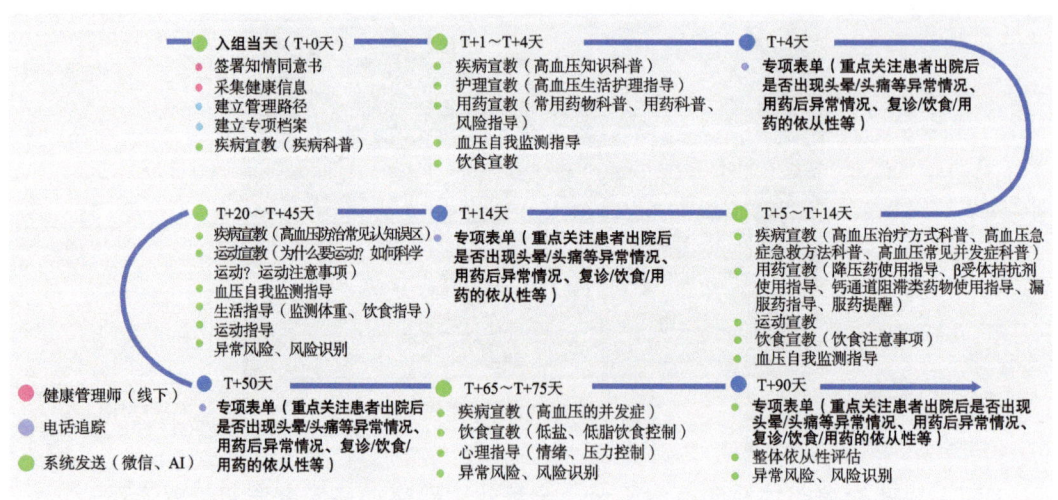

图 14-7 高血压健康管理路径

平台打通医院 HIS、LIS、院内门诊系统及院外远程监测平台等数据。数字医疗服务启动后,直接同步患者的出院记录内容,便于管理师设计方案。通过人工与 AI 回访相结合的形式,实时跟踪患者居家时病情动态。管理师随时调阅检查报告,并根据患者的突发症状,给予健康干预措施。平台根据患者病情的评估结果,定期推送复诊提醒及用药提醒,持续跟踪门诊诊疗记录,对于不复诊、不正常用药等情况进行实时动态风险提醒。借助智能可穿戴设备,健全患者院后居家的健康监测流程。

三、S 阶段

运用 PDSA 质量管理工具提高了高血压住院患者自我管理规范率(由 38.10% 最高升至 84.21%)。项目如期开展,达到预期目标值(80.00%),改善效果显著(图 14-8)。

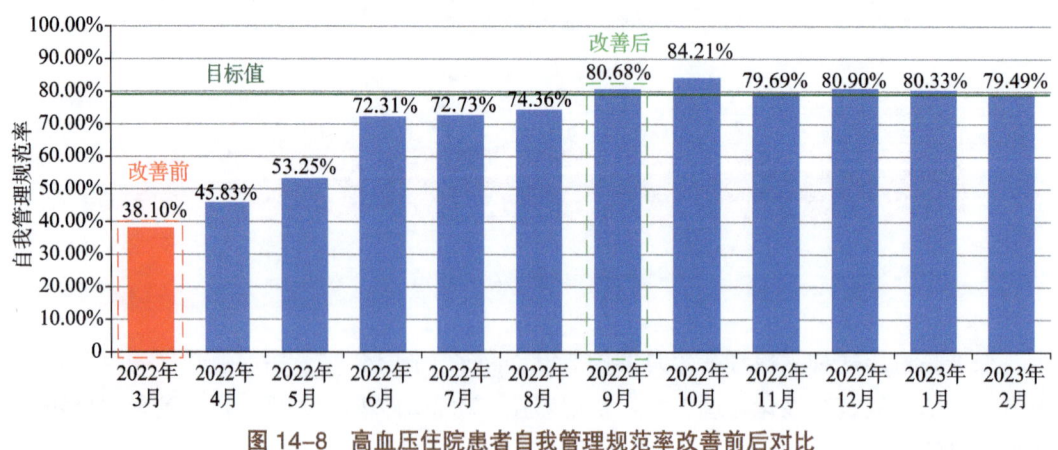

图 14-8 高血压住院患者自我管理规范率改善前后对比

四、A 阶段

1. 本项目以"基于证据的持续质量改进模式"为依据，通过文献回顾和临床指南，制定高血压住院患者自我管理流程，多学科合作为患者提供全面的护理服务，实现患者"随访+居家康复+线下复诊+再入院诊疗"的数字医疗连续性闭环服务。

2. 通过高血压患者自我管理行为测评量表及满意度测评量表，分析影响因素，发现质量改进项目对提高高血压住院患者自我管理规范率效果显著，项目团队成员综合能力均有提高，在多学科合作下提升标准化成果显著。此外，活动期间项目团队共发表论文6篇；参加国家级、省级、市级、院级交流10余次，取得优异成绩；申报课题2项；制定了12项标准化作业书，进一步推进全院高血压住院患者规范自我管理。

五、项目团队介绍

本项目团队由心内科、护理部、康复科、营养科、药学部、互联网医院等多个专业领域的医务人员组成，实现"医、管、技"紧密协作，各有专长，是一支人员组成科学、结构搭配合理、学历层次较高同时又具有科研创新精神的多学科团队，能很好地推动相关对策在临床中的落地及推广。心内科负责总体计划和推进事宜，互联网医院负责互联网程序改进和报表字段提取，康复科负责运动模块，营养科负责饮食模块，药学部负责用药管理模块，共同推进项目进度。项目团队成员均熟悉本次活动规程，均为具有本科及以上学历或中高级职称的医院管理领域专家（表14-2、图14-9）。

表14-2 项目团队成员

姓名	部门	职称	参与内容
张 捷	心内科	副主任护师	项目指导、协调培训、组织
朱士方	心内科	主管护师	活动措施落实
李海红	护理部	主任护师	文献查找与作业标准
赵迎春	心内科	副主任护师	分析、活动措施落实
刘轶男	心内科	主管护师	活动措施落实
赵云峰	心内科	主任医师	疾病指导
李公豪	心内科	主治医师	问卷调查、数据分析
刘 云	药学部	主任药师	临床用药指导
马金亚	康复科	主任护师	康复运动指导
徐 宁	营养科	主任医师	饮食健康指导
滕 芸	互联网医院	工程师	互联网技术支持

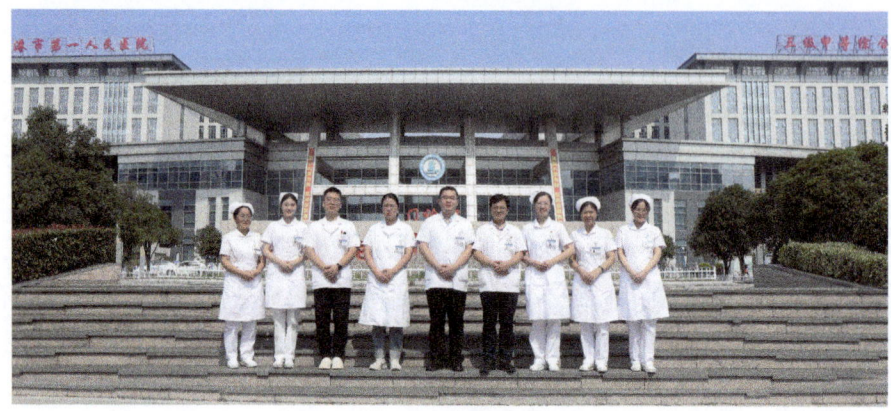

图 14-9　项目团队部分成员合影

参考文献

［1］CORBIN J，STRAUSS A. Managing chronic illness at home：three lines of work [J]. Qualitative Sociology，1988，8（3）：224-247.

案例 15 降低动静脉内瘘穿刺损伤发生率

项目负责人：上海市第一人民医院 姜艳华

项目起止时间：2023 年 1 月—2024 年 6 月

概述

1. 背景和目的：自体动静脉内瘘（arteriovenous fistula，AVF）是血液透析患者的首选血管通路，是透析患者的"生命线"。穿刺损伤是 AVF 穿刺的主要并发症，直接影响 AVF 使用寿命及透析效果。本项目旨在基于循证构建并应用 AVF 穿刺及管理方案，降低 AVF 穿刺损伤，延长 AVF 使用寿命，提高患者生存质量。

2. 方法：运用 PDSA 质量管理工具，采用岗位职责修订、护理流程建立、评估工具开发、护患教育培训、全程质量监督、完善配套资源等措施降低 AVF 穿刺损伤发生率。

3. 结果：AVF 穿刺损伤发生率由 3.40%（300/8836）降低至 0.88%（83/9396），疑难 AVF 一次性穿刺成功率由 75.84%（113/149）提高至 96.75%（149/154），规范了专科护理操作，保障了 AVF 使用安全，提升了护理专业内涵。

4. 结论：运用 PDSA 质量管理工具可降低血液透析患者 AVF 穿刺损伤发生率，达到预期目标。

一、P 阶段

（一）主题选定

随着糖尿病、高血压、高血脂及老年透析患者的日益增多，我院透析人群中的疑难 AVF 亦相应增加，导致 AVF 穿刺困难，穿刺损伤发生率逐渐升高，2023 年发生率最高达 3.40%，不仅加重患者穿刺疼痛及心理负担，同时影响 AVF 的使用寿命、透析的充分性及患者生存质量。

（二）改进依据

1.《国家卫生健康委办公厅关于印发患者安全专项行动方案（2023—2025 年）的通知》（国卫办医政发〔2023〕13 号）行动内容第 6 条提出，严格落实医院感染管理要求，减少院内感染、深静脉血栓栓塞等不良事件。

2.《关于开展全面提升医疗质量行动（2023—2025 年）的通知》（国卫医政发〔2023〕12 号）工作任务的第 6 条和第 22 条提出，在保障医疗质量安全的基础上，加强新技术临床应用和适宜技术推广；完善护理质量监测与反馈，基于循证基础和临床需求开展持续改进工作，提高护理同质化水平。

3.《关于印发进一步改善护理服务行动计划（2023—2025 年）的通知》（国卫医政发〔2023〕16 号）（八）：不断提高临床护理专业技术水平，增进患者治疗效果，助推护理高质量发展。

（三）监测指标

AVF穿刺损伤发生率。

（四）指标定义

$$AVF 穿刺损伤发生率 = \frac{统计周期内发生 AVF 穿刺损伤的例次数}{同期使用 AVF 治疗总例次数} \times 100\%，每季度。$$

AVF穿刺损伤包括皮下血肿、穿刺点硬结及穿刺点渗血。

（五）目标值

2024年第二季度AVF穿刺损伤发生率≤1.16%。

（六）现况数值

2023年第一季度AVF穿刺损伤发生率为3.40%（300/8836）。

（七）预期延伸效益

制定SOP 1个，发表论文1篇，参加学术交流2次，申报课题2项，申请专利1项，开展科普宣传3次。

（八）原因分析

经小组成员充分讨论及现场确认后找到7个主要原因，分别为穿刺前评估不充分、穿刺方法不当、AVF成熟不良、流程及工具缺乏、培训不足、患者自我护理不当和多学科协作不足（图15-1）。

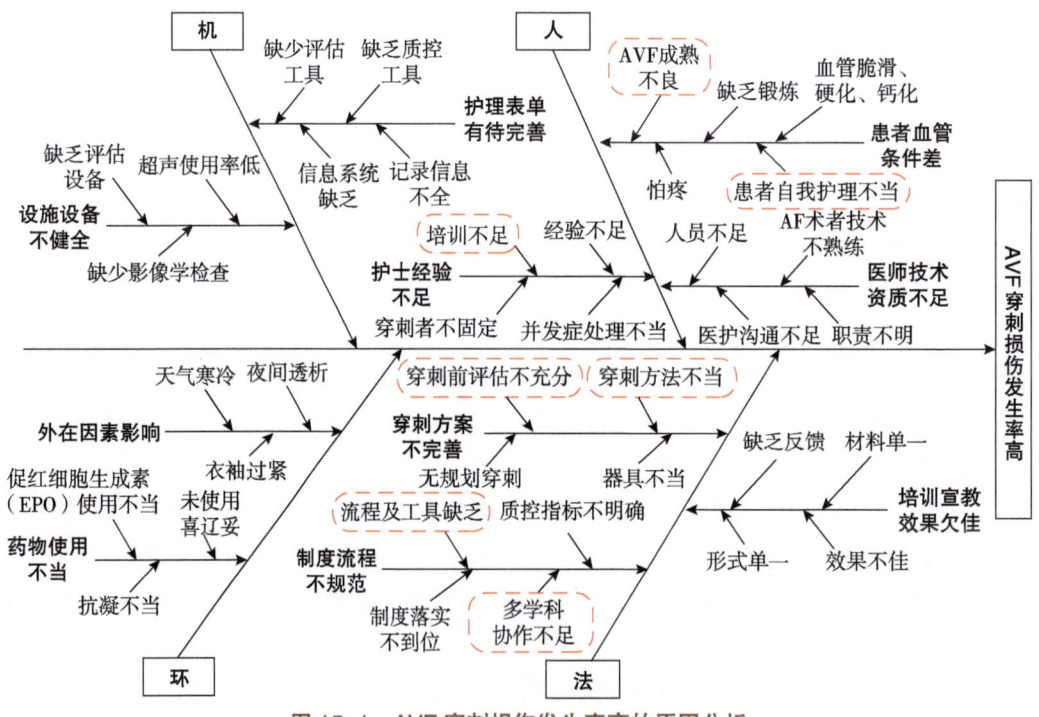

图15-1 AVF穿刺损伤发生率高的原因分析

（九）真因验证

经现场核查确认后绘制柏拉图（图15-2），按照二八法则，找到累计百分比达80%的主要原因，将穿刺前评估不充分、穿刺方法不当、AVF成熟不良、流程及工具缺乏4项列入首要解决的计划中。

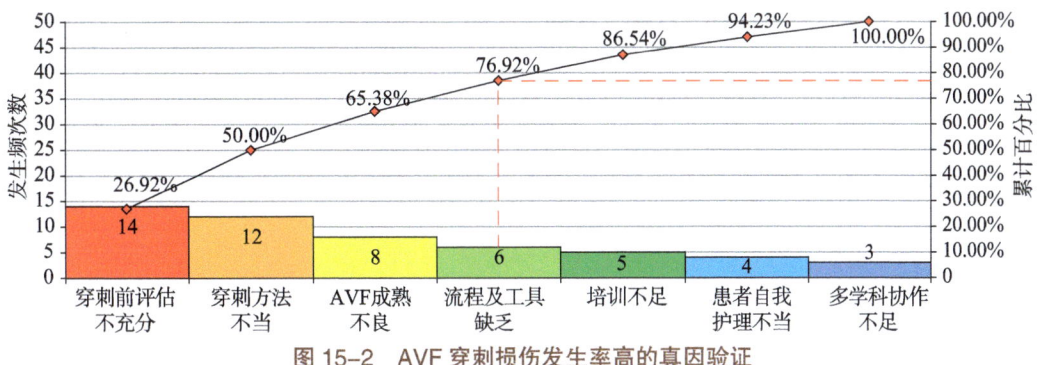

图 15-2　AVF穿刺损伤发生率高的真因验证

（十）对策计划

根据真因充分讨论，运用5W2H制订相应的实施计划与对策，进入执行阶段（表15-1）。

表 15-1　5W2H实施计划

为什么做（Why）	什么目标（What）	怎么做（How）	何时做（When）	什么频率（How often）	在哪做（Where）	谁来做（Who）
穿刺前评估不充分	穿刺前规范评估率达到100%	建立AVF穿刺前评估及穿刺损伤管理流程	2023年4月	每2年	血液净化中心	姜艳华 孙春花 潘荣荣
		落实新建AVF成熟度评估及疑难AVF穿刺前物理和超声评估	2023年4月	每次穿刺前	血液净化中心 超声科	姜艳华 孙春花 李 刚
穿刺方法不当	穿刺方法正确率≥95.00%	汇总AVF穿刺最佳证据，构建AVF穿刺及管理方案	2023年3月	每2年	血液净化中心	姜艳华 孙春花 于 青
		开发穿刺决策工具，根据血管条件选择适宜的穿刺工具	2023年5月	按需	血液净化中心	姜艳华 潘荣荣
		开展AVF留置针穿刺及超声应用专项强化培训	2023年3月	每季度	血液净化中心 超声科	姜艳华 姚丹青 李 超 李 刚

续表

为什么做 （Why）	什么目标 （What）	怎么做 （How）	何时做 （When）	什么频率 （How often）	在哪做 （Where）	谁来做 （Who）
AVF 成熟不良	促进 AVF 成熟，成熟度超声评估率达到 100%	强化 AVF 术后功能锻炼	2023年3月	AVF 术后	血液净化中心	潘荣荣 夏茜
		运用远红外线治疗仪	2023年3月	按需	血液净化中心	姚丹青 李超
		拍摄科普视频，开展患者教育	2023年3月	每季度	血液净化中心	潘荣荣 夏茜
流程及工具缺乏	AVF 穿刺及管理资源配置齐全	优化及完善 AVF 相关培训、宣教、质控流程及配套工具	2023年4月	每季度	肾内科 护理部 血液净化中心	方芳 于青 周兴梅 姜艳华 孙春花

二、D 阶段

1. 组建"医、护、技"血管通路多学科管理团队，设立血管通路医师及通路护士岗位，制定血管通路管理小组工作职责（图 15-3），建立血管通路分级及授权穿刺管理方案，构建疑难通路的多学科协作模式，确定疑难 AVF 穿刺人员资质，实施精准血管通路诊疗策略，推进血管通路精准责任制护理。

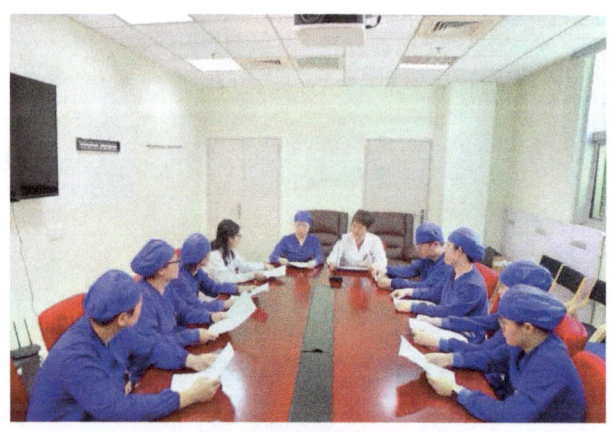

图 15-3　血管通路管理小组会议

2. 构建血液透析患者血管通路规范化诊疗护理路径，建立超声引导下疑难 AVF 穿刺、AVF 持续随访及 AVF 穿刺损伤管理流程（图 15-4），落实 AVF 全生命周期评估及管理。

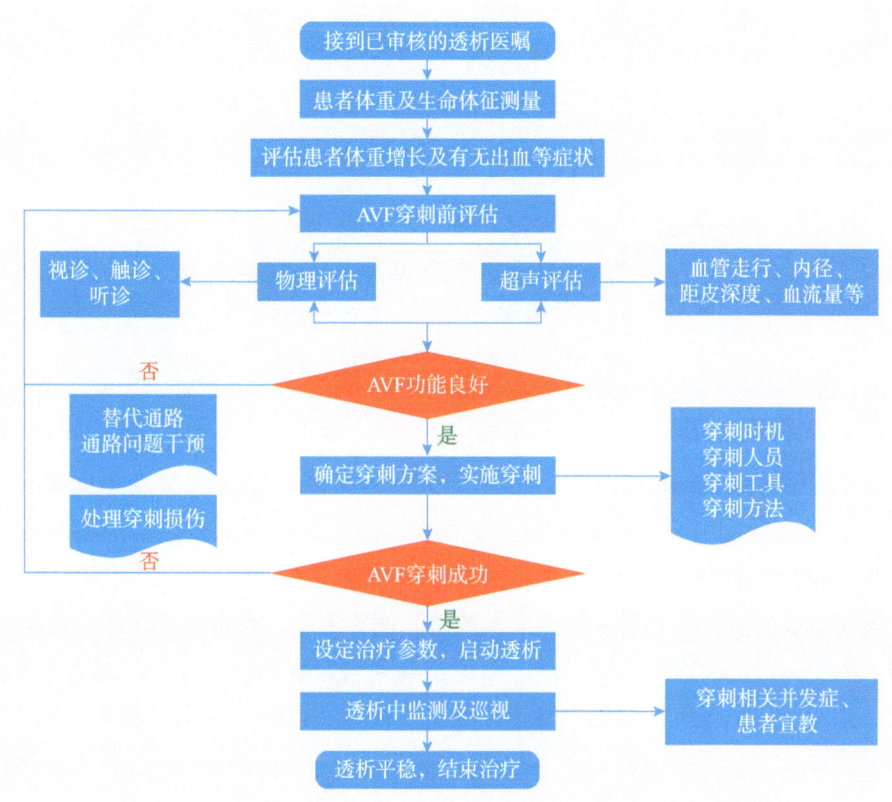

图 15-4 AVF 穿刺损伤管理流程

3. 开展超声理论学习及技能培训（图 15-5），血液透析室主管医师、护士长及护理组长熟练掌握血管通路超声应用技术要领。运用超声动态评估 AVF 功能（图 15-6），判断 AVF 成熟度及并发症风险，根据指南标准确定 AVF 成熟度，达到成熟标准方可穿刺。严格落实 AVF 术后物理评估，强化 AVF 术后功能锻炼，并运用远红外线治疗仪促进 AVF 成熟。

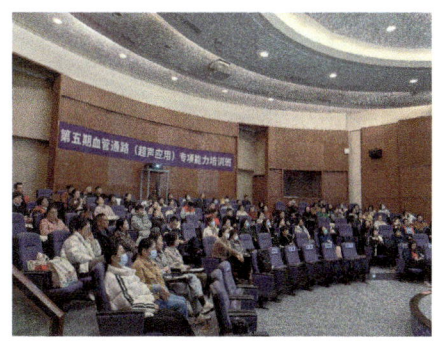

图 15-5 血管通路超声应用专项能力培训

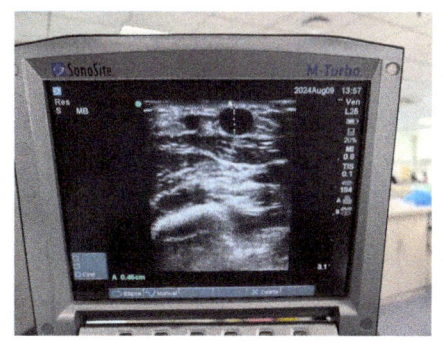

图 15-6 AVF 超声评估

4. 开发 AVF 穿刺前评估工具、穿刺决策模型、感染风险筛查工具及狭窄评估表，完善 AVF 穿刺前系统化功能评估。采用"零压力"改良穿刺法，并设计研发一体化 AVF 穿刺装置（图 15-7），同时满足"干针""湿针"穿刺需求，实现穿刺成功可视化。

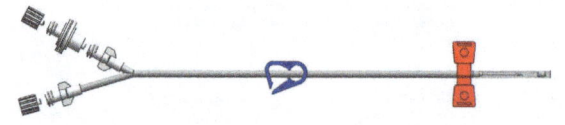

图 15-7　一种动静脉内瘘穿刺装置

5. 开展超声引导下疑难 AVF 穿刺新技术，制定标准操作流程、实施方案及风险预案。根据超声实时引导确定 AVF 最佳穿刺部位、穿刺角度、深度及方向等，并完善 AVF 穿刺并发症处理预案，规范处理穿刺损伤，落实全程质量监控，持续监测 AVF 穿刺相关并发症发生率。

6. 建立血液透析患者血管通路档案及典型病例资源库，血管通路使用前绘制 AVF 穿刺图谱（图 15-8），医护患共同讨论，制定长期穿刺方案和随访计划。建立患者血管通路档案及穿刺使用记录单，构建血管通路建立、评估、监测、使用、维护及随访的全程动态管理体系。

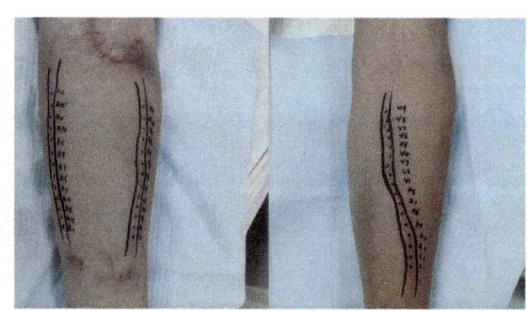

图 15-8　AVF 穿刺图谱

三、S 阶段

项目实施后，新建 AVF 成熟度超声评估率及疑难 AVF 穿刺时超声使用率均由 0 提升至 100%；护士 AVF 穿刺及管理最佳证据执行率 < 85.00% 的审查指标大幅提升，其差异有统计学意义（$P < 0.001$）。疑难 AVF 超声实时引导穿刺 154 例次，一次性穿刺成功率为 96.75%（149/154），穿刺相关并发症（皮下血肿、硬结、穿刺点渗血）发生率显著降低，提高了患者的透析充分性及就医体验（表 15-2）。AVF 穿刺损伤发生率由 3.40%（300/8836）降低至 0.88%（83/9396），达到预期目标值（图 15-9）。

表 15-2　超声引导下疑难 AVF 穿刺技术实施效果

组别	超声使用	一次性穿刺成功	穿刺时血肿	透析中血肿	中断治疗	穿刺疼痛评分	患者满意度
证据应用前（$n=149$）	0（0）	113（75.84%）	30（20.13%）	11（7.38%）	2（1.34%）	5.93 ± 1.42	126（84.56%）
证据应用后（$n=154$）	154（100.00%）	149（96.75%）	4（2.60%）	1（0.65%）	0（0）	4.19 ± 1.12	143（92.86%）
x^2/t	303.000	28.311	23.379	9.026	2.074	8.065	5.229
P	< 0.001	< 0.001	< 0.001	0.003	0.150	< 0.001	0.022

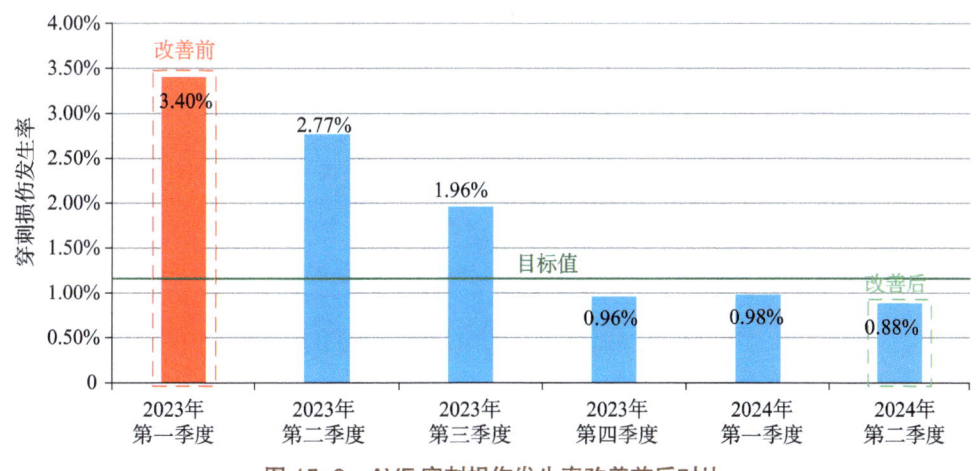

图 15-9　AVF 穿刺损伤发生率改善前后对比

四、A 阶段

1. 形成了基于循证的血液透析患者血管通路规范化临床诊疗及护理路径，构建了 AVF 建立、评估、监测、使用、维护及随访的全程动态管理体系。

2. 有效提高了临床护士的循证意识和能力，提升了 AVF 穿刺及管理最佳证据的执行率及专科知识和技能，规范了专科护理操作，保障了 AVF 使用安全，促进了专科护理质量的持续改进，提高了护理工作的专业内涵。

3. 形成了血管通路护士岗位职责、超声引导下疑难 AVF 穿刺流程（图 15-10）、AVF 持续随访及穿刺损伤管理流程等多项标准 SOP 和制度，实现了质量持续改进目标。

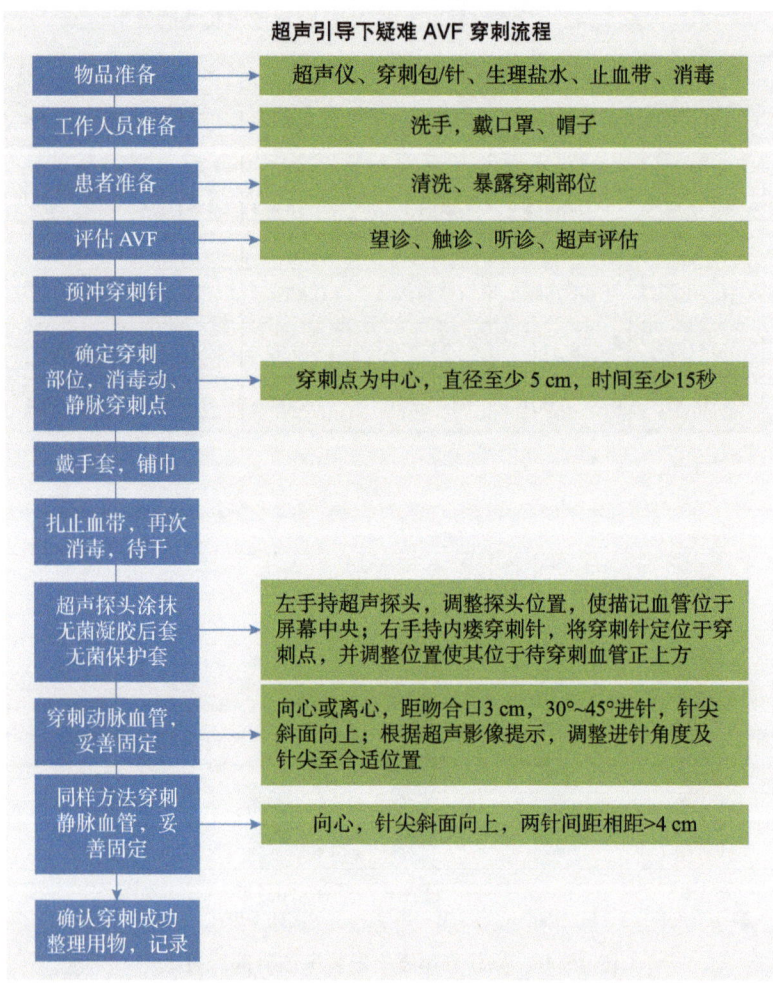

图 15-10 超声引导下疑难 AVF 穿刺流程

4. 获批厅局级课题 1 项、研发特色新技术 2 项、专利 1 项，主编学术专著 1 部，荣获 2024 年上海市卫生健康委优秀护理项目及长三角地区改善护理服务项目一等奖等 4 项奖励，参加全国学术会议交流 3 次，开展科普宣传及社会服务活动 3 次。

五、项目团队介绍

本项目由护理部牵头，血液净化中心、肾内科、超声科共同参与，组建了"医、护、技"血管通路多学科管理团队。项目团队成员共 12 人，包括护理部主任、科护士长、血液净化中心护士长及专科护士、肾内科主任及专科医师（表 15-3、图 15-11）。项目实施过程中，团队人员职责明确，紧密协作，形成了血液透析患者 AVF 精准责任制全流程管理方案。

表 15-3 项目团队主要成员

姓名	部门	职称	参与内容
姜艳华	血液净化中心	主管护师	项目设计、方案构建、干预实施、质量控制等
孙春花	血液净化中心	护师	方案实施、技术培训
方 芳	护理部	主任护师	资源协调、质量控制
周兴梅	护理部	副主任护师	管理协调、质量审查
夏 茜	血液净化中心	护师	方案实施、数据收集
潘荣荣	血液净化中心	护师	方案实施、流程制定、专利研发
李 超	血液净化中心	护师	数据收集与分析、数据库构建
姚丹青	血液净化中心	护师	方案实施、技术培训
于 青	肾内科	主任医师	监督管理、资源协调
包瑾芳	肾内科	主任医师	质量控制、技术培训
王莉君	肾内科	主治医师	方案实施、数据库构建
李 刚	超声科	主治医师	技术培训

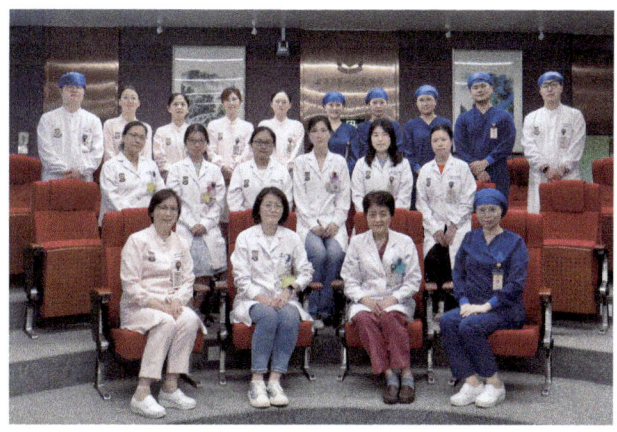

图 15-11 项目团队成员合影

参考文献

[1] 朱文博，夏京华，周跃，等．促进维持性血液透析患者自体动静脉内瘘成熟的最佳证据总结[J]．中华现代护理杂志，2023，29（17）：2251-2259．

[2] 董永泽，许秀君，沈华娟，等．维持性血液透析患者动静脉血管通路穿刺管理的最佳证据总结[J]．中华护理杂志，2023，58（9）：1135-1141．

[3] EVES J, CAI P, LATHAM R, et al. A randomised clinical trial of ultrasound guided cannulation of difficult fistulae for dialysis access[J]. J Vasc Access, 2021, 22（4）：635-641.

案例 16　降低住院患者 2 期及以上压力性损伤发生率

项目负责人：上饶市人民医院　洪琼花，饶晶晶，徐粼

项目起止时间：2023 年 1—12 月

概述

1. 背景和目的：《国家卫生健康委关于印发三级医院评审标准（2020 年版）的通知》（国卫医发〔2020〕26 号）将住院患者 2 期及以上院内压力性损伤发生率纳入三级医院评审标准医疗安全指标（年度医院获得性指标）。我院将日常监测指标与国家护理质量数据平台中的数据作对比发现，2022 年住院患者 2 期及以上压力性损伤发生率为 0.033%（22/67 663），明显高于江西省中位数（0.016%）及全国中位数（0.004%）。因此制定降低住院患者 2 期及以上压力性损伤发生率的改进项目。

2. 方法：运用 PDSA 质量管理工具，制定降低住院患者 2 期及以上压力性损伤发生率改进工作方案，通过线上培训 + 线下实操、基础科普 + 专科讲座、用具改良 + 智能工具引入等多种措施推进方案落实，实现闭环式、综合性、连续性管理，全方位提高质量改进效率。

3. 结果：住院患者 2 期及以上压力性损伤发生率由 2022 年的 0.033% 降低至 2023 年的 0.018%（16/86 735），建立完善的压力性损伤专科小组管理体系，全院推广使用"不动式"过床法，获益显著。

4. 结论：运用 PDSA 质量管理工具可有效降低住院患者 2 期及以上压力性损伤发生率，达到预期改进效果。

一、P 阶段

（一）主题选定

国家卫生健康委将预防住院患者 2 期及以上压力性损伤发生率列入三级医院评审标准重点专业质量控制指标。2022 年我院新院区开始投入使用，收治患者数增加，危重患者数增加，住院患者 2 期及以上压力性损伤发生率明显增高。2022 年共发生住院患者 2 期及以上院内压力性损伤 22 例，发生率为 0.033%，其中骶尾部压力性损伤占比较高；19～64 岁占比较高（图 16-1）。因缺乏规范化的专科管理、专科人才储备不足等增加了压力性损伤发生的风险，导致患者身体痛苦、耗费医疗资源、延缓患者整体康复等问题。

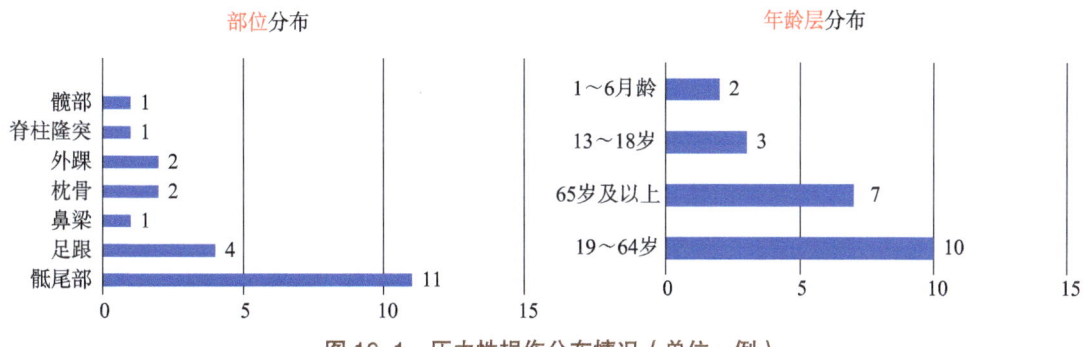

图 16-1 压力性损伤分布情况（单位：例）

（二）改进依据

1.《预防 ICU 和手术室压力性损伤过程质控工具包（推荐版）》（国家卫生健康委医院管理研究所 2023 年发布）。

2.《成人失禁相关性皮炎的预防与护理》（中华护理学会团体标准，T/CNAS 35—2023）。

3. 2019 年版《压力性损伤的预防和治疗：临床实践指南》（由欧洲压力性损伤顾问委员会、美国国家压力性损伤咨询委员会及泛太平洋压力性损伤联盟联合制定）。

（三）监测指标

住院患者 2 期及以上压力性损伤发生率。

（四）指标定义

$$\text{住院患者 2 期及以上压力性损伤发生率} = \frac{\text{住院患者 2 期及以上压力性损伤新发生例数}}{\text{同期住院患者总数}} \times 100\%，\text{每季度。}$$

（五）目标值

2023 年住院患者 2 期及以上压力性损伤发生率 ≤ 0.022%。

（六）现况数值

2022 年住院患者 2 期及以上压力性损伤发生率为 0.033%（22/67 663）。

（七）预期延伸效益

制定 SOP 2 个，参加学术交流 1 次。

（八）原因分析

项目管理小组组织分析讨论会，对每例压力性损伤事件进行分析，通过鱼骨图从"人、料、法、机"4 个方面分析，找出 7 个主要原因，分别为压力性损伤知识缺乏、责任心不强、未动态评估、监督力度不够、敷料作用不知晓、电子病历系统未信息化、翻身技术不规范（图 16-2）。

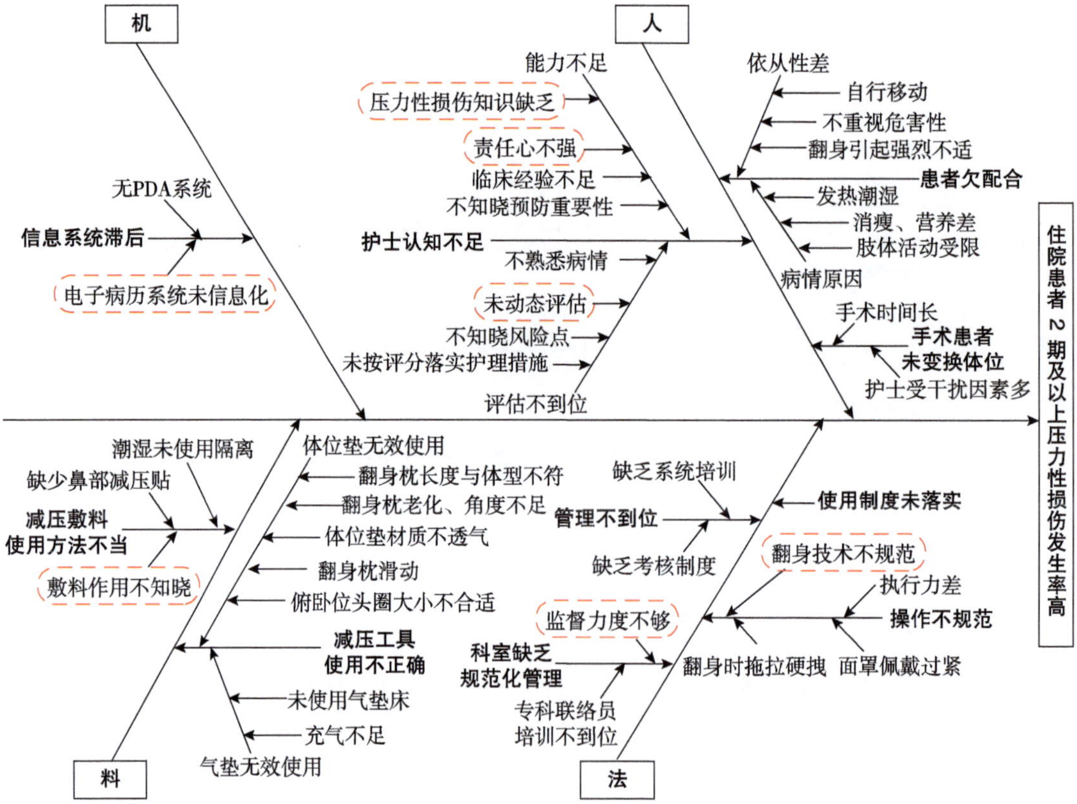

图 16-2　住院患者 2 期及以上压力性损伤发生率高的原因分析

（九）真因验证

经现场核查确认后绘制柏拉图（图 16-3），按照二八法则，找到累计百分比达 80% 的主要原因，将压力性损伤知识缺乏、翻身技术不规范、电子病历系统未信息化 3 项列入首要解决的计划中。

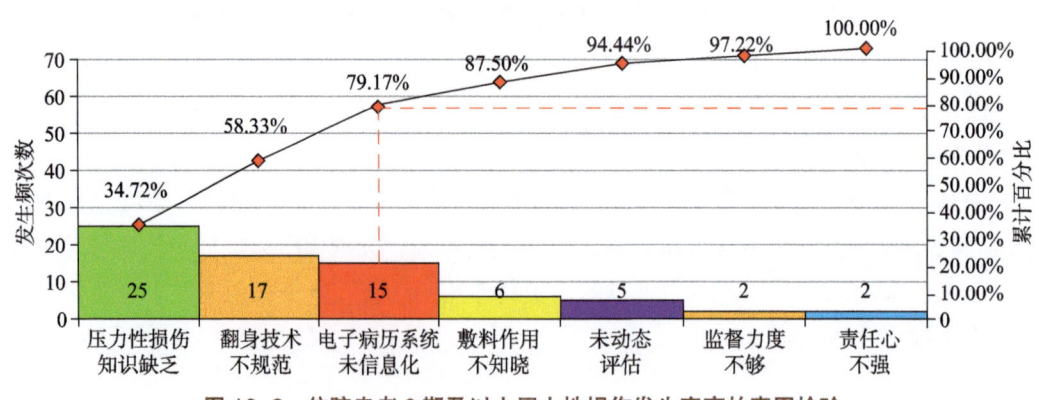

图 16-3　住院患者 2 期及以上压力性损伤发生率高的真因检验

（十）对策计划

根据真因进行充分讨论，运用 5W2H 制订相应的计划与对策（表 16-1）。

表 16-1　5W2H 实施计划

为什么做 （Why）	什么目标 （What）	怎么做 （How）	何时做 （When）	什么频率 （How often）	在哪做 （Where）	谁来做 （Who）
压力性损伤知识缺乏	护士专科理论知识和临床实践能力提高	1. 组建压力性损伤专项管理小组，制定职责、制度。根据指南标准修订《伤口、造口、失禁指引》、制定标准化操作流程 2. 成立专科护士为主的培训小组，采取理论授课、工作坊及床边指导等进行同质化培训并考核 3. 制作掌中宝评估手册便于护士随时翻阅学习 4. 专科联络员到伤口门诊轮转学习，提高联络员对压力性损伤各分期处理能力，做好科室二次培训 5. 针对重点科室进行压力性损伤知识专场培训并加强督导及考核	2023年2月	每季度	创伤中心3楼示教室	洪琼花 郑　芳 付亚娟 李　娟
翻身技术不规范	制定标准化翻身流程，改进翻身工具	1. 全院制定标准的翻身技术操作流程及视频 2. 开展角色互换专项体验活动，护士及家属切身体会翻身角度错误的不适感 3. 增加现有翻身工具数量 4. 制作新型平移单，使患者"不动式"过床 5. 对高风险患者及家属加强相关知识普及	2023年3月	每月	各病区	徐　鄰 郑伊文
电子病历系统未信息化	完善电子病历系统，构建智慧化病房	1. 完善电子病历系统，在护理系统一览表及电子交互平台显示压力性损伤高风险患者信息 2. 引入 PDA 设备，PDA 系统设置翻身提醒，每2小时提醒及时翻身 3. 落实 SBAR 交班模式，责任护士掌握高风险患者的风险因素，班班交接，有变化及时记录	2023年2月	每月	各病区	饶晶晶

二、D 阶段

（一）提高护士专科理论知识和临床实践能力

1.组建压力性损伤专科小组，明确职责分工，修订《伤口、造口、失禁指引》及制定压力性损伤预防的标准操作流程（图16-4、图16-5）。

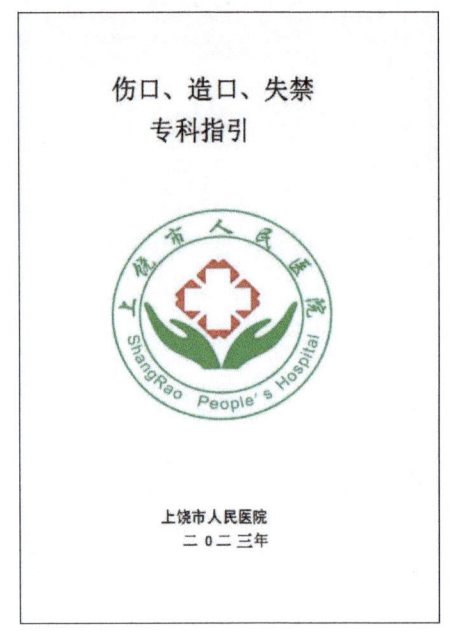

图16-4 修订《伤口、造口、失禁专科指引》　　图16-5 压力性损伤预防标准操作流程

2.成立以专科护士为主的培训小组，采取理论授课、工作坊及床边指导等方式进行同质化培训并考核（图16-6、图16-7）。制作掌中宝评估手册便于护士随时翻阅学习。

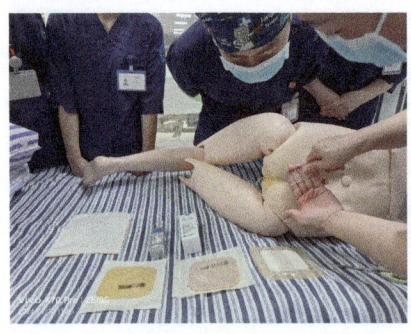 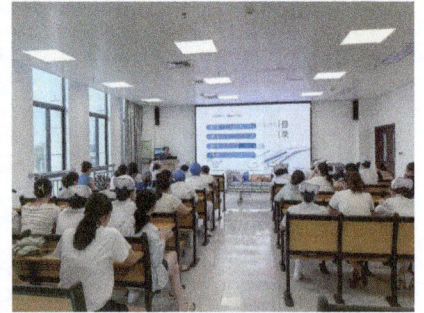

图16-6 工作坊　　　　　　　　　图16-7 理论授课

3.科室设置专科联络员，每月到伤口门诊轮转学习，提高联络员对压力性损伤各分期的处理能力，做好科室二次培训（图16-8）。

4. 对手术室、ICU 进行压力性损伤知识专场培训，解读《预防 ICU 和手术室压力性损伤过程质控工具包（推荐版）》。通过系统培训后，每季度对联络员进行理论考核及现场实操考核（图 16-9）。

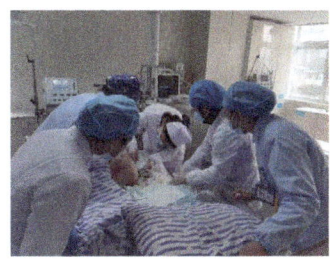 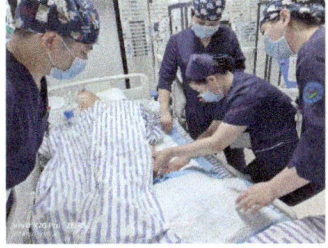 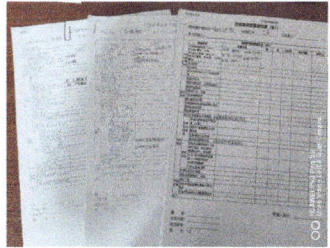

图 16-8　伤口造口轮转及培训　　　　图 16-9　现场实操考核及查检

（二）制定翻身标准化流程，改进翻身工具

1. 全院制定标准的翻身技术操作流程及视频，明确指出翻身后患者双下肢应保持微屈，双腿间夹一软枕，可有效减轻骶尾部的压力，专科小组成员针对薄弱科室进行翻身技术的实地演练（图 16-10）。

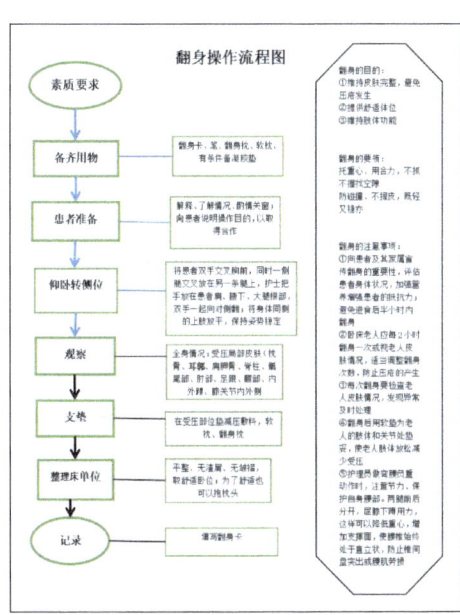 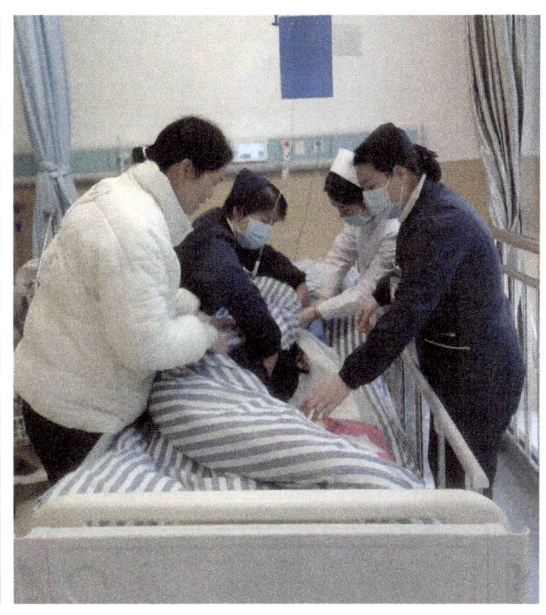

图 16-10　翻身操作流程图及翻身演练

2. 开展角色互换专项体验活动，护士及家属切身体会翻身角度错误的不适感。增加现有翻身工具数量，增加软枕；改进现有翻身工具，肩背及腰背部使用楔形翻身海绵软垫（图 16-11）。

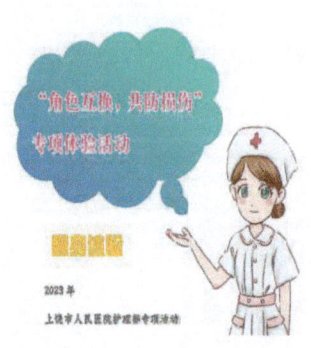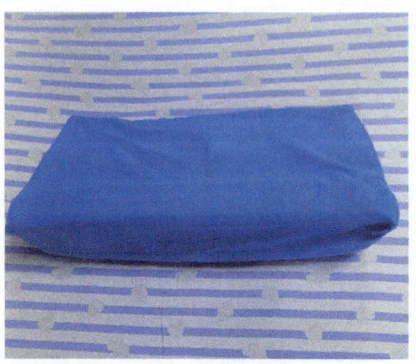

图16-11 "角色互换,共防损伤"专项体验活动及楔形翻身海绵软垫

3.制作新型平移单,使患者"不动式"过床,减少患者变换体位过程中产生的摩擦力,以免造成二次损伤。变换体位时检查体位的摆放是否合理,以及支撑面是否有效。制作压力性损伤预防手册,对高风险患者及家属加强培训与宣传,共同防范(图16-12)。

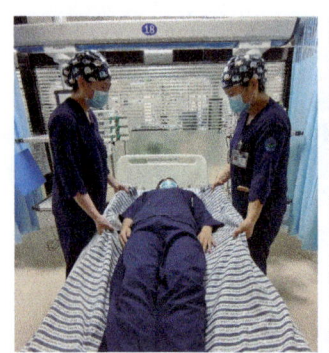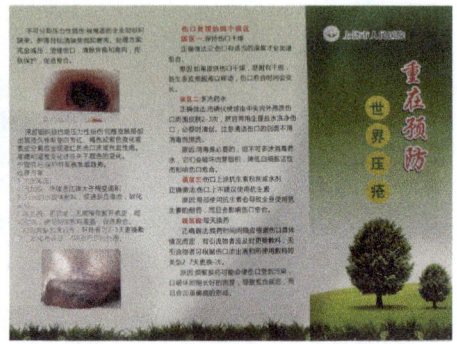

图16-12 平移单"不动式"过床及压力性损伤预防手册

(三)完善电子病历系统,构建智慧化病房。

1.完善电子病历系统,将各种表单融合至移动护理系统,风险等级在一览表、电子交互平台上显示,便于各环节护理人员知晓该患者风险等级,数据可集中抓取(图16-13)。

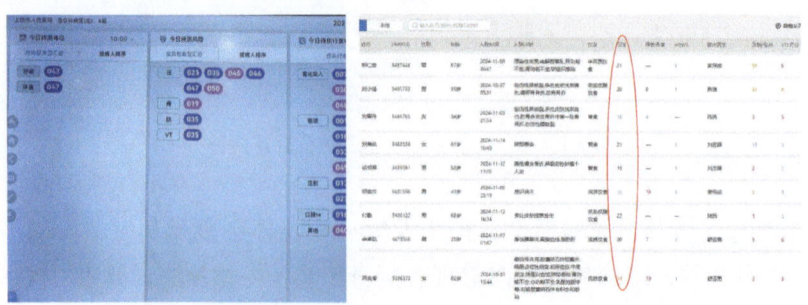

图16-13 电子交互平台及压力性损伤风险一览表样式

2. 引入 PDA 设备，PDA 系统设置翻身提醒，每 2 小时发出提示音提醒护理人员及时为患者翻身。落实 SBAR 交班模式，责任护士掌握高风险患者的风险因素，班班交接，有变化及时记录（图 16-14）。

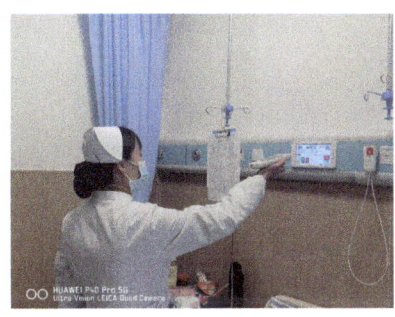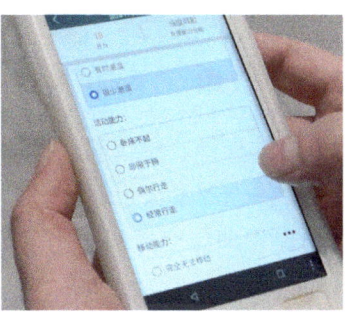

图 16-14　PDA 系统扫码设置翻身提醒

三、S 阶段

通过制定标准化翻身流程及视频、开展多元化培训及考核、构建"智慧化病房"3 项措施，住院患者 2 期及以上压力性损伤发生率由 0.033% 降至 0.018%（16/86 735）。通过开展系统地、多元化培训，以及改进翻身工具、制作操作视频等措施，护士压力性损伤相关知识掌握率由原来的 75.09% 上升至 95.86%，翻身不规范发生率由原来的 65.16% 下降至 25.03%，达到预期制定的目标值（图 16-15）。

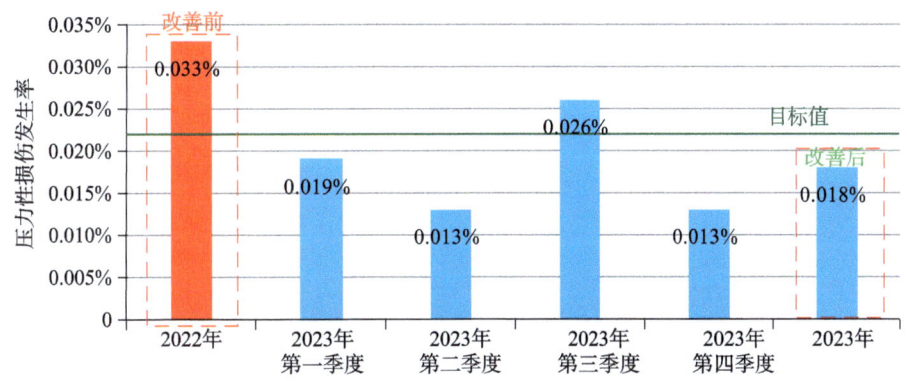

图 16-15　住院患者 2 期及以上压力性损伤发生率改善前后对比

四、A 阶段

1. 建立并完善压力性损伤专科小组管理体系，修订《伤口、造口、失禁专科指引》，规范压力性损伤预防及护理管理制度流程，制定标准的翻身技术操作流程及视频。实现闭环式、综合性、连续性管理，全方位提高质量改进效率。

2. 依托护理学会主委单位，将 SOP、视频、过程管控包等标准化材料下发本市县各级医疗机构，充分发挥"传、帮、带"的作用，使预防压力性损伤措施落实同质化、规范化。

3. 自制的新型平移单，患者"不动式"过床，全院 40 个科室推广使用。

五、项目团队介绍

本项目团队由护理部、急诊科、ICU、伤口造口门诊、呼吸科 ICU、营养专科门诊的工作人员组成。护理部牵头组织，负责总体规划和部署；急诊科、ICU 负责规范压力性损伤预防及护理管理制度流程，制定标准的翻身技术操作规程、视频；伤口造口门诊、呼吸科 ICU、营养专科门诊负责修订《伤口、造口、失禁专科指引》及其他事项（表 16-2、图 16-16）。

表 16-2 项目团队成员

姓名	部门	职称	参与内容
洪琼花	护理部	副主任护师	组建专科团队、制定方案、项目把控
饶晶晶	护理部	主管护师	收集数据、信息系统改进
徐 粼	急诊科	主管护师	制定压力性损伤预防流程
郑 芳	护理部	副主任护师	制定制度、流程、指引
郑伊文	ICU	主管护师	平移单的制作与推广
林 敏 汪 莹	伤口造口门诊	主管护师	制作宣传册
俞海英	营养专科门诊	主管护师	参与营养方案制定
付 亚	呼吸科 ICU	主管护师	培训与考核
李 娟	普外科	主管护师	培训与考核

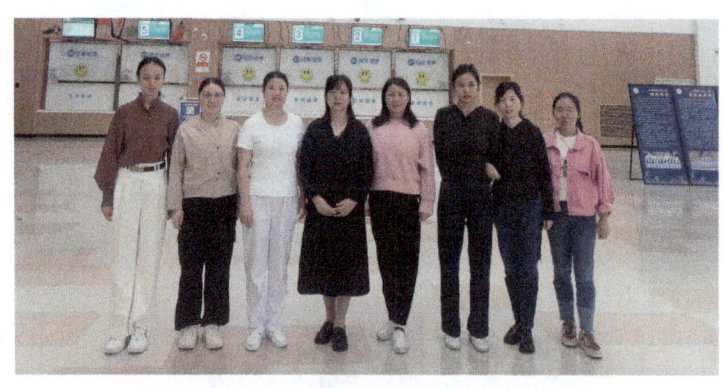

图 16-16 项目团队部分成员合影

案例 17　降低神经重症管饲肠内营养患者误吸发生率

项目负责人：十堰市太和医院　夏俊琳，姚虹，徐秀晴

项目起止时间：2023 年 3—12 月

概述

1. 背景和目的：对于昏迷、危重、不能经口进食的患者常通过鼻饲给予营养支持或药物治疗，以利于其早日康复。但鼻饲患者可因意识模糊、吞咽功能障碍、体位改变、胃管位置不当、胃潴留等情况而发生误吸。因此，误吸是行肠内营养（enteral nutrition，EN）支持患者最严重的并发症之一。研究显示由于疾病部位的特殊性，神经外科患者发生误吸的风险率约为 52.00%，且一旦发生，将会导致急性肺损伤，增加致残率与致死率、延长住院时间、降低满意度；医疗纠纷发生率也将上升。

2. 方法：运用 PDSA 质量管理工具制定神经重症管饲肠内营养误吸相关指标。制定预防误吸质量评价标准、误吸评估筛查及处理流程、胃潴留患者管理流程、早期喂养标准化流程指引，完成 EN 分次鼻饲操作、EN 输注操作、鼻胃管（鼻肠管）输注营养液操作等 SOP，构建神经重症管饲肠内营养支持患者护理策略，降低误吸发生率。

3. 结果：神经重症管饲肠内营养患者误吸发生率下降至 1.69%，医护人员预防误吸的管理能力、知识及技能水平均大幅提升。

4. 结论：运用 PDSA 质量管理工具可有效降低误吸发生率，保障医疗质量安全。

一、P 阶段

（一）主题选定

2022 年神经重症管饲肠内营养患者误吸发生率为 10.32%，主要问题集中在医务工作者对误吸的关注不足、预防理念滞后和管理措施不清晰等。为切实解决现存问题，制定降低神经重症管饲肠内营养患者误吸发生率的改进项目。

（二）改进依据

1.《成人危重症患者营养支持治疗实施与评价指南》（2016 年），由美国肠外肠内营养学会（American Society for Parenteral and Enteral Nutrition，ASPEN）和重症医学会（Society of Critical Care Medicine，SCCM）共同制定。

2.《神经重症患者肠内喂养护理专家共识》（2022 年），由中华护理学会重症护理专业委员会和北京医学会肠外肠内营养学分会护理学组共同制定。

（三）监测指标

神经重症管饲肠内营养患者误吸发生率。

（四）指标定义

$$神经重症管饲肠内营养患者误吸发生率 = \frac{神经重症管饲肠内营养患者误吸例次数}{同期神经重症管饲肠内营养患者总人数} \times 100\%，每年。$$

（五）目标值

2023年神经重症管饲肠内营养患者误吸发生率≤3.00%。

（六）现况数值

2022年神经重症管饲肠内营养患者误吸发生率为10.32%（32/310）。

（七）预期延伸效益

制定流程6个，获批实用新型专利1项，发表论文1篇，会议投稿1篇。

（八）原因分析

小组成员通过讨论找到9个主要原因，分别为进食评估不到位、EN喂养方式不当、人工气道管理不当、健康宣教不完善、误吸风险评估处置能力不足、误吸专项督查不到位、置管位置长度不够、误吸培训知识欠缺及缺乏专业团队指导（图17-1）。

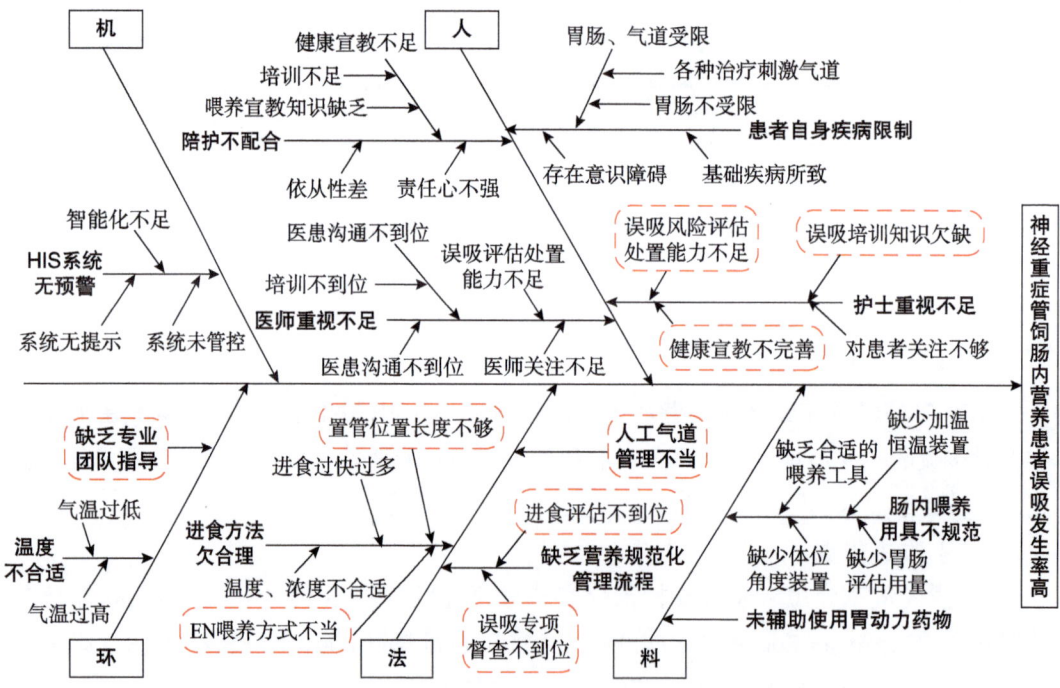

图17-1 神经重症管饲肠内营养患者误吸发生率高的原因分析

（九）真因验证

经现场核查确认后绘制柏拉图（图17-2），根据二八法则，找到累计百分比达80%的主要原因，将进食评估不到位、EN喂养方式不当、人工气道管理不当、健康宣教不完善、误吸风险评估处置能力不足、误吸专项督查不到位等 6 项列入首要解决的计划中。

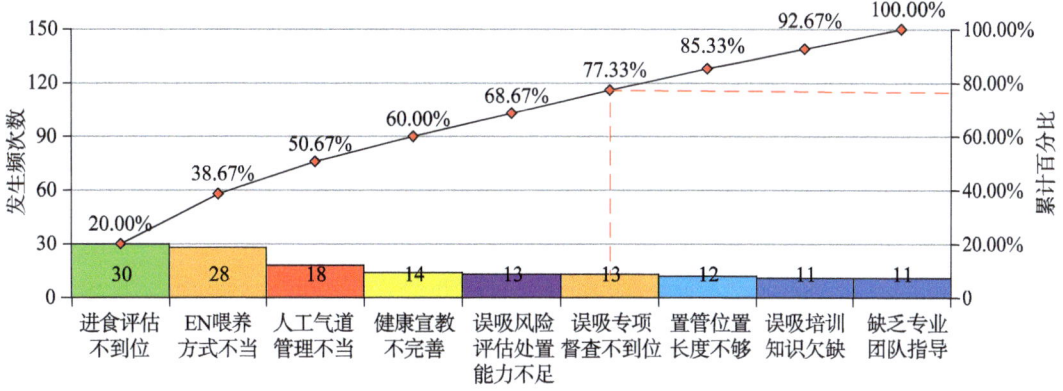

图 17-2　神经重症管饲肠内营养患者误吸发生率高的真因验证

（十）对策计划

小组成员利用 5W2H 分析法，制订相应计划与对策（表 17-1）。

表 17-1　5W2H 实施计划

为什么做（Why）	什么目标（What）	怎么做（How）	何时做（When）	什么频率（How often）	在哪做（Where）	谁来做（Who）
进食评估不到位	规范误吸风险评估流程	1. 改进 EN 患者置管技术预防误吸 2. 改进 EN 置管位置确认方式 3. 评估胃残余量，制定胃潴留管理流程	2023 年 5 月	每月	病区	姚虹 任漠婕
EN 喂养方式不当	结合六防六度，优化 EN 喂养流程	1. 角度：利用辅助用具（床头高度参照条、高精度/数显倾角仪、乳胶枕等），提升抬高床头执行率 2. 温度：采用温控用具确保温度适宜 3. "两度"：制定早期肠内喂养流程，使速度和浓度可以精准过渡 4. 适应度：制定方案提升适应度，减少胃潴留发生	2023 年 5 月	每月	病区	徐秀晴 刘春丽

续表

为什么做 （Why）	什么目标 （What）	怎么做 （How）	何时做 （When）	什么频率 （How often）	在哪做 （Where）	谁来做 （Who）
人工气道管理不当	通过气道管理新举措，降低误吸发生率	1. 采用圆锥形套管保证气囊与气道黏膜贴合，降低囊上滞留物下移的风险 2. 改良式气囊压监测，减少测压过程中压力损失	2023年6月	每月	病区	徐秀晴 刘春丽
健康宣教不完善	通过多元化宣教，提高患者重视程度	制定预防误吸的健康教育清单，误吸科普视频库，利用语音广播、床头屏、视频号、手册、展板等多种形式宣教	2023年6月	每月	病区	姚 虹 任潆婕
误吸风险评估处置能力不足	提升医护知识、技能水平	1. 针对三类人群，围绕三大重点（基础知识、基本技能、循证能力）进行培训 2. 编写标准化误吸案例，应用客观结构化临床考试（objective structure clinical examination, OSCE）、真实情景模拟演练	2023年6月	每月	病区	姚 虹 徐秀晴
误吸专项督查不到位	实现误吸防范质量指标监测常态化	1. 肠内营养患者预防误吸从结构、过程、结果三维质量指标监测 2. 制定误吸预防质量评价标准，将标准导入APP，图表一键生成，实现质控报告多维度反馈	2023年6月	每月	病区	徐秀晴 刘春丽

二、D 阶段

（一）规范误吸风险评估流程

1. 改进置管技术：误吸风险为高风险或肠内营养≥4周的患者选择鼻肠管置管，进行幽门后喂养。误吸风险为中风险或<4周的患者选择鼻胃管置管，但是增加了置入长度，保证胃管前端能到达或接近幽门，营养液不易反流，让喂养更安全（《神经重症患者肠内喂养护理专家共识》）。

2. 改进置管位置确认方式：首次置入改进为X线透视确认法；日常判断采用"3+1"联合法判断，增加"胃液pH值测定"方式，根据pH值精准判断置管位置（图17-3）。

护理类

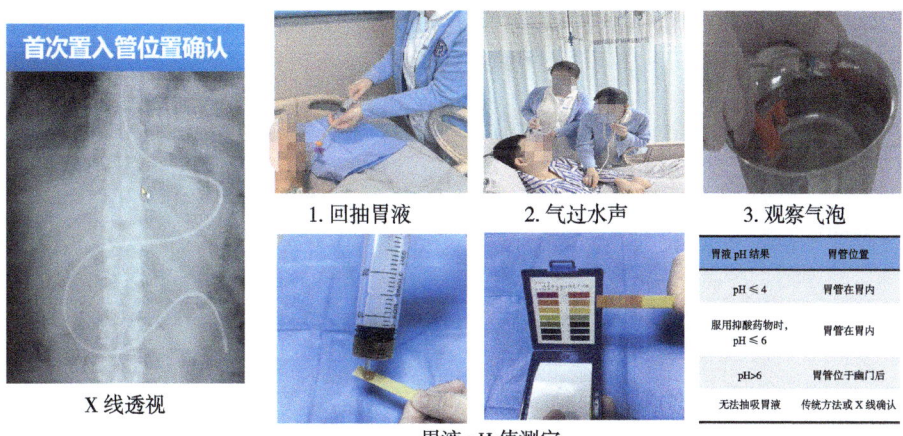

图 17-3　改进置管位置确认方式

3. 制定胃潴留患者的具体管理流程（图 17-4），根据胃残余量动态调整肠内营养液的速度和种类。

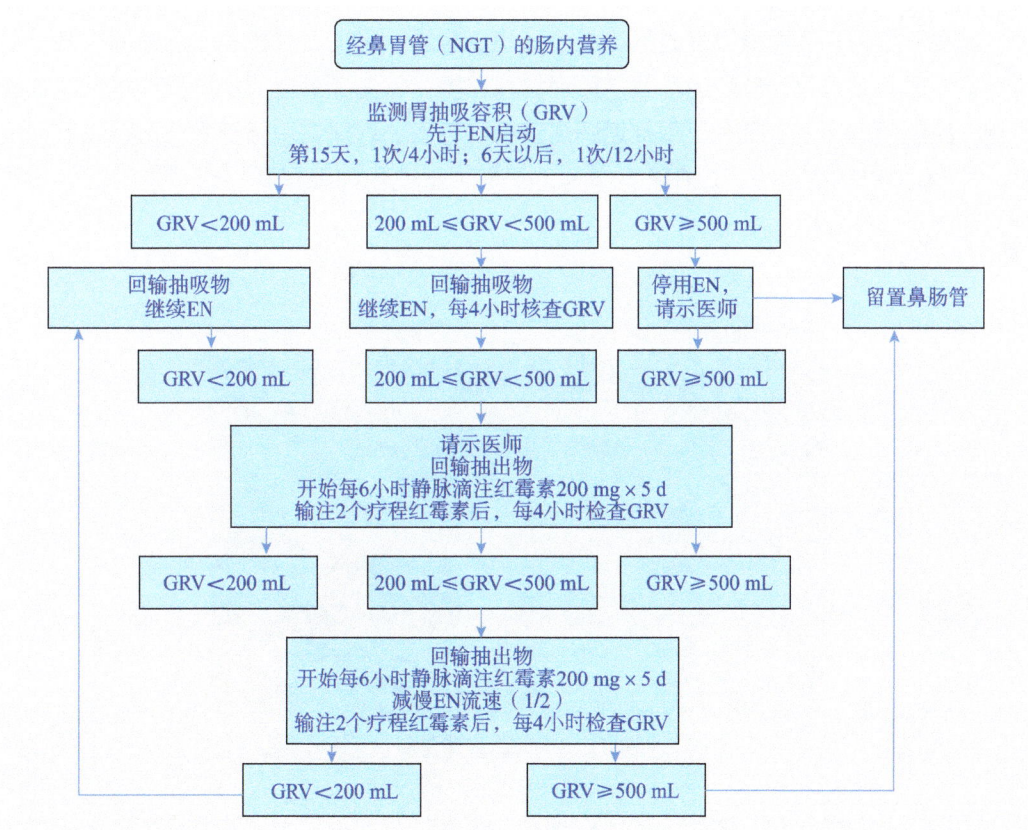

图 17-4　胃潴留规范化管理流程

（二）结合肠内喂养"六防六度"原则，优化肠内喂养流程

1. 体位管理：设立床头高度参照条，护士在抬高床头时更加便捷，可直观查看角度；同时使用一种高精度/数显倾角仪，精准直观显示角度值；将柔韧性强、回弹性好的乳胶枕垫置在骶尾部，避免皮肤压红。通过体位管理的创新，提升"抬高床头的执行率"（图17-5）。

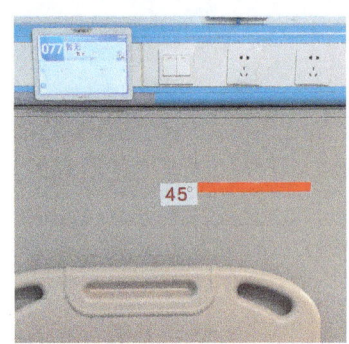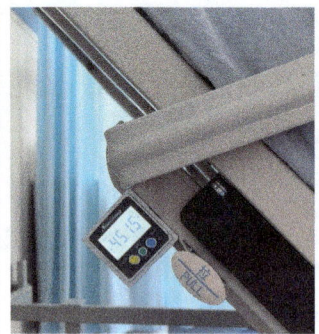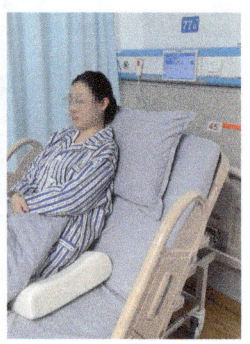

图17-5 体位管理创新

2. 温度管理：营养液温度过低，易导致患者胃肠不耐受，发生恶心、呕吐，甚至引起误吸。因此，在营养液转运环节使用保温箱保温，输注环节应用保温袋和可视化加温器持续控制温度。由于各种原因推迟肠内营养的患者，以往使用温开水浸泡加热，温度难以控制，频繁试温增加了护理工作量，于是创新使用加温仪，加热温度准确、易控制，提高了工作效率（图17-6）。

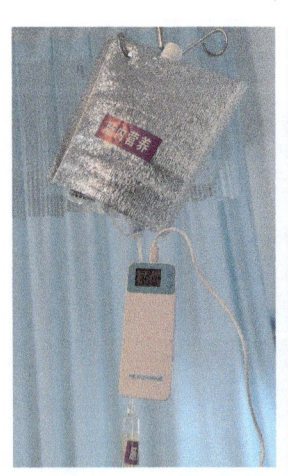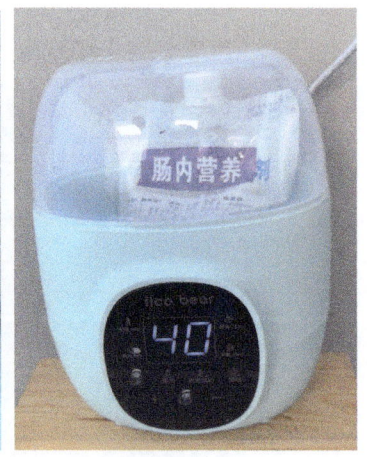

图17-6 温度管理创新

3. 制定早期肠内喂养流程：首次置管后，先鼻饲温开水，每4小时进行胃肠耐受性

评估，根据评估结果运用营养泵匀速泵入，实现速度和浓度的精准过渡，使早期肠内喂养规范化（图17-7）。

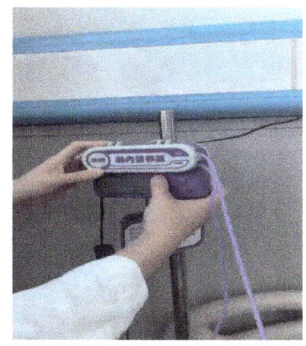

时间	速度（mL/h）	容量（mL）
Day1	10	200
Day2	20	400
Day3	30	600
Day4	40	800
Day5	50	1000

图17-7 早期喂养规范流程

4.多学科协作：通过药物干预+康复联合治疗（图17-8），改善胃肠道功能，提升适应度，减少胃潴留发生。

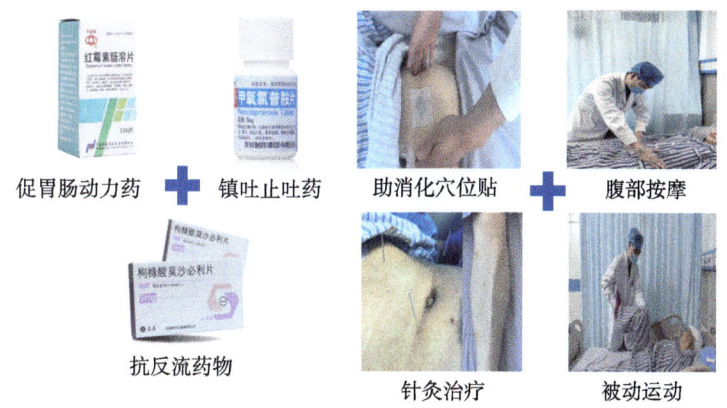

图17-8 药物干预+康复联合治疗

（三）通过气道管理新举措，减少误吸的发生

1.采用圆锥形套管、声门下吸引，有效减小囊上滞留物沿气囊缝隙下移造成的微误吸发生。

2.气管套管气囊上方易积聚分泌物，传统测压法在测压瞬间会造成气囊压力的快速下降，气囊体积变小，造成囊上分泌物的下移，增加误吸风险；改良测压技术后，在测压时增加三通开关，有效减少了测压过程中的压力损失（图17-9）。

3.对人工气道患者进行言语和呼吸功能训练时，在气管套管处安装一个单向通气阀门（图17-10），降低误吸风险。

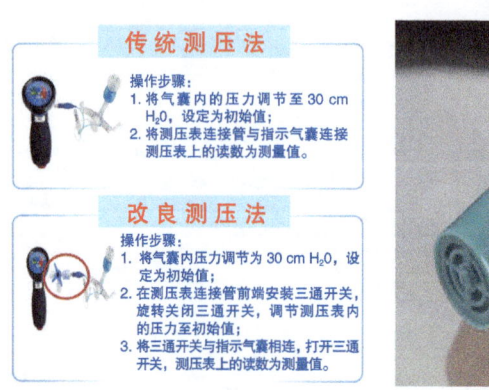
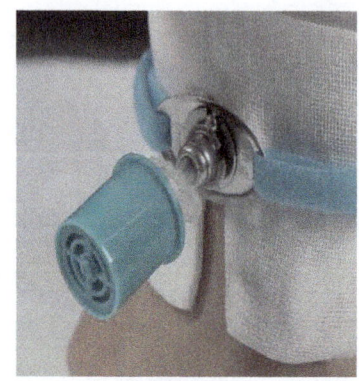

图 17-9　改良气囊测压法　　　图 17-10　吞咽训练用具创新

（四）通过多元化健康教育，改善患者就医体验

在健康教育方面，使用床头屏、视频号、手册宣教及展板宣教等多种形式（图 17-11），随时随地满足患者健康需求，提升患者就医体验。

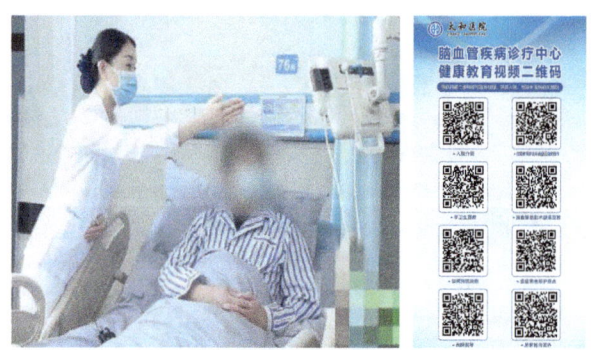

图 17-11　多元化健康教育

（五）提升医护知识、技能水平

针对三类人群（主管医师、责任护士及误吸管理员）、围绕三大重点（基础知识、基本技能及循证能力）进行培训，提升医护人员预防误吸的知识水平；通过编写标准化误吸案例、应用 OSCE 及真实情景模拟提升技能水平（图 17-12）。

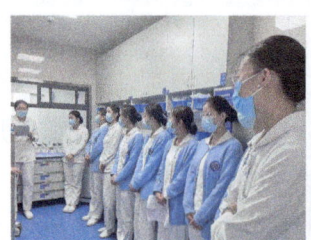
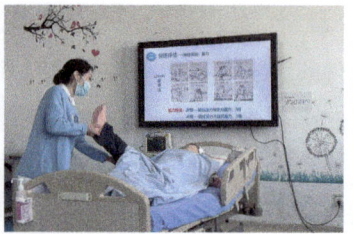

图 17-12　OSCE 技能培训

（六）实现误吸防范质量指标监测常态化、信息化

肠内营养患者预防误吸从结构、过程、结果三维质量指标进行监测（图17-13）。制定误吸预防质量评价标准，将标准导入APP（图17-14），图表一键生成，实现质控报告信息化多维度反馈，质量持续改进。

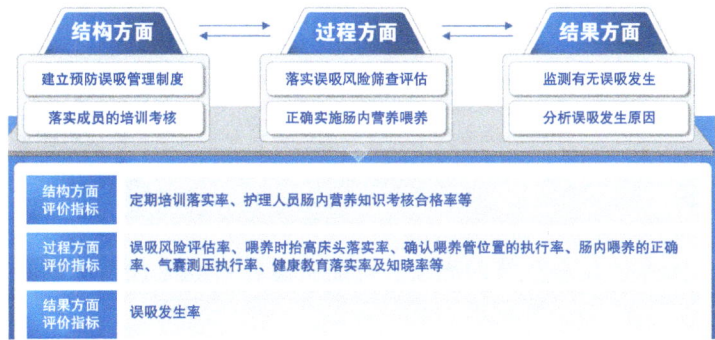

图17-13　三维质量指标监测

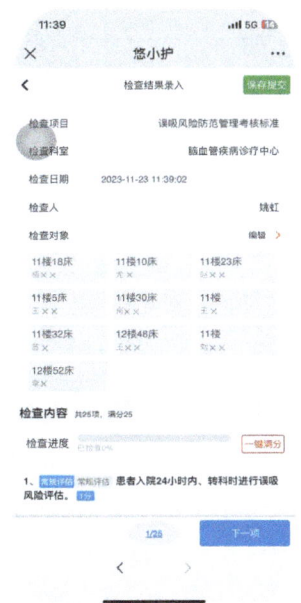

图17-14　误吸评价标准质控信息化

三、S阶段

2023年神经疾病诊疗中心共收治肠内营养支持患者296例，发生误吸5例，误吸发生率由改善前的10.32%下降至1.69%（图17-15），达到预期设定目标，改善幅度为83.62%。

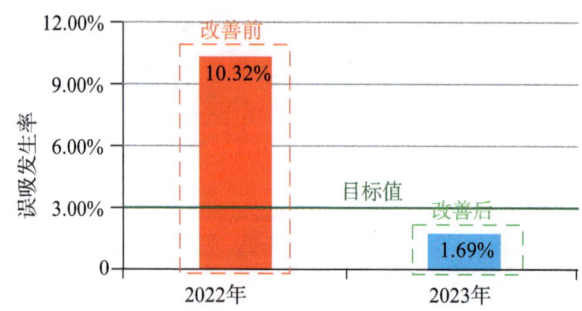

图 17-15　神经重症管饲肠内营养患者误吸发生率改善前后对比

四、A 阶段

1. 制定了误吸评估筛查及处理流程、胃潴留患者管理流程及早期喂养标准化流程（图 17-16）。

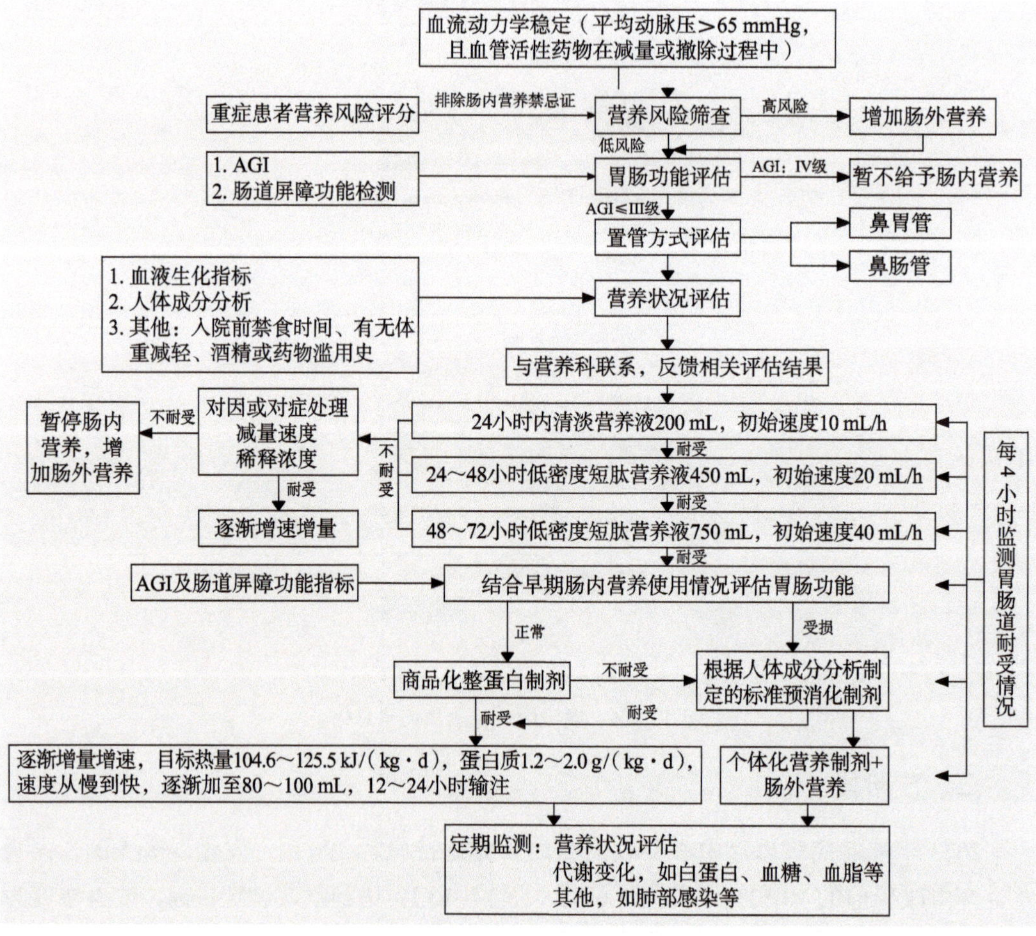

图 17-16　早期喂养标准化流程

2. 完成 EN 分次鼻饲操作流程、EN 输注操作流程及鼻胃管（鼻肠管）输注营养液操作流程等多样化 SOP（图 17-17），使流程更加细化。

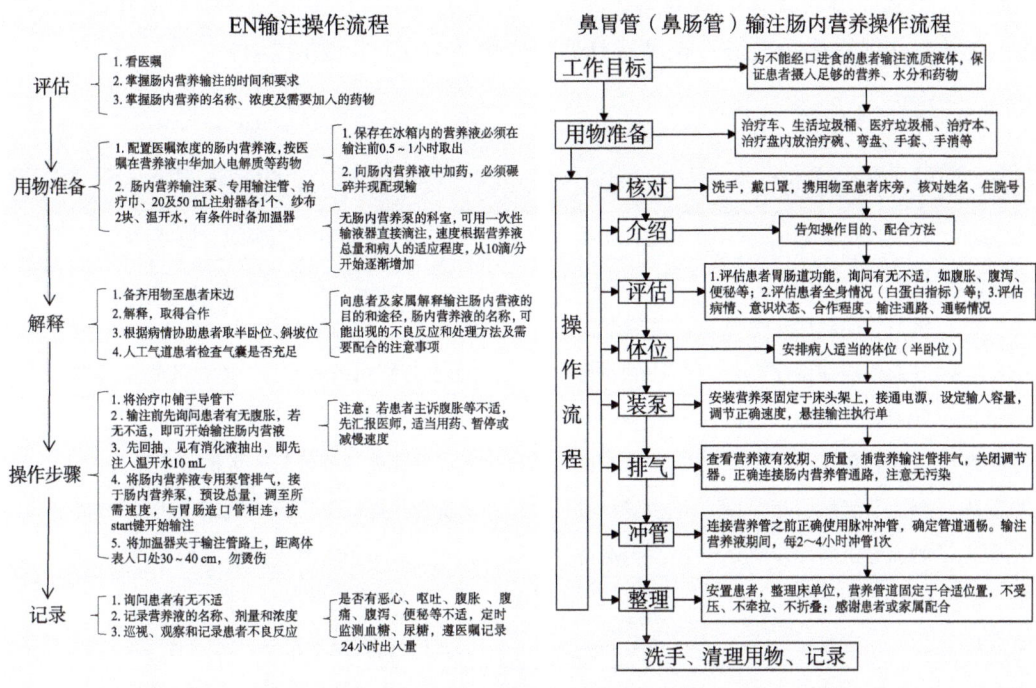

图 17-17 肠内喂养标准化流程

3. 以智慧、创新、人文为特色，在肠内营养支持患者管理中不断创新，实现标准化的预防误吸管理，改善患者就医体验。

4. "居家肠内营养健康科普"在湖北省科普讲解大赛中荣获二等奖，项目的实施获得实用新型专利 1 项，在期刊上发表文章 2 篇（图 17-18）。

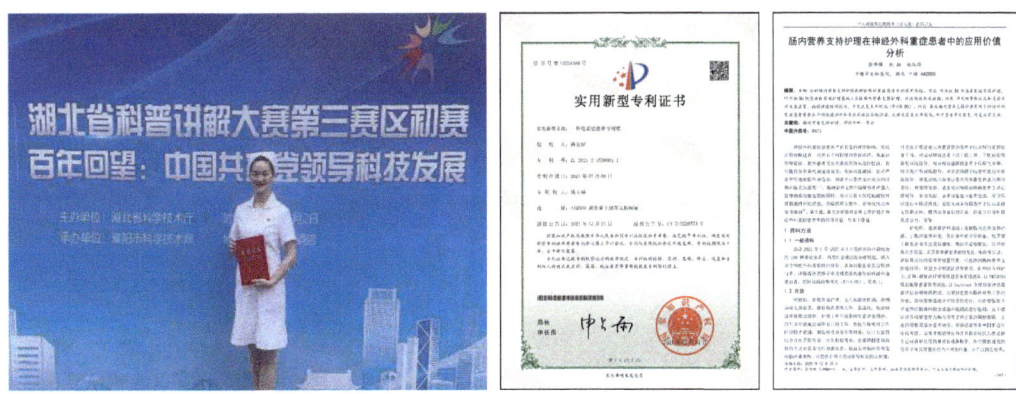

图 17-18 获得荣誉及科研成果

五、项目团队介绍

本项目团队由护理部、脑血管疾病诊疗中心、药学部、康复科及营养科的工作人员组成。团队成员均具有丰富的质量改进经验及专科经验,多部门多学科协作,分工明确,交叉合作促进质量改进,保障医疗质量安全(表17-2、图17-19)。

表17-2 项目团队成员

姓名	部门	职称	参与内容
王 娜	护理部	主任护师	总体负责、组织、协调
夏俊林	护理部	副主任护师	总体负责、组织、协调
姚 虹	脑血管疾病诊疗中心	主管护师	项目质量控制、协调
徐秀晴	脑血管疾病诊疗中心	主管护师	负责方案组织和推行,数据收集及分析
刘春丽	脑血管疾病诊疗中心	主管护师	负责组织,沟通及分配
任漠婕	脑血管疾病诊疗中心	主管护师	负责具体任务推行,数据收集及分析
罗志丹	脑血管疾病诊疗中心	主管护师	负责具体任务推行,数据收集及分析
吴永强	脑血管疾病诊疗中心	主治医师	负责具体任务推行
杨 敏	药学部	副主任药师	负责技术指导,医护合作
王 巍	康复科	主管技师	负责技术指导,医护合作
汤 敏	营养科	—	负责技术指导,医护合作

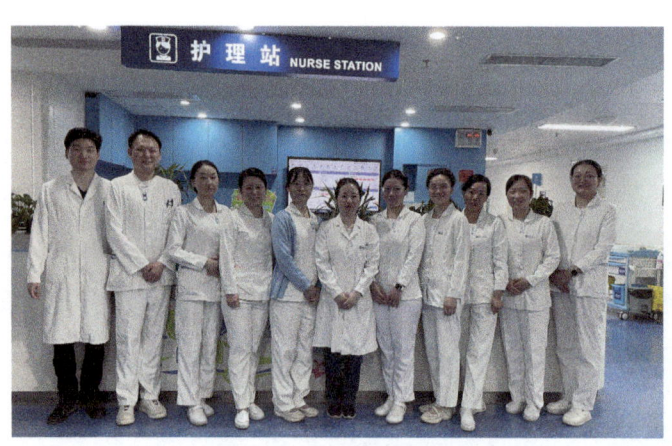

图17-19 项目团队成员合影

参考文献

[1] 张晓梅,周春兰,周宏珍,等.脑卒中病人误吸预防的标准化护理流程及措施：基于循证及德尔菲函询法的专家共识[J].护理研究,2020,34(1):1-8.

[2] 中华护理学会重症护理专业委员会,北京医学会肠外肠内营养学分会护理学组.神经重症患者肠内喂养护理专家共识[J].中华护理杂志,2022,57(3):261-264.

[3] 桑素娟,王盈盈,李丽楠,等.胃管抽吸物pH测试法用于胃管位置定位的研究进展[J].中华胃肠内镜电子杂志,2023,10(2):131-135.

[4] 米元元,沈月,王宗华,等.机械通气患者误吸预防及管理的最佳证据总结[J].中华护理杂志,2018,53(7):849-856.

[5] 邓伟,闫静,吴伶慧,等.ICU人工气道患者气囊周围微误吸预防及护理的证据总结[J].中华护理教育,2023,20(7):870-877.

[6] THIBAULT R,GRAF S,CLERC A,et al. Diarrhoea in the ICU：respective contribution of feeding and antibiotics[J]. Crit Care,2013,17(4):R153.

案例 18 降低复发性流产患者抗凝剂皮下注射出血率

项目负责人：咸阳彩虹医院 马莹
项目起止时间：2021 年 7—9 月

概述

1. 背景和目的：复发性流产发病率呈上升趋势，已成为女性生殖健康领域的重要问题，针对病因（自身免疫性疾病，如抗磷脂综合征、系统性红斑狼疮、未分化结缔组织病等，易栓症及其他因素）需要长期使用抗凝剂，有文献显示传统的皮下注射操作流程导致皮下出血的发生率为 32.60%～88.90%，影响患者的治疗体验和依从性。因此降低皮下出血率，可确保治疗效果和安全性，同时增强患者的信心和接受度，对提高妊娠成功率及患者生活质量有重要意义。

2. 方法：运用 PDSA 质量管理工具，制定复发性流产患者抗凝剂皮下注射出血预防方案。查阅文献，制定专科药品操作规范、同质化操作流程；开展多形式、个性化健康教育并进行交接班，提高宣教效果；完善三级质控体系，发现问题及时指导，周质控会督导、月质控会整改，效果反馈达到持续改进。

3. 结果：复发性流产患者抗凝剂皮下注射出血率由 64.94% 降至 21.00%，达到最初设定的质量改进目标，质量改进有成效。

4. 结论：运用 PDSA 质量管理工具能有效降低复发性流产患者抗凝剂皮下注射出血率、规范专科用药操作流程、提高护士科研能力，达到预期目标。

一、P 阶段

（一）主题选定

复发性流产的复发风险随着流产次数的增加而上升，既往自然流产史是导致后续妊娠失败的独立危险因素，曾有 3 次以上连续自然流产史的患者再次妊娠后胚胎丢失率接近 40.00%，而复发性流产的治疗手段中，抗凝剂的使用在自身免疫性疾病、易栓症及除抗凝作用以外的其他病因治疗过程中尤为重要，常规的皮下注射方法因注射时间长，容易导致注射部位出血问题。我院 2021 年 7 月复发性流产患者抗凝剂皮下注射出血率为 64.94%，降低复发性流产患者抗凝剂皮下注射出血率，可缓解患者心理恐慌、紧张等情绪，提高患者的依从性和治疗效果。

（二）改进依据

1.《国家卫生健康委办公厅关于印发 2021 年国家医疗质量安全改进目标的通知》（国卫办医函〔2021〕76 号）目标五：提高静脉血栓栓塞症规范预防率。

（三）监测指标

复发性流产患者抗凝剂皮下注射出血率。

（四）指标定义

$$复发性流产患者抗凝剂皮下注射出血率 = \frac{抗凝剂皮下注射出血次数}{同期抗凝剂皮下注射总次数} \times 100\%，每月。$$

（五）目标值

2021年9月复发性流产患者抗凝剂皮下注射出血率为21.00%。

（六）现况数值

2021年7月复发性流产患者抗凝剂皮下注射出血率为64.94%（100/154）。

（七）预期延伸效益

制定标准化作业书1项，修订流程3个，制作规范化操作视频1个、标准化护理巡视单1个。

（八）原因分析

小组成员充分讨论及现场确认后运用头脑风暴绘制鱼骨图，进行原因分析，确定6个主要原因，分别是特殊药物皮下注射流程缺乏、长期使用抗凝剂、临床督导不及时、健康教育落实效果差、家属更换、皮下脂肪稀薄（图18-1）。

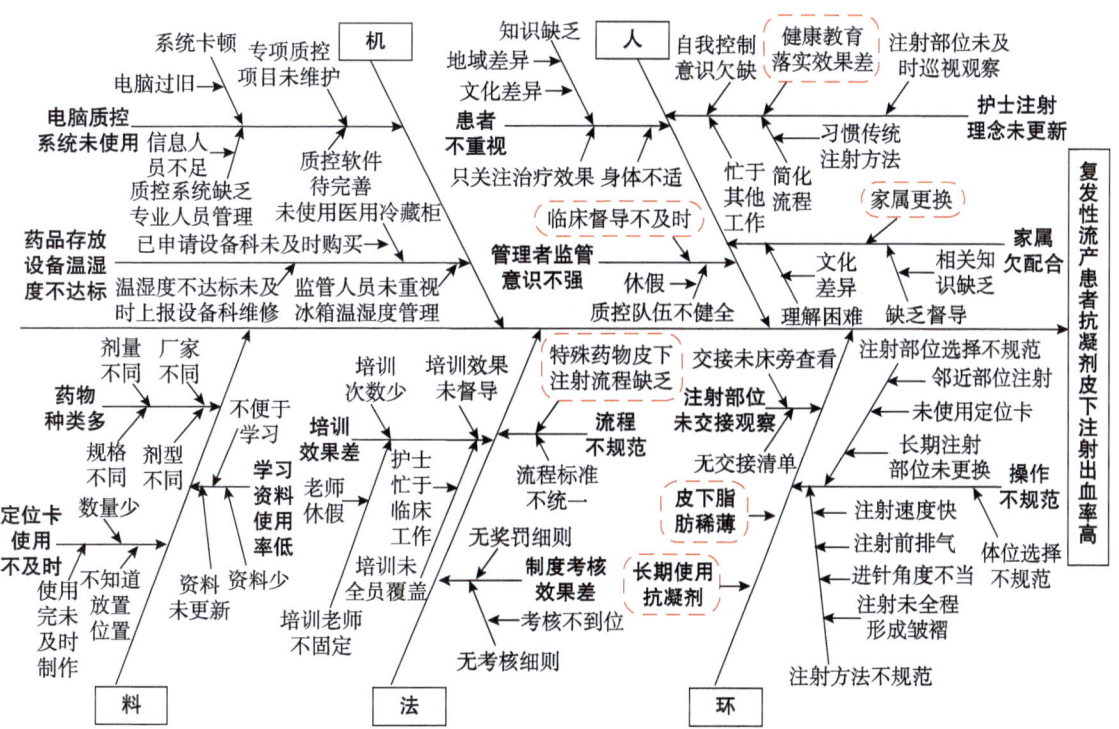

图18-1 复发性流产患者抗凝剂皮下注射出血率高的原因分析

（九）真因验证

制定真因查检表进行查验后绘制柏拉图（图 18-2），按照二八法则，找到累计百分比达 80% 的主要原因，将特殊药物皮下注射流程缺乏、健康教育落实效果差、临床督导不及时 3 项列入首要解决的计划中。

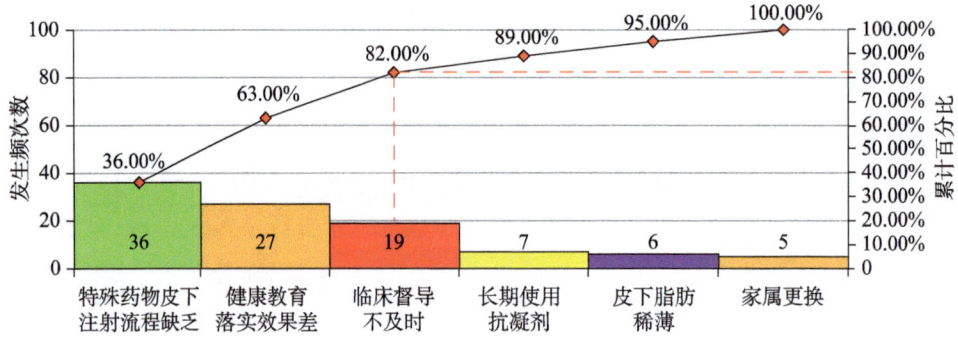

图 18-2　复发性流产患者抗凝剂皮下注射出血率高的真因验证

（十）对策计划

小组成员依据真因，经过充分讨论，运用 5W2H 制订相应计划与改进对策（表 18-1）。

表 18-1　5W2H 实施计划

为什么做 （Why）	什么目标 （What）	怎么做 （How）	何时做 （When）	什么频率 （How often）	在哪做 （Where）	谁来做 （Who）
特殊药物皮下注射流程缺乏	制定特殊药物皮下注射规范及流程	1. 修订专科药品操作规范，更新护士传统注射理念；操作规范培训考核，合格后方能临床使用	2021年8月5日	每周	妇科病区	马莹 何倩
		2. 使用腹部定位卡，按 3 个 10 秒注射原则进行注射，妊娠早期腹壁注射部位同非孕期。妊娠中晚期注射部位选择左/右侧腹壁（距脐 10 cm 处与腋前线或腋中线之间区域） 3. 注射完毕在注射卡上进行序号登记并签名，交接班时观察局部、核对序号，并交接下次注射序号	2021年8月12日	3 天	妇科病区	马莹 何倩 刘妍 陈焕 张焕 王亚娟

续表

为什么做 （Why）	什么目标 （What）	怎么做 （How）	何时做 （When）	什么频率 （How often）	在哪做 （Where）	谁来做 （Who）
健康教育落实效果差	制作多元化健康教育科普资料，提升健康教育效果	制作宣教相关科普资料	2021年8月16日	每周	妇科病区	王亚娟 何 倩
		个性化健康教育，观察、巡视、指导	2021年8月21日	每日2次	妇科病区	陈 焕 刘 妍 王亚娟
临床督导不及时	完善质控体系，加强督导力度	检查护士执行情况	2021年8月26日	每日2次	妇科病区	马 莹 何 倩
		问题反馈、督导	2021年9月2日	每日2次	妇科病区	马 莹 何 倩

二、D 阶段

（一）制定特殊药物皮下注射操作规范及流程

1.查资料，修订专科药品操作规范，更新护士传统注射理念、专病药品使用流程，落实于临床，考核合格方能使用专病药品（图18-3、图18-4）。

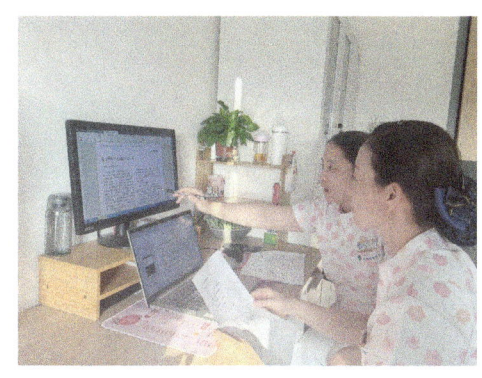

图 18-3　查阅文献修订操作规范

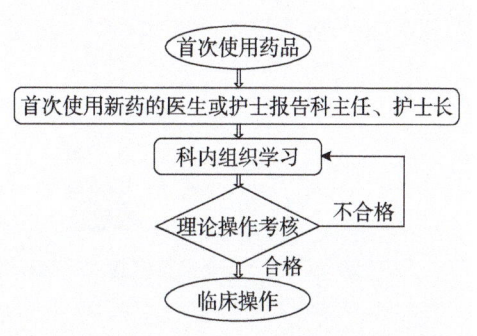

图 18-4　新药品使用流程

2.统一使用定位卡，精确腹部位置：即肚脐2 cm外（中间大孔），上下5 cm内，左右10 cm内，妊娠早期腹壁注射部位同非孕期，妊娠中晚期注射位置为左/右侧腹壁（距脐10 cm处与腋前线或腋中线之间区域），注射区域应避免选择髂前上棘最外侧区域。按3个10秒注射原则、全程保持皮肤皱褶高度不变进行注射（图18-5）。

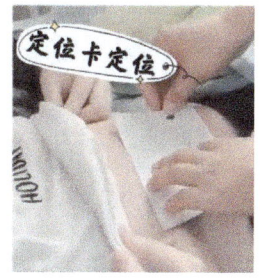

图 18-5　使用腹部定位卡

3.注射完毕在注射卡上进行序号登记并签字;交接班时进行注射部位观察及序号核对,并交接下次注射序号,避免下次近距离注射引起皮下出血。

(二)制作多元化健康教育科普资料,提高健康教育落实效果

1.评估患者的文化程度,分时间段进行个性化健康教育,便于患者理解和落实。制作宣教相关科普资料(如视频、公众号、健康教育展板、健康教育彩页等)(图18-6~图18-8)。

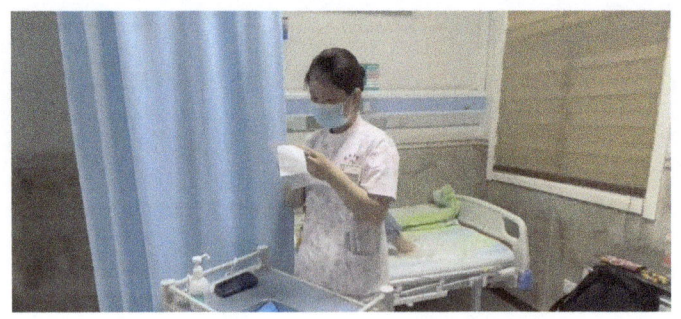

图18-6 抗凝剂皮下注射操作规范视频

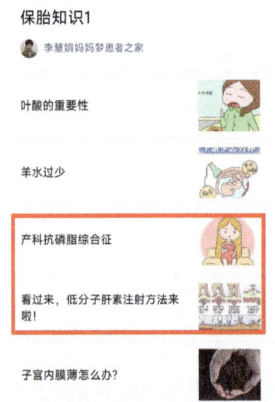

图18-7 "公众号"健康教育知识

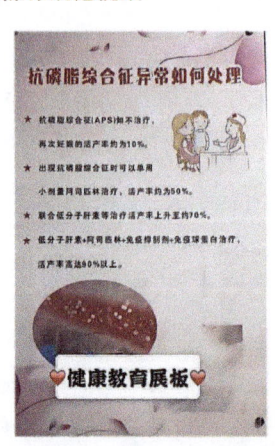

图18-8 健康教育展板

2.应用巡视单督促护士及时巡视,交接班时检查患者知晓情况,对知晓差的患者继续给予指导并继续交接。

(三)建立三级质控体系,提高临床督导力度

1.完善专项质控体系,即护士长—质控护士—护士三级质控,护士长或质控护士每日检查责任护士是否规范操作、注射卡序号登记落实情况,以及查看注射部位是否出血,及时反馈问题并立即给予督导指导(图18-9)。

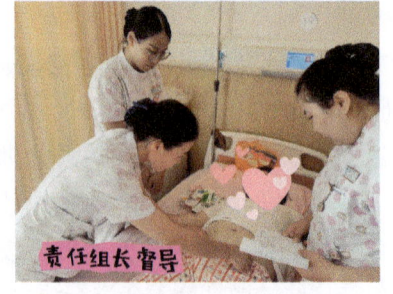

图18-9 责任组长床旁交接指导

2. 将存在问题在周质控会议上进行反馈、指导、督导,月质控会进行问题整改追踪,达到持续改进的目的(图18-10、图18-11)。

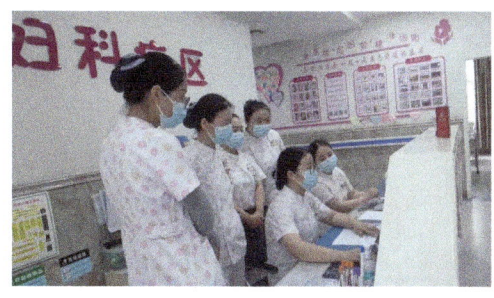
图18-10 周质控问题指导督导

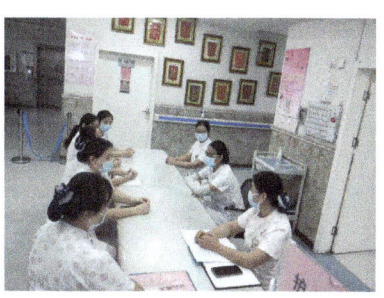
图18-11 月质控会问题整改追踪

三、S阶段

通过上述计划措施的执行落实,复发性流产患者抗凝剂皮下注射出血率由64.94%降至21.00%。低于最初设定的质量改进目标(25%),质量改进有成效。PDSA质量管理工具结合循证护理落实改进计划,提高了护士的科研能力,低年资护士查阅文献的能力和意识增强(图18-12)。

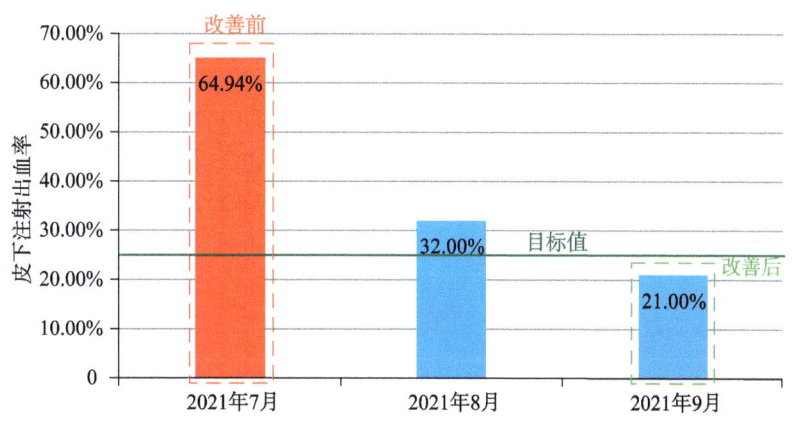
图18-12 复发性流产患者抗凝剂皮下注射出血率改善前后对比

四、A阶段

结合临床实践,从注射部位、注射体位、注射部位轮换、注射前是否排气、注射角度、注射手法、注射前是否抽回血、注射速度与拔针、注射后是否按压,健康宣教、质控督导等多方面对专科用药操作规范及流程进行修订,并在临床有效落实,提高复发性流产患者抗凝剂治疗的安全性和有效性,不仅提高了患者的治疗效果和生活质量,也增强了患者对我们团队的信任和支持。

复发性流产患者抗凝剂皮下注射出血率成果追踪效果维持良好，制定了1项标准化作业书，并被编入我院《护理操作技术规范及并发症预防处理》书中。修订流程3个，制作规范化操作视频1个、标准化护理巡视单1个，并在科主任、护士长例会上分享交流（图18-13）。

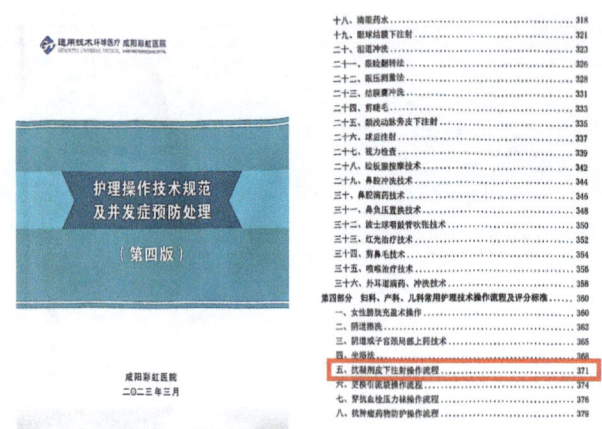

图18-13 "抗凝剂皮下注射操作流程"被编入我院《护理操作技术规范及并发症预防处理》书中

五、项目团队介绍

本项目由妇科护士长主导，科室"李慧娟妈妈梦患者之家"团队参与，护理部、质控科紧密督导协作，共同完成。护士长负责总体规划和部署；从组建团队到任务分工，从数据收集到统计分析，从对策拟定到对策实施，从录制视频到临床落实，从临床指导到持续改进，团队成员通力合作。团队成员均为业务骨干，其中4名有高级职称，2名有中级职称，大家各司其职，执行力强，积极推进该项目的进展，达到了预期设定的目标（表18-2、图18-14）。

表18-2 项目团队成员

姓名	部门	职称	参与内容
马 莹	妇科	副主任护师	组织、策划、分工、总结
李慧娟	妇科	主任医师	指导、评价
高 燕	质控科	副主任护师	追踪、督查
张 茹	护理部	副主任护师	指导、审核
何 倩	妇科	主管护师	查找对策、培训、评价、分析数据

续表

姓名	部门	职称	参与内容
张　焕	妇科	主管护师	查找对策、分析数据
王亚娟	妇科	护师	查找对策、整理数据
刘　妍	妇科	护师	落实措施、收集数据
陈　焕	妇科	护师	落实措施、制作视频

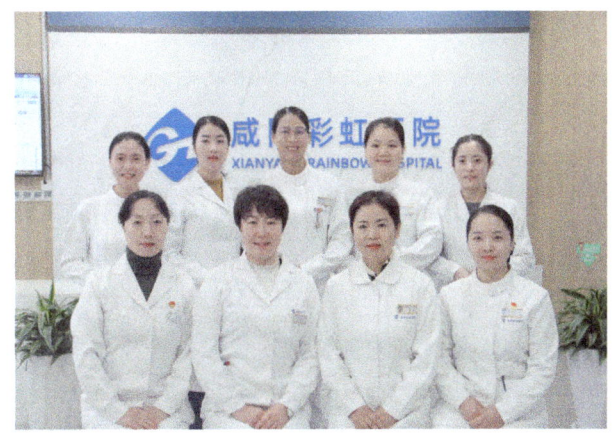

图 18-14　项目团队成员合影

参考文献

［1］低分子肝素防治自然流产中国专家共识编写组．低分子肝素防治自然流产中国专家共识[J]．中华生殖与避孕杂志，2018，38（9）：701-708．

［2］朱崇智，苏真芳．注射低分子肝素致皮下出血的研究现状[J]．全科护理，2020，18（16）：1954-1956．

［3］中华医学会妇产科学分会产科学组．复发性流产诊治的专家共识（2016版）[J]．中华妇产科杂志，2016，51（1）：3-9．

案例19　降低全麻患者术中获得性压力性损伤发生率

项目负责人：咸阳市第一人民医院　苟小慧

项目起止时间：2023年3—8月

概述

1. 背景和目的：术中获得性压力性损伤是医院内获得性压力性损伤的重要组成部分，国内外多部指南已将手术患者列为压力性损伤的高危人群，中国医院协会在2019年发布的《患者安全目标》中提出应强化围手术期安全管理。通过对我院2023年第一季度择期全麻患者术中获得性压力性损伤分布情况分析，发现尽管采取了一定的护理措施，但术中获得性压力性损伤的发生率仍较高，因此制定降低全麻患者术中获得性压力性损伤发生率改进项目。

2. 方法：运用PDSA质量管理工具降低全麻患者术中获得性压力性损伤发生率，采取维持受压局部皮肤微环境稳定、正确选择和预防性使用防压工具、规范安置手术体位、维持患者皮肤温度、保持皮肤干燥等一系列措施，并确保各项措施达到预定程度。

3. 结果：全麻患者术中获得性压力性损伤发生率显著降低，由改善前的9.58%降到改善后的5.20%，患者满意度得到提高、医护人员素养得到提升、医疗质量持续改进。

4. 结论：通过PDSA质量管理工具实现降低全麻患者术中获得性压力性损伤发生率的计划目标，达到预期效果。

一、P阶段

（一）主题选定

手术室中大手术患者因手术过程中无法通过改变体位而缓解局部压力，手术患者压力性损伤发生率达到4.70%～66.00%。调查发现我院缺少针对不同手术类型和体位限制情况的个性化预案，导致局部压力持续累积，增加了压力性损伤的风险，2023年第一季度全麻患者术中获得性压力性损伤发生率为9.58%（88/919）。患者术后恢复受到影响，增加了患者的痛苦和经济负担，影响患者对医院服务的满意度；增加医院医疗成本，影响医院的声誉和医疗质量评价指标。本项目旨在通过系统的改进措施，降低全麻患者术中获得性压力性损伤的发生率，提高手术护理质量。

（二）改进依据

1.《中国医院协会患者安全十大目标（2022版）》"六、防范与减少意外伤害"第二条：加强跌倒、坠床、压力性损伤、走失等意外事件的风险评估，确定、警示、重点标识高风险人群，并列入交接班内容。

2. 中华护理学会手术室护理专业委员会编制的《手术室护理实践指南（2022版）》，第五篇患者安全管理"14 术中获得性压力性损伤预防"。

（三）监测指标

全麻患者术中获得性压力性损伤发生率。

（四）指标定义

全麻患者术中获得性压力性损伤发生率 = $\dfrac{\text{发生术中获得性压力性损伤的全麻患者人数}}{\text{同期全麻手术总人数}} \times 100\%$，每月。

压力性损伤（pressure injury，PI）：指局部的皮肤或皮下软组织损伤，通常发生在骨隆突处或与医疗器械相关的位置。

（五）目标值

2023年7月全麻患者术中获得性压力性损伤发生率≤6.00%。

（六）现况数值

2023年4月全麻患者术中获得性压力性损伤发生率为9.58%（88/919）。

（七）预期延伸效益

制定SOP 2个，修订护理文书单4份、标准化文件6个，申请专利4项。

（八）原因分析

经小组成员充分讨论及现场确认后确定7个主要原因：术中施加压力时间长、未使用减压工具、强迫体位、皮肤温度过低、受压皮肤潮湿、防护工具数量不足、消毒液选择不当（图19-1）。

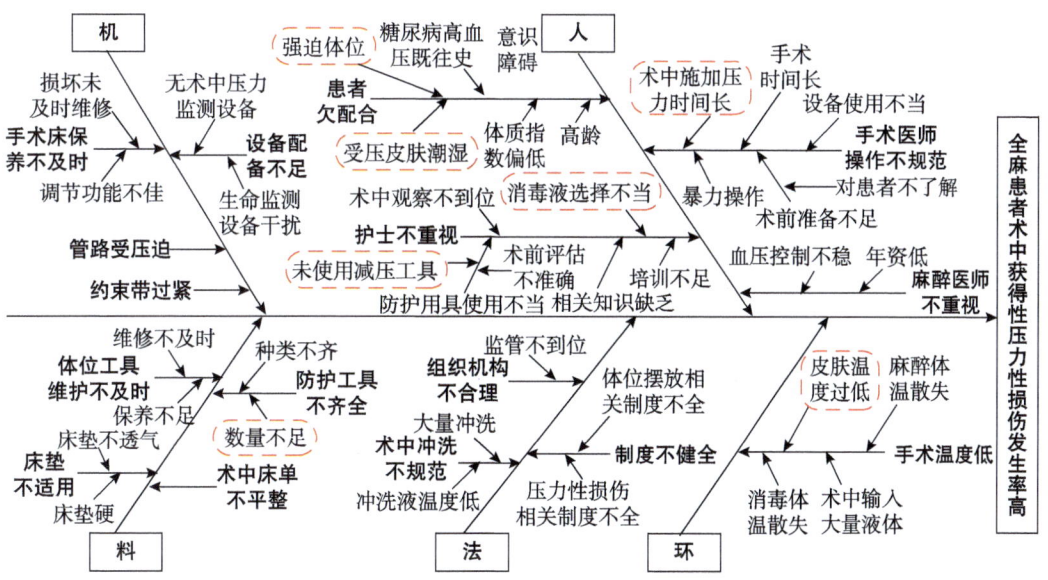

图19-1 全麻患者术中获得性压力性损伤发生率高的原因分析

(九)真因验证

经现场核查确认后绘制柏拉图(图 19-2),按照二八法则,找到累计百分比达 80% 的主要原因,将其列入首要解决的计划中。

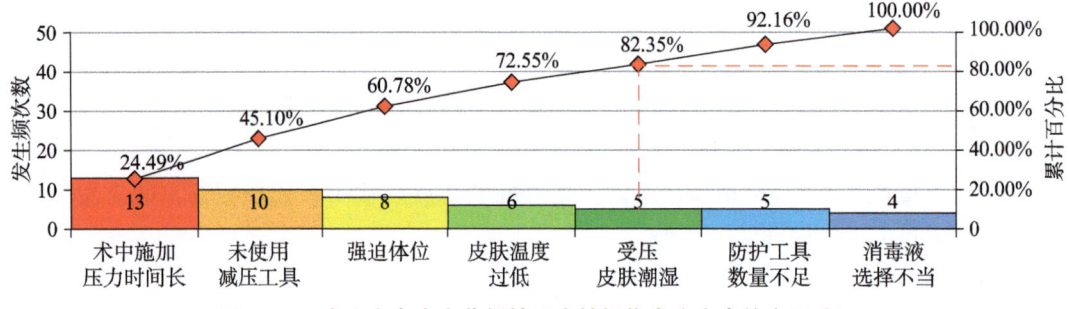

图 19-2 全麻患者术中获得性压力性损伤发生率高的真因验证

(十)对策计划

根据真因充分讨论,运用 5W2H 制订相应计划与对策(表 19-1)。

表 19-1 5W2H 实施计划

为什么做 (Why)	什么目标 (What)	怎么做 (How)	何时做 (When)	什么频率 (How often)	在哪做 (Where)	谁来做 (Who)
术中施加压力时间长	维持受压局部皮肤微环境稳定	1. 手术允许情况下,根据患者情况调整手术体位 2. 组织手术室护士进行专项培训与考核	2023年5月	每月	手术室	高小利
未使用减压工具	正确选择和预防性使用防压工具	1. 将压力性损伤纳入术前访视范畴 2. 学习相关文件,完善护理制度,组织开展专项培训与考核并进行督导检查 3. 制定手术患者防压贴准备与使用规范,以及预防性使用防压贴可视化图谱	2023年5月	每月	手术室	苟小慧
强迫体位	规范安置手术体位	1. 对安置体位用具进行改良 2. 制作体位安置可视化流程及技术操作考核评分标准 3. 录制操作视频,组织手术室护士进行体位安置技术专项培训与考核	2023年5月	每月	手术室	袁玉虹

续表

为什么做 （Why）	什么目标 （What）	怎么做 （How）	何时做 （When）	什么频率 （How often）	在哪做 （Where）	谁来做 （Who）
皮肤温度过低	维持患者皮肤温度	1. 手术当日患者进入等待区后，给患者使用可拆卸式保暖棉衣保暖 2. 制定《手术患者术中低体温高危因素评估表》并进行全科培训 3. 手术开始前，用特制体位盖被覆盖；输液输血时，使用多功能三通道医用延长管 4. 进行消毒、麻醉时，使用主动充气式保温毯覆盖，温度设定为 38 ℃ 5. 冲洗液在液体保温柜内保存，现用现取，离开保温柜时用棉毯保温	2023 年 5 月	每月	手术室	王莎
受压皮肤潮湿	保持皮肤干燥	1. 术前消毒按手术部位选择消毒液种类，按需倒取消毒液 2. 大量冲洗时选择合适的手术薄膜，保持皮肤干燥	2023 年 5 月	每月	手术室	苟小慧

二、D 阶段

（一）维持受压局部皮肤微环境稳定

术中加强巡视，手术允许的情况下，根据患者情况调整手术体位。组织手术室全体护士进行专项培训与考核，增强医护沟通，熟练配合，缩短手术时间（图 19-3）。

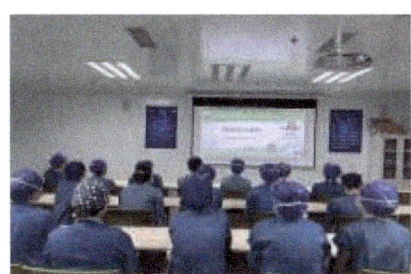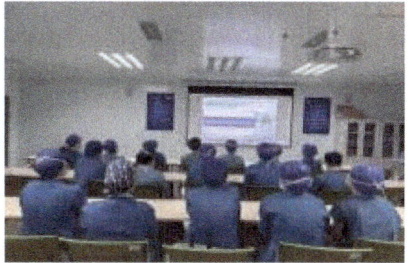

图 19-3 专项培训

（二）正确选择和预防性使用防压工具

将压力性损伤纳入术前访视范畴，术前一日访视患者时告知患者及家属，对医护人员进行《CORN术中获得性压力性损伤风险评估量表》使用的培训,将量表纳入手术麻醉系统;使用量表对患者进行评估,根据结果采取措施;制定手术患者防压贴准备与使用规范,以及预防性使用防压贴可视化图谱(图19-4、图19-5)。

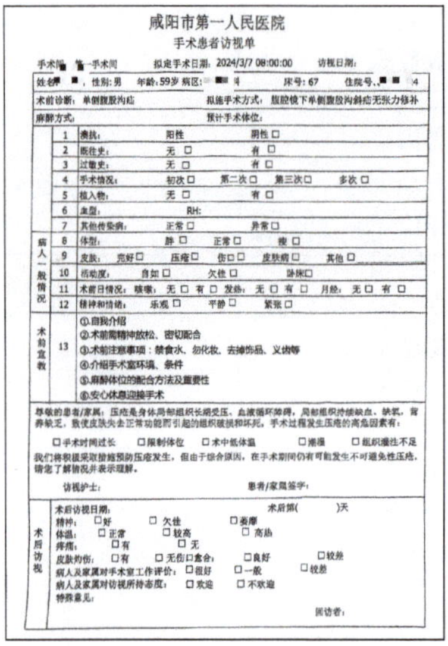

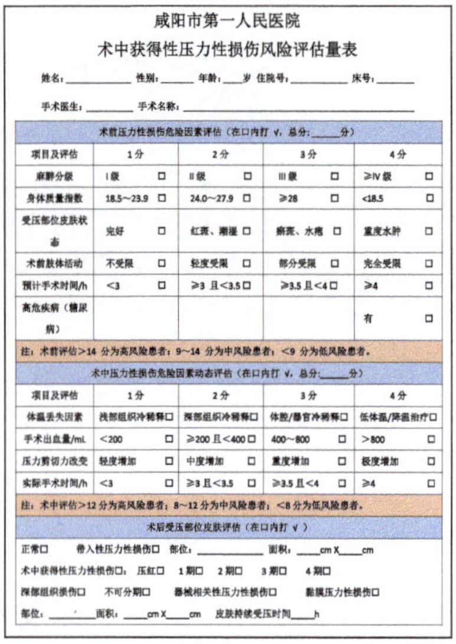

图19-4 手术患者访视单与评估量表样式

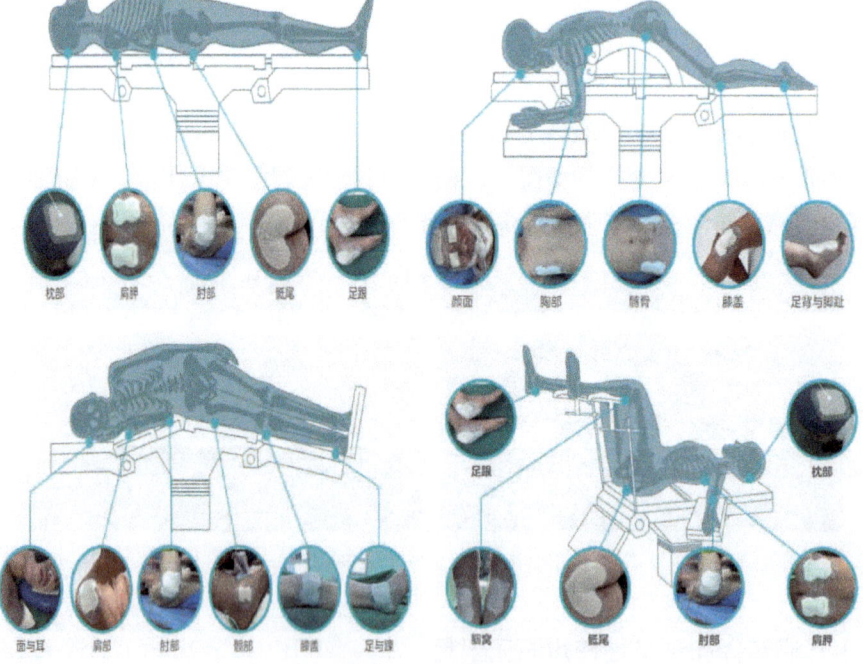

图19-5 可视化图谱

（三）规范安置手术体位

1. 申请购置各类体位专用凝胶体位垫（图19-6）。

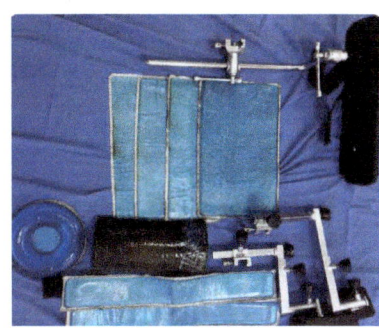
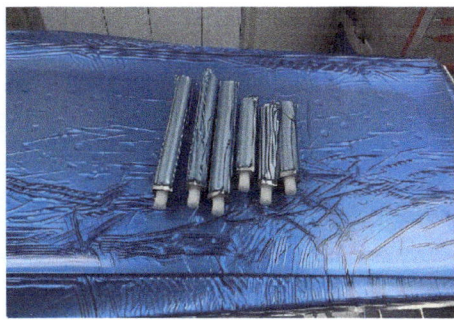

图 19-6　专用凝胶体位垫

2. 制作体位安置可视化流程及技术操作考核评分标准，按风险等级做好预防压力性损伤的各项措施（图19-7）。

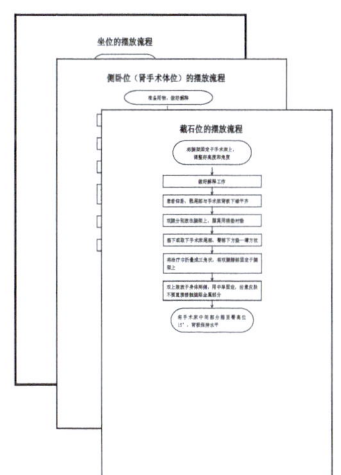
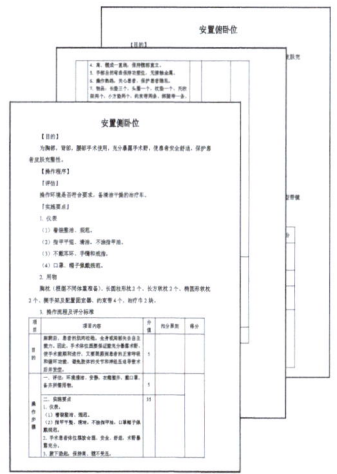

图 19-7　考核标准与摆放流程

3. 录制操作视频。手术室护士进行体位安置技术专项培训与考核（图19-8）。

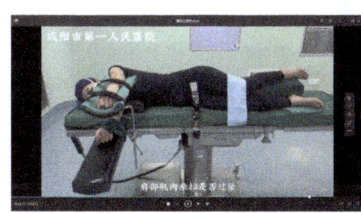
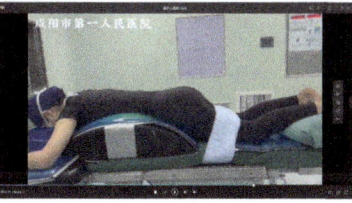
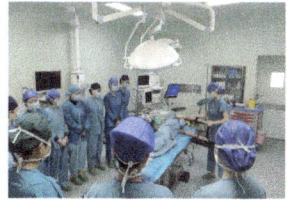

图 19-8　操作视频与培训考核

（四）维持患者皮肤温度

1. 手术当日患者进入等待区后，给患者使用可拆卸式保暖棉衣保暖（图 19-9）。

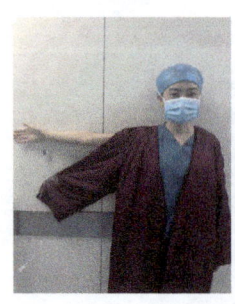
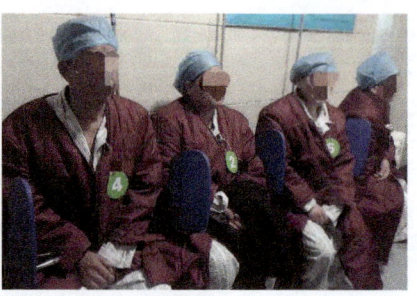

图 19-9　可拆卸式保暖棉衣

2. 制定《手术患者术中低体温高危因素评估表》并进行全科培训。术前根据得分合理配置保温毯。对于术中出现低体温患者，采取保温措施（图 19-10）。

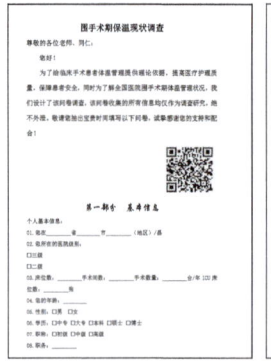
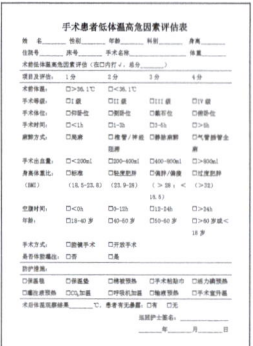
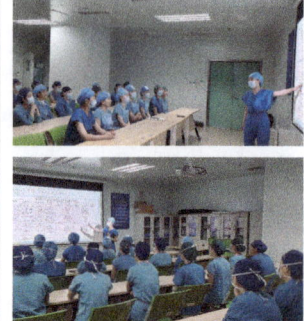

图 19-10　评估表样式与全科培训

3. 手术开始前，用特制体位盖被覆盖患者。输液输血时，使用多功能三通道医用延长管与升温装置连接，实现快速输液输血及加温（图 19-11）。

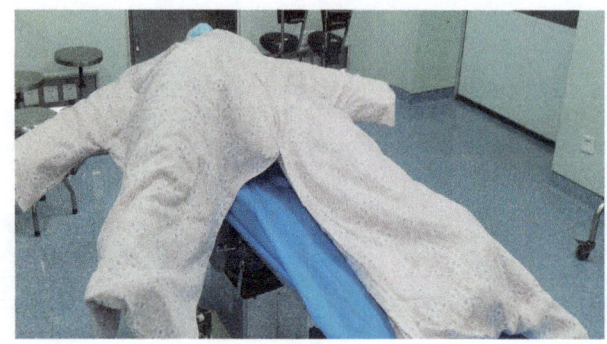

图 19-11　特制体位盖被

4. 进行消毒、麻醉时，使用主动充气式保温毯覆盖，温度设定为38℃（图19-12）。

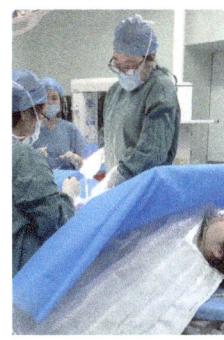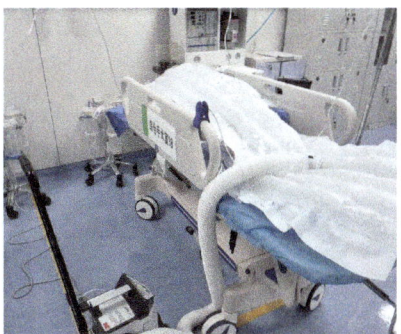

图19-12 主动充气式保温毯

5. 冲洗液在液体保温柜内保存，现用现取，离开保温柜时用棉毯保温（图19-13）。

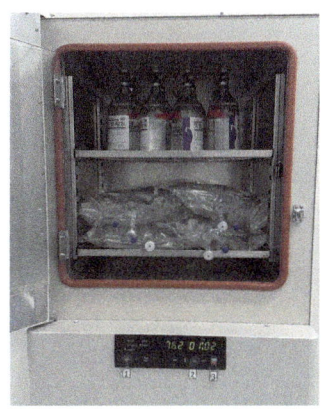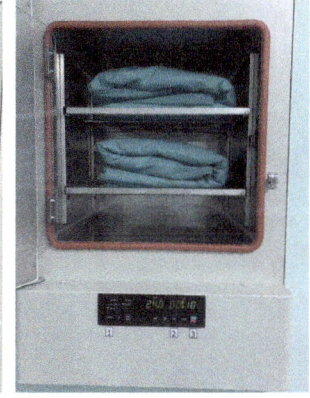

图19-13 液体保温柜与棉毯保温

（五）保持皮肤干燥

1. 术前消毒按手术部位选择消毒液种类，按需倒取消毒液（图19-14）。

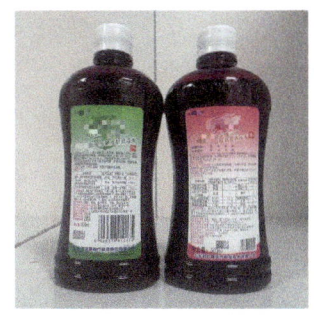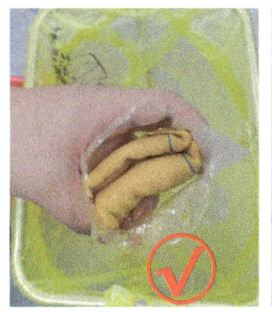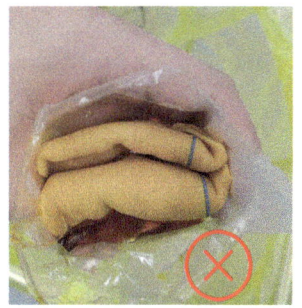

图19-14 按需倒取消毒液

2.大量冲洗时选择合适的手术薄膜,保持皮肤干燥(图19-15)。

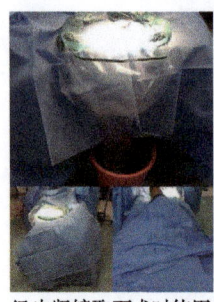
经皮肾镜取石术时使用脑外贴膜,防止冲洗液浸湿床单

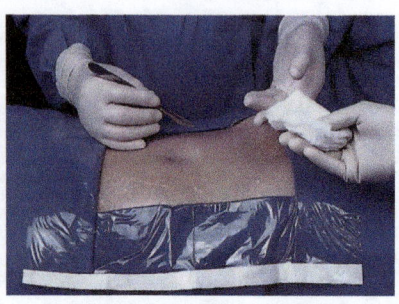
使用手术薄膜保护皮肤、保护创口

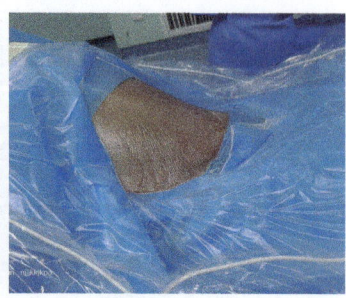
冲洗过多或预计出血多时,使用产科贴膜,保持床单干燥

图19-15 按需选用手术薄膜

三、S阶段

通过采取维持受压局部皮肤微环境稳定、正确选择和预防性使用防压工具、规范安置手术体位、维持患者皮肤温度、保持皮肤干燥等一系列措施,全麻患者术中获得性压力性损伤发生率由9.58%降至5.20%,目标达成(图19-16)。

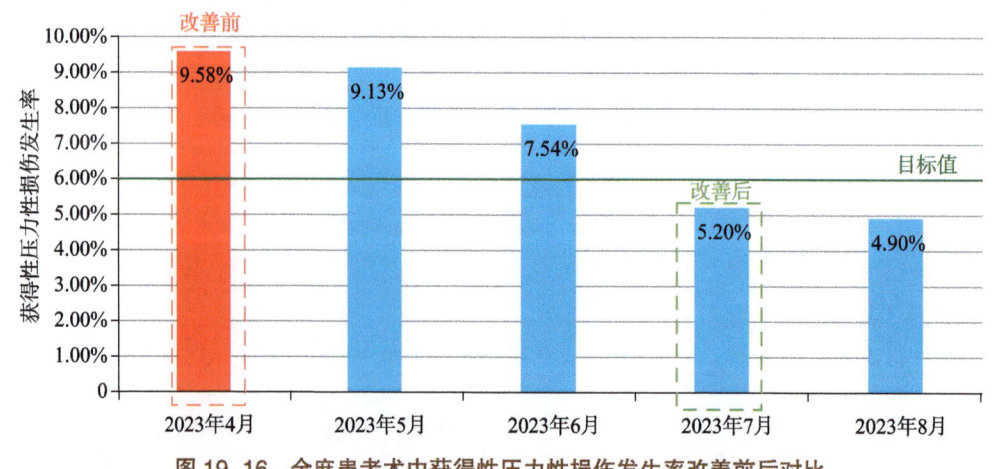

图19-16 全麻患者术中获得性压力性损伤发生率改善前后对比

四、A阶段

通过本次改善措施的实施,在全麻手术患者术中获得性压力性损伤的预防和管理方面取得了显著成效。

1.修订护理文书单4份:手术患者对手术室保温措施满意度调查表、手术患者访视单、围手术期患者体温记录单、热舒适度评分表(图19-17)。

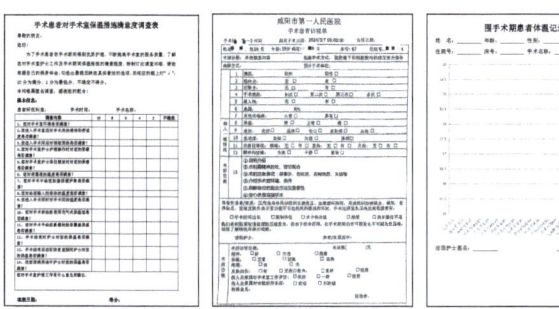

图 19-17 修订护理文书单

2.修订标准化文件6个：手术患者接送环节保温流程、巡回护士术前保暖流程、手术患者术中低体温高危因素评估表、患者等待区保温流程、患者体位摆放流程及体位考核标准、术前储备加温冲洗液工作流程（图19-18）。

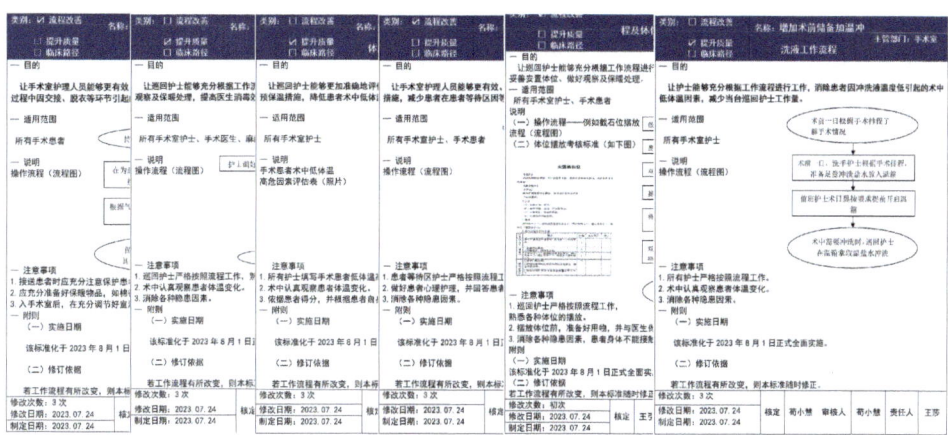

图 19-18 修订标准化文件

3.申请发明专利1项、实用新型专利3项：一种多功能三通道医用延长管、一种双侧可拆卸式保暖衣、一种改进型手术盖被、一种具有磁性的手术钳（图19-19）。

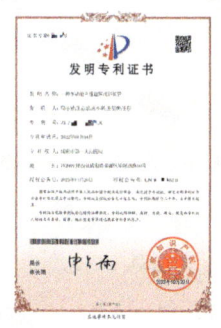
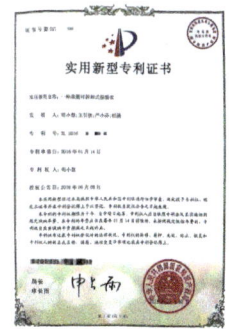
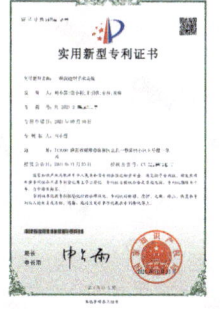
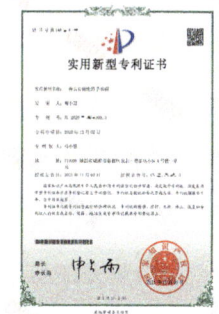

图 19-19 相关专利

4. 制定术中获得性压力性损伤预防和评估SOP（图19-20、图19-21）。

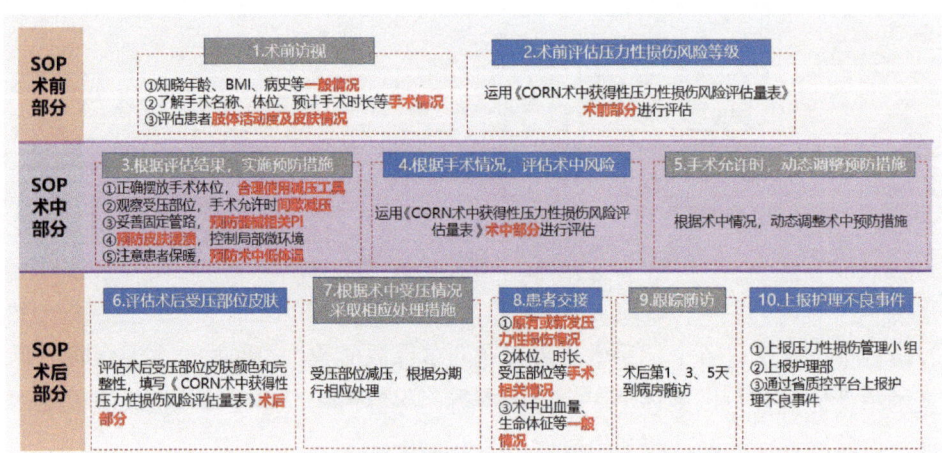

图19-20 术中获得性压力性损伤预防SOP

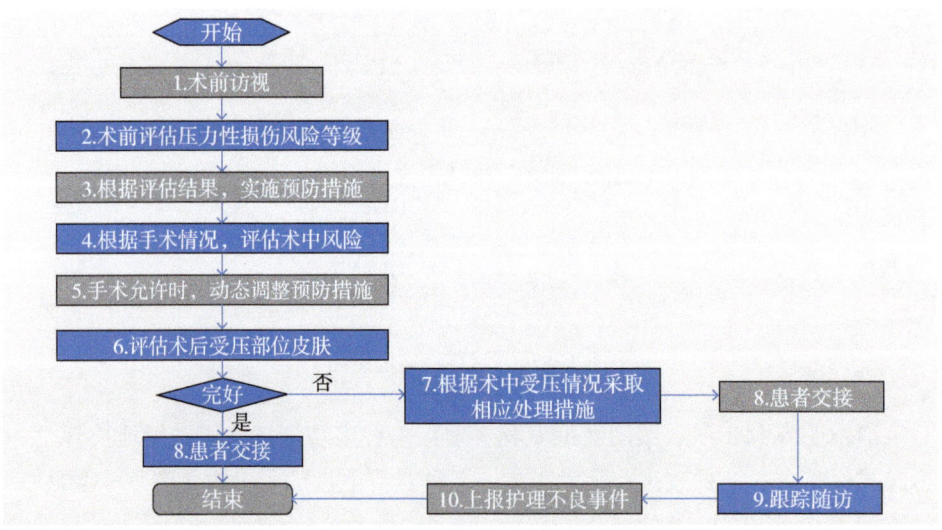

图19-21 术中获得性压力性损伤评估SOP

未来，我们将继续加强多学科协作，深入开展相关研究，探索更加有效的压力性损伤预防技术和方法。同时，注重信息化建设，利用先进的信息技术手段，实现对压力性损伤的实时监测和预警，提高护理工作的效率和质量，为患者提供更加优质、安全的医疗服务。

五、项目团队介绍

本项目团队由手术室及麻醉科9名成员组成，手术室总护士长负责总体规划和总体部署；科室主任负责推进工作；手术室护士负责设计流程、建设制度，完善体系，具体推进落实执行并反馈，协助体系推进。项目组组长、副组长具有从事医院管理决策的实践经历，所有成员均具有本科及以上学历（表19-2、图19-22）。

表19-2 项目团队成员

姓名	部门	职称	参与内容
苟小慧	手术室	副主任护师	组织、策划、分工、培训、追踪
丛仔红	麻醉科	副主任医师	培训、活动措施落实、数据收集
韩沙沙	手术室	护师	活动措施落实、数据分析、记录
袁玉虹	手术室	主管护师	活动措施落实
王 莎	手术室	主管护师	活动措施落实、制作幻灯片
朱 博	麻醉科	主治医师	数据收集、相片采集
王 婷	手术室	护师	活动措施落实、数据分析、记录
高小利	手术室	主管护师	数据收集、相片采集
任 妍	手术室	护师	活动措施落实、数据收集

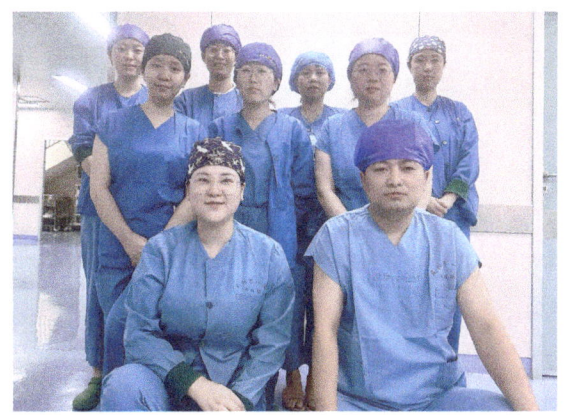

图19-22 项目团队成员合影

参考文献

［1］National Pressure Ulcer Advisory Panel，European Pressure Ulcer Advisory Panel，Pan Pacific Pressure Injury Alliance. Prevention and treatment of pressure ulcers：quick reference guide[M]. Cambridge Meadia：Osborne Park，Western Australia，2014.

［2］中华护理学会造口、伤口、失禁护理专业委员会,《中国压疮护理指导意见》编委会. 中国压疮护理指导意见[M]. [出版地不详]：[出版者不详]，2013.

案例 20 降低透析患者高磷血症发生率

项目负责人：兴安盟人民医院　王晓娜，宫秀娟，包红梅

项目起止时间：2023 年 1—8 月

概述

1. 背景和目的：当前全球医疗水平不断进步，对慢性病的管理也日益重视。维持性血液透析患者作为一个特殊群体，其并发症的防治成为医疗领域的重要课题之一。在我院透析中心例行临床数据分析中发现，部分透析患者存在高磷血症的情况，这不仅影响患者治疗效果，还将增加患者并发症发生的风险。针对上述情况，计划通过应用 PDSA 质量管理工具，达到提升透析患者高磷血症管理水平、有效降低高磷血症发生率的目的。

2. 方法：运用 PDSA 质量管理工具，加强医护培训及患者管理、增设多样化宣教形式、开展多种透析模式、注重多学科协同管理等，有效降低透析患者高磷血症发生率。

3. 结果：项目实施以来，通过制定透析患者血磷控制流程图并标准化，完善了高磷血症管理体系，透析患者高磷血症发生率从 57.61% 降至 32.40%。

4. 结论：运用 PDSA 质量管理工具可降低透析患者高磷血症发生率，对改善患者生活质量、减少心血管疾病风险、延缓病情进展有重要意义。

一、P 阶段

（一）主题选定

科室在日常质控管理中调取 2023 年 1 月透析患者检验结果，统计后发现有 60.00% 的透析患者患有高磷血症。经分析，科室在透析患者高磷血症管理方面存在诸多问题，患者对高磷食物的认知不足，且缺乏长期坚持低磷饮食的自律性；科室现行的透析方案在清除磷方面不够彻底，未能根据不同患者的具体情况调整透析方案；缺乏对透析效果的及时监测和评估；医护人员对患者高磷血症防治教育不够系统、深入，宣教形式过于单一，部分医护人员自身对高磷血症的最新治疗进展和管理方法了解有限。这些问题导致高磷血症在透析患者中的发生率较高，增加了患者心血管疾病风险，影响了患者的生活质量。

（二）改进依据

1.《中国慢性肾脏病矿物质和骨异常诊治指南概要》（2019 版）建议：慢性肾脏病（chronic kidney disease，CKD）G3a～G5D 期患者应尽可能将升高的血清磷降至接近正常范围。

2. 2017 年改善全球肾脏病预后组织（Kidney Disease：Improving Global Outcomes，

KDIGO）发布的慢性肾脏病矿物质骨代谢紊乱（chronic kidney disease-mineral and bome disorder，CKD-MBD）指南建议：鉴于钙磷水平改变与 CKD 患者死亡率的高度相关性，CKD G3a ～ G5D 期患者钙磷水平应维持在实验室正常范围内。

（三）监测指标

透析患者高磷血症发生率。

（四）指标定义

$$透析患者高磷血症发生率 = \frac{透析患者发生高磷血症例数}{透析患者总人数} \times 100\%，每月。$$

（五）目标值

2023 年 7 月透析患者高磷血症发生率≤ 32.70%。

（六）现况数值

2023 年 1 月透析患者高磷血症发生率为 57.61%（53/92）。

（七）预期延伸效益

制定实施方案 1 项、SOP 1 个、发表宣传稿 1 篇。

（八）原因分析

经小组成员充分讨论及现场确认后确定 5 个主要原因（图 20-1），分别为患者依从性差、护士宣教形式单一、未严格遵守透析时间安排、患者高磷食物摄入过多、甲状旁腺激素过高。

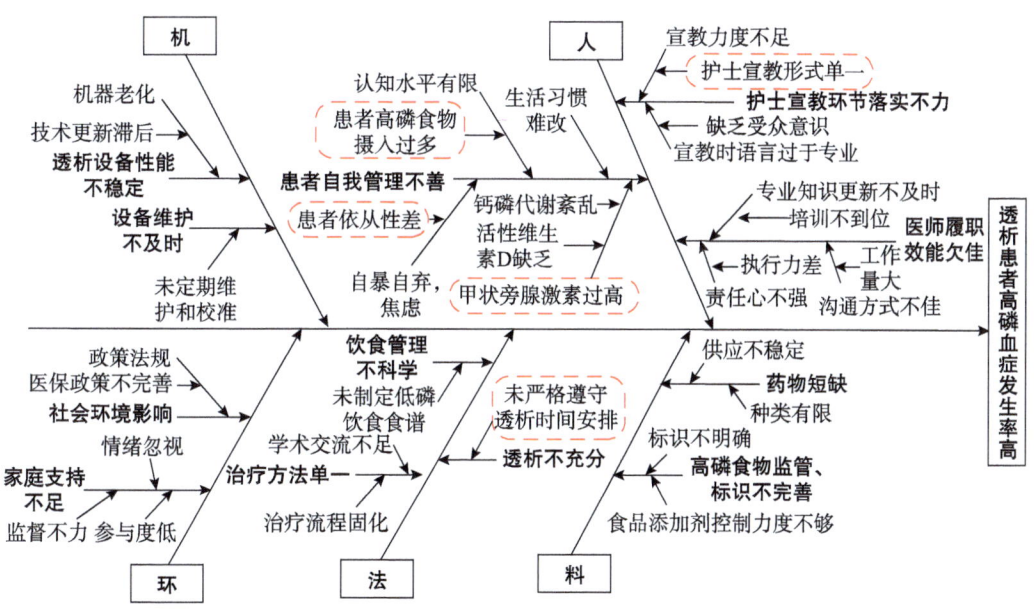

图 20-1　透析患者高磷血症发生率高的原因分析

（九）真因验证

绘制柏拉图（图20-2），按照二八法则，找到累计百分比达80%的主要原因，将患者高磷食物摄入过多、甲状旁腺激素过高、护士宣教形式单一3项列入首要解决的计划中。

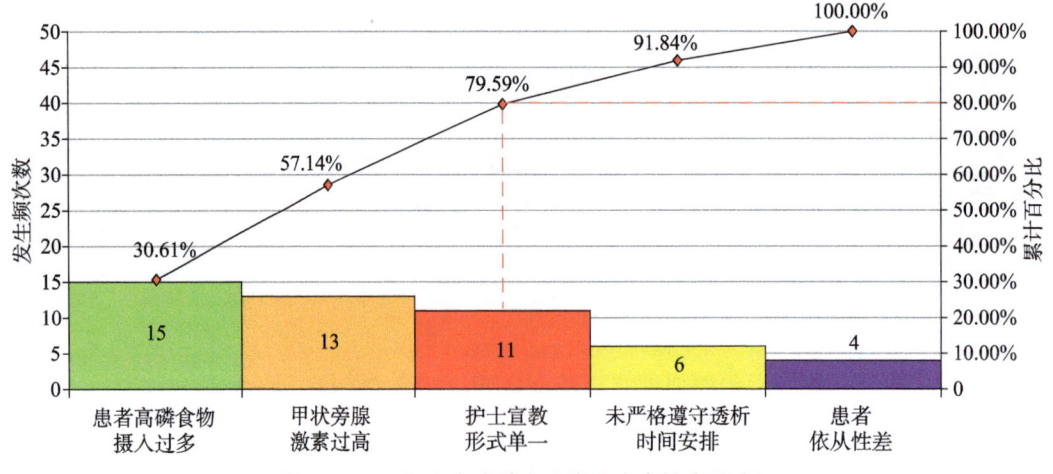

图20-2 透析患者高磷血症发生率高的真因验证

（十）对策计划

根据真因，运用5W2H制订相应的实施计划与对策（表20-1）。

表20-1 5W2H实施计划

为什么做 （Why）	什么目标 （What）	怎么做 （How）	何时做 （When）	什么频率 （How often）	在哪做 （Where）	谁来做 （Who）
患者高磷食物摄入过多	强化医护人员培训及患者管理	1. 组织"磷管理"专项活动小组，规范评估与服务 2. 一对一宣教，同时做好家属协同管理 3. 推广降磷摄入技巧	2023年3月	每月	透析中心	宫秀娟
甲状旁腺激素过高	多学科协同管理	1. 定期复查全段甲状旁腺激素（intact parathyroid hormone，iPTH）及甲状旁腺超声 2. 开展多种透析模式 3. 分发药片研磨切割器	2023年4月	每月	透析中心	王晓娜
护士宣教形式单一	开展形式多样的宣教活动	1. 开展"小讲堂"活动 2. 利用小广播传递"好声音" 3. 制作宣教视频	2023年5月	每周	透析中心	于 影

二、D 阶段

（一）强化医护人员培训及患者管理

1. 医护人员开展专业知识培训，学习透析患者降磷治疗新知识、新进展，增强医护人员宣教的能力和技巧，组织"磷管理"专项活动小组，规范评估与服务（图20-3）。

2. 了解患者饮食习惯，向患者讲解高磷血症的危害性，利用出现严重并发症的特殊案例给予一对一宣教，同时做好家属的协同管理，强化家人支持（图20-4）。

3. 设置图书角，制定图文并茂的健康宣教手册，推广降磷摄入小技巧。

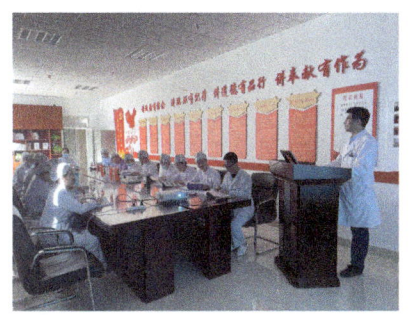 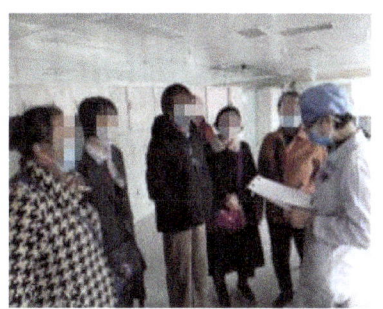

图20-3 组织"磷管理"专项活动小组　　图20-4 做好家属宣教，强化家人支持

（二）多学科协同管理

1. 多学科联盟，定期为透析患者筛查甲状旁腺超声（图20-5）。

2. 加强患者降磷药物服用正确性，发放药片研磨切割器，以及集药品收纳、切割、研磨为一体的多功能药盒，让患者能够按时、按需、按剂量服药，有效降低患者高磷血症发生率（图20-6）。

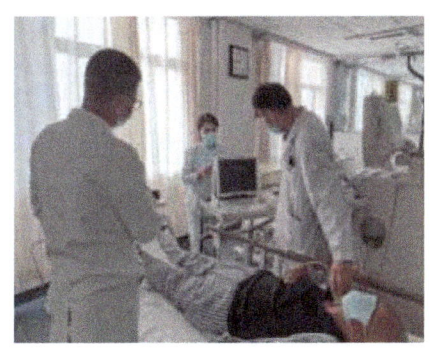 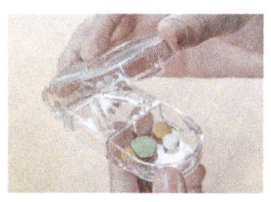
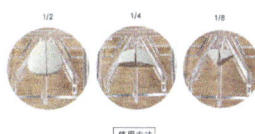

图20-5 多学科协同管理　　图20-6 发放多功能药盒

3. 针对不同患者开展多种透析模式，采用高通量透析、血液透析滤过、HA280树脂血液灌流器等透析模式有效降低患者高磷血症发生率（图20-7）。

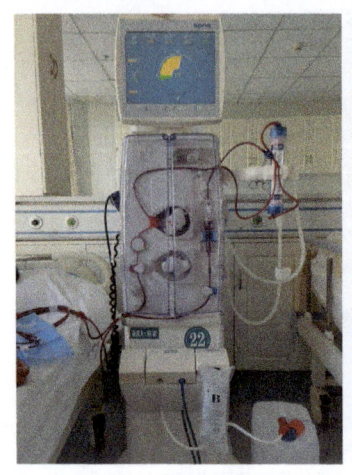
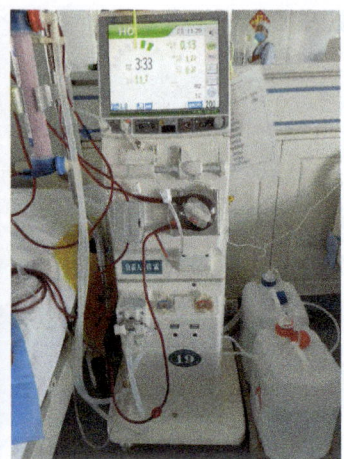

图 20-7　开展多种透析模式

（三）开展形式多样的宣教活动

1. 利用抖音平台上传科普视频，开展多样性宣教工作（图 20-8）。
2. 科室每周二利用小广播传递"好声音"，护士轮值播音员，宣教形式多样化（图 20-9）。

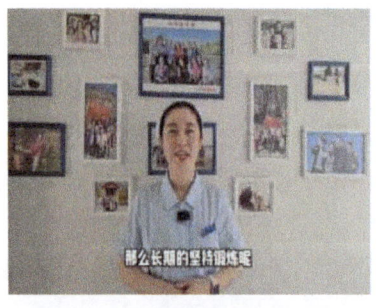
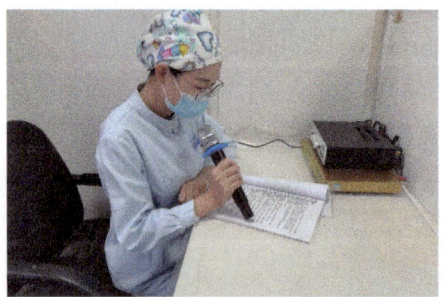

图 20-8　制作健康宣教短视频　　　图 20-9　小广播传递"好声音"

3. 每周三开展患者健康宣教"小讲堂"活动，组织患者参与肾友健康讲座，通过医护讲解与音频播放相结合的方式，提高患者对高磷血症的认知（图 20-10）。

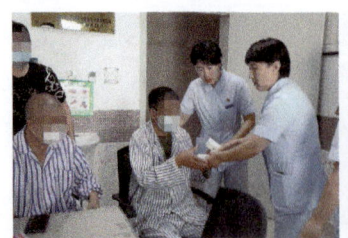
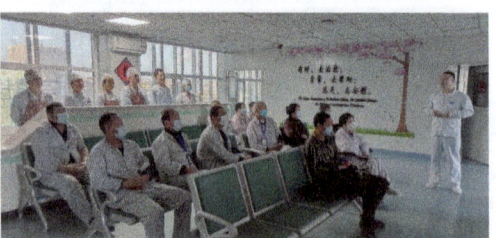

图 20-10　开展"小讲堂"活动

三、S 阶段

以上一系列措施使患者高磷血症发生率由 57.61% 下降至 32.40%（图 20-11），达到了设定的目标值，改善了患者的健康状况，有效地降低了并发症发生的风险，提高了医疗质量和患者满意度。

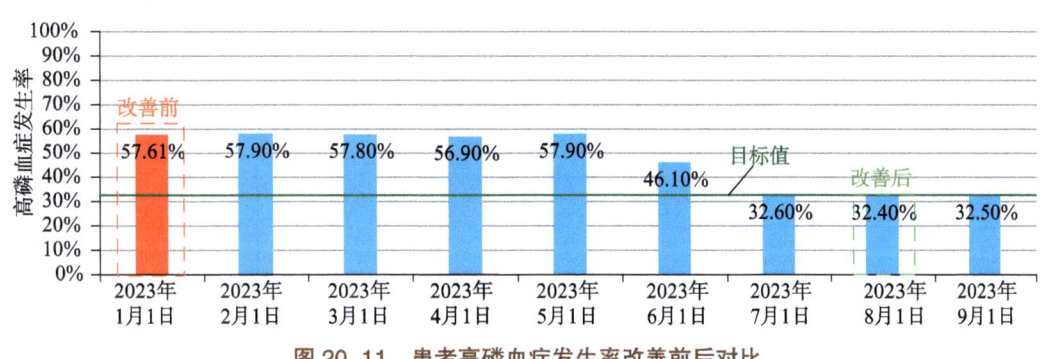

图 20-11 患者高磷血症发生率改善前后对比

四、A 阶段

制定透析患者血磷控制流程图，并进行了标准化，完善了高磷血症管理体系，已在科室执行（图 20-12）。

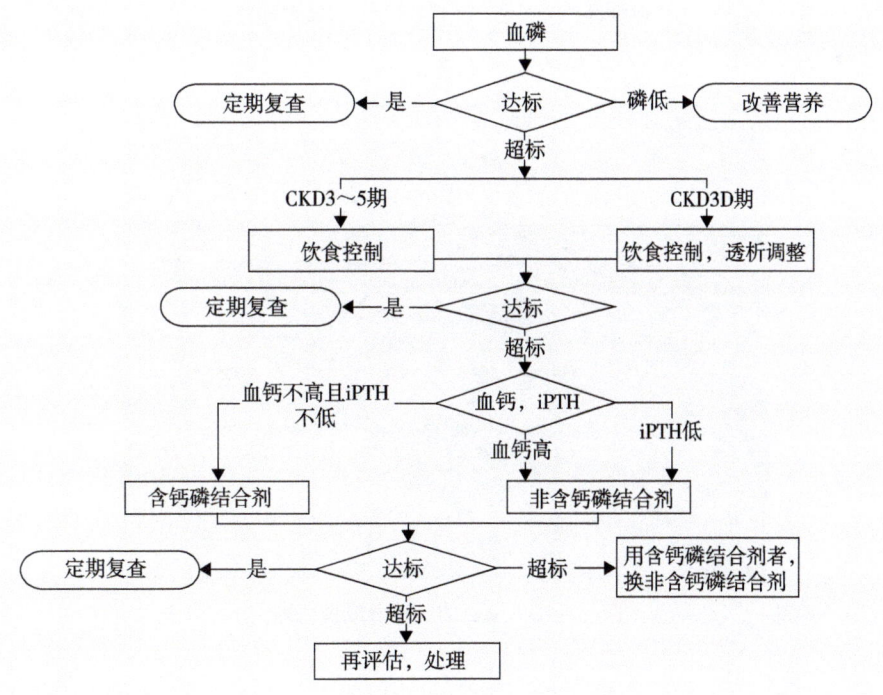

图 20-12 透析患者血磷控制流程

五、项目团队介绍

本项目主要由兴安盟人民医院透析中心质量管理小组成员实施，质量管理科、护理部人员积极配合参与，紧密协作，共同建设制度、规划流程、完善体系，推动了项目的落实与执行，团队成员积极执行并实时反馈，团结协作，有效沟通，提高了薄弱及重点环节的完成质量，推进了项目的完善与落实（表20-2、图20-13）。

表20-2 项目团队成员

姓名	部门	职称	参与内容
于 影	透析中心	主管护师	对策拟定
宫秀娟	透析中心	副主任护师	活动计划拟定
王晓娜	透析中心	副主任护师	现状把握
张明霞	透析中心	副主任护师	目标设定
白 云	透析中心	主管护师	原因分析
焦先距	透析中心	副主任护师	对策拟定
包红梅	透析中心	主任护师	对策实施与检讨
李春荣	透析中心	主管护师	对策实施与检讨
杨金红	质量管理科	副主任护师	效果确认
高艳红	护理部	主任护师	标准化

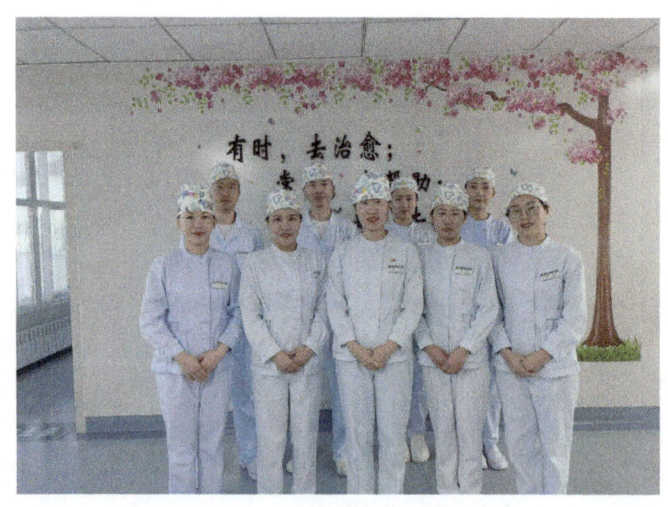

图20-13 项目团队部分成员合影

院感类

案例21 降低心脏瓣膜置换术患者术后肺部感染发生率

项目负责人：广东省人民医院　韩敏，陈志红，马超

项目起止时间：2021年7月—2022年12月

概述

1. 背景和目的：全球约有2.09亿心脏瓣膜病患者，我国心脏瓣膜病患病人数约为2500万，接受瓣膜置换手术治疗的患者数量呈现逐年增长趋势。肺部感染是心脏瓣膜置换术常见的并发症，发生率约为5%，可导致死亡率升高、住院时间延长及医疗费用增加，对患者的生活质量造成严重影响。

2. 方法：运用PDSA质量管理工具，完善围手术期管理相关制度、加强围手术期管理专项培训、建立肺部感染多学科讨论团队等措施，确保手术全过程的规范化管理，并通过加强术后监管以及对患者的健康宣教力度，降低心脏瓣膜置换术患者术后肺部感染发生率。

3. 结果：心脏瓣膜置换术患者术后肺部感染发生率从6.43%下降至1.68%。

4. 结论：运用PDSA质量管理极大地降低了我院心脏瓣膜置换术患者术后肺部感染发生率，为患者提供了更安全、更高效的医疗服务，改善了患者的治疗结局和生活质量。

一、P阶段

（一）主题选定

随着人口老龄化，我院收治心脏瓣膜病患者的数量也呈现逐年上升趋势。心脏瓣膜置换术是目前治疗心脏瓣膜病的根本手段之一，虽其疗效已得到临床广泛认可，但心脏外科手术创伤性大，易引起多种并发症。

在2021年第三季度质量交叉检查中，发现我院完成的心脏瓣膜置换术出现的并发症发生率较高，其中肺部感染是心脏瓣膜置换术后常见的并发症，发生率高达6.43%，并导致患者住院时间及ICU停留时间延长，影响心脏术后康复。患者的高龄、依从性、主刀医师的手术时长、护士的护理操作等均可能增加患者术后肺部感染的风险。因此，运用PDSA质量管理工具分析术后肺部感染的发生因素，进一步加强管理，降低并发症发生率，是亟待解决的难题和面临的挑战。

（二）改进依据

《关于开展全面提升医疗质量行动（2023—2025年）的通知》（国卫医政发〔2023〕12号）要求：保障手术质量安全，通过专项行动，降低手术并发症等负性事件发生率，及时发现和消除手术质量安全隐患。

（三）监测指标

心脏瓣膜置换术患者术后肺部感染发生率。

（四）指标定义

$$\text{心脏瓣膜置换术患者术后肺部感染发生率} = \frac{\text{心脏瓣膜置换术患者术后肺部感染发生例数}}{\text{心脏瓣膜置换术患者总人数}} \times 100\%，每季度。$$

（五）目标值

2022年第四季度心脏瓣膜置换术患者术后肺部感染发生率控制在2.00%以下。

（六）现况数值

2021年第三季度心脏瓣膜置换术患者术后肺部感染发生率为6.43%（25/389）。

（七）预期延伸效益

发表论文1篇，修订制度6项。

（八）原因分析

运用鱼骨图进行原因分析（图21-1），找到7个主要原因，分别为未定期修订围手术期制度、缺乏肺部感染多学科讨论、围手术期专项培训少、未接受健康宣教、呼吸道护理措施不足、体外循环时间长、缺乏抗感染知识。

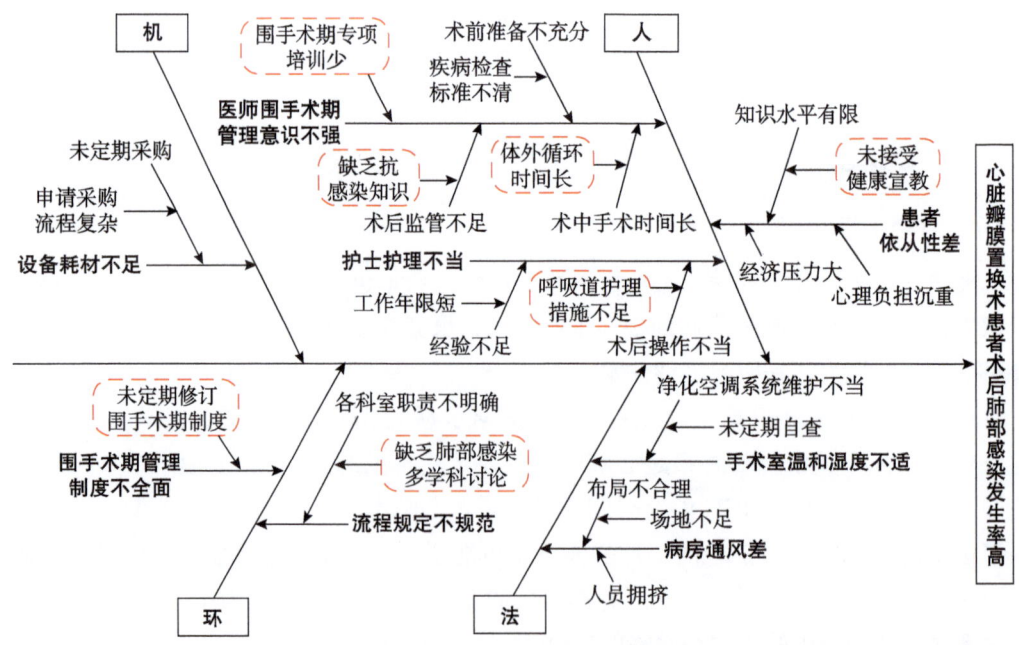

图21-1 心脏瓣膜置换术患者术后肺部感染发生率高的原因分析

（九）真因验证

绘制柏拉图（图 21-2），按照二八法则，找到累计百分比达 80% 的主要原因，将其列入首要解决的计划中。

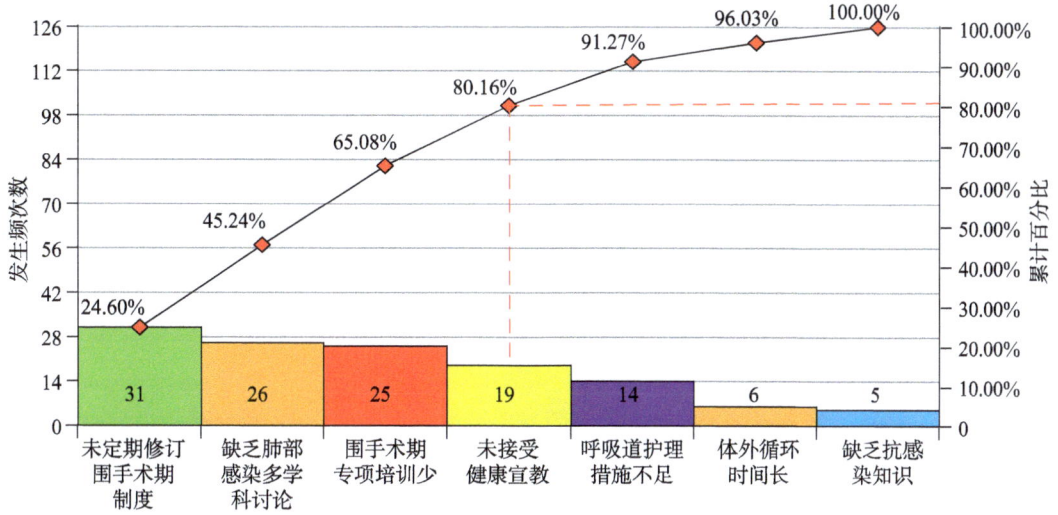

图 21-2　心脏瓣膜置换术患者术后肺部感染发生率高的真因验证

（十）对策计划

根据真因进行充分讨论，运用 5W2H 制订相应的实施计划与对策，进入执行阶段（表 21-1）。

表 21-1　5W2H 实施计划

为什么做（Why）	什么目标（What）	怎么做（How）	何时做（When）	什么频率（How often）	在哪做（Where）	谁来做（Who）
未定期修订围手术期制度	完善围手术期相关制度	组织专家，共同完善适用医院的围手术管理制度	2021年10月	1次	医务处	韩　敏
缺乏肺部感染多学科讨论	打造专业团队	建立由多学科骨干组成的肺部感染讨论团队	2021年10月	每月	医务处	马　超
围手术期专项培训少	医务人员全员知晓	开展围手术期管理专项培训并进行考核	2021年10月	每季度	医务处	陈志红
未接受健康宣教	健康宣教率达100%	通过多种形式开展戒烟限酒、饮食、运动、心理等方面的宣教	2021年10月	每周	瓣膜及冠心病外科	赵俊飞

二、D阶段

（一）完善围手术期相关制度

医务处牵头修订、完善围手术期相关制度，包括围手术期管理、手术风险评估、手术安全核查、手术分级管理、手术部位标识、非计划再次手术管理等制度，进一步规范术前、术中、术后的标准化流程（图21-3）。

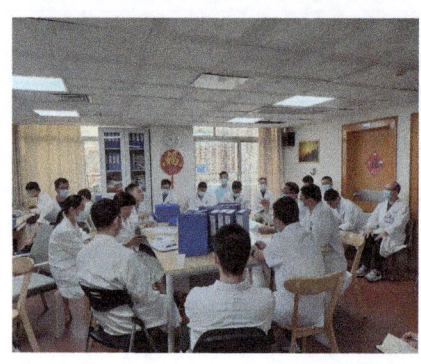 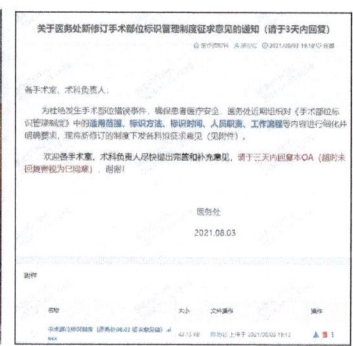

图21-3　修订医院围手术期管理相关制度

（二）建立肺部感染多学科讨论团队

由医务处牵头，瓣膜及冠心病外科、呼吸与危重症医学科、护理部、放射科、检验科多部门共同参与，成立肺部感染多学科讨论团队，对术前潜在肺部感染的患者进行分析与预防（图21-4）。

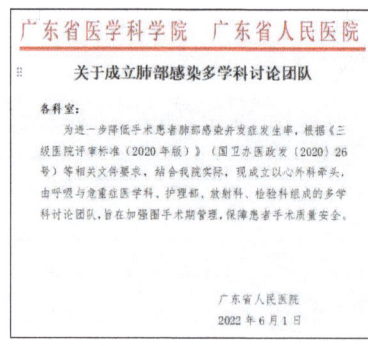 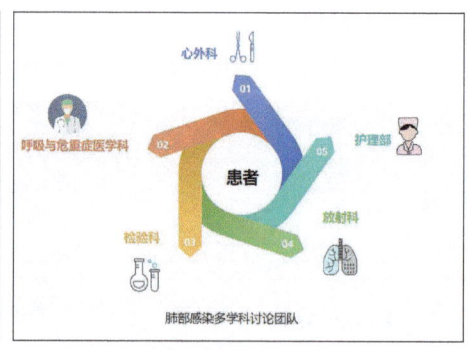

图21-4　建立肺部感染多学科讨论团队

（三）实施围手术期管理专项培训

1.定期组织围手术期的专项培训，从围手术期概述、手术风险管理、安全管理等方面进行深入浅出的剖析讲解。培训结束后，对参培人员进行现场考核，通过成绩持续优化培训内容（图21-5）。

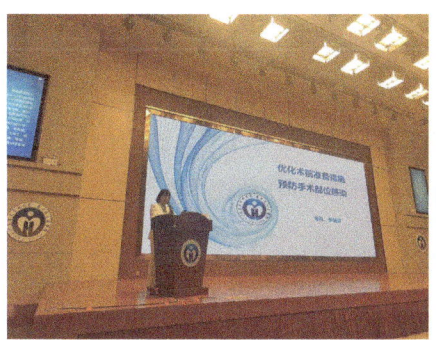
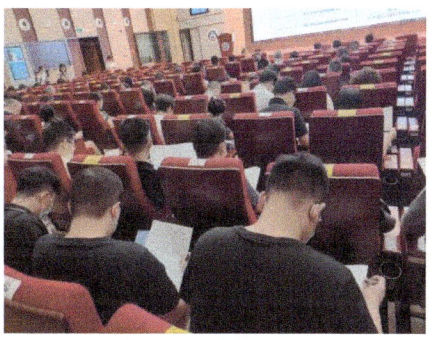

图 21-5 组织医护人员进行围手术期专项管理培训及考核

2.制作术前评估、术中监测、术后防控的培训视频，规范执行过程中的重要措施，提高医护人员的围手术期管理意识。

（四）加大健康宣教力度

1.制作宣教视频，积极劝导患者戒烟，避免吸入刺激性气体和粉尘；宣教有效咳嗽；进行饮食指导（图21-6）。

2.鼓励患者尽早活动，苏醒后尽可能取半卧位，促进呼吸通畅，逐步增加活动量，促进术后康复。

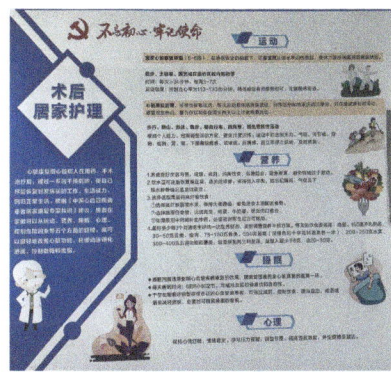
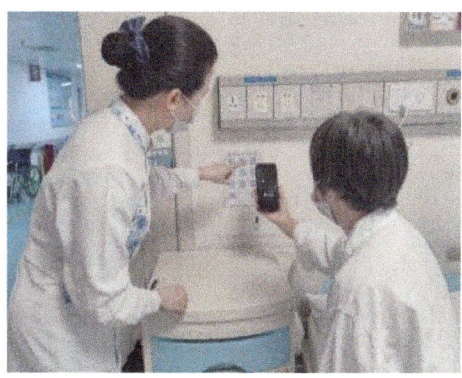

图 21-6 加强健康宣教及流程上墙工作

三、S 阶段

通过上述措施的执行落实，心脏瓣膜置换术患者术后肺部感染发生率从2021年第三季度的6.43%下降至2022年第四季度的1.68%，达到项目建立时设定的目标值（图21-7）。

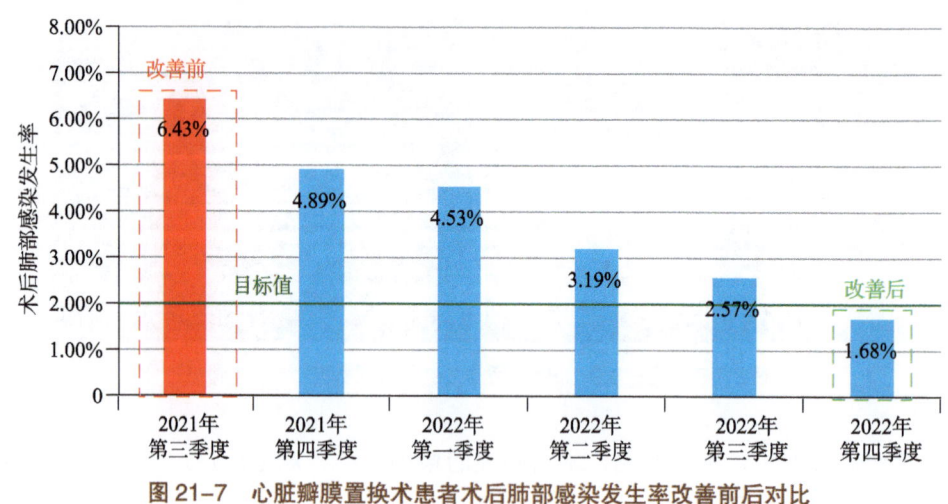

图21-7 心脏瓣膜置换术患者术后肺部感染发生率改善前后对比

四、A阶段

通过医务处、临床科室、急诊科室等多部门联合,修订6个围手术期管理制度,明确手术安全核查、手术部位标识等规范要求,制定了术后健康宣教注意事项和相关宣传视频,将重点指标纳入季度医疗质量考评范畴并持续监测反馈,确保手术质量安全,使心脏瓣膜置换术患者术后肺部感染发生率由改善前的6.43%下降至1.68%,达到预期目标值。

将并发症的数据整理成论文,在《广东医学》核心杂志上发表;达到了管理可执行、数据化的目标。

五、项目团队介绍

本项目由医务处、瓣膜及冠心病外科骨干牵头,各部门多学科紧密联动、共同协调解决问题。医务处负责把握现状并拟定方案,后续根据原因分析制定对策和具体实施方法,更新制度、完善围手术期管理体系。项目团队成员均具有从事医院管理的实践经历,均为具有硕士研究生及以上学历的医院管理领域专家(表21-2、图21-8)。

表21-2 项目团队成员

姓名	部门	职称	参与内容
韩 敏	医务处	主治医师	根据原因分析制定对策和具体实施方法
陈志红	医务处	研究员	完善围手术期管理体系
马 超	医务处	实习研究员	建立肺部感染多学科讨论

续表

姓名	部门	职称	参与内容
赵俊飞	瓣膜及冠心病外科	副主任医师	术后健康宣教
文政伟	医务处	研究员	论文整理
刘双梅	医务处	实习研究员	围手术期专项培训
谢雪均	瓣膜及冠心病外科	主任护师	术后健康宣教
卢 芬	医务处	研究员	术后健康宣教

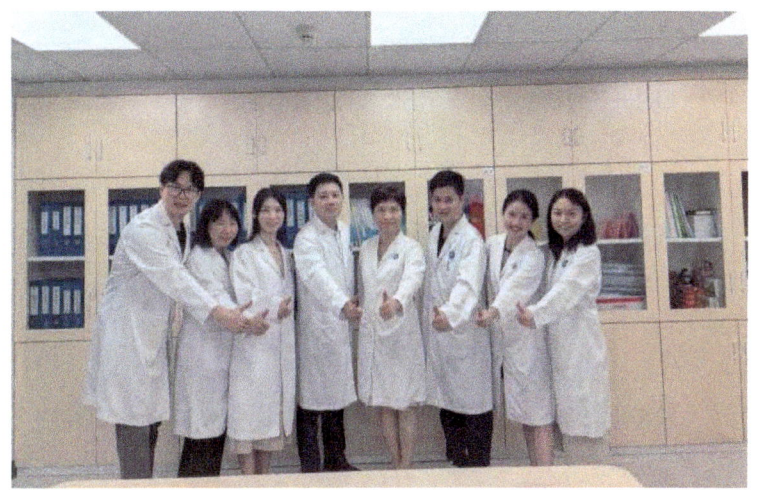

图 21-8 项目团队成员合影

参考文献

［1］董念国，曹红，周廷文，等．心脏瓣膜病治疗进展[J]．临床心血管病杂志，2022，38（6）：429-432.

［2］JI Q，MEI Y，WANG X，et al. Risk factors for pulmonary complications following cardiac surgery with cardiopulmonary bypass[J]. Int J Med Sci，2013，10（11）：1578-1583.

案例 22　提高口腔综合治疗台诊疗用水管道菌落总数监测合格率

项目负责人：深圳市龙华区人民医院　谭青云，陈少真，杨微

项目起止时间：2023年9月—2024年2月

概述

1. 背景和目的：口腔综合治疗台的水路系统包括输入和排出管道，以供应诊疗所需用水和清洗设备。由于目前设备受限，不能实现同时冲洗多个水路，管道冲洗需要逐个操作，耗时费力。日常检查中发现水路清洗不规范、冲洗时间不足、科室次氯酸水供水设备故障，不能对水路进行持续消毒，日常监管制度不完善，影响水质监测结果。为确保口腔综合治疗台诊疗用水管道菌落总数不超过100 CFU/mL，管道监测合格率达100%，制定提高口腔综合治疗台诊疗用水管道菌落总数监测合格率改进项目。

2. 方法：运用PDSA质量管理工具，制定口腔综合治疗台诊疗用水管道菌落总数监测合格率指标。采取制定流程、提高次氯酸水供水设备维护与保养、监测频率、安装故障报警系统、对患者实施分时段预约就诊等措施。

3. 结果：口腔综合治疗台诊疗用水管道菌落总数监测合格率达100%，保障了医疗质量安全。

4. 结论：运用PDSA质量管理工具能有效提高口腔综合治疗台诊疗用水管道菌落总数监测的合格率，为医疗质量安全保驾护航。

一、P阶段

（一）主题选定

口腔综合治疗台水路中的管腔非常狭窄，外源的微生物很容易附着于有水浸泡的水路管腔内壁，形成一层生物膜。口腔综合治疗台中的水流缓慢，并且时常处于静止状态，为生物膜的形成提供了良好的场所。在水路管壁定植的菌落经常会被水流冲刷下来，随着水流通过牙科器械进入患者口内，或者形成气雾污染诊室环境，给医患及环境带来潜在的感染风险。2023年9月科室进行常规季度口腔综合治疗台水路监测，发现18号诊室诊疗用水菌落数＞100 CFU/mL，不符合《医院消毒卫生标准》（GB 15982—2012）。复核采样17号诊室、18号诊室诊疗用水，监测结果显示诊疗用水菌落数＞100 CFU/mL。为此制定该改进项目，以保障医疗质量安全。

（二）改进依据

1. 中国卫生监督协会发布的《口腔综合治疗台水路清洗消毒技术规范》（T/WSJD 40—2023）要求诊疗用水的菌落总数≤100 CFU/mL（营养琼脂培养基）。

2. 中华口腔医学会发布的《口腔综合治疗台水路污染控制与管理指南》（T/CHSA

023—2023）要求诊疗用水卫生要符合 GB 5749 生活饮用水水质常规指标限值的要求，菌落总数不超过 100 CFU/mL。

（三）监测指标

口腔综合治疗台诊疗用水管道菌落总数监测合格率。

（四）指标定义

口腔综合治疗台诊疗用水管道菌落总数监测合格率 = $\dfrac{管道监测合格数}{同期监测总管道数} \times 100\%$，每月。

（五）目标值

2024 年 2 月口腔综合治疗台诊疗用水管道菌落总数监测合格率达到 100%。

（六）现况数值

2023 年 9 月、10 月口腔综合治疗台诊疗用水管道菌落总数监测合格率分别为 92.50%（37/40）、95.00%（38/40）。

（七）预期延伸效益

制定制度 2 项、流程 1 个，会议投稿 1 篇，获得专利 1 项。

（八）原因分析

经小组成员充分讨论及现场确认后确定主要原因 8 个：监管制度不完善、牙椅水路开诊前冲洗时间不足、次氯酸水供水系统故障、未定期清洗过滤网、医师使用手机（一种牙科诊疗设备，安装在诊疗用水管道上）前后未进行空踩、系统故障后无自动报警装置、牙椅水路冲洗流程不统一、菌落数超标管道使用频率低（图 22-1）。

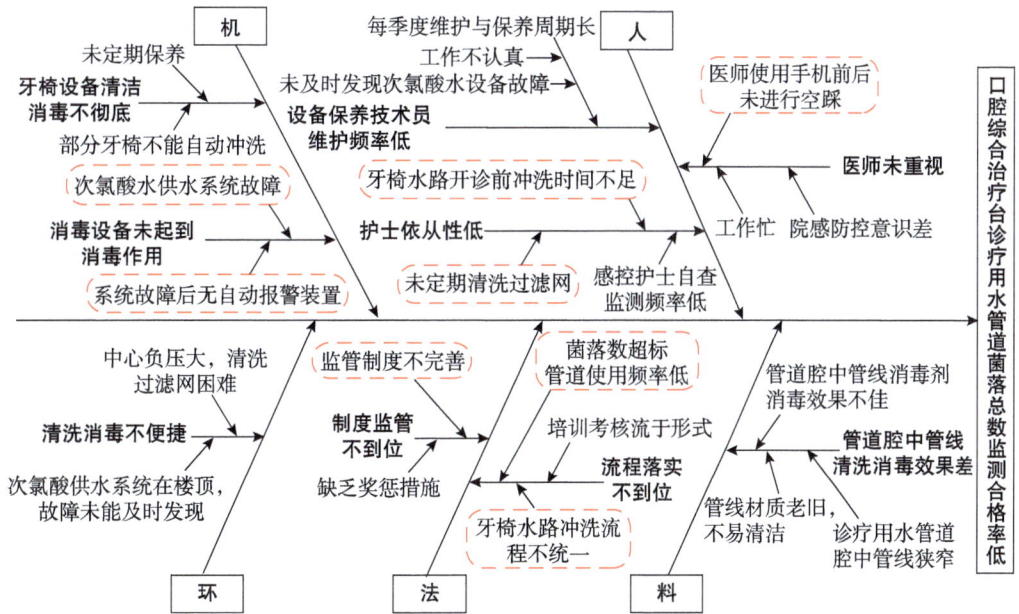

图 22-1　口腔综合治疗台诊疗用水管道菌落总数监测合格率低的原因分析

（九）真因验证

经现场核查确认后绘制柏拉图（图 22-2），按照二八法则，找到累计百分比达 80% 的主要原因，将牙椅水路开诊前冲洗时间不足、次氯酸水供水系统故障、监管制度不完善 3 项列入首要解决的计划中。

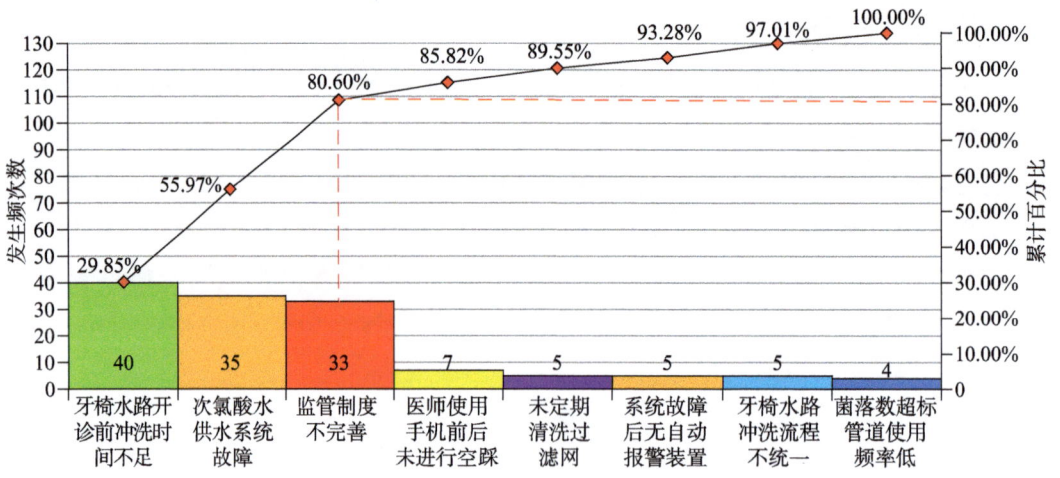

图 22-2　口腔综合治疗台诊疗用水管道菌落总数监测不合格的真因验证

（十）对策计划

根据真因充分讨论，运用 5W2H 制订相应计划与对策（表 22-1）。

表 22-1　5W2H 实施计划

为什么做 （Why）	什么目标 （What）	怎么做 （How）	何时做 （When）	什么频率 （How often）	在哪做 （Where）	谁来做 （Who）
牙椅水路开诊前冲洗时间不足	每日开诊前牙椅水路冲洗率 100%	提前到岗，使用一键式多管道冲洗装置，做好口腔综合治疗台水路冲洗	2023 年 9 月	每日	诊室	杨微周姮
	100% 预约就诊	分诊疗时段就诊，实行预约制度				
次氯水酸供水系统故障	感控护士提高监测频率	感控护士自我监测次氯酸水浓度频率由 1 次/月提高为 1 次/周	2023 年 10 月	每周	诊室综合治疗台水路	谭青云
	设备保养技术员提高维护与保养频率	设备保养技术员维护与保养频率由 1 次/季度提高为 1 次/月		每月	次氯酸水终端水房	谭青云
	报警拦截率 100%	次氯酸水供水系统设备增设报警系统装置		1 次	次氯酸水终端水房	

续表

为什么做 （Why）	什么目标 （What）	怎么做 （How）	何时做 （When）	什么频率 （How often）	在哪做 （Where）	谁来做 （Who）
监管制度不完善	奖惩率100%	制定口腔科奖惩规章制度，完善奖惩细节，要求椅位护士每日进行口腔综合治疗台诊疗用水水路冲洗并打卡，护士长每日进行监督并记录冲洗执行情况	2023年10月	每月	诊室	杨微 周姮 赖冬梅
	完善培训考核流程	制定口腔综合治疗台诊疗用水水路冲洗流程，拍摄口腔综合治疗台诊疗用水水路冲洗消毒视频，规范统一流程				

二、D阶段

1.每日诊疗前提前10分钟到岗，使用一键式多管道冲洗装置，水路冲洗时间由12分钟缩短为3分钟，大大缩短水路冲洗时间，减少气溶胶污染，提高诊疗人次，提升患者满意度（图22-3）。

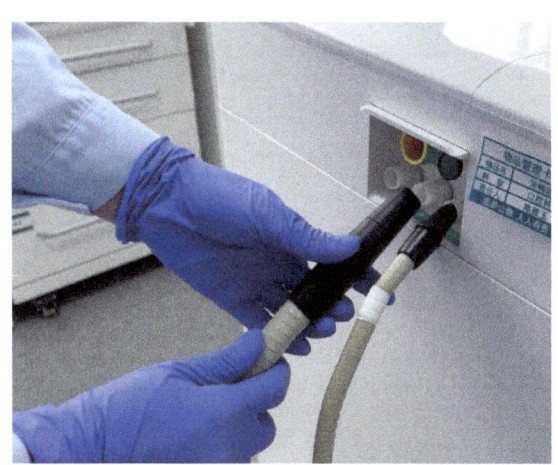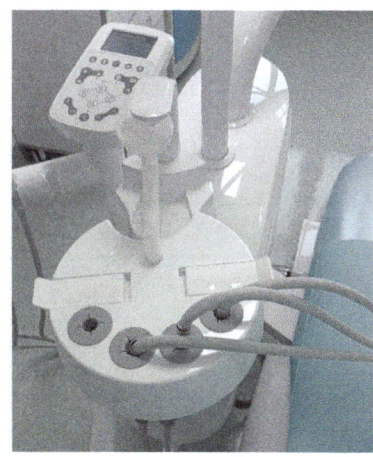

图22-3 每日开诊前进行牙椅水路冲洗

2.分时段就诊，实行预约制度，利用电子管理系统分时段挂号，减少患者等待时间，优化资源利用，提升就医体验（图22-4）。

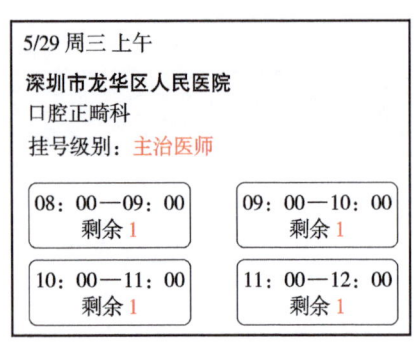
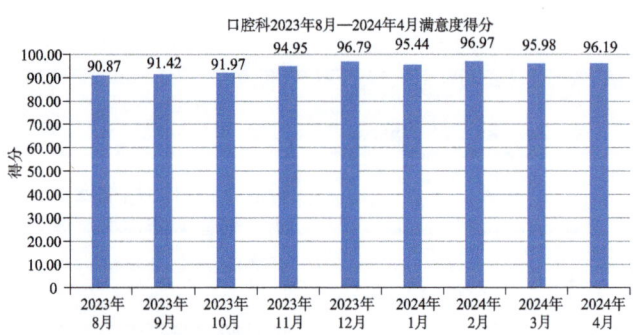

图22-4 实行分时段预约就诊

3. 感控护士对口腔综合治疗台诊疗用水进行次氯酸水浓度监测，由1次/月提升为1次/周，增加监测频率。次氯酸水供水设备保养技术员维护与保养频率由1次/季度提高为1次/月。

4. 增设次氯酸水供水系统报警装置，设备故障时可收到报警短信提示（图22-5）。

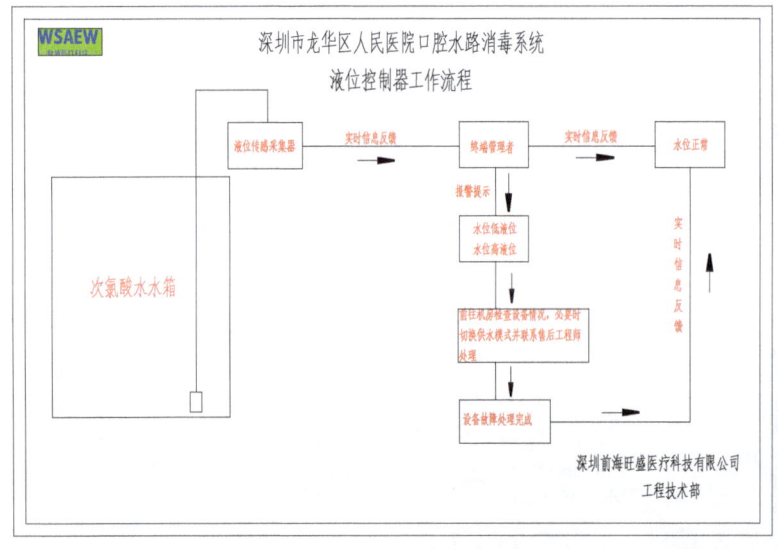
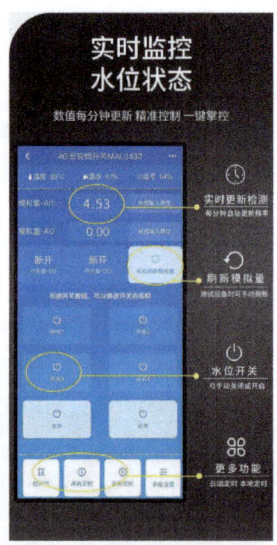

图22-5 增设次氯酸水供水系统报警装置

5. 完善口腔科管理制度，要求椅位护士每日进行水路冲洗并打卡，护士长每日进行监督并记录。

6. 制定口腔综合治疗台诊疗用水水路冲洗流程，联合院感科组织拍摄口腔综合治疗台诊疗用水水路冲洗消毒视频，组织科室培训并进行考核，规范水路冲洗消毒统一流程（图22-6）。

院感类

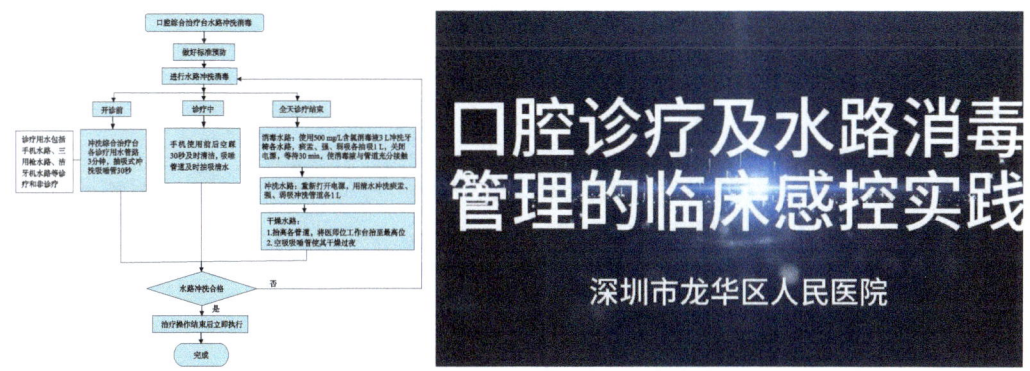

图 22-6 规范水路冲洗流程及拍摄消毒视频

三、S 阶段

通过开诊前进行牙椅水路冲洗打卡、规范牙椅水路冲洗消毒流程、增加次氯酸水浓度监测、增加设备维护与保养频率、增设次氯酸水供水系统报警装置等措施，口腔综合治疗台诊疗用水管道菌落总数监测合格率由改善前的 92.50% 提高到 100.00%（图 22-7）。

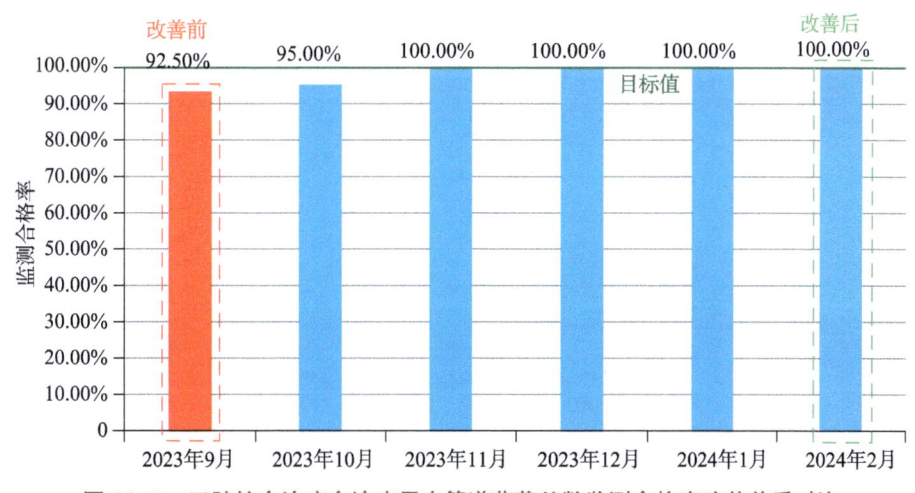

图 22-7 口腔综合治疗台诊疗用水管道菌落总数监测合格率改善前后对比

四、A 阶段

1. 参加案例比赛，使个人的临床思维和业务能力得到显著提高，对团队的向上发展起到一个良性的推动作用（图 22-8）。

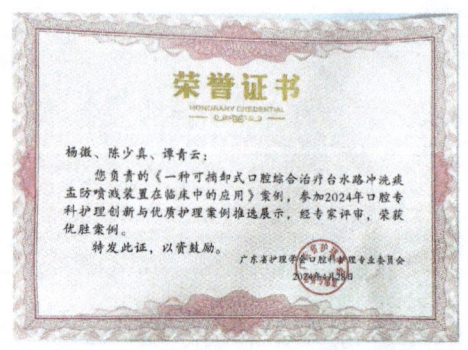
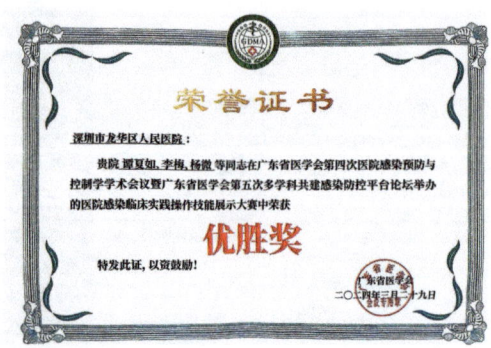

图 22-8 参加案例比赛并获得荣誉

2. 发明可摘卸式口腔综合治疗台水路冲洗痰盂防喷溅装置，为临床医疗的安全保驾护航（图 22-9）。

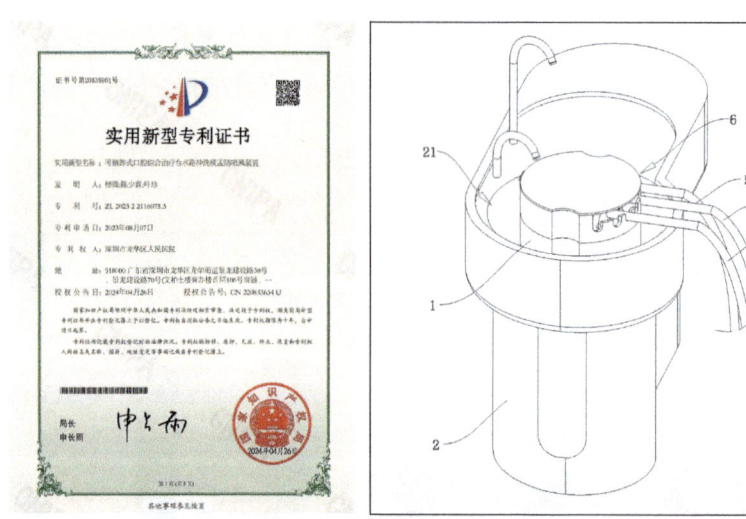

图 22-9 发明可摘卸式冲洗装置

五、项目团队介绍

本项目团队由口腔科、院感科、质量管理控制科、检验科等多学科人员组成，实现医护技、行政部门紧密协作。口腔科护士长负责总体规划和部署；口腔科、院感科、质量管理控制科、检验科分管推进工作；口腔科负责设计流程、建设制度，完善体系，具体推进落实；其他临床科室负责人执行并反馈，协助体系推进。项目团队成员均具有从事医院管理决策的实践经历，均为具有本科及以上学历或中高级专业技术职称的医院管理领域专家（表 22-2、图 22-10）。

表 22-2　项目团队成员

姓名	部门	职称	参与内容
杨　微	口腔科	副主任护师	指导工作
周　姮	口腔科	主管护师	协调、督促
谭青云	口腔科	主管护师	组织、策划、分工、制订计划、对策实施
陈少真	口腔科	主管护师	活动措施落实、效果确认
谭　昕	口腔科	主管护师	培训、追踪
曾艳芳	口腔科	主管护师	会议记录、资料照片收集
赖冬梅	院感科	主管护师	追踪落实、效果评价
陈子尧	检验科	检验师	标本检测、数据分析
廖洁容	质量管理控制科	统计师	指导管理工具的使用，提出整改意见

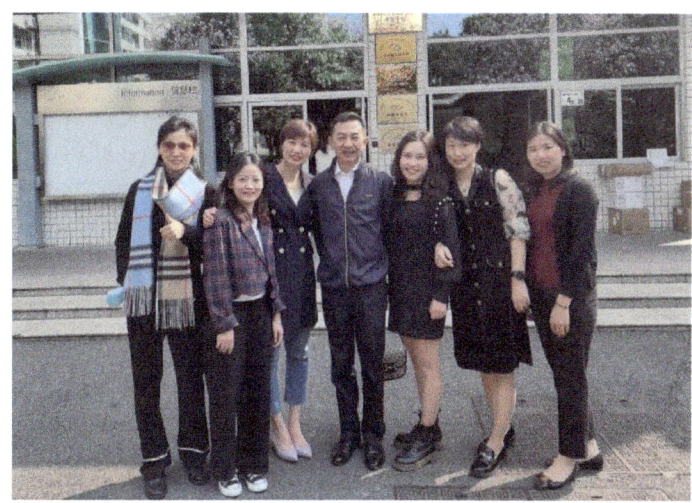

图 22-10　项目团队部分成员合影

案例 23　降低急诊重症监护病房中呼吸机相关肺炎发病率

项目负责人：西安交通大学第二附属医院　王宁宁

项目起止时间：2023 年 6—12 月

概述

1. 背景和目的：呼吸机相关肺炎（ventilator associated pneumonia，VAP）是急诊重症监护病房（emergency intensive care unit，EICU）中最常见的感染之一，2023 年 6 月在 EICU 医院感染监测过程中，发现 VAP 发病率为 20.69‰（3/145），明显高于国家医院感染管理医疗质量控制中心公布的 2023 年全国整体数据（4.00‰~6.00‰），因此制定降低 EICU 中 VAP 发病率的改进项目。

2. 方法：运用 PDSA 质量管理工具，制定 VAP 发病率目标值，修订操作规程，采取专项培训规范 VAP 防控措施，提高防控措施的正确性及依从性，定期监测反馈，降低 EICU 中 VAP 发病率。

3. 结果：2023 年 11 月、12 月 VAP 发病率均降至 0。2023 年 9—12 月平均 VAP 发病率下降到 4.57‰，达到目标值。

4. 结论：运用 PDSA 质量管理工具可有效降低 EICU 中 VAP 发病率，保证患者安全，提高医疗质量。

一、P 阶段

（一）主题选定

2015—2022 年我院持续关注 VAP，进行目标性监测及现场干预，取得一定的成效，感染率从 14.18‰ 降到 6.85‰。本项目是在前期工作基础上持续进行的。2023 年 6 月 1—30 日在对入住 EICU 使用呼吸机机械通气的患者进行医院感染监测时，发现 VAP 发病率为 20.69‰，明显高于国家医院感染管理医疗质量控制中心公布的 2023 年全国整体数据（4.00‰~6.00‰）。VAP 并发症多、病死率高，已成为影响重症患者预后的重要因素，因此加强对 VAP 的预防显得尤为重要。

（二）改进依据

1.《国家卫生健康委办公厅关于印发急诊医学等 6 个专业医疗质量控制指标（2024 年版）的通知》（国卫办医政函〔2024〕150 号）中《医院感染管理医疗质量控制指标（2024 年版）》的指标十：呼吸机相关肺炎发病率（HAIQI-VAP-10）。

2.《重症监护病房医院感染预防与控制规范》（WS/T 509—2016）。

（三）监测指标

VAP 发病率。

（四）指标定义

$$\text{VAP 发病率} = \frac{\text{相关肺炎新发病例例次数}}{\text{同期住院患者有创呼吸机累计使用天数}} \times 1000‰，每月。$$

（五）目标值

2023 年 12 月 VAP 发病率 ≤ 6.00‰。

（六）现况数值

2023 年 6 月 VAP 发病率为 20.69‰（3/145）。

（七）预期延伸效益

制定制度 1 项，修订 SOP 1 个，参加学术会议交流 2 次，申请课题 1 项。

（八）原因分析

经小组成员充分讨论及现场确认后确定 6 个主要原因：缺乏专业知识培训、缺乏督导机制、床头抬高执行不力、口腔护理不规范、无菌操作不规范、呼吸机外管路管理不规范（图 23-1）。

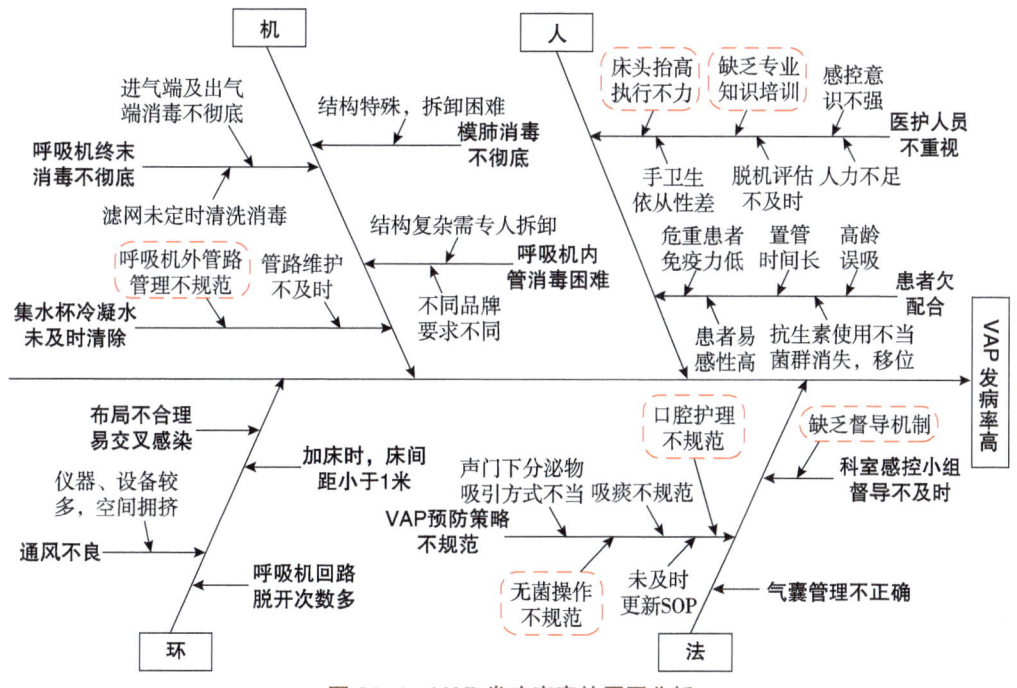

图 23-1　VAP 发病率高的原因分析

（九）真因验证

绘制柏拉图（图 23-2），按照二八法则，找到累计百分比达 80% 的主要原因，将缺乏专业知识培训、缺乏督导机制、床头抬高执行不力3项列入首要解决的计划中。

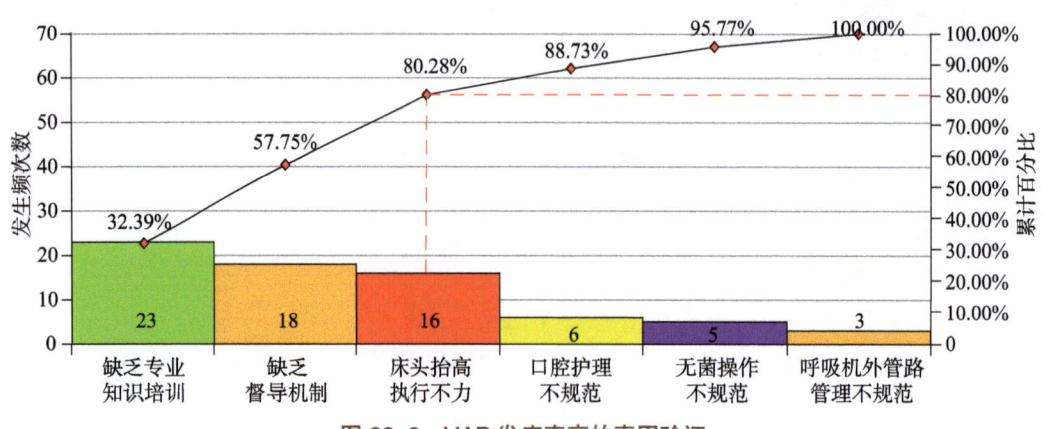

图23-2 VAP发病率高的真因验证

（十）对策计划

根据真因进行讨论，运用5W2H分析法制订相应的计划与对策（表23-1）。

表23-1 5W2H实施计划

为什么做 （Why）	什么目标 （What）	怎么做 （How）	何时做 （When）	什么频率 （How often）	在哪做 （Where）	谁来做 （Who）
缺乏专业知识培训	培训医院感染相关内容，提高院感意识，知晓率达100%	1.制订培训计划 2.制定医院感染知识手册，并发放口袋书 3.定期开展培训考核	2023年6月	每月	急诊科会议室	王宁宁 崔晓庆
缺乏督导机制	定期进行现场督导	1.院感专职人员深入EICU督导，查看医院感染防控措施的执行情况 2.科室感控医师及感控护士定期督导	2023年6月	每周2次	急诊监护室	崔晓庆 孙宝妮 韦蕊萍
床头抬高执行不力	提高床头抬高执行率，达100%	若无禁忌证应将患者头和胸部抬高30°～45°，并应协助患者翻身、拍背及振动排痰	2023年6月	每日	急诊监护室	孙宝妮 韦蕊萍

二、D阶段

1. 2023年6月由医务部医院感染办公室与EICU感染控制小组成员组成VAP防控专项小组，制定目标性监测方案（图23-3）。

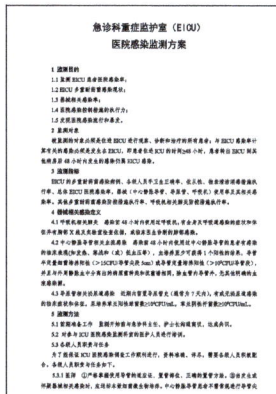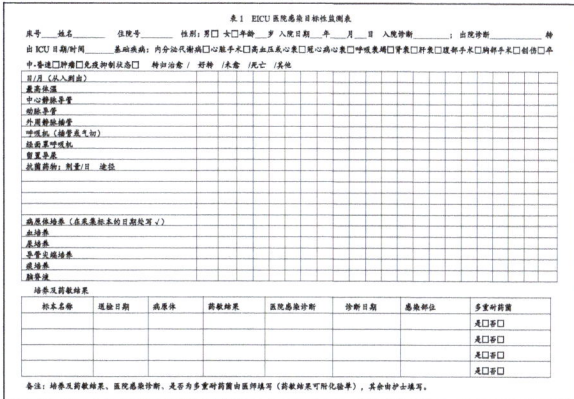

图 23-3　制定监测方案，进行目标性监测

2. 利用晨会对 EICU 全体医务人员进行 VAP 防控策略系列培训（图 23-4）。

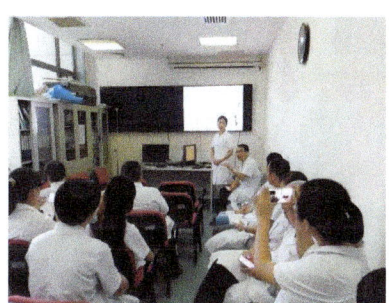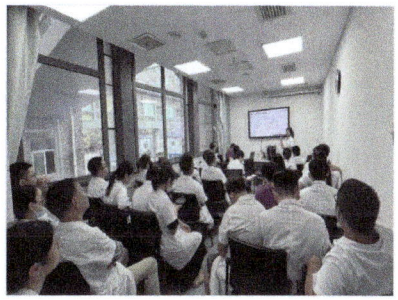

图 23-4　利用早晨交班进行 VAP 防控策略培训

3. 根据最新的规范指南修订《呼吸机相关肺炎预防标准操作规程》，根据 "Strategies to Prevent Ventilator-Associated Pneumonia, Ventilator-Associated Events, and Nonventilator Hospital-Acquired Pneumonia in Acute-Care Hospitals：2022 Update" 更新 VAP 医院感染防控措施干预表（图 23-5）。

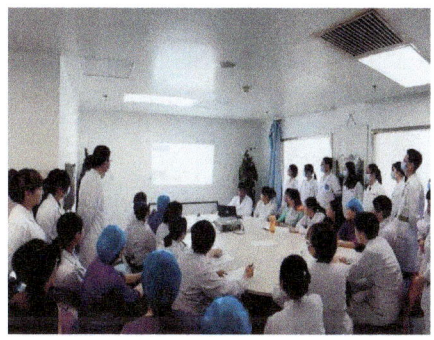

图 23-5　修订《呼吸机相关肺炎预防标准操作规程》并更新 VAP 医院感染防控措施干预表

4. 院感专职人员深入 EICU 查看医院感染防控措施的执行情况，发现问题，提出建议。医务人员手卫生正确率为 100%，知晓率为 100%；依从性由原来的 75.00% 提高到 87.94%，VAP 医院感染防控措施执行更为规范，执行力提高；床头抬高执行率为 100%，有效地预防了 VAP 的发生（图 23-6）。

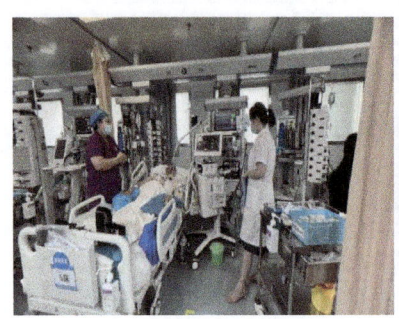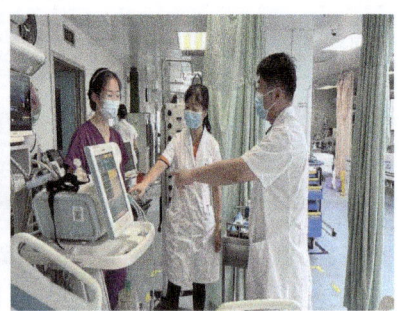

图 23-6　院感专职人员深入 EICU 查看医院感染防控措施的执行情况

5. 每月 15 日对 EICU 开展目标性监测，将监测结果进行分析、反馈，每季度进行小结并提出防控建议。2023 年 6—12 月共监测患者 573 人次，呼吸机使用总日数为 600 天，呼吸机使用率为 29.34%，其中，6—8 月平均 VAP 发病率为 18.37‰，9—12 月平均 VAP 发病率为 4.57‰（1/219，较 2023 年 6—8 月明显降低）。根据监测结果及时分析 VAP 发生的原因，并调整防控策略，可有效降低 VAP 发生风险，最大限度保护患者安全（图 23-7）。

图 23-7 监测结果反馈与整改

三、S 阶段

通过成立防控专项小组、开展培训、修订制度、现场督导、数据监测与定时反馈等方式提高防控措施执行力，以降低 VAP 发病率。目标监测结果反馈 VAP 发病率较前显著降低，2023 年 9—12 月平均 VAP 发病率下降到 4.57‰，其中 9 月、11 月及 12 月均为 0，达到目标值且显著低于改善前。项目实施后，医务人员的感控意识得到增强，VAP 防控措施执行率明显提高，从而达到有效降低 VAP 发病率的目的（图 23-8）。

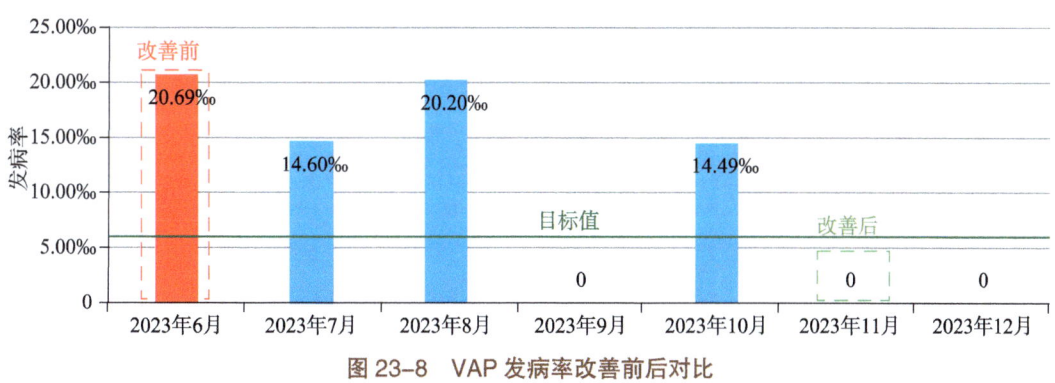

图 23-8 VAP 发病率改善前后对比

四、A 阶段

1. 修订《呼吸机相关肺炎的预防与控制制度》《医院内肺炎预防与控制标准操作规程》（图 23-9）。

呼吸机相关肺炎的预防与控制制度

编　码	XJEY-YWBYGB-ZD-031-01-01	生效日期	2024 年 3 月 1 日
起　草	张　晨	日　期	2024 年 1 月 1 日
审　核	王虎清	日　期	2024 年 2 月 1 日
签　发	张蓬勃	日　期	2024 年 3 月 1 日

一、应每天评估呼吸机及气管插管的必要性，尽早脱机或拔管。

二、若无禁忌症应将患者头胸部抬高30°-45°，并应协助患者翻身拍背及震动排痰。

三、应使用有消毒作用的口腔含漱液进行口腔护理，每6h-8h一次。

四、在进行与气道相关的操作时应严格遵守无菌技术操作规程。

五、宜选择经口气管插管。

六、应保持气管切开部位的清洁、干燥。

七、宜使用气囊上方带侧腔的气管插管，及时清除声门下分泌物。

八、气囊放气或拔出气管插管前应确认气囊上方的分泌物已被清除。

九、湿化罐液体应使用无菌水，每24h更换一次。

十、呼吸机外壳及面板应每天清洁消毒1-2次，外部管路及配件一人一用一次消毒/灭菌。内部管路消毒遵照厂家说明。

十一、应每天评估镇静药使用的必要性，尽早停用。

医院内肺炎预防与控制标准操作规程

编　码	XJEY-YWBYGB-ZD-128-01-01	生效日期	2024 年 3 月 1 日
起　草	张　晨	日　期	2024 年 1 月 1 日
审　核	王虎清	日　期	2024 年 2 月 1 日
签　发	张蓬勃	日　期	2024 年 3 月 1 日

医院内肺炎（HAP）是我国最常见的医院感染类型，呼吸机相关性肺炎（VAP）是其中的重要类型，预后较差。

1、减少不必要的插管，如病情许可优先考虑无创呼吸支持治疗技术。

2、对存在 HAP 高危因素的患者，建议使用护理液每 2-6h 进行口腔护理一次，护理液首选使用含氯己定成分的护理液如 2%的氯已定（洗必泰），其次可使用生理盐水、聚维酮碘等制剂，方法为用牙刷刷洗或冲洗器进行冲洗均可，范围应包含牙齿、牙龈和舌面。

3、如无禁忌症，应将床头抬高约 30°-45°，患者不耐受或者进行治疗、护理操作时可放平。

4、鼓励手术后患者（尤其是胸部和上腹部手术患者）早期下床活动。

5、指导患者正确咳嗽，必要时予以翻身、拍背，以利于痰液引流。

6、提倡积极使用胰岛素控制血糖在 80-110mg/dl。

7、不应常规采用选择性消化道脱污染（SDD）来预防 HAP（VAP）。

8、对于使用呼吸机的患者，还应考虑以下几点：

（1）严格掌握气管插管或切开适应症，使用呼吸机辅助呼吸的患者应优先考虑无创通气；

（2）如要插管，尽量使用经口的气管插管；

（3）有建议保持气管插管气囊压力在 20cmH2O 以上；

（4）强烈建议预测有创通气时间超过 48 小时或 72 小时的者使用气囊上方带分泌物吸引管的气管插管。气囊放气或拔出气管插管前尽可能清除气囊上方及口内的分泌物。

1

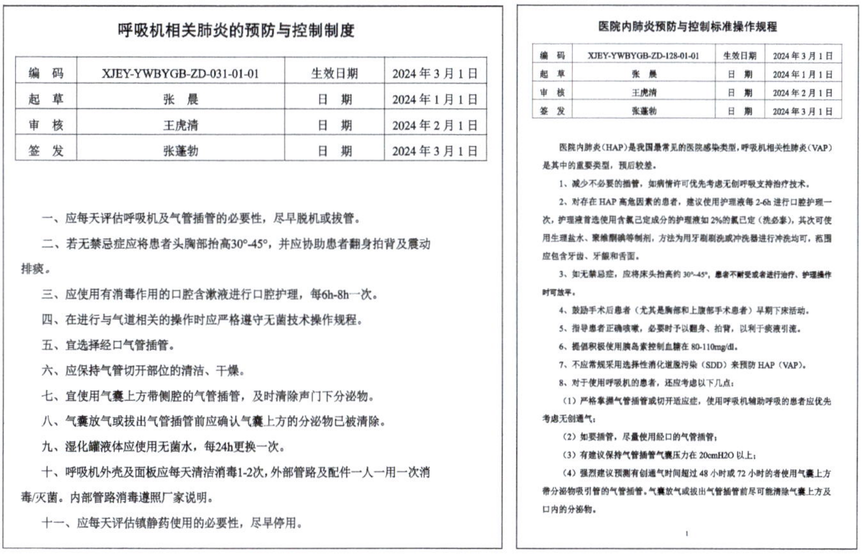

图 23-9 修订的文件

2. 基于持续的工作基础，申请并获批陕西省重点研发计划项目 1 项（2022SF-590）（图 23-10）。

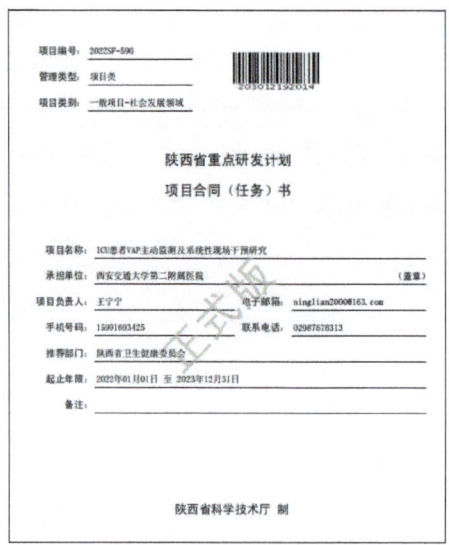

图 23-10　申请并获批陕西省重点研发计划项目

3. 在 2 个医院感染学术年会上进行学术交流及经验分享（图 23-11）。

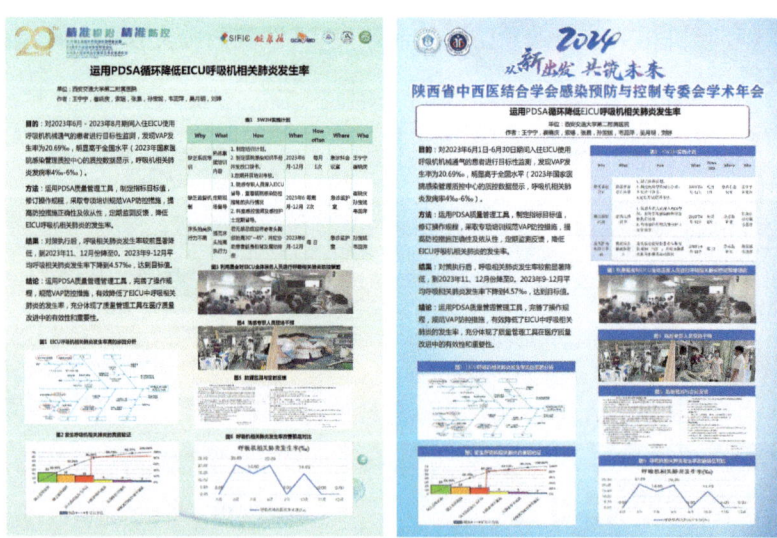

左：第 20 届上海国际医院感染控制会议（Shanghai International Forum for Infection Control and Prevention，SIFIC）暨第 8 届东方疑难感染病联合会议（Oriental Forum on Challenging Infectious Diseases，OFCID）和全球华人临床微生物暨感染学会学术年会壁报交流；

右：陕西省中西医结合学会感染预防与控制专委会学术年会进行经验分享及壁报交流。

图 23-11　学术交流及经验分享

五、项目团队介绍

本项目由医务部医院感染管理办公室主导,急诊监护室、检验科协作配合,从制度建设、流程优化、信息支持等多方面系统推进。项目团队成员均具有硕士研究生及以上学历,以及医院感染管理实践能力(表23-2、图23-12)。

表23-2 项目团队主要成员

姓名	部门	职称	参与内容
王宁宁	医务部医院感染管理办公室	副主任医师	总体规划、组织实施工作
崔晓庆	医务部医院感染管理办公室	主管护师	目标性监测与现场干预
孙宝妮	急诊监护室	主治医师	项目的执行与改进
韦蕊萍	急诊监护室	主管护师	VAP防控措施的实施与质控
吴月明	医务部医院感染管理办公室	公卫医师	数据的统计与分析
周维肖	检验科	主管技师	微生物培养与鉴定

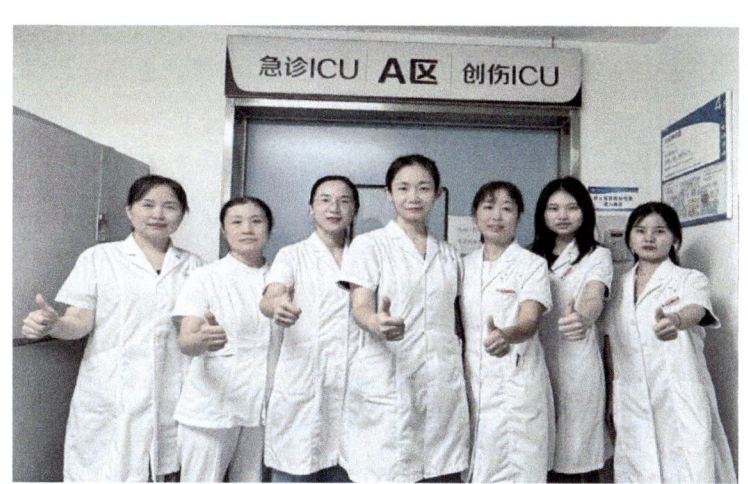

图23-12 项目团队成员合影

药学类

案例 24　提高抗菌药物治疗前病原学送检率

项目负责人：河北燕达陆道培医院　周洁，张银刚

项目起止时间：2023 年 5—12 月

概述

1. 背景和目的：随着抗菌药物的广泛应用，细菌耐药性问题日益严峻，成为全球公共卫生领域的重大挑战。我院通过数据统计发现住院患者抗菌药物治疗前病原学送检率低，可能存在未明确病原学检查前进行经验用药、治疗效果不好等情况。提高抗菌药物治疗前病原学送检率，有助于临床明确感染病原菌种类及病原菌对抗菌药物的敏感性，有助于临床及时调整抗菌药物治疗方案，对遏制细菌耐药、提升治疗效果具有重要意义。

2. 方法：运用 PDSA 质量管理工具进行项目改进，根据调查进行原因分析，制定对应的改善对策，通过制定住院患者抗菌药物治疗前病原学送检制度、完善 HIS 系统规则、开展抗菌药物相关知识培训等措施，提高住院患者抗菌药物治疗前病原学送检率。

3. 结果：2023 年 12 月住院患者抗菌药物治疗前病原学送检率为 85.29%，医院感染诊断相关病原学送检率为 98.28%，联合使用重点药物前病原学送检率为 98.37%。

4. 结论：运用 PDSA 质量管理工具提高了住院患者抗菌药物治疗前病原学送检率、医院感染诊断相关病原学送检率、联合使用重点药物前病原学送检率，将持续改进。

一、P 阶段

（一）主题选定

我院更换 HIS 系统后，不能准确提取住院患者抗菌药物治疗前病原学送检相关信息，2023 年 5 月住院患者抗菌药物治疗前病原学送检率为 35.21%，医院感染诊断相关病原学送检率为 75.47%，联合使用重点药物前病原学送检率为 42.86%。抽查发现未进行病原学送检的病历有 119 份，访谈相关主管医师，发现存在信息系统数据提取错误、送检医嘱在使用抗菌药物之后、选错预防 / 治疗用药、重点药物目录不知晓等不足（图 24-1）。

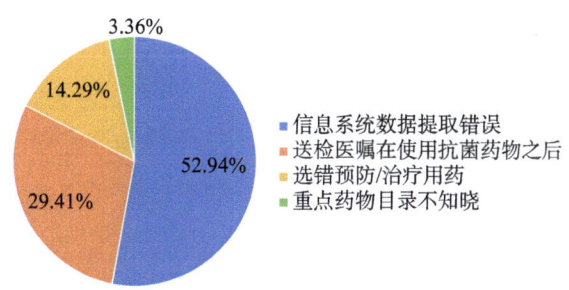

图 24-1 住院患者抗菌药物治疗前病原学送检率低现况

（二）改进依据

1.《2021年国家医疗质量安全改进目标》目标四：提高住院患者抗菌药物治疗前病原学送检率。

2.《关于印发"提高住院患者抗菌药物治疗前病原学送检率"专项行动指导意见的函》（国卫医研函〔2021〕198号）要求接受抗菌药物治疗的住院患者，抗菌药物使用前病原学送检率不低于50%；发生医院感染的患者，医院感染诊断相关病原学送检率不低于90%；接受两个或以上重点药物联用的住院患者，联合使用前病原学送检率应达到100%。

（三）监测指标

住院患者抗菌药物治疗前病原学送检率、医院感染诊断相关病原学送检率、联合使用重点药物前病原学送检率。

（四）指标定义

1. 住院患者抗菌药物治疗前病原学送检率 $= \dfrac{\text{使用抗菌药物治疗前完成病原学送检的病例数}}{\text{同期使用抗菌药物治疗病例数}} \times 100\%$，每月。

2. 医院感染诊断相关病原学送检率 $= \dfrac{\text{完成医院感染诊断相关病原学送检的病例数}}{\text{同期发生医院感染病例总数}} \times 100\%$，每月。

3. 联合使用重点药物前病原学送检率 $= \dfrac{\text{接受两个或以上重点药物联合使用前病原学送检的病例数}}{\text{同期住院患者中接受两个或以上重点药物联合使用病例数}} \times 100\%$，每月。

（五）目标值

1. 2023年12月住院患者抗菌药物治疗前病原学送检率≥50.00%。

2. 2023年12月医院感染诊断相关病原学送检率≥90.00%。

3. 2023年12月联合使用重点药物前病原学送检率100%。

（六）现况数值

1. 2023年5月住院患者抗菌药物治疗前病原学送检率为35.21%（282/801）。
2. 2023年5月医院感染诊断相关病原学送检率为75.47%（40/53）。
3. 2023年5月联合使用重点药物前病原学送检率为42.86%（3/7）。

（七）预期延伸效益

制定制度1项，发表论文1篇。

（八）原因分析

经小组成员充分讨论及现场调查后确定7个主要原因：HIS系统未维护相关规则、标本采样不规范、相关知识培训不到位、护士执行医嘱不规范、经验性用药、无相关送检制度、各部门职责不明确（图24-2）。

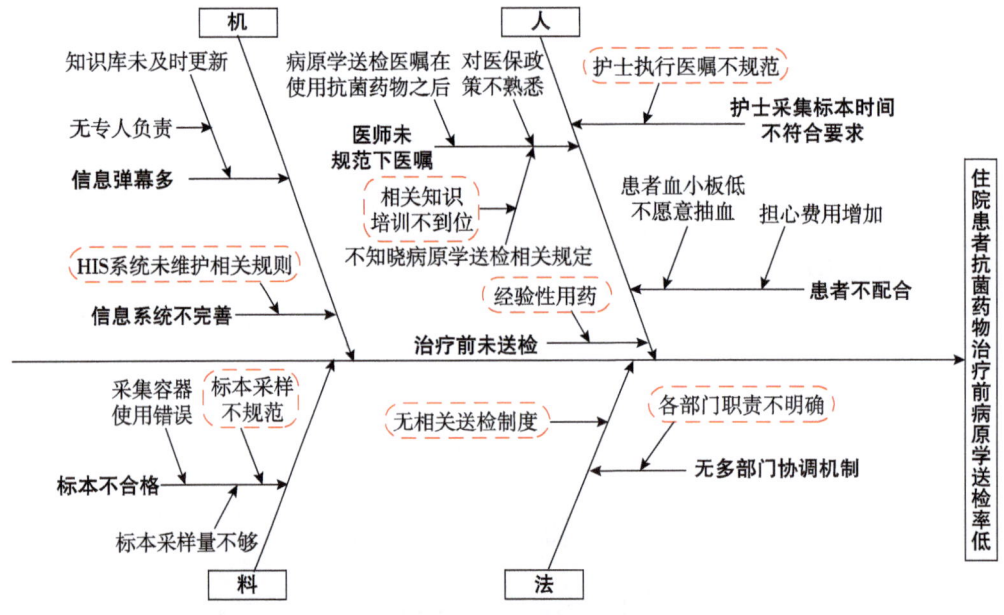

图24-2 住院患者抗菌药物治疗前病原学送检率低的原因分析

（九）真因验证

通过对医务人员进行访谈，收集调查问卷，绘制柏拉图（图24-3），按照二八法则，找到累计百分比达80%的主要原因，将无相关送检制度、HIS系统未维护相关规则、相关知识培训不到位3项列入首要解决的计划中。

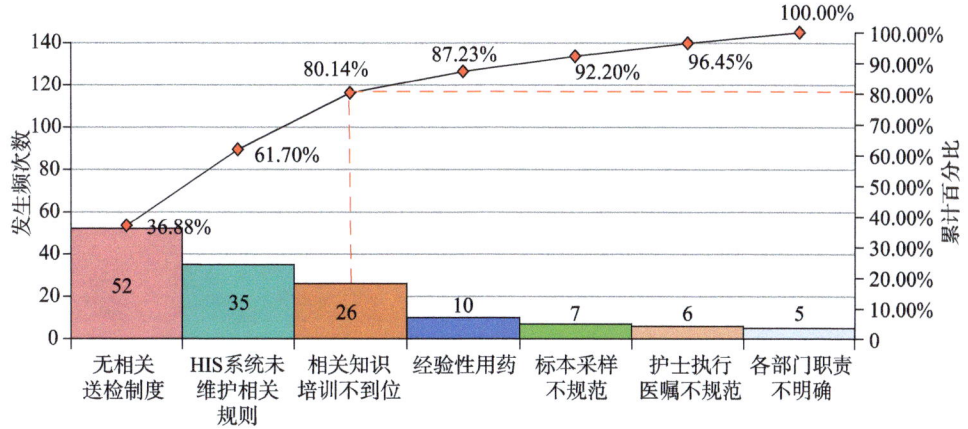

图 24-3　住院患者抗菌药物治疗前病原学送检率低的真因验证

（十）对策计划

根据真因充分讨论，运用 5W2H 制订相应计划与对策（表 24-1）。

表 24-1　5W2H 实施计划

为什么做 （Why）	什么目标 （What）	怎么做 （How）	何时做 （When）	什么频率 （How often）	在哪做 （Where）	谁来做 （Who）
无相关送检制度	住院患者抗菌药物治疗前病原学送检制度知晓率达到100%	由感控科牵头制定住院患者抗菌药物治疗前病原学送检制度并进行全员学习	2023年6月	每年	感控科	杜秀珍
	每月反馈各临床科室送检数据	药剂科以多种形式反馈抗菌药物病原学送检数据	2023年6月	每月	药剂科	周洁
HIS系统未维护相关规则	HIS系统中准确提取病原学送检相关数据	信息科对HIS系统相关规则进行维护	2023年6月	每年	信息科	代福贵
相关知识培训不到位	抗菌药物相关知识知晓率达到100%	针对全院医务人员进行抗菌药物相关知识培训	2023年10月	每年	地下一层会议室	董维秀

二、D 阶段

（一）住院患者抗菌药物治疗前病原学送检制度知晓率达到 100%

1. 由感控科牵头，拟定《住院患者抗菌药物治疗前病原学送检制度》，将病原学送检项目、联合使用重点药物目录、各科室职责分工纳入制度中，经过感染管理委员会讨论通过后下发，全员学习（图 24-4）。

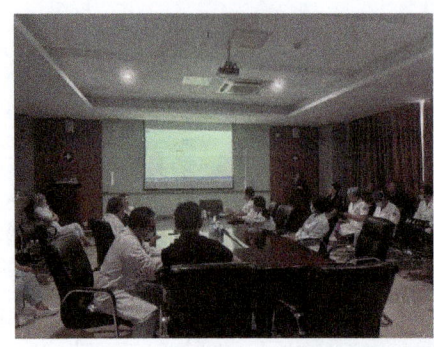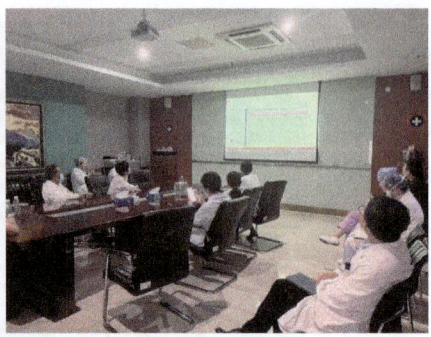

图 24-4　医院感染管理委员会讨论新拟定的制度

2.药剂科每月 10 日前反馈各科室抗菌药物病原学送检情况，除了纸质反馈外，还通过院周会、质控简报等多渠道反馈给临床科室，临床科室针对发现的问题进行原因分析、整改。

(二)HIS 系统中准确提取病原学送检相关数据

由药剂科提供抗菌药物相关目录，每年进行更新，检验科将病原学送检项目进行统计整理；感控科提供抗菌药物送检信息并制定提取的相关规则，将以上相关信息完善后报送信息科，信息工程师在 HIS 系统中进行维护（图 24-5）。

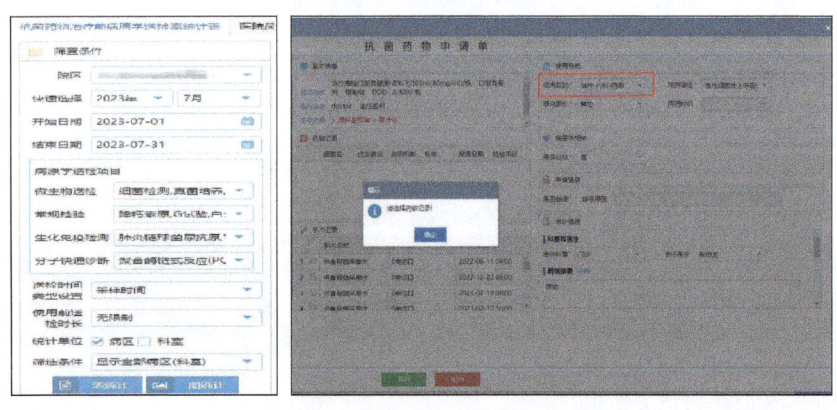

图 24-5　HIS 系统维护相关信息

（三）抗菌药物相关知识知晓率达到 100%

1.针对医师、药师进行抗菌药物相关知识的培训，内容包括常用抗菌药物的合理使用、抗菌药物管理政策、抗菌药物治疗前病原学送检要求、我院病原体与细菌耐药的特点、血液系统疾病相关感染诊疗指南等（图 24-6）。

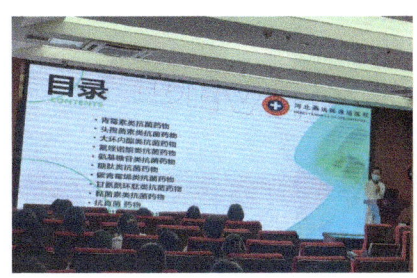
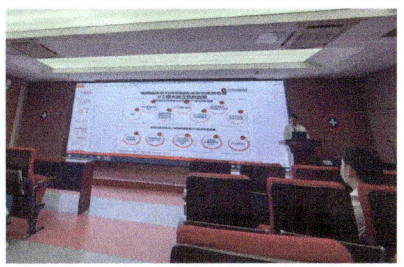

图 24-6　医务人员抗菌药物相关知识培训

2. 针对护理人员规范标本采集、送检等相关要求的培训（图 24-7）。

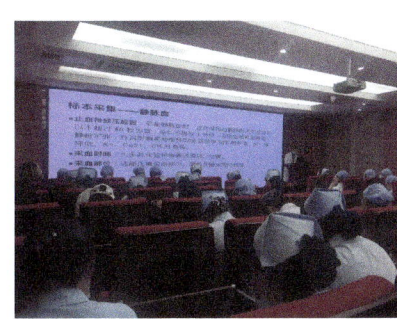
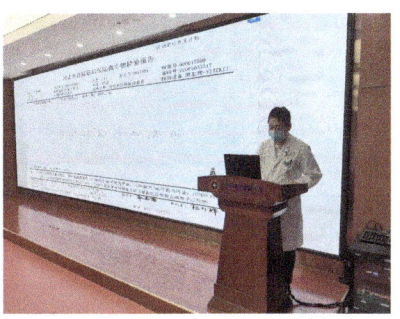

图 24-7　护理人员标本采集、送检相关知识培训

三、S 阶段

改善前 2023 年 5 月我院住院患者抗菌药物治疗前病原学送检率为 35.21%，医院感染诊断相关病原学送检率为 75.47%，联合使用重点药物前病原学送检率为 42.86%。改善后 2023 年 12 月住院患者抗菌药物治疗前病原学送检率为 85.29%，医院感染诊断相关病原学送检率为 98.28%，联合使用重点药物前病原学送检率为 98.37%（图 24-8～图 24-10）。

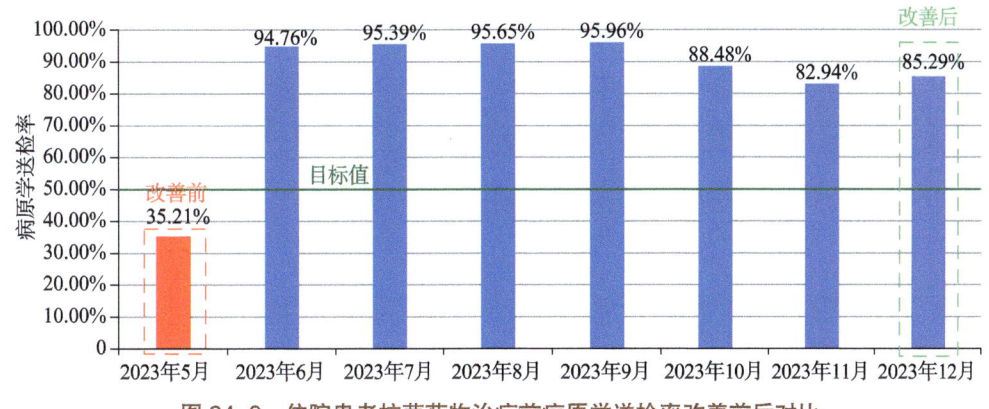

图 24-8　住院患者抗菌药物治疗前病原学送检率改善前后对比

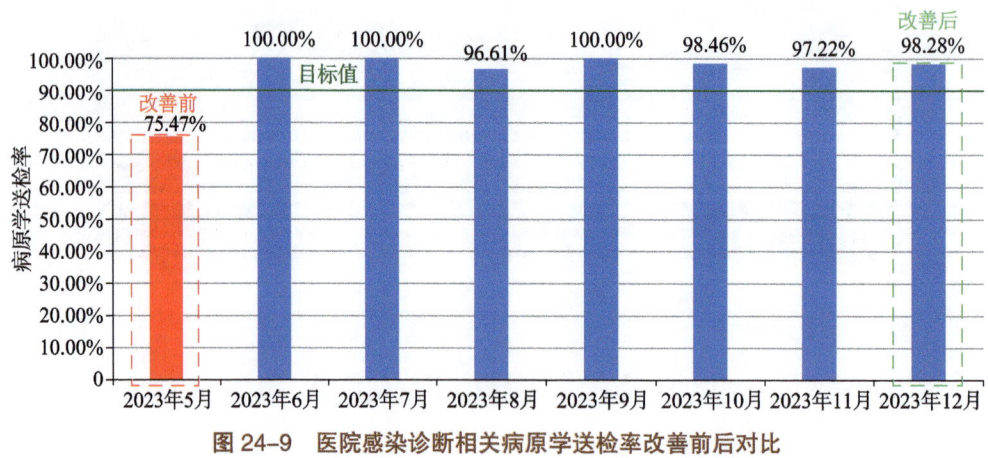

图 24-9　医院感染诊断相关病原学送检率改善前后对比

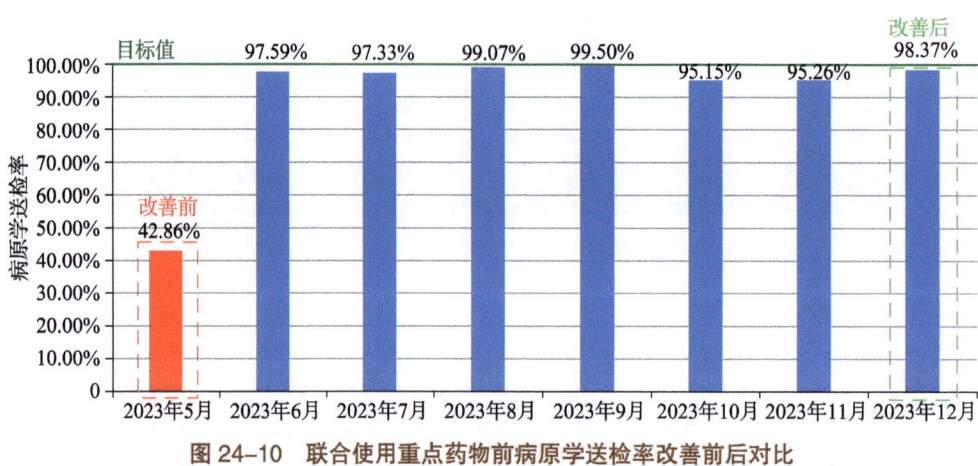

图 24-10　联合使用重点药物前病原学送检率改善前后对比

四、A 阶段

1.通过此次的质量持续改进,形成标准化的《住院患者抗菌药物治疗前病原学送检制度》,临床科室医务人员进行了全员学习,提高了在使用抗菌药物治疗前需要进行送检的意识,医师可以根据病原学检验结果从经验治疗及早转为目标治疗(图 24-11)。

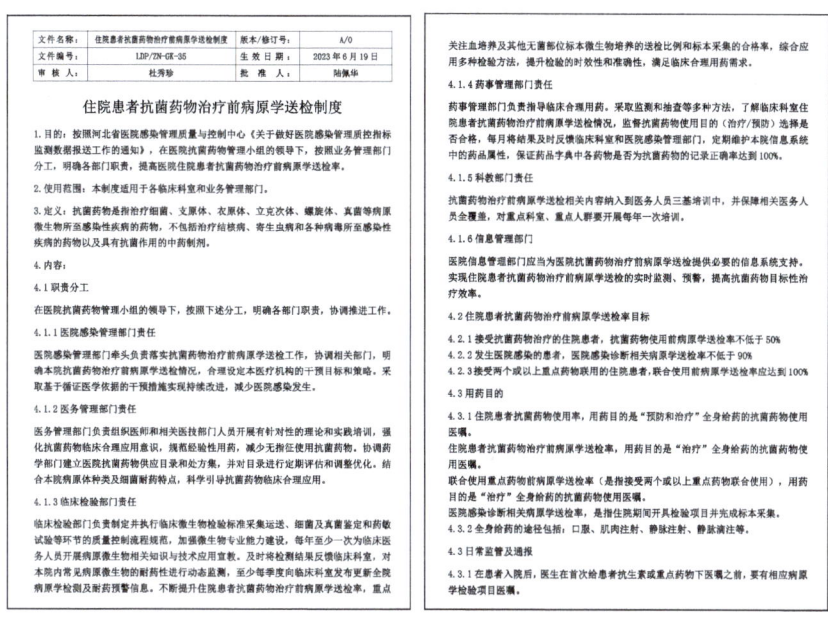

图 24-11 住院患者抗菌药物治疗前病原学送检制度

2. 小组成员提高了质量管理意识，可熟练使用质量管理工具，并在第三届中国医疗质量大会上进行分享交流（图 24-12）。

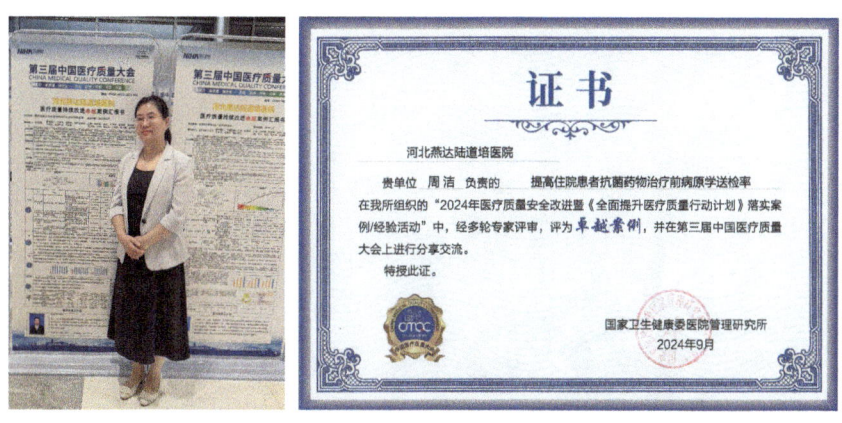

图 24-12 第三届中国医疗质量大会案例壁报样式

3. 此次质量持续改进项目中的医务人员对住院患者病原学送检意识有很大提高，但在联合使用重点药物时仍存在不能按照要求及时送检的问题，之后将重点进行改善。

五、项目团队介绍

本项目由药剂科牵头,感控科、医务部、检验医学科、信息科、血液科、移植九病区、护理部协同推进落实(表24-2、图24-13)。

表24-2 项目团队成员

姓名	部门	职称	参与内容
张银刚	药剂科	副主任药师	主题选定、活动计划制订、原因分析、目标设定、要因确认、制定对策等,为项目主要负责人
周 洁	药剂科	副主任药师	现状调查、原因分析、要因确认、对策拟定、对策实施
杜秀珍	感控科	副主任护师	现状调查、原因分析、要因确认、对策拟定、对策实施
代福贵	信息科	信息系统管理工程师	现状调查、原因分析、要因确认、对策拟定、对策实施
杨少峰	检验医学科	主管技师	原因分析、要因确认、对策实施
陈丽娜	医务部	主管护师	原因分析、要因确认、对策实施
何九江	血液科	主管医师	原因分析、要因确认、对策实施
董维秀	药剂科	主管药师	原因分析、要因确认、对策实施
彭大鹏	移植九病区	主治医师	原因分析、要因确认、对策实施
张翠萍	护理部	主管护师	原因分析、要因确认、对策实施

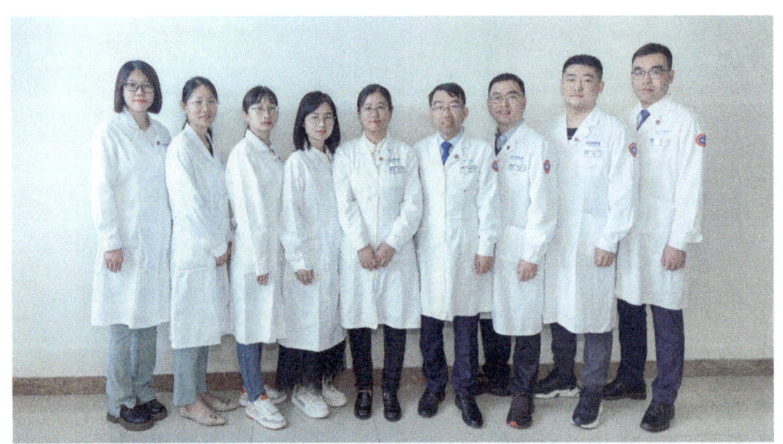

图24-13 项目团队部分成员合影

案例 25　降低老年慢病患者住院次均药费

项目负责人：河北燕达医院　彭军，孙文君
项目起止时间：2022 年 7 月—2023 年 6 月

概述

1. 背景和目的：医养康结合模式下，我院老年慢病患者占比为 36.32%。2022 年第二季度实行 DRG 付费以来，老年慢病患者亏损病例较多，导致住院次均药费高达 9233.07 元。因此，有必要通过临床药师干预合理用药，降低老年慢病患者住院次均药费。

2. 方法：运用 PDSA 质量管理工具，制定老年慢病患者住院次均药费指标。采取加强专职临床药师培养、加强合理用药培训、增加专项病例点评、优化绩效考核机制等系列措施。

3. 结果：完善工作制度，细化点评标准，提出用药建议。老年慢病患者住院次均药费由改善前的 9223.07 元下降至改善后的 7839.61 元（降幅 15.00%），实现了预期目标值。

4. 结论：运用 PDSA 管理工具能有效降低老年慢病患者住院次均药费，进一步规范了老年慢病患者合理用药，减少了医疗成本。

一、P 阶段

（一）主题选定

调研 2022 年 4—6 月实行 DRG 付费以来，老年慢病患者亏损病例较多。从对住院费用的构成分析来看（图 25-1），药费在住院费用整体中占比最高，老年慢病患者住院次均药费为 9223.07 元。对 2022 年第二季度老年慢病患者亏损的 85 份病历进行合理用药点评，其中合理病历 56 份，合理率为 65.88%，不合理用药具体情况如图 25-2 及图 25-3 所示。因此，有必要通过临床药师干预合理用药，降低老年慢病患者住院次均药费。

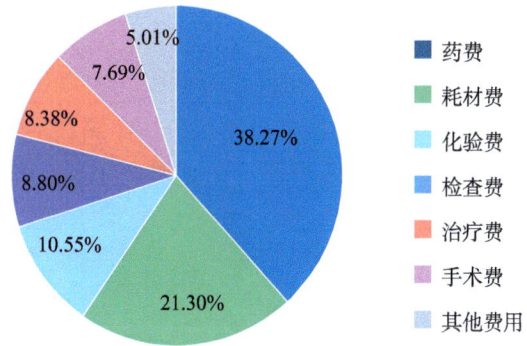

图 25-1　老年慢病患者住院费用构成分析

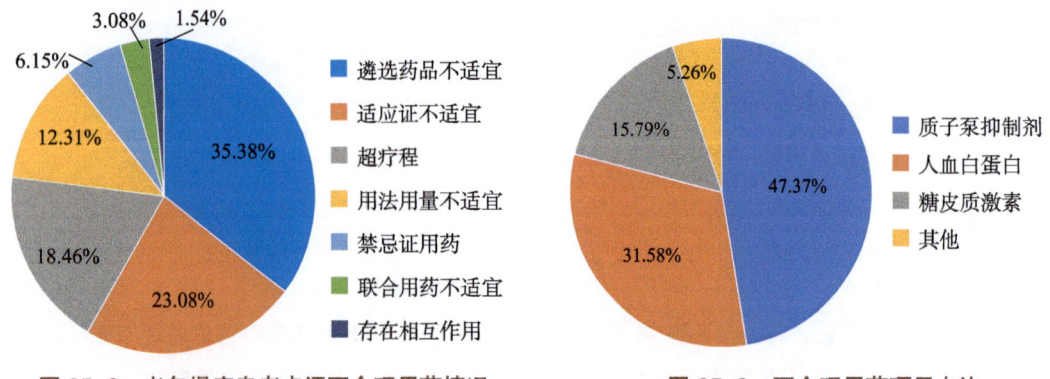

图 25-2 老年慢病患者点评不合理用药情况　　图 25-3 不合理用药项目占比

（二）改进依据

《国务院办公厅关于城市公立医院综合改革试点的指导意见》（国办发〔2015〕38号）：（十）力争到2017年试点城市公立医院药占比（不含中药饮片）总体降到30%左右；（十一）降低药品和医用耗材费用，加强合理用药和处方监管。

（三）监测指标

老年慢病患者住院次均药费。

（四）指标定义

$$老年慢病患者住院次均药费 = \frac{老年慢病患者住院药费}{住院人次}，每季度。$$

（五）目标值

2023年第二季度老年慢病患者住院次均药费 < 8300.76 元（比例下降10%）。

（六）现况数值

2022年第二季度老年慢病患者住院次均药费为9223.07元。

（七）预期延伸效益

制定SOP 1个，发表论文1篇，会议投稿1篇，案例比赛获奖3次。

（八）原因分析

小组成员多次进行头脑风暴，召开会议讨论原因。大家集思广益、献言献策，运用鱼骨图从"人、机、料、法"4个方面进行逐层分析（图25-4），找到8个主要原因：缺少专职药师、缺少专业培训、无专项点评、无奖惩措施、反馈不到位、监督不到位、缺少医保模拟系统、基础疾病多。

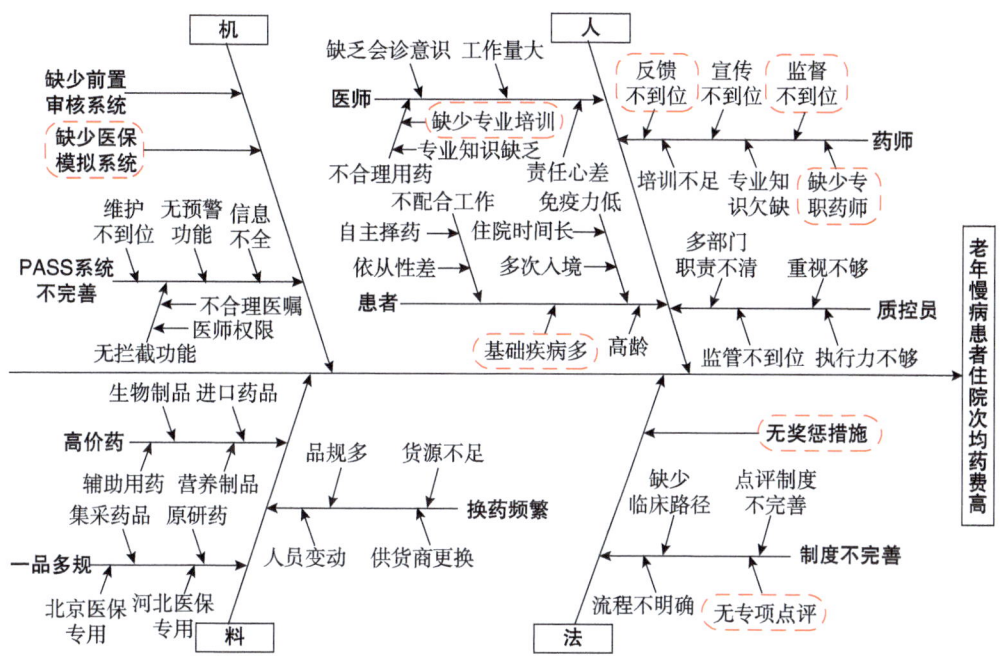

图 25-4 老年慢病患者住院次均药费高的原因分析

(九)真因验证

通过收集调查问卷,绘制柏拉图(图 25-5),依据二八原则,找到累计百分比达 80% 的主要原因,将缺少专职药师、缺少专业培训、无专项点评、无奖惩措施 4 项列入首要解决的计划中。

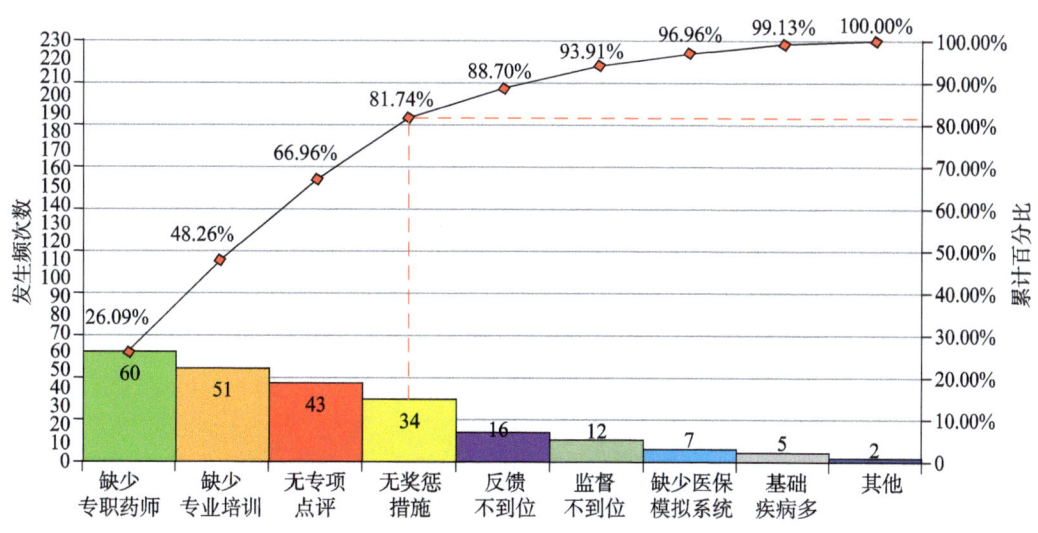

图 25-5 老年慢病患者住院次均药费高的真因验证

（十）对策计划

针对真因进行充分讨论分析，运用 5W2H 制订相对应的计划与对策（表 25-1）。

表 25-1　5W2H 实施计划

为什么做（Why）	什么目标（What）	怎么做（How）	何时做（When）	什么频率（How often）	在哪做（Where）	谁来做（Who）
缺少专职药师	加强专职临床药师的培养，提高专业技术能力水平	外派药师进修临床药学，培养专职慢病方向临床药师	2022年10月	每年	药学部	彭军
缺少专业培训	加强医保相关知识、合理用药培训，提升专业知识水平	组织院级合理用药培训	2022年7月	每季度	医务部	金玉
		进行科级合理用药培训	2022年7月	每月	临床科室	彭军
无专项点评	增加病例点评，提高合理率	增加老年慢病病例点评及各类专项点评	2022年7月	每月	药学部	张义春
无奖惩措施	优化绩效考核相关制度，加强监管	执行《关于加强北京医保 DRG 支付结算与绩效考核联动机制》	2022年9月	每季度	人力资源部	任洪起

二、D 阶段

（一）加强专职临床药师的培养，提高专业技术能力水平

药学部每年外派 1 名药师进行临床药师规范化培训。2022 年外派 1 名药师到天津市环湖医院进修慢病方向（神经内科）临床药师规范化培训，2022 年 10 月李蒙蒙临床药师进修完毕，已加入老年慢病管理临床药学工作中（图 25-6）。

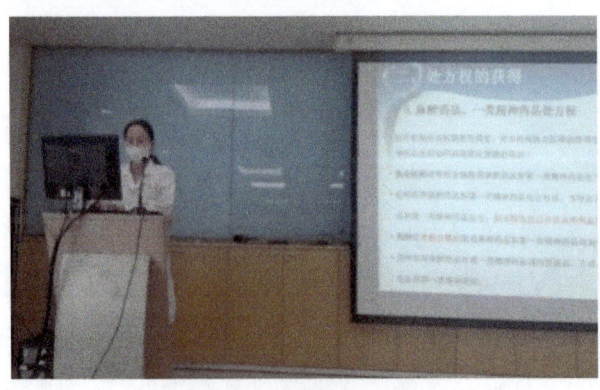

图 25-6　临床药师工作中

（二）加强医保相关知识、合理用药培训，提升专业知识水平

1. 院级合理用药相关培训每季度 1 次，共计 4 次（图 25-7）。

2. 药学部对老年慢病合理用药纳入专项质控进行监管，每月进行科级合理用药培训、反馈，共计 12 次（图 25-8）。

3. 参会人次高达近千次，考核合格率均为 100%（培训考核分数均 > 60 分）。

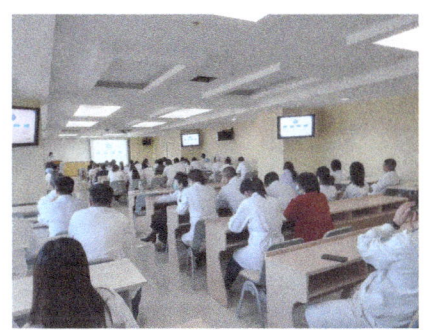

图 25-7　院级培训

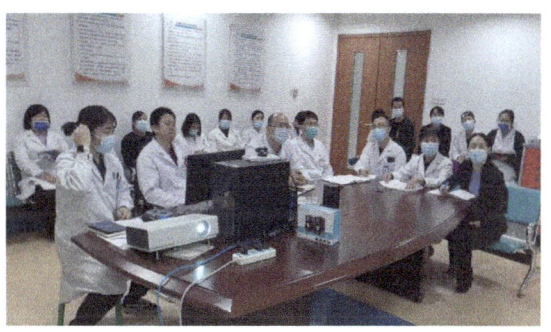

图 25-8　科级培训

（三）加强监管，增加老年慢病患者医保病例点评、各类药品专项点评

1. 新增对老年慢病患者亏损病例点评，合计点评病历 331 份，点评合理率由 2022 年第二季度的 65.88% 提高至 2023 年第二季度的 83.93%，上升幅度为 27.40%。

2. 新增人血白蛋白、质子泵抑制剂、糖皮质激素等专项点评，通过合理用药监测系统（prescription automatic screening system，PASS）每月抽检病历 20 份，合计点评 720 份；期间细化点评标准，将医保限定条件纳入处方点评（表 25-2）；综合考虑药品的安全性、有效性、经济性，予以用药推荐（表 25-3）。

表 25-2　人血白蛋白医保限定条件

细化院内药品的医保限定条件，纳入处方点评内容	
药品名称	医保限定条件
人血白蛋白	限抢救、重症或由肝硬化、癌症引起胸腹水的患者且白蛋白低于 30 g/L
★查询患者检验指标，用药前 5 天内 ALB 检测指标 < 30 g/L	
★评估者病情，符合重症的患者，如严重感染合并多系统衰竭、呼吸衰竭需要人工呼吸机支持等	
★肝硬化或癌症患者，且病历描述有胸腹水患者	

表 25-3 《质子泵抑制剂预防应激性溃疡用药推荐》

药品名称	有效性 适应证					经济性 单价（元）	特殊人群使用					其他			
	胃食管反流病	消化性溃疡	非甾体抗炎药相关性溃疡	胃泌素瘤	上消化道出血	预防应激性黏膜损伤		儿童	孕妇	哺乳期	肾损伤者	重度肝损伤者	与氯吡格雷相互作用	稳定性	是否可静脉推注	输注器要求
注射用奥美拉唑钠 40 mg	√	√	√	√	√	√	45.87	≥1月龄	C级（可以使用）	L2（对婴儿影响较小）	无	≤20 mg	有相互作用	糖配制 6 h；盐配制 12 h	否	无
注射用奥美拉唑钠 40 mg（4+7药品）	√	√	√	√	√	√	9.20	≥1月龄	C级（可以使用）	L2（对婴儿影响较小）	无	≤20 mg	有相互作用	糖配制 6 h；盐配制 12 h	否	无
注射用艾司奥美拉唑钠 20 mg		√			√	√	42.54	≥1月龄	C级（慎用）	L2（暂停哺乳）	无	≤20 mg	有相互作用	盐配制 12 h	是	无
注射用艾司奥美拉唑钠 40 mg		√			√	√	72.32	≥1月龄	C级（慎用）	L2（暂停哺乳）	无	≤20 mg	有相互作用	盐配制 12 h	是	无
注射用泮托拉唑钠 40 mg（4+7药品）	√	√			√		1.65	≥5岁	禁用	禁用	无	≤20 mg	推荐使用	盐配制 4 h	是	无
注射用泮托拉唑钠 40 mg	√	√			√		24.43	≥5岁	B级（权衡利弊）	L1（暂停哺乳）	无	≤20 mg	推荐使用	盐配制 12 h	是	无
注射用雷贝拉唑钠 20 mg	√				√		64.00	不推荐	B级（权衡利弊）	L1（暂停哺乳）	无	慎用	推荐使用	盐配制 2 h	否	无
注射用艾普拉唑钠 10 mg					√		156.00	不推荐	不推荐（分级不明确）	不推荐（分级不明确）	慎用	慎用	有相互作用	盐配制 3 h	否	具有过滤装置的输液器

（四）提升执行力度，优化绩效考核相关机制

根据我院成本核算的指导原则，结合北京医保 DRG 支付结算的相关政策。经多部门讨论研究（图 25-9），做出以下决定，自 2022 年 9 月 1 日起执行，请各部门/科室遵照执行。

1. 北京医保 DRG 支付盈亏金额计入科室的利润值考核明细，盈余部分计入利润值，亏损部分从科室的利润值中扣减，同时本年度累计 DRG 盈亏额度于年终进行统一核算，计入科室年度利润值。

2. 经 DRG 办公室（图 25-10）审核后做出调整的病历，按照不同入组导致 DRG 盈亏额度差值的 2%，以绩效形式扣罚至科室责任人。

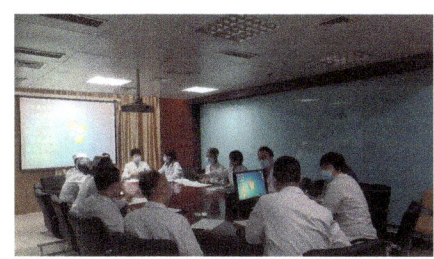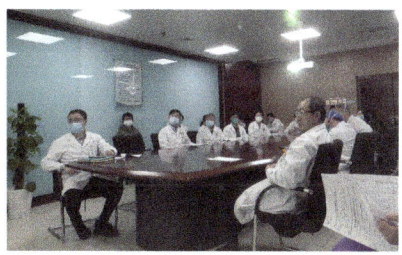

图 25-9 讨论研究

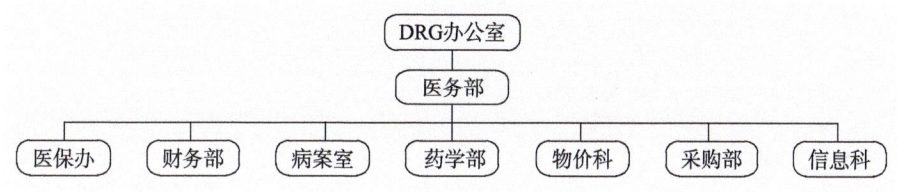

图 25-10 组织架构

三、S 阶段

1. 老年慢病患者药占比（图 25-11）由改善前的 38.27% 下降至改善后的 34.80%。虽未达到目标值 30.00%，但整体呈下降趋势，初见成效。

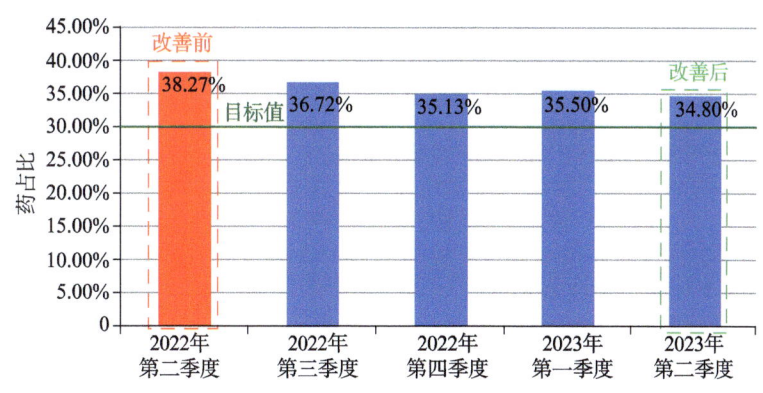

图 25-11 药占比改善前后对比

2. 老年慢病患者住院次均药费（图 25-12）由改善前的 9223.07 元下降至改善后的 7839.61 元，降幅达 15.00%，效果显著，已达到预期目标值（＜ 8300.76 元）。

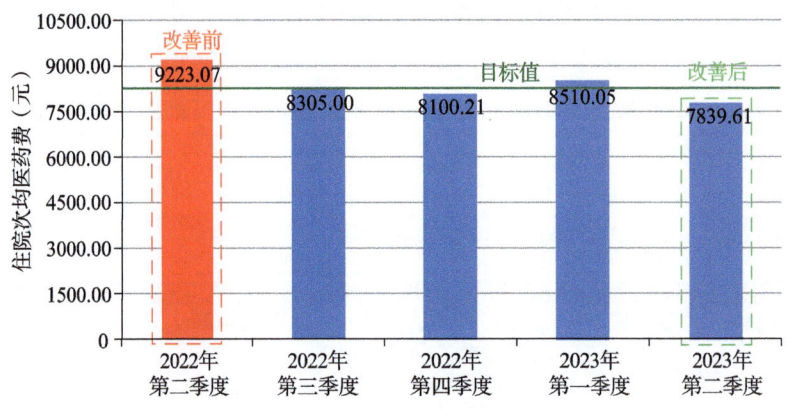

图 25-12　住院次均药费改善前后对比

四、A 阶段

1. 形成了标准化管理制度（图 25-13）。

DRG 工作小组管理制度

为了顺利推进实施医保 DRG 医保支付改革工作，确保医院实施 DRG 相关工作有效、有序开展，经研究，医院决定成立 DRG 工作小组，负责统筹推进实施 DRG 付费的各项工作，制定医保 DRG 付费的医院管理目标，综合拟定实施 DRG 付费的应对措施，协调解决 DRG 实施过程存在的问题。具体如下:

1. 小组成员名单

组　长:王立

副组长:金玉、吝卫敏

成　员:彭军、赵光、蔡立文、刘月、王佳垒、杨立安、孙文君、张义春

2. 职责

2.1 制定医院 DRG 付费管理的规章制度并组织实施;

2.2 制定医院 DRG 实施工作计划，并对计划实施进行考核和评价;

2.3 明确各有关部门、人员在 DRG 实施工作中的责任;

2.4 每月定期召开 DRG 专题会议，实行一月一报制度，做到合理监控各项费用指标。对费用指标偏离正常值的现象及时联系有关科室，查明原因，及时纠正，研讨关键环节存在问题及制定针对性改进措施。

3. 各成员科室的职责:

3.1 医务部:组织协调推进相关工作。督促各相关职能部门认真履行职责，关注以上各部门的质控数据及材料，进一步跟进存在问题处理情况监督各临床科室规范诊疗，确保医疗质量与安全。

3.2 医保办：DRG 理论及医保付费政策的培训，对每个临床科室进行点对点培训:负责医保结算数据的审核、DRG 病例入组反馈、特病单议申请等:指导科室重点做好成本管控、提高运营效率;负责院内数据分析，每月对病组盈亏情况进行有效分析，指导科室合理经营持续改进;定期整理相关数据汇报管理小组为管理小组提出初步的整改建议;负责收集 DRG 推进过程中需要解决的问题，不断完善 DRGS 分组和付费规则。

3.3 财务部:负责进行 DRG 病组成本测算及 DRG 付费经济运行调整。

3.4 物价科：重点稽查不合理的收费、分解收费，指导临床科室规范收费，做好医疗服务价格收费管理。

3.5 病案室:负责病案首页质控，病案及时归档，规范疾病诊断术语及手术名称，准确理解诊疗信息，编码及时准确首页填写完整，将病案首页填写存在的问题及时反馈临床科室协调修正存在问题，确保病案首页相关数据上传的及时性及准确性;负责 DRG 基础编码的对应，负责 DRG 病案信息上传

3.6 信息科:负责 DRG 病案分组信息与 HIS 病案信息进行关联，配合相关部门分析问题;督促相关软件公司根据 DRG 要求改进信息系统，根据 DRG 需要购进相应信息系统提高 DRG 上传效率确保 DRG 上传成功;提供软件功能给相关科室进行 DRG 病案信息上传，解决上传中碰到的软件技术问题。

3.7 采购部:负责控制高值耗材、不能收费材料的准入，加强成本控制:加强医用耗材出入库的管理，确保发放准确，产品合格、安全和有效，定时核查及分析高值耗材使用情况。

3.8 药学部:负责临床用药指导，做好合理用药管理。负责合理用药培训；每月进行病历点评份，对药物使用情况进行稽查，重点核查辅助用药滥用情况，关注高价药品使用的合理性，坚持评价标准的科学性，有完整、准确的书面记录，形成问题反馈表、评估报告。

图 25-13　DRG 工作小组管理制度

2. 发布《关于加强北京医保 DRG 支付结算与绩效考核联动机制的公告》（图 25-14）。

图 25-14 发布了绩效考核联动机制

3. 发表论文 1 篇；荣获"第一届河北省慢病患者药学服务案例分享大赛"三等奖、"2023 年药学服务经典案例评选活动—河北省晋级赛"一等奖、"2023 年论剑—药学服务经典案例征集活动"药学服务优秀案例（图 25-15）。

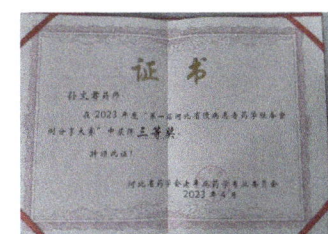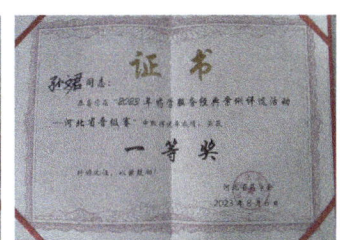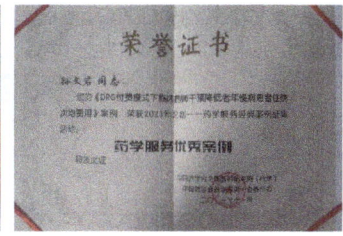

图 25-15　荣誉证书

4. 通过 PDSA 案例的实施，提高老年慢病用药合理率，有效降低老年慢病患者药占比、住院次均药费。为医疗资源的合理利用、控制医院成本、规范医师行为提供依据，为进一步深化全院、全员、全过程、全方位的医保改革提供参考借鉴。

五、项目团队介绍

本项目由医务部王立院长牵头，药学部彭军主任联合医保办、财务部、病案室、人力资源科、信息科等多部门的工作人员负责原因分析、对策实施，张义春等多名临床药师负责数据收集、统计分析、跟踪反馈等多个环节的具体整改及落实，通过团队相互协作、有效沟通、积极配合，共同完成此次 PDSA 项目工作（表 25-4、图 25-16）。

表 25-4　项目团队成员

姓名	部门	职称	参与内容
王　立	医务部	主任医师	组织、策划、管理、监督
彭　军	药学部	主任药师	组织、策划、管理、监督
金　玉	医务部	主任医师	组织、策划、管理、监督
咎卫敏	医保办	主任医师	原因分析、对策实施
赵　光	病案室	主任医师	原因分析、对策实施
任洪起	人力资源部	人力总监	原因分析、对策实施
姜海莲	财务部	注册会计师	原因分析、对策实施
杨立安	信息科	高级工程师	原因分析、对策实施
张义春	药学部	副主任药师	原因分析、对策实施
李霞霞	药学部	主管药师	数据收集、统计分析、跟踪反馈
李蒙蒙	药学部	主管药师	数据收集、统计分析、跟踪反馈
孙文君	药学部	主管药师	整理资料

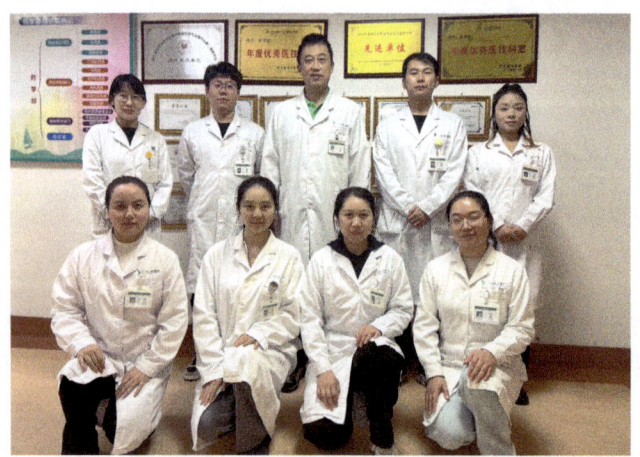

图 25-16　项目团队部分成员合影

案例 26　降低门急诊药房发药差错发生率

项目负责人：河北燕达医院　张丽荣，魏煜迪，彭军
项目起止时间：2022 年 10 月—2023 年 10 月

概述

1. 背景和目的：门急诊药房是医院面对患者的重要窗口之一，随着医疗技术的不断发展，临床中的药物类型逐渐增多，如果出现发药差错，极易产生医疗纠纷。窗口发药的准确性与医院声誉和形象存在直接联系，更关乎患者用药安全和健康。因此，对于门急诊药房发药差错的防范一直是药学部管理的重要环节，作为药师我们应积极构建避错体系，有效规避发药差错。

2. 方法：运用 PDSA 质量管理工具，将发药差错发生率设为监测指标，采取加强药品管理、完善处方前置审核系统、完善奖惩制度、加强专业知识学习等系列措施。

3. 结果：项目实施以来，门急诊药房发药差错发生率明显降低，由原来的 0.01% 下降至 0.004%，形成 SOP 3 个。

4. 结论：运用 PDSA 质量管理工具能使门急诊药房发药差错发生率显著降低，进一步保证了患者的用药安全。

一、P 阶段

（一）主题选定

门急诊药房作为医院药品供应的重要环节，其发药准确性直接关系到患者的治疗效果和生命安全。然而，由于工作强度大、流程复杂、人员专业素质不同等因素，发药差错时有发生。因此，减少发药差错成为医院药学管理的重要任务。我院 2022 年 1—6 月共发放处方 176 336 张，发药差错事件 17 例，发药差错发生率为 0.01%（图 26-1）。

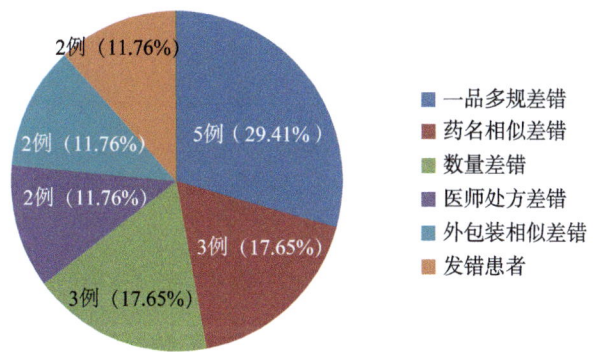

图 26-1　2022 年 1—6 月门急诊药房发药差错事件统计

（二）改进依据

《关于进一步加强用药安全管理提升合理用药水平的通知》（国卫医函〔2022〕122号）中关于降低用药错误风险，提高用药安全水平的相关规定：医疗机构要健全并落实用药安全相关制度，提高医药护技等人员防范用药错误的意识和能力，实施处方开具、调配、给药、用药的全流程管理。

（三）监测指标

发药差错发生率。

（四）指标定义

$$发药差错发生率 = \frac{发药错误的处方张数}{同期发出的处方总数} \times 100\%，每半年。$$

（五）目标值

2023年6月发药差错发生率开始维持在0.006%。

（六）现况数值

2022年1—6月发药差错发生率为0.01%（17/176 336）。

（七）预期延伸效益

参加案例比赛进行交流分享，制定SOP 3个，会议投稿1篇。

（八）原因分析

运用鱼骨图进行原因分析（图26-2），找到8个主要原因，分别为一品多规、看似听似药品品种多，处方前置审核规则不统一、不完善，缺乏奖惩制度，专业知识缺乏，未严格执行四查十对，审方能力不足，易错药品货位太近，新进药物频繁。

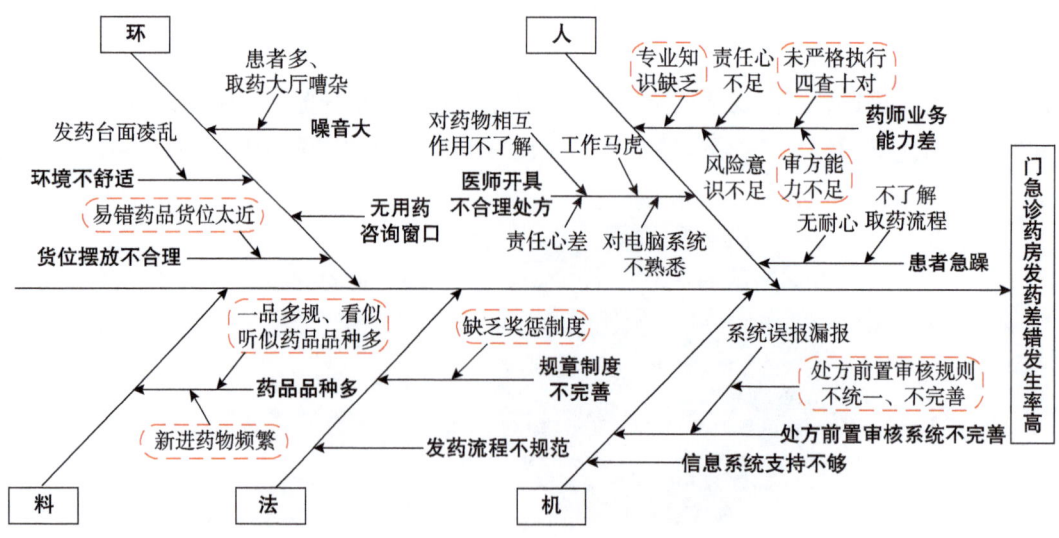

图26-2 门急诊药房发药差错发生率高的原因分析

（九）真因验证

绘制柏拉图（图26-3），按照二八法则，找到累计百分比达80%的主要原因，将其列入首要解决的计划中。

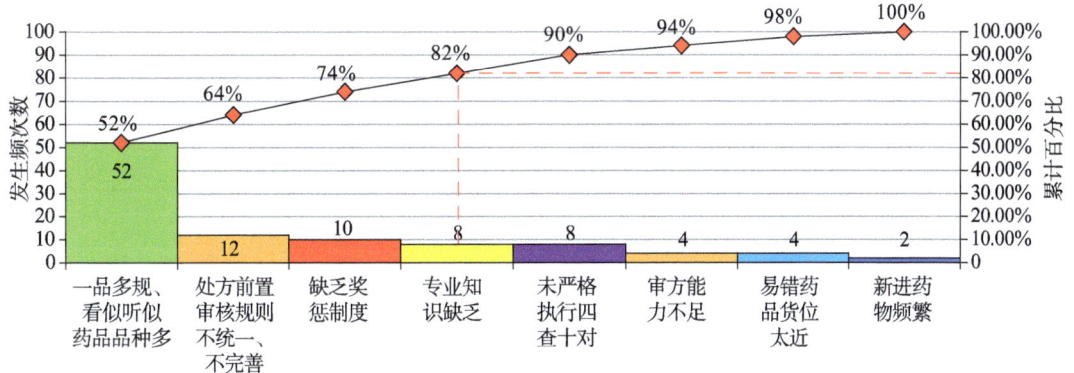

图26-3　门急诊药房发药差错发生率高的真因验证

（十）对策计划

根据真因充分讨论，运用5W2H制订相应的实施计划与对策（表26-1）。

表26-1　5W2H实施计划

为什么做 （Why）	什么目标 （What）	怎么做 （How）	何时做 （When）	什么频率 （How often）	在哪做 （Where）	谁来做 （Who）
一品多规、看似听似药品品种多	药品与货架标签符合率达到100%	制作易混淆药品警示目录与管理制度，将包装相似、读音相似、一品多规的药品分开摆放并确保药品与货架标签严格对应	2022年12月	每月	门急诊药房	魏煜迪
处方前置审核规则不统一、不完善	处方前置审核不合理率降低至15.00%	药师定期对处方前置审核系统进行规则补充维护，并对每天的不合理处方问题进行总结，集中讨论并制定统一的审方原则。延长处方前置审核值守时间，确保处方审核的及时性	2022年12月	每月	门急诊药房	李霞霞
缺乏奖惩制度	修订后绩效考核标准实施率为100%	制定奖惩制度，完善门急诊药房绩效考核标准，统计发药差错事件，对责任人进行绩效扣罚，全体成员引以为戒	2022年12月	每月	门急诊药房	张丽荣

续表

为什么做 （Why）	什么目标 （What）	怎么做 （How）	何时做 （When）	什么频率 （How often）	在哪做 （Where）	谁来做 （Who）
专业知识缺乏	人员参加专业知识培训率达到100%	加强处方审核培训，提高药师审方水平；加强对药师专业知识及岗位劳动纪律的培训，定期考核理论与实际操作水平	2022年12月	每周	门急诊药房	张丹

二、D阶段

（一）加强易混淆药品的管理

制作易混淆药品警示目录与管理制度，将包装相似、读音相似、一品多规的药品分开摆放并确保药品与货架标签严格对应（图26-4）。

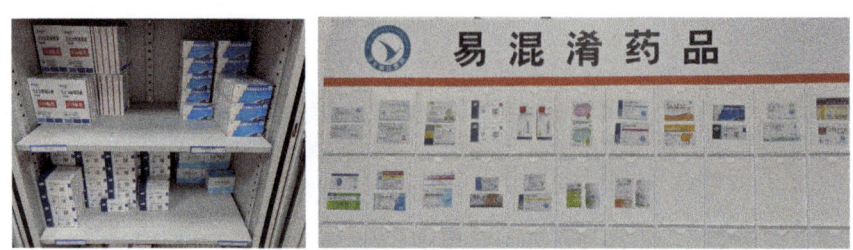

图26-4 易混淆药品目录

（二）完善前置处方审核系统

药师定期对处方前置审核系统进行规则补充维护，并对每天的不合理处方问题进行总结，集中讨论并制定统一的审方原则。延长处方前置审核值守时间，确保处方审核的及时性（图26-5）。

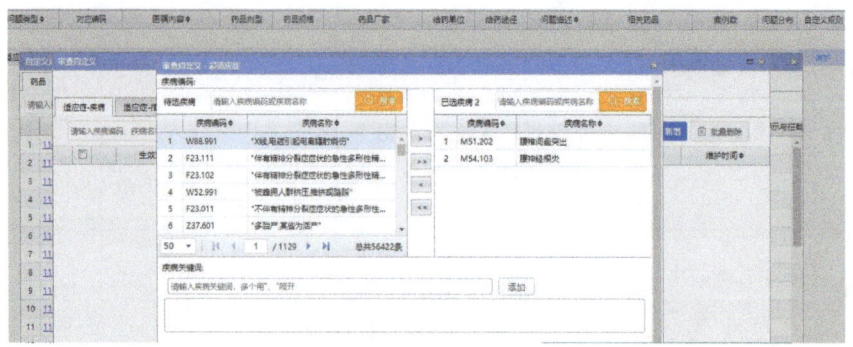

图26-5 处方前置审核规则优化及不合理问题总结

（三）完善奖惩制度

制定奖惩制度，完善门急诊药房绩效考核标准，统计发药差错事件，对责任人进行绩效扣罚，全体成员引以为戒（图26-6）。

门诊药房绩效考评标准	
本岗位工作完成情况及工作质量安全	调剂准确性
	发放药品的准确性（发生一般差错扣20分、严重差错扣100分）
工作效率	发药速度、处理各项工作的速度
专业知识	以专业知识回答患者及同事的问题
解决问题	窗口的医患沟通（窗口投诉10分）
团队合作	搬弄是非，产生矛盾
责任心	上下夜班交接（未交接清楚扣5分）
	药品货架的摆放（眼看着有垃圾不清理的扣5分）
	组内的卫生
主动性	主动开窗口（无论什么班，窗口患者多不主动开口扣10分）
	工作拖拉（扣5分）
服从性	完成领导的指令性工作
出勤	迟到、早退（扣1分）
加分项	参加比赛获奖奖励200元

图26-6 门急诊药房绩效考核标准

（四）提高药师专业技术水平

加强处方审核培训，提高药师审方水平；加强对药师专业知识及岗位劳动纪律的培训，定期考核药师的理论与实际操作水平（图26-7）。

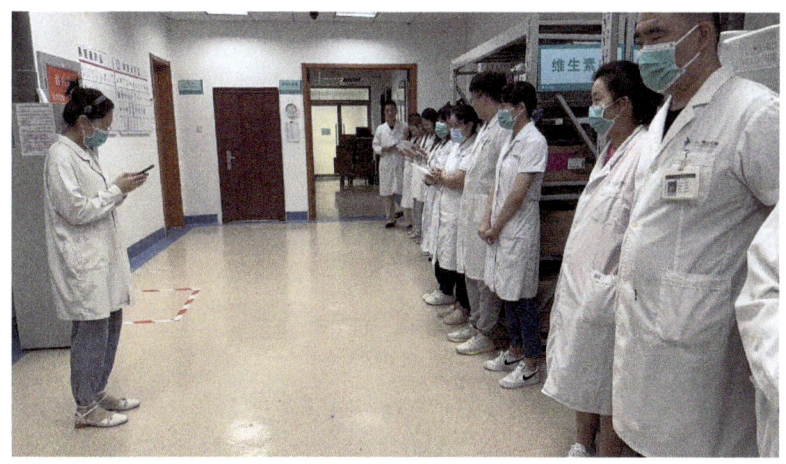

图26-7 专业知识培训

三、S阶段

通过加强药品管理、完善处方前置审核系统、完善奖惩制度和加强学习专业知识等对策的实施，门急诊药房的发药差错发生率由0.01%下降至0.004%（图26-8）。

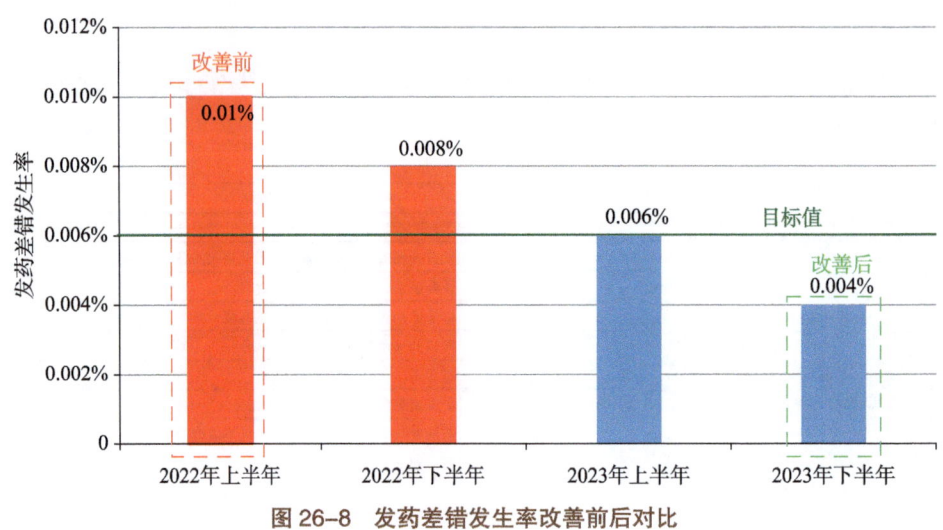

图 26-8 发药差错发生率改善前后对比

四、A 阶段

（一）制定 2 项标准化制度

案例实施过程中制定了《门诊药房药品货架管理制度》《易混淆药品管理制度》，确保货架位置摆放合理，加强易混淆药品的管理，降低了调配差错率与门急诊药房发药差错发生率（图 26-9）。

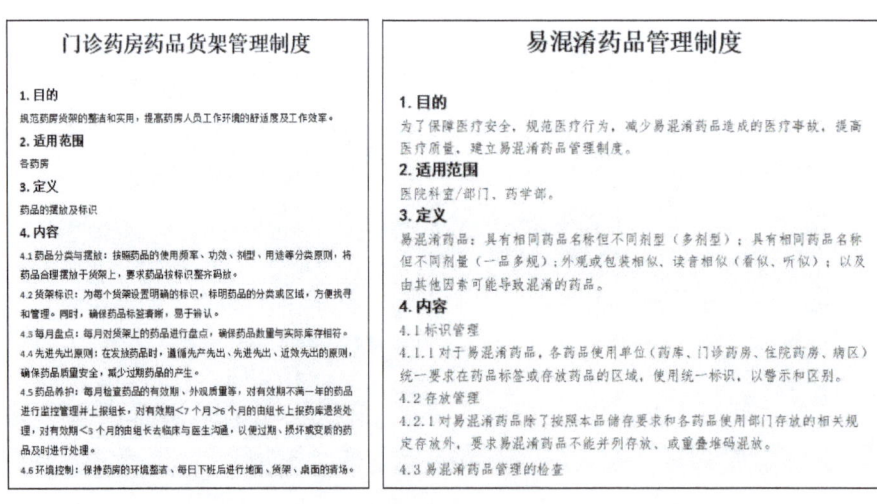

图 26-9 药品货架管理制度及易混淆药品管理制度

（二）制定处方前置审核规则优化标准化流程

定期进行处方点评并与临床医师沟通，进行规则补充和修改，以便药师及时在线拦截不合理处方，确保处方的适宜性与规范性，保障患者的用药安全（图 26-10）。

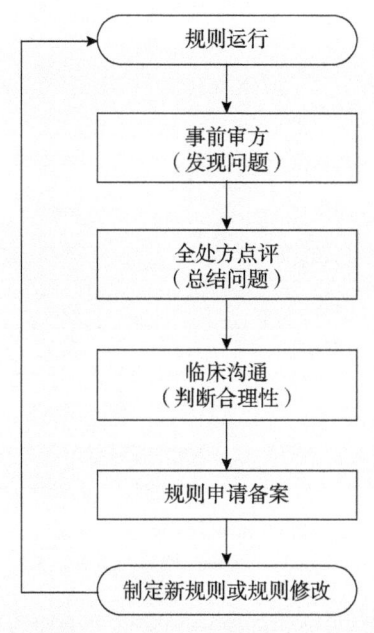

图 26-10　处方前置审核规则优化标准化流程

本次活动使一线工作人员明确了流程中容易出错的环节，使其将有限的精力投放到关键环节中，在提高工作效率的同时，降低差错的发生率，进一步保证了患者的用药安全。但是本次改善行动还存在很多不足，我们还将定期进行评估与改进，继续完善相关制度，保证发药准确工作的不断优化。

五、项目团队介绍

本项目由药学部彭军主任任组长、张丽荣任副组长，负责组织和督导此次项目的整体运行；门急诊药房魏煜迪、李霞霞、张丹等多名药师负责数据统计、问卷调查、资料整理等各个环节的具体整改及落实。项目团队成员均为具有本科及以上学历并取得专业技术职称的药学工作人员，接受过质量管理技能培训，大家相互协作、团结一致、积极向上，共同完成了此次质量改进项目（表26-2、图26-11）。

表 26-2 项目团队成员

姓名	部门	职称	参与内容
彭 军	药学部	主任药师	督导检查
张丽荣	药学部	药师	项目指导
魏煜迪	药学部	药师	数据收集
张 丹	药学部	主管药师	对策实施
李霞霞	药学部	药师	资料整理
吴国艳	药学部	药师	对策实施

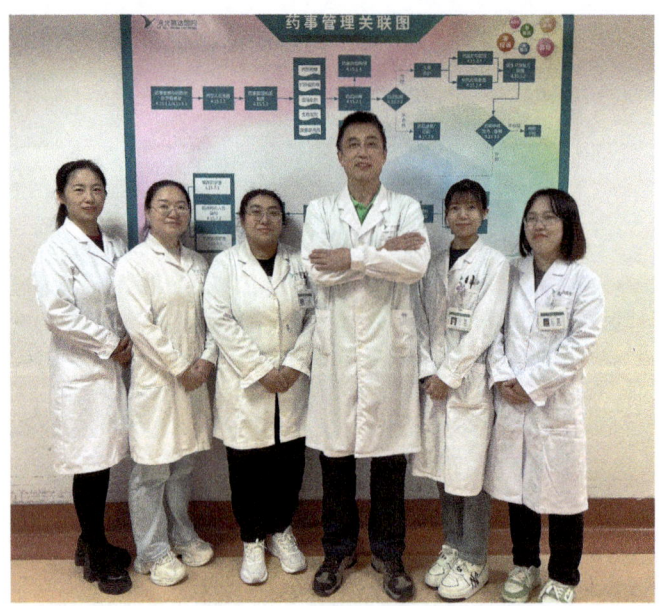

图 26-11 项目团队成员合影

案例 27　提高住院患者静脉输液规范使用率

项目负责人：西安国际医学中心医院　王皎
项目起止时间：2022 年 4 月—2023 年 3 月

概述

1. 背景和目的：《2020 年国家医疗服务与质量安全报告》指出，2019 年全国住院患者静脉输液总使用率为 89.36%，三级民营医院住院患者静脉输液使用率为 85.81%，我院基线调研发现 2022 年第一季度住院患者静脉输液规范使用率为 88.06%，回顾性点评发现存在静脉输液使用不规范情况，计划对静脉输液使用进行管理，旨在提高住院患者静脉输液规范使用率，提高合理用药水平。

2. 方法：运用 PDSA 质量管理工具，完善制度、强化医师合理用药意识、落实合理用药指标、系统性科普宣传等系列措施，比较住院患者静脉输液使用率、每床日平均使用数量（瓶）、每床日平均使用体积（mL）等指标变化情况。

3. 结果：住院患者静脉输液使用率、每床日平均使用数量、每床日平均使用体积分别从干预前的 88.06%、4.34 瓶、933.45 mL 降低为 77.54%、4.15 瓶、865.64 mL，住院患者静脉输液规范使用率得到提高，降低了患者静脉输液风险及经济负担，保障了患者用药安全。

4. 结论：运用 PDSA 质量管理工具可有效规范住院患者的静脉输液使用，提高合理用药水平。

一、P 阶段

（一）主题选定

静脉输液是患者疾病治疗过程中的重要给药途径，与其他给药途径相比，其风险更高。不合理使用静脉输液治疗使得药品不良反应发生率也随之增加，给患者带来如胃肠道、皮肤等系统的药物相关性危害，并且造成占用、浪费公共医疗资源现象。文献显示，2016 年 156 所综合性医院整体静脉输液使用率为 93.13%，住院患者每床日平均静脉输液数量为 3.76 瓶。《国家药品不良反应监测年度报告（2023 年）》中有关药品不良反应/事件调查结果显示，注射给药占比为 55.1%，而静脉注射给药在其占比中位居第一，高达 90.60%。我院 2022 年第一季度静脉输液使用率为 88.06%，回顾性点评发现存在静脉输液不规范使用情况，如 PPI 2022 年第一季度使用率为 43.98%，抽样结果不合理率为 30.00%；2022 年第一季度收集药品不良反应 35 例，其中静脉输液占比 71.43%，管理欠规范。

（二）改进依据

1.《国家卫生健康委办公厅关于印发 2022 年国家医疗质量安全改进目标的通知》（国卫办医函〔2022〕58 号），目标九：降低住院患者静脉输液使用率。

2.依据《四川省卫生健康委员会办公室关于印发"医疗质量安全改进目标"目标值及责任分工的通知》（川卫办医政便函〔2023〕87 号）要求，四川省医疗质量控制中心管理办公室 2023 年 6 月 8 日下发《四川省医疗质量安全改进目标实施方案》。

（三）监测指标

住院患者静脉输液使用率、每床日平均使用数量、每床日平均使用体积。

（四）指标定义

1. 住院患者静脉输液使用率 $= \dfrac{\text{使用静脉输液的住院患者人次数}}{\text{同期出院患者人数}} \times 100\%$，每季度。

2. 每床日平均使用数量 $= \dfrac{\text{住院患者使用总瓶数}}{\text{同期住院患者实际占床总日数}}$，每季度。

3. 每床日平均使用体积 $= \dfrac{\text{住院患者使用总体积}}{\text{同期住院患者实际占床总日数}}$，每季度。

（五）目标值

2023 年 3 月住院患者静脉输液使用率≤80.00%、每床日平均使用数量≤4.20 瓶、每床日平均使用体积≤880.00 mL。

（六）现况数值

1. 2022 年 1—3 月住院患者静脉输液使用率为 88.06%（5929/6733）。

2. 2022 年 1—3 月每床日平均使用数量为 4.34 瓶（352 247/81 163）。

3. 2022 年 1—3 月每床日平均使用体积为 933.45 mL（75 761 602/81 163）。

（七）预期延伸效益

制定制度 3 项、流程 2 个，会议投稿 1 篇，发表论文 2 篇。

（八）原因分析

经小组成员充分讨论及现场确认后确定 9 个主要原因：患者对静脉输液利害认知不足，临床药师点评覆盖面不全且深度不够，无须输液病种清单实施困难，医保政策宣传不到位，缺乏系统性规划宣传，政策管理制度不健全，合理用药指标落实不到位，质控考核手段单一，手工统计、未建立院内监测系统（图 27-1）。

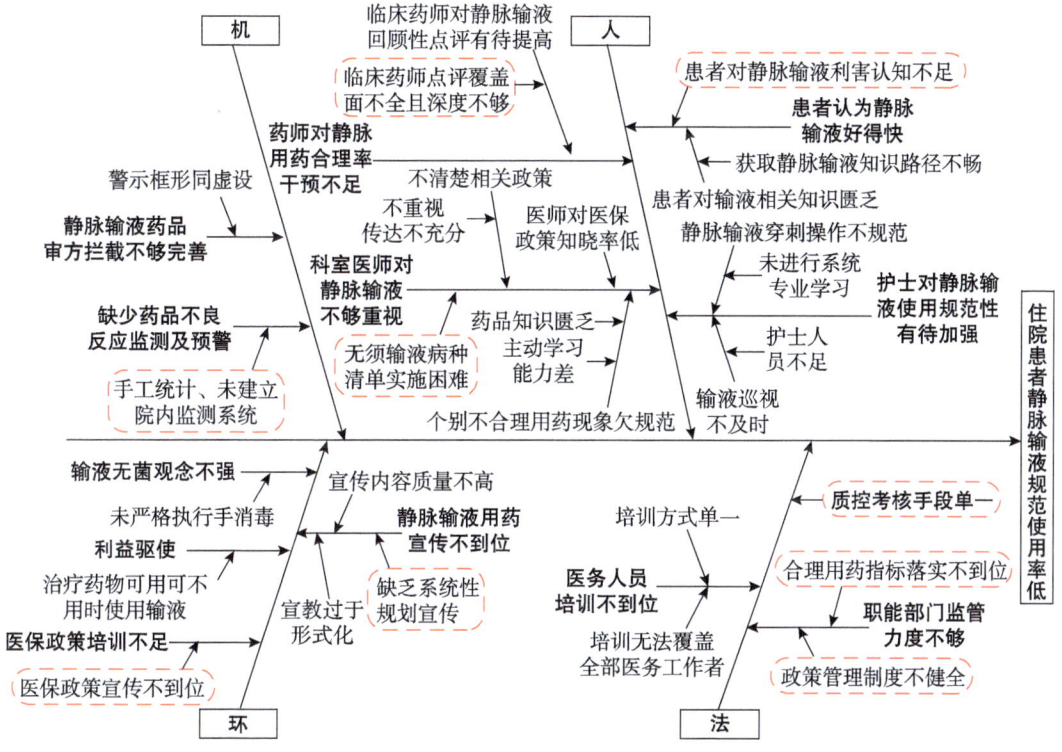

图 27-1　住院患者静脉输液规范使用率低的原因分析

（九）真因验证

经现场核查确认后绘制柏拉图（图 27-2），按照二八法则，找到累计百分比达 80% 的主要原因，将政策管理制度不健全、医保政策宣传不到位、合理用药指标落实不到位、临床药师点评覆盖面不全且深度不够、患者对静脉输液利害认知不足、缺乏系统性规划宣传 6 项列入首要解决的计划中。

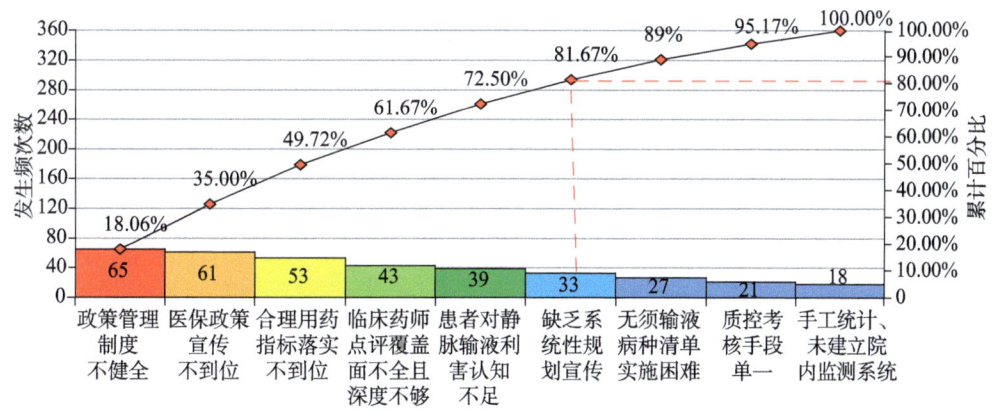

图 27-2　住院患者静脉输液规范使用率低的真因验证

（十）对策计划

小组成员根据真因充分讨论，运用5W2H制订相应计划与对策（表27-1）。

表27-1 5W2H实施计划

为什么做（Why）	什么目标（What）	怎么做（How）	何时做（When）	什么频率（How often）	在哪做（Where）	谁来做（Who）
政策管理制度不健全	建立健全管理制度	成立工作组制定方案，药学部联合医教部发布的《提高住院患者静脉输液规范使用率实施方案》红头文件	2022年4月	每年	融媒体中心会议室	王皎 冯军强 徐丽婷
医保政策宣传不到位	加强医保政策宣讲	针对医师关于医保住院报销问题，加强宣传，明确无须输液病种清单，倡导个体化用药	2022年5月	每年	HIS系统政策宣传栏+OA系统	时向群 李红兵
合理用药指标落实不到位	强化合理用药指标落实	不达标指标的问题专项反馈，针对抗菌药物专项进行责任状签署，明确责任部门	2022年7月	每月	专科医院办公室	徐丽婷 李红兵
临床药师点评覆盖面不全且深度不够	加强点评覆盖面	增加点评覆盖的科室，对问题尖锐科室进行专项指导点评反馈	2022年4月	每年	临床药学室 临床科室	李红兵 袁海玲
患者对静脉输液利害认知不足	提高静脉输液认知	医师及护士对患者进行入科教育	2022年4月	每月	住院病区	冯军强 张敏
缺乏系统性规划宣传	系统宣传	增加多元化的静脉输液科普宣教	2022年4月	每年	医院青年讲堂	王皎 程欢

二、D阶段

1. 成立专项组制定方案，督促全院合理落实输液行动。2022年9月及2023年9月药学部、医教部、护理部、医保部及信息中心等部门联合下发《降低住院患者静脉输液使用率实施方案》《提高住院患者静脉输液规范使用率实施方案》（图27-3）。

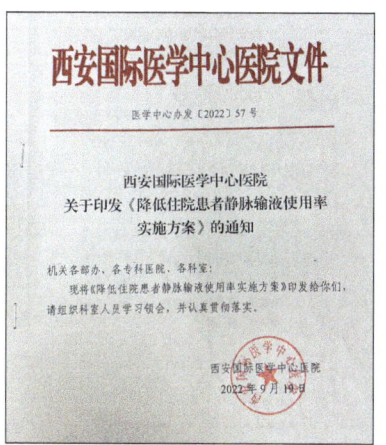
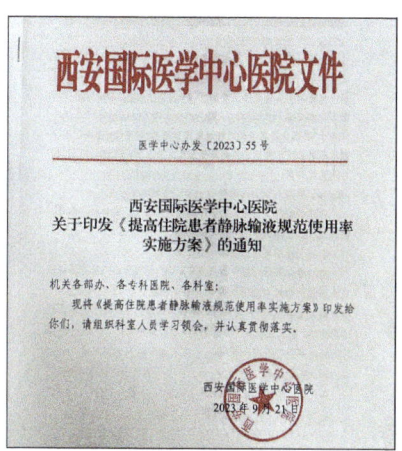

图 27-3　多部门联合发布文件

2. 医保政策宣传栏，依据个体化治疗倡导无须输液病种清单，2023 年 5 月 HIS 系统医师界面上传医保报销相关政策；2023 年 3 月 31 日医教部联合药学部确定无须输液病种，并刊登在《药讯》中，挂网 OA 系统。

3. 根据分析不达标的典型问题针对抗菌药物专项进行责任状签署，明确责任部门，逐一突破。2022 年 7 月 1 日—10 月 21 日医教部联合药学部确定责任书内容，并陆续下临床科室签署抗菌药物管理目标责任书（图 27-4）。

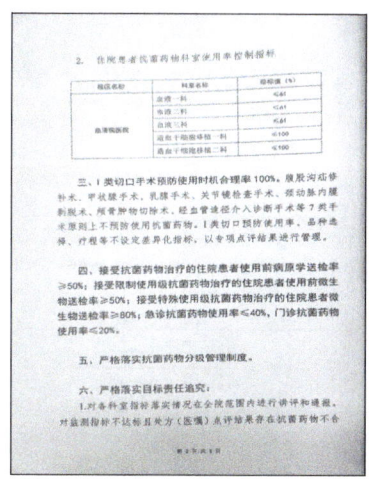
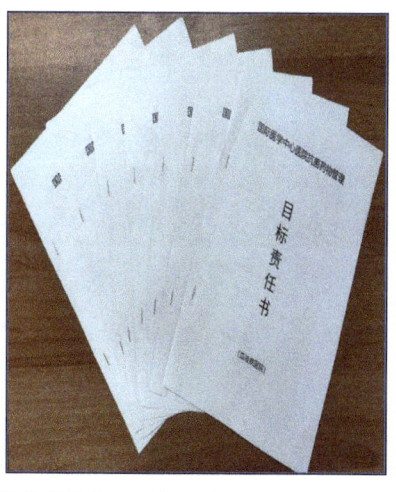

图 27-4　确定并签署抗菌药物管理目标责任书

4. 增加点评覆盖的科室，对问题尖锐的科室进行专项指导点评反馈。2022 年 11 月起增加点评的覆盖面（图 27-5），药师在病区进行不合理用药反馈并进行培训（图 27-6）。

文件夹	名称
	1. Ⅰ类切口专项点评
	2. 抗菌药物专项点评
	3. 麻醉精神药品点评
	4. 血液制品专项点评
	5. 质子泵抑制剂专项点评
	7. 糖皮质激素专项点评
	8. 抗肿瘤药物专项点评（TYJ专管）
	9. 重点监控药品专项点评

图 27-5　点评明细

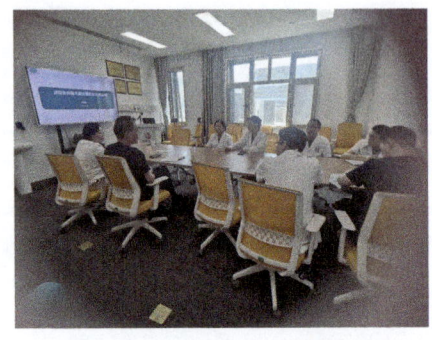

图 27-6　药师在临床科室对不合理用药进行反馈并培训

5. 多方位、多角度开展患者对静脉输液相关科普知识的认知和解读，医师及护士对患者进行入科教育。2022年4月医师在病区对患者进行有关静脉输液的科普（图27-7）。2022年6月主任药师徐丽婷在病区对患者进行有关静脉输液的科普宣教（图27-8）。

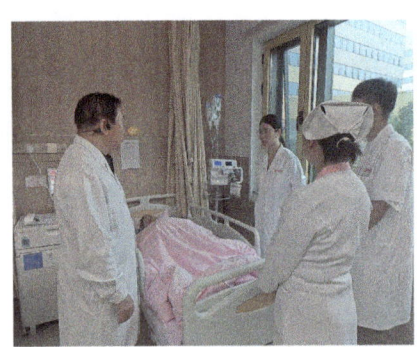

图 27-7　医师在病区科普

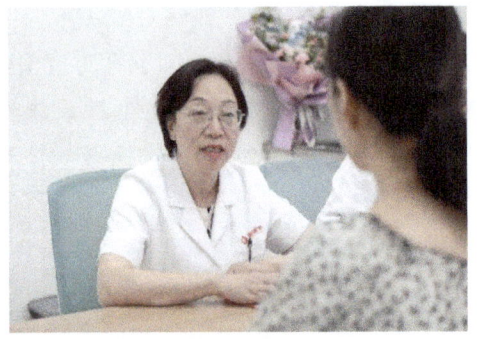

图 27-8　主任药师对患者宣教

6. 增加多元化的静脉输液科普宣教，2022年11月药师在青年医师大讲堂（图27-9）、抗微生物认识周活动（图27-10）中为患者科普静脉输液相关知识。

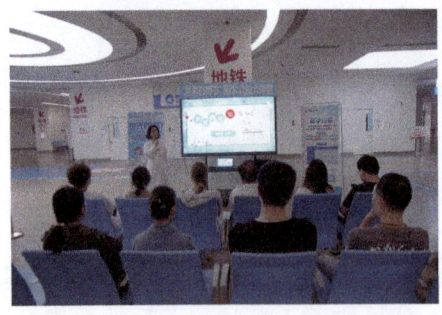

图 27-9　青年医师大讲堂科普宣教活动

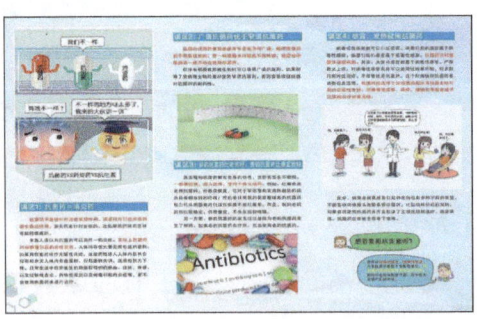

图 27-10　抗微生物认识周活动

三、S 阶段

PDSA 实施期间和实施后住院患者静脉输液使用率、每床日平均使用数量、每床日平均使用体积均有明显下降，均已达标（图 27-11～图 27-13）。

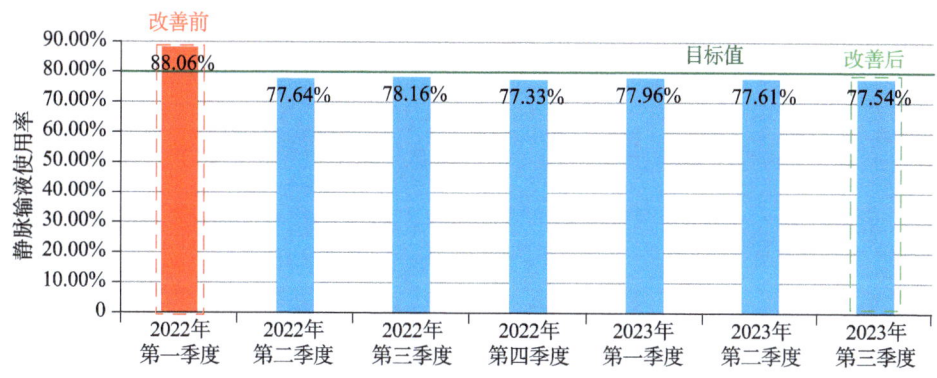

图 27-11　住院患者静脉输液使用率改善前后对比

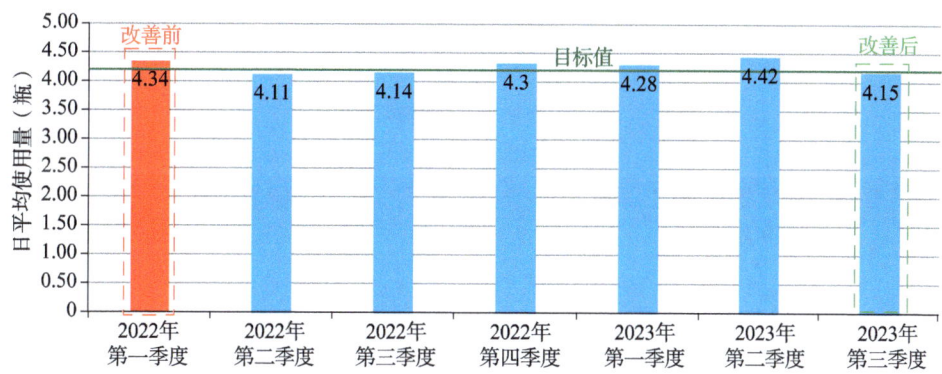

图 27-12　每床日平均使用数量改善前后对比

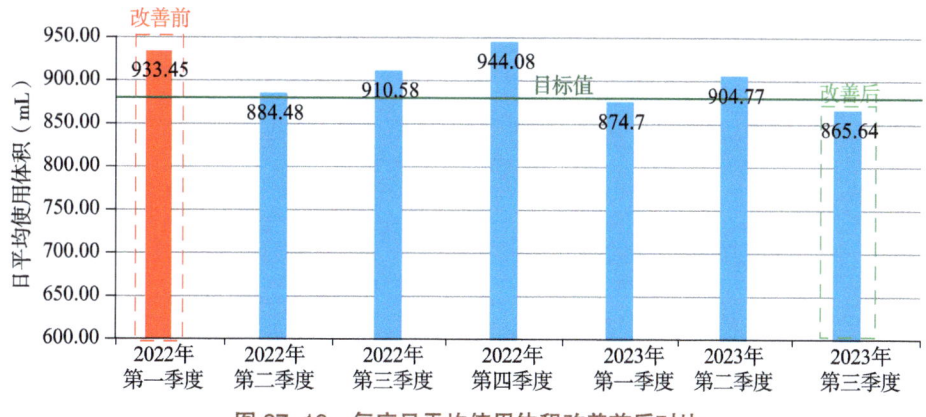

图 27-13　每床日平均使用体积改善前后对比

四、A 阶段

1. 修订了《药物安全性监测与警戒制度》《住院患者自备药品管理制度》《高警示药品管理制度》3项相关制度（图27-14）。修订内容主要涉及药品不良反应上报细则、静脉输液自备药品闭环管理、静脉输液高警示药品闭环管理标签及管理细则。

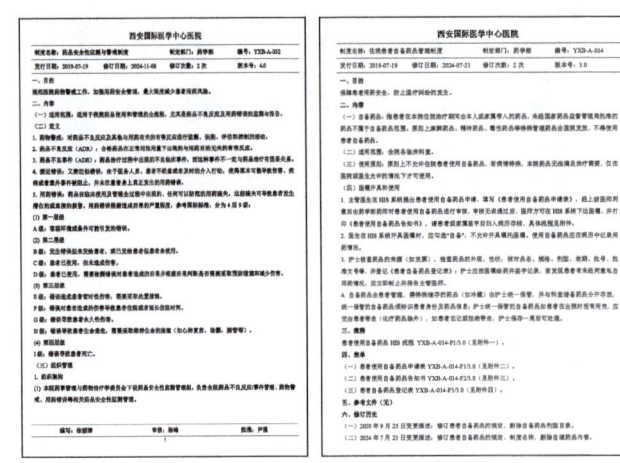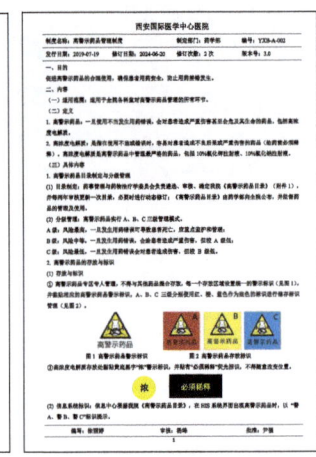

图27-14 修订相关制度

2. 药学部完善药品不良反应上报流程（图27-15）及联合医教部完善自备药品使用管理流程（图27-16）。

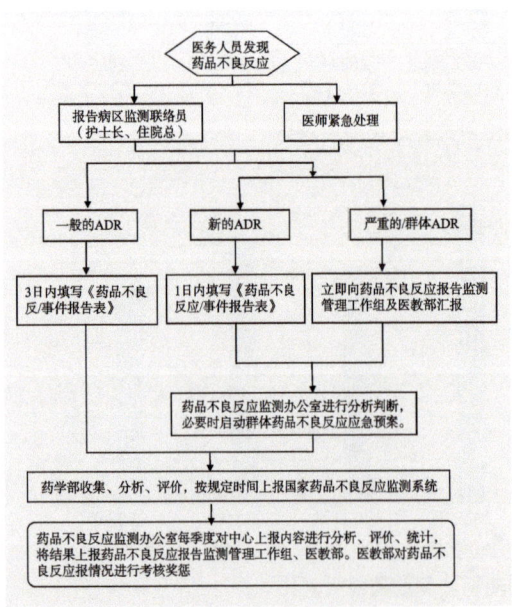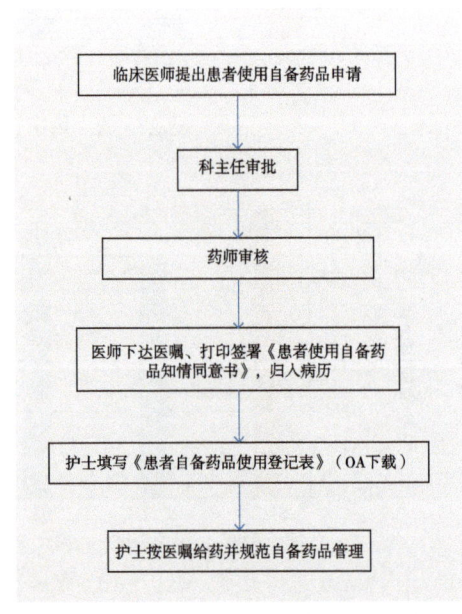

图27-15 药品不良反应上报流程　　　　图27-16 住院患者自备药品使用管理流程

3. 依据省市相关文件要求，药学部制定并下发我院 4 份规范性文件，即《人血白蛋白临床应用规范》《质子泵抑制剂临床应用规范》《抗菌药物临床应用指导原则》《医护质量考评通用细则（2023 版）》（图 27-17）。

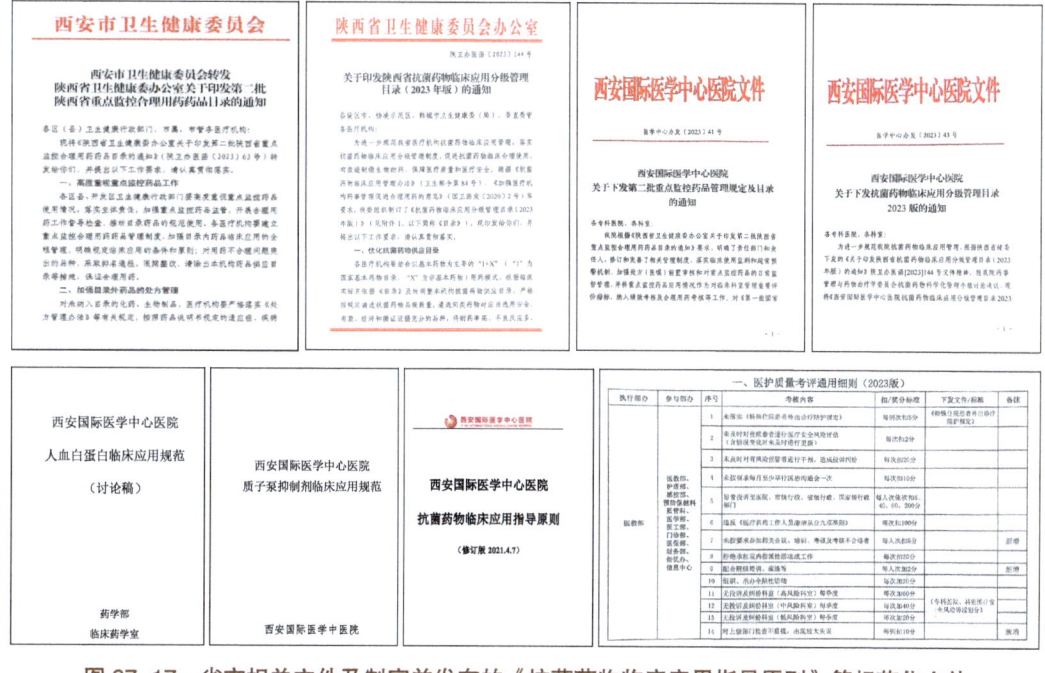

图 27-17　省市相关文件及制定并发布的《抗菌药物临床应用指导原则》等规范化文件

4. 为使审方拦截系统更科学化、精细化，完善前置审方系统（图 27-18）。录制并发布"规范静脉输液使用，保障患者用药安全"的合理用药宣讲视频，提高医护人员的静脉输液合理使用意识。

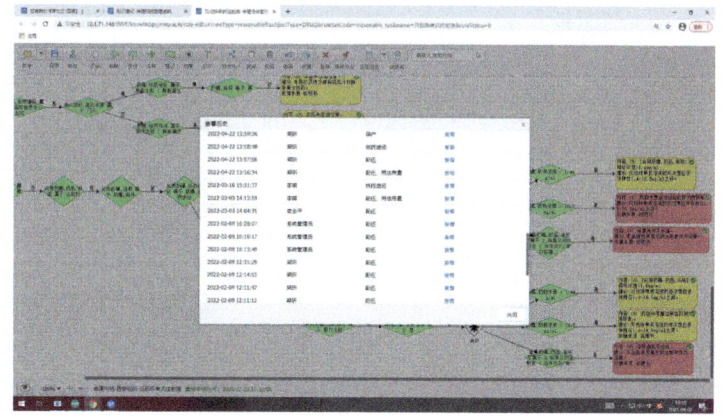

图 27-18　进一步完善前置审方系统，使审方拦截系统更科学化、精细化

五、项目团队介绍

为进一步提高临床合理用药水平，降低患者静脉输液风险，保障其用药安全，我院组建了专项小组。本项目由药学部牵头，医教部、护理部协调，质量管理科、信息中心、医保部等多部门联合参与。成员主要为院领导、科室主要领导、技术骨干，专业涵盖多个学科，成员均具有专业领域内多年工作经验，并为提高住院患者静脉输液规范使用率、安全合理用药等方面做出了重要贡献（表27-2、图27-19）。

表27-2 项目团队成员

姓名	部门	职称	参与内容
王 皎	药学部	中级药师	课题设计及组织策划
尹 强	院办	院长	监督措施执行情况
杨 峰	院办	副院长	监督措施执行情况
冯军强	医教部	主任医师	督导、实施、协调
徐丽婷	药学部	主任药师	学术及技术指导、督导
袁海玲	药学部	主任药师	协助课题设计及规划
张 敏	护理部	主任护师	督导、实施、协调
韩文文	创优办	主任	督导、实施、协调
刘延彤	质量管理科	主任	督导、实施、协调
王 暾	信息中心	主任	信息系统开发
时向群	医保部	主任	督导、实施、协调
李红兵	药学部	中级药师	数据收集及分析
程 欢	药学部	中级药师	数据收集及分析

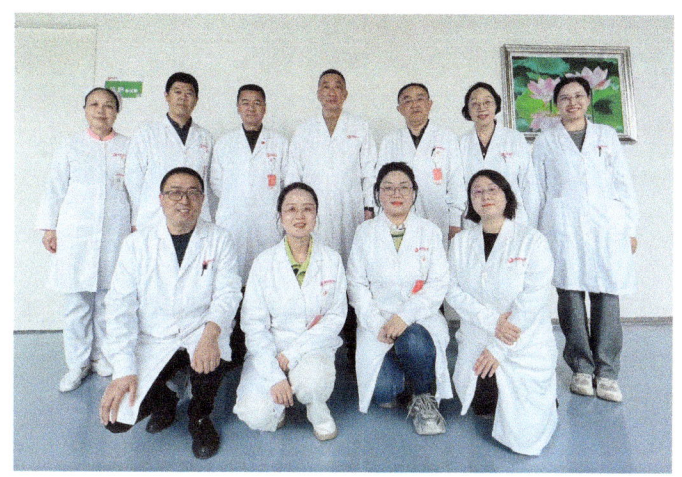

图27-19　项目团队部分成员合影

参考文献

[1] 王辉, 谢欣苇, 刘正跃, 等. 156所综合性医院住院患者静脉输液指标的综合分析[J]. 药学实践杂志, 2017, 35(6): 573-576.

管理类

案例 28 提高北京市 7 家职业健康检查尿铅盲样检测实验室间比对通过率

项目负责人：北京大学第三医院 赵怡然

项目起止时间：2023 年 1—12 月

概述

1. 背景和目的：尿铅是职业性铅中毒诊断的关键实验室指标，可反映患者近期铅接触水平和驱铅疗效，也是铅作业劳动者的生物监测指标及其职业性健康监护的必检项目。目前仍缺乏针对职业卫生标准要求的尿铅检测实验室间质量评价体系和方法，各机构实验室存在的各种干扰因素导致尿铅检测的质量控制难以得到保证。2022 年北京市组织的尿铅盲样检测实验室间比对工作中，7 家参评机构的尿铅比对通过率仅为 57.14%，尿铅检测工作质量亟待改进。

2. 方法：将尿铅盲样检测实验室间比对通过率设定为监测指标。利用鱼骨图进行原因要素分析，柏拉图进行真因验证，采用 5W2H 方法设计建立日常实验室培训制度、由专人负责对接和执行质控工作、建立比对管理规范或制度、进行日内/日间精密度监测、采用室内质控品校正误差、建立完整全面的实验室质量管理体系及建立实验 SOP 文件等对策计划并执行。

3. 结果：2023 年北京市职业健康检查机构的尿铅盲样检测实验室间比对通过率达到 100%。

4. 结论：运用 PDSA 质量管理工具可使监测指标达到目标值，成效显著，可推广。

一、P 阶段

（一）主题选定

尿铅是国家职业卫生标准《职业性铅及其无机化合物中毒诊断标准》（GBZ 37—2024）的实验室检测指标，也是《职业健康监护技术规范》（GBZ 188—2014）要求的生物样本监测指标，是铅作业劳动者职业健康检查的必检项目，具有重要健康监护意义。《尿中铅的测定 石墨炉原子吸收光谱法》（GBZ/T 303—2018）中规范了尿铅的检测方法，2022年发布的《北京市〈职业健康检查质量控制规范〉实施细则》也明确要求加强并持续改进金属毒物的生物样本检测质量。

尿铅取样方便，可反映患者近期铅接触水平，也是观察驱铅效果的良好指标。然而目前仍缺乏针对职业卫生标准要求的尿铅实验室间比对质量评价，难以保证尿铅检测的质量。

2022年北京市组织的尿铅盲样检测实验室间比对工作中，7家参评机构的尿铅比对通过率仅为57.14%。各机构实验室的实验条件、方法、仪器存在差异性，以及实验人员的人为误差等干扰因素导致尿铅检测的质量控制难以得到保证。如何通过优化改进提高尿铅盲样检测实验室间比对通过率及尿铅检测工作质量需要进一步探究。

（二）改进依据

1.《尿中铅的测定 石墨炉原子吸收光谱法》，中华人民共和国国家职业卫生标准GBZ/T 303—2018代替WS/T 18—1996。

2.《2023年北京市重点职业病监测工作方案》，北京市卫生健康委员会，2023年5月19日。

（三）监测指标

北京市7家职业健康检查尿铅盲样检测实验室间比对通过率。

（四）指标定义

$$\text{尿铅盲样检测实验室间比对通过率} = \frac{\text{尿铅盲样检测比对结果"满意的机构数"}}{\text{参评机构总数}} \times 100\%，\text{每年}。$$

（五）目标值

计划2023年12月北京市职业健康检查机构尿铅盲样检测实验室间比对通过率提升至100%。

（六）现况数值

2022年12月尿铅盲样检测实验室间比对通过率为57.14%（4/7）。

（七）预期延伸效益

发表文章1篇，形成标准文书（毒物检测实验室管理制度、毒物检测实验室工作规范、毒物检测实验SOP等）并予以执行和推广。

（八）原因分析

运用鱼骨图进行原因分析（图28-1），寻找出6个主要原因：实验室质量管理制度不明确，设备未日常保养，设备未日常检定，温度、湿度，缺少室内质控品控制系统误差，缺少实验SOP。

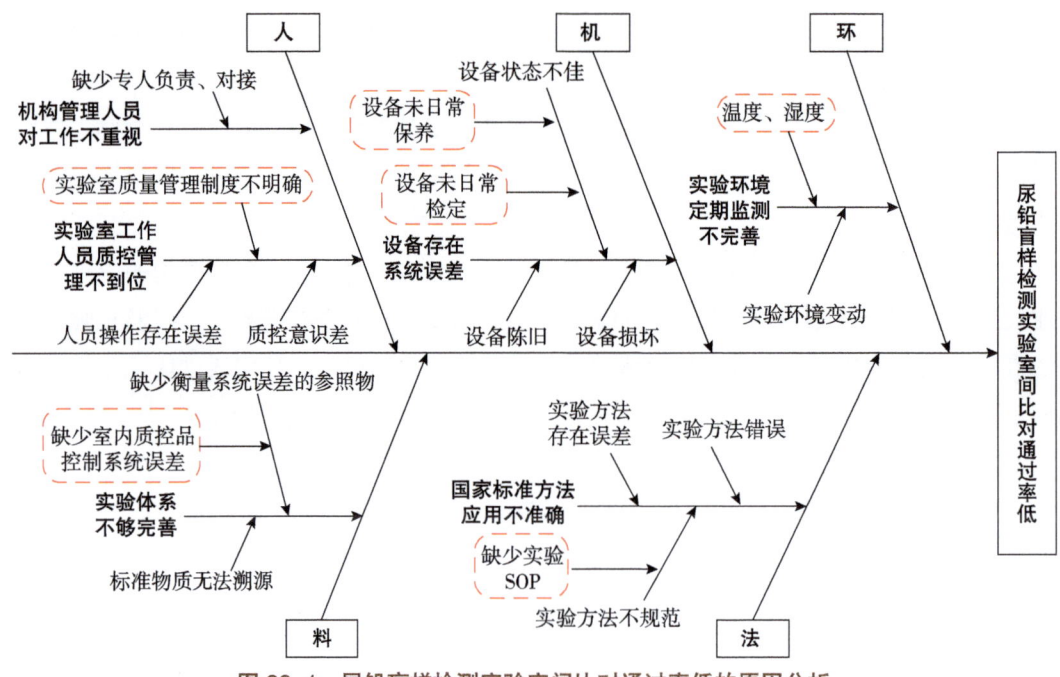

图 28-1 尿铅盲样检测实验室间比对通过率低的原因分析

（九）真因验证

绘制柏拉图（图 28-2），按照二八法则，找到累计百分比达 80% 的主要原因，将其列入首要解决的计划中。

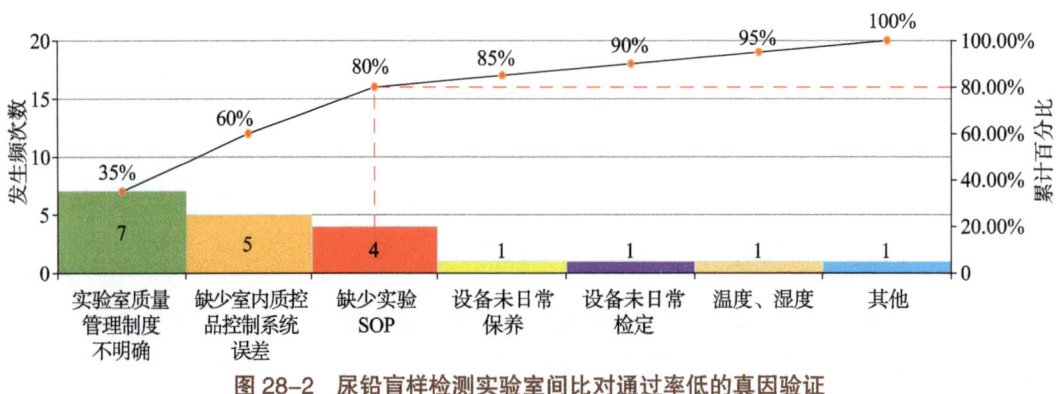

图 28-2 尿铅盲样检测实验室间比对通过率低的真因验证

（十）对策计划

采用 5W2H 分析法对影响尿铅盲样检测实验室间比对通过率未达 100% 的主要原因进行分析，将实验室质量管理制度不明确、缺少室内质控品控制系统误差、缺少实验 SOP 列入优先解决计划并设计对策（表 28-1）。

表 28-1　5W2H 实施计划

为什么做（Why）	什么目标（What）	怎么做（How）	何时做（When）	什么频率（How often）	在哪做（Where）	谁来做（Who）
实验室质量管理制度不明确	增强对标准的理解，重视质控工作	建立日常实验室培训制度	2023年3月	每年1～2次	北京市职业健康检查质量控制和改进中心	关　里
		树立质控意识，由专人负责对接和执行	2023年3月	每月	北京市职业健康检查质量控制和改进中心	关　里
	明确实验室质量管理制度	建立比对管理规范或制度	2023年3月	每月	北京市职业健康检查质量控制和改进中心	关　里
缺少室内质控品控制系统误差	增强检测工作质控意识；利用室内质控品校正误差	日内/日间精密度监测	2023年4月	每年1～2次	北京市职业健康检查质量控制和改进中心	赵怡然
		采用室内质控品校正误差	2023年4月	每月	北京市职业健康检查质量控制和改进中心	赵怡然
缺少实验SOP	加强落实国家标准方法检测	建立完整全面的实验室质量管理体系	2023年3月	每月	北京市职业健康检查质量控制和改进中心	郑亦沐
		建立实验SOP	2023年5月	每月	北京市职业健康检查质量控制和改进中心	赵怡然

二、D 阶段

1.增强对标准的理解，重视质控工作。

（1）建立日常实验室培训制度，并做好培训记录，北京市职业健康检查质量控制和改进中心组织培训学习班（图 28-3），频次为每年 1～2 次。

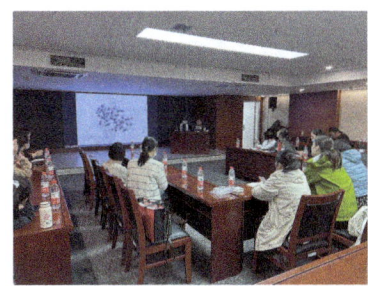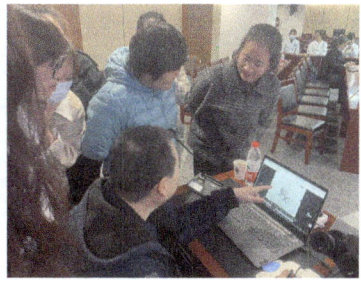

图 28-3　北京市职业健康检查质量控制和改进中心组织培训学习班

（2）树立工作人员质量控制意识，正确理解实验室间比对工作意义，由专人负责该项工作的对接和执行，全年随时备查。以北京市职业健康检查质量控制中心专家委员会为依托，建立《北京市〈职业健康检查质量控制规范〉实施细则》，在其中建立毒化实验室工作相关质控管理要求。

2. 明确实验室质量管理制度。建立比对管理规范或制度，定期更新。

3. 增强检测工作质控意识；利用室内质控品校正误差。

（1）定期监测日内 / 日间精密度并记录，频次为每月 1 ～ 2 次。

（2）采用室内质控品校正误差，每次实验采用已知浓度的室内质控品校正误差并记录实验数据（图 28–4）。

实验室名称：　检查时间：　检查人员：　总得分：

项目	内容	内涵/得分依据	分值	实际得分
室内质控前要素	项目标准操作规程SOP	有SOP（5分）	5	
	项目参考范围	参考区间设定有合理出处，并进行了验证（5分）	5	
	人员培训及授权	有人员培训记录，岗位授权书（岗位授权书，提供本科室授权书即可）（5分）	5	
	仪器标准操作规程SOP	有SOP（5分）	5	
	仪器校准	有校准报告（5分），校准状态标签（5分）	10	
	仪器维护保养记录	有记录，必要的设备有维护检定报告（包括生物安全柜、离心机）（5分）	5	
	仪器使用记录	有记录（5分）	5	
	仪器性能验证记录	有记录（5分） 定量项目至少包括精密度、线性，定性项目包括一致性验证　（5分） 同一项目多台设备要有仪器间比对（定量项目CV，定性项目符合率）（5分，不适用时不扣分）	15	
项目	内容	得分依据	分值	实际得分
质控实际操作	实验室是否有室内质控	有室内质控记录（5分）	5	
	室内质控规则设置是否合理	包括警告、系统误差和随机误差（5分）	5	
	质控物浓度水平	2个水平，且在上下限附近或在医学决定水平附近有质控（5分）	5	
	失控处理流程	有失控处理流程（5分）	5	
	失控记录	有失控记录（5分），内容至少包括失控原因分析、纠正措施、预防措施等（5分）	10	
	定期总结表	有定期总结表，至少半年一次（5分），总结表至少包括数据和结论（5分）	10	
	质控靶值标准差设定	根据项目特点合理设定标准差和靶值（5分）	5	

图 28–4　室内质控记录

4. 落实国家标准方法检测。

（1）建立完整全面的实验室质量管理体系（图 28–5），定期更新。

（2）建立实验 SOP 并做好相关记录，定期更新。

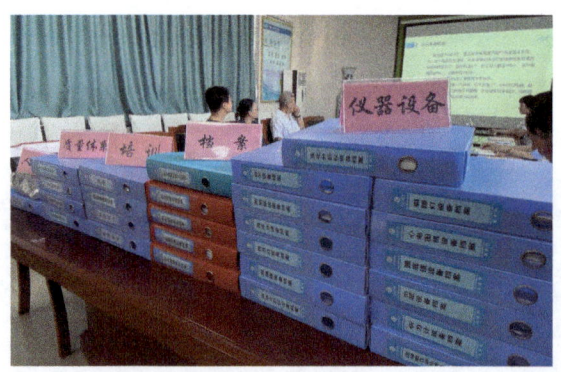

图 28–5　实验室质量管理体系

三、S 阶段

本项目通过不断优化并严格执行上述措施，效果显著，在 2023 年 12 月前实现了监测指标即尿铅盲样检测实验室间比对通过率达到 100% 的目标。采用 Z 比分数法对 2022 年及 2023 年北京市职业健康检查机构尿铅盲样检测实验室间比对考核结果进行统计分析及评价，2023 年较 2022 年（57.14%）大幅提升（图 28–6）。

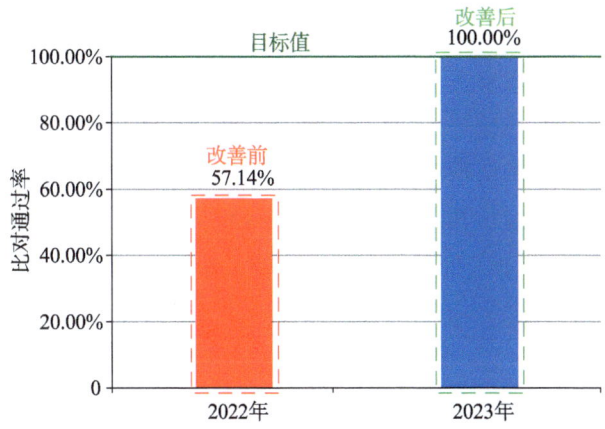

图 28-6　尿铅盲样检测实验室间比对通过率改善前后对比

与 2022 年相比，2023 年北京市职业健康检查机构尿铅盲样检测实验室间比对考核结果的偏差明显降低，离散度显著减小，系统误差得到有效控制，质量控制管理得到有效保障（图 28-7）。

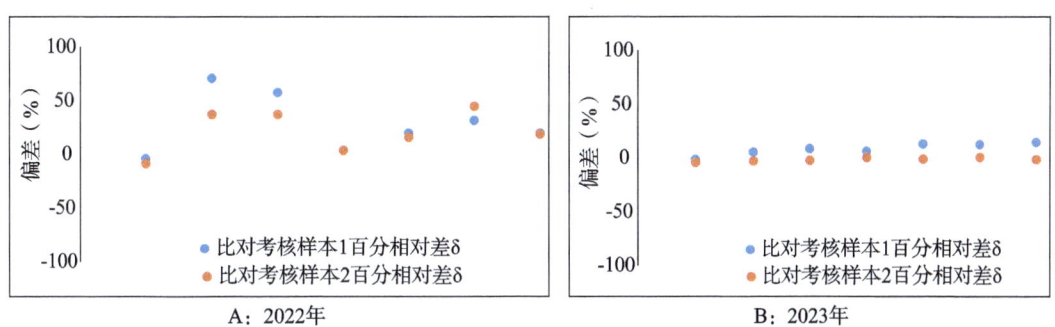

图 28-7　尿铅盲样检测实验室间比对考核结果的偏差散点图

四、A 阶段

本项目严格按照计划执行，通过有效整合优化，在 2023 年实现了北京市职业健康检查机构的监测指标即尿铅盲样检测实验室间比对通过率达到 100% 的预期目标，成效显著。通过科学、严谨的管理措施，将工作时间、地点、内容、责任人逐一细化，形成标准文书（毒物检测实验室管理制度、毒物检测实验室工作规范、毒物检测实验 SOP 等），加强了实验室质量控制。已于 2024 年 8 月在《中国工业医学杂志》发表文章《北京市职业健康检查机构毒物化学检验生物样本检测现状及质控管理改进》。本项目的管理模式可推广应用于其他人体内有毒有害金属含量检测的质量控制管理，对项目开展具有参考价值，具备进一步推广的潜力和可行性。

五、项目团队介绍

为加强北京市职业健康检查工作标准化、规范化、科学化的管理，不断提高职业病防治机构职业健康检查医疗质量，北京大学第三医院作为质控中心，专门成立毒化实验室技术组，成员由关里、李树强、赵怡然、郑亦沐、董书及职业健康机构检验技师等专业技术和医政管理专家组成，共同规划本方案、执行质控管理、数据整理和质量改进材料撰写及建议指导（表28-2、图28-8）。

表28-2 项目团队主要成员

姓名	部门	职称	参与内容
关　里	职业病科	副研究员	规划方案
李树强	职业病科	研究员	规划方案、建议指导
赵怡然	职业病科	主管技师	质控管理、数据整理
郑亦沐	职业病科	副主任医师	质量改进材料撰写
董　书	医务处	副研究员	建议指导

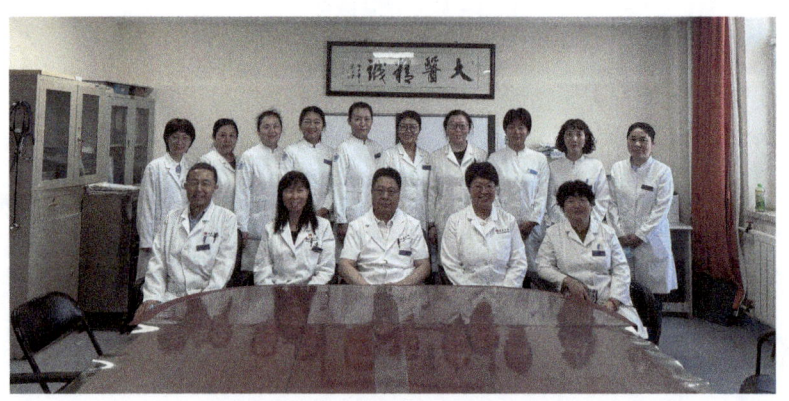

图28-8 项目团队成员合影

案例29　提高住院患者医保实际报销比例

项目负责人：河北省胸科医院　洪佳韵，李玉琢

项目起止时间：2023年3—12月

概述

1. 背景和目的：根据河北省医疗保障局《关于进一步提高实际报销比例、提升医保经办服务便利化水平的若干措施》文件要求，我院制定了住院患者医保实际报销比例较上一年提高"三个百分之一"的目标，并进一步强化医务人员合理用药、合理检查、合理诊疗的自律意识和主动控费、规范诊疗行为的责任意识，保障人民群众享有更好的医保健康服务。

2. 方法：运用PDSA质量管理工具，制订相应计划与对策，通过落实责任、提升信息化建设水平、加大质量监管等多部门协同合作，提高住院患者医保实际报销比例。

3. 结果：职工医保住院患者报销比由61.85%提高至66.64%，居民医保住院患者报销比由51.93%提高至55.44%，减轻患者就医负担。

4. 结论：运用PDSA质量管理工具能有效提高住院患者医保实际报销比例，达到预期目标。

一、P阶段

（一）主题选定

我院目前使用的耗材、药品、诊疗项目中仍有部分为丙类项目，需患者全额自费。2022年职工医保住院患者近38.00%的费用需个人负担，居民医保住院患者近48.00%的费用需个人负担，百姓就医负担较重，住院患者医保报销比例有待提高。

（二）改进依据

1. 《关于进一步提高实际报销比例、提升医保经办服务便利化水平的若干措施》（冀医保发〔2023〕3号）中组织实施"三个百分之一"行动，即通过扩大目录提高住院实际报销比例1%，通过集中带量采购提高住院实际报销比例1%，通过规范医疗服务行为提高住院实际报销比例1%，更好地实现让群众"看好病、少花钱、少跑腿"。

2. 《关于开展规范诊疗行为提高实际报销比例专项行动的通知》（冀医保字〔2023〕12号）要求医疗机构进一步强化医务人员合理用药、合理检查、合理诊疗的自律意识和医疗机构主动控费、规范诊疗行为的责任意识，切实提高住院实际报销比例，开展规范诊疗行为、提高实际报销比例专项行动。

（三）监测指标

住院患者医保实际报销比例。

（四）指标定义

$$职工医保住院患者实际报销比例 = \frac{职工医保患者本次住院医保报销金额}{职工医保患者本次住院费用总额} \times 100\%，每月。$$

$$居民医保住院患者实际报销比例 = \frac{居民医保患者本次住院医保报销金额}{居民医保患者本次住院费用总额} \times 100\%，每月。$$

（五）目标值

2023 年职工医保住院患者报销比例为 64.85%，2023 年居民医保住院患者报销比例为 54.93%。

（六）现况数值

2022 年职工医保住院患者报销比例为 61.85%，2022 年居民医保住院患者报销比例为 51.93%。

（七）预期延伸效益

制定流程 1 个，会议投稿 1 篇，发表论文 1 篇。

（八）原因分析

小组成员通过调研、讨论，确定主要原因 5 个，分别为系统功能不完善、信息政策掌握不全面、缺乏监管机制、缺乏统一工作指挥、不重视指标意义（图 29-1）。

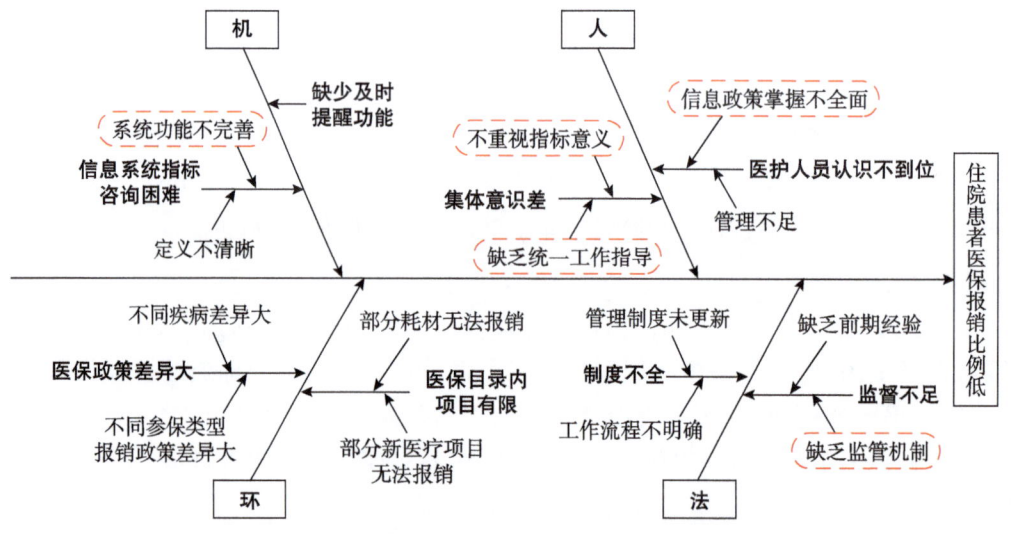

图 29-1　住院患者医保报销比例低的原因分析

（九）真因验证

绘制柏拉图（图 29-2），按照二八法则，找到累计百分比达 80% 的主要原因，将系统功能不完善、信息政策掌握不全面、缺乏监管机制共 3 项列入首要解决的计划中。

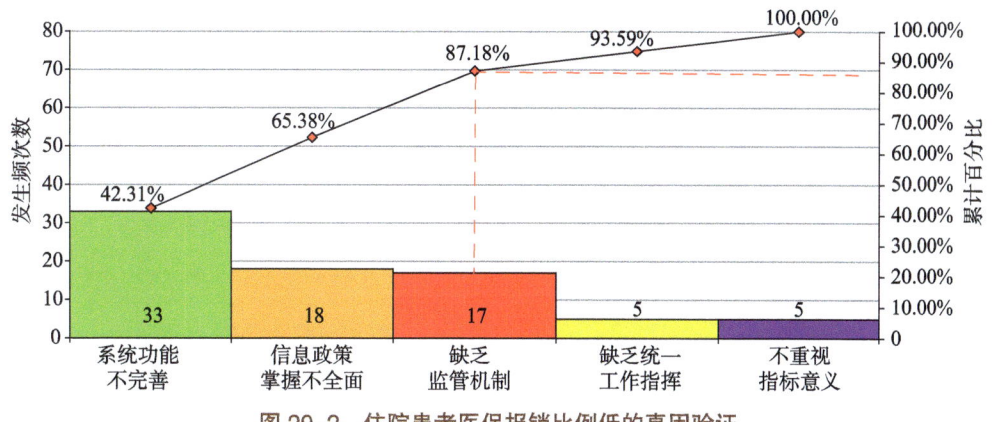

图 29-2　住院患者医保报销比例低的真因验证

（十）对策计划

根据真因充分讨论，运用 5W2H 制订相应计划与对策（表 29-1）。

表 29-1　5W2H 实施计划

为什么做 （Why）	什么目标 （What）	怎么做 （How）	何时做 （When）	什么频率 （How often）	在哪做 （Where）	谁来做 （Who）
系统功能 不完善	实现信息查询 方便快捷	更新知情同意书模板	2023 年 4 月	每年	医保处	洪佳韵 何会娜
		增加数据查询提醒 功能	2023 年 4 月	每月	信息处 医保处	申　鹏 洪佳韵
信息政策 掌握 不全面	实现各人员全 面了解政策、 落实相关责任	落实科室责任、集 中强调部署	2023 年 4 月	每年	全院	李玉琢
		定期公示数据	2023 年 5 月	每月	医保处	洪佳韵 何会娜 张勤凤
缺乏监管 机制	制定相关工作 制度及流程	加大监管力度	2023 年 6 月	每月	医保处 全质办	洪佳韵 何会娜 梁　健
		明确相关工作流程	2023 年 6 月	随时	医保处	洪佳韵

二、D 阶段

（一）实现信息查询方便快捷

1.更新知情同意书模板。医保处更新自费药品/耗材/诊疗项目告知同意书模块，新增常用丙类项目，删减由丙类转为甲类或乙类的项目，加强对医护人员使用自费项目的管理。

2. 增加数据查询提醒功能。信息管理处根据医保处提供的数据模板更新 HIS 系统，增加报销比查询功能，医保处将全院所有丙类项目、组套项目进行梳理并上传至医院办公系统供科室查阅，严格控制自费项目比例和不合理收费（图 29-3）。

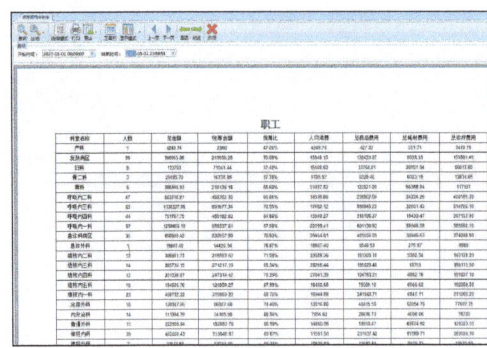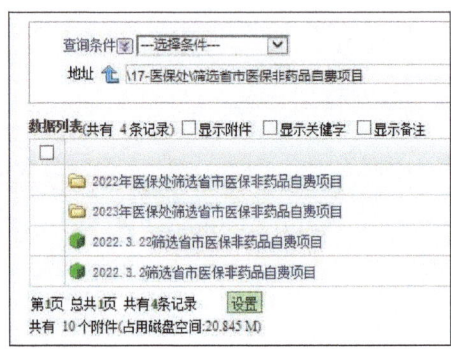

图 29-3　数据查询渠道

（二）全面了解政策、落实相关责任

1. 落实科室责任。医保处测算 2022 年各科室职工、居民住院患者医保实际报销比例，下发至临床科室，设立 2023 年目标值，签订科室承诺书共 35 张。走访科室，进行文件解读、指导，征求临床科室的意见建议（图 29-4）。

2. 集中强调和部署。在全院周会上进行了文件的学习和解读，医院党政主要负责同志分别做了强调和部署，要求科室主任一定要提高站位，进一步强化医务人员合理用药、合理检查、合理诊疗的自律意识和主动控费、规范诊疗行为的责任意识（图 29-4）。

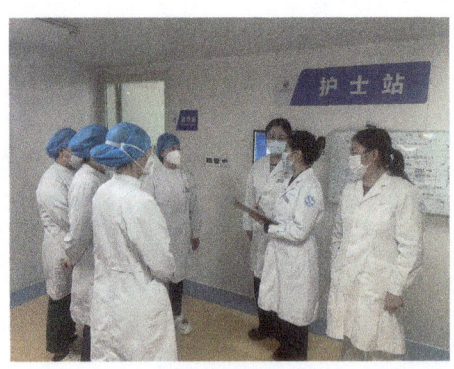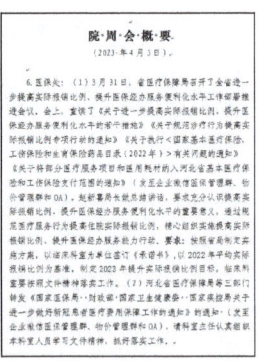

图 29-4　走访科室进行文件解读与《院周会概要》

3. 成立专项工作小组。为加强此项工作的组织领导，我院第一时间成立了专项工作组，实地解决在工作中遇到的问题。工作组下设办公室为医疗保险管理处，明确了岗位职责后，为规范诊疗行为和提高实际报销比例工作提供了强有力的组织保障（图 29-5）。

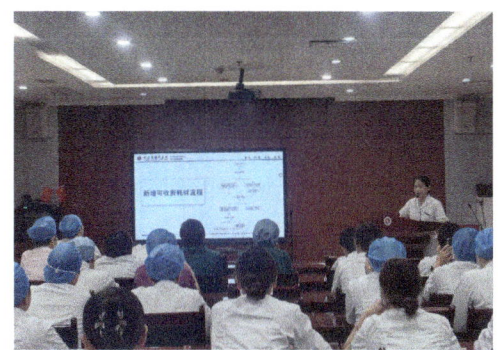

图 29-5　专项工作小组开展工作

4.定期公布数据。医保处每月初计算各科室职工、居民住院患者医保实际报销比例，将数据上传至全面质量管理控制系统、OA 系统、企业微信群供科室查阅。

（三）制定相关工作制度及监管流程

1.日常监管。医保处在 OA 系统审批科室耗材购置表时，要求科室提供耗材的具体信息，提前查询购置耗材的报销比例，指导科室优先使用可医保报销的产品。

2.月度监管。医保处将各科室每月的实际报销比例交至全面质量管理办公室，写入我院《质量与安全管理简报》，科室主任组织科室人员对本科室每月数据进行分析。此外，每月单独约谈住院患者医保实际报销比例下降的科室负责人，分析原因，督促整改。

3.明确临床科室耗材购置审批流程，各临床科室参照执行。

三、S 阶段

通过凝聚全院意识、落实科室责任、升级信息系统、完善监管机制等途径，提高了医保基金的使用效率。2022 年我院职工医保住院患者实际报销比例为 61.85%，预期设定目标为 64.85%，最终完成指标达 66.64%；居民医保住院患者实际报销比例为 51.93%，预期设定目标为 54.93%，最终完成指标达 55.44%（图 29-6）。

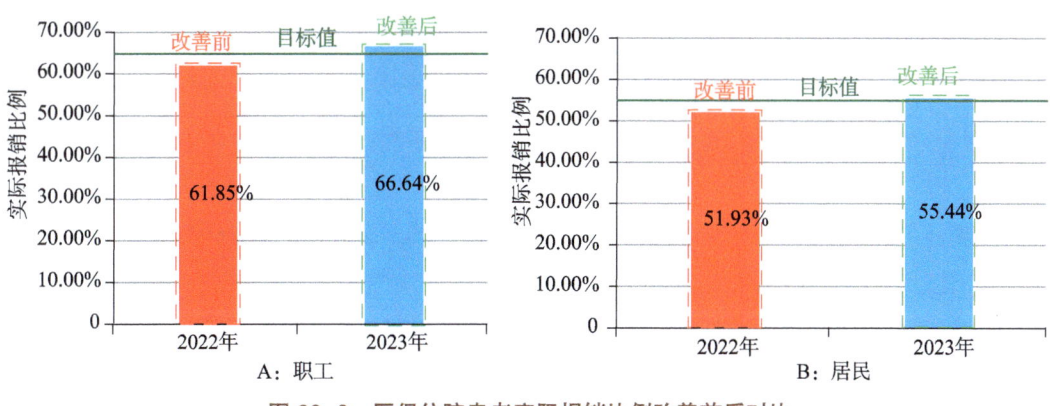

图 29-6　医保住院患者实际报销比例改善前后对比

四、A阶段

此项目制定提高实际报销比例专项行动的实施方案1项,成立专项工作行动小组1个,签署承诺书35张,严控2条日常监管路径,实行月度监管7次,明确相关工作流程1项。成立统一的工作小组,强化各部门职责,促使专项行动高效进行。通过管理部门对各临床科室进行宣教及监管,加强信息化建设,将指标要求做到常态化管理,充分调动全院人员的力量,从而实现提高住院患者医保报销比例,减轻患者就医负担的目标(图29-7)。

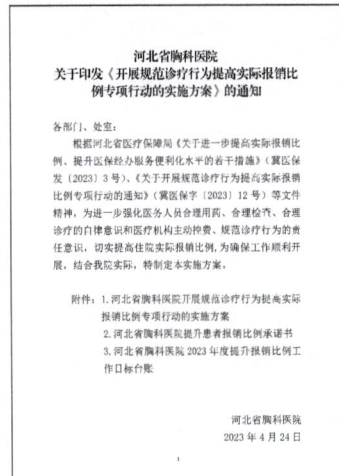 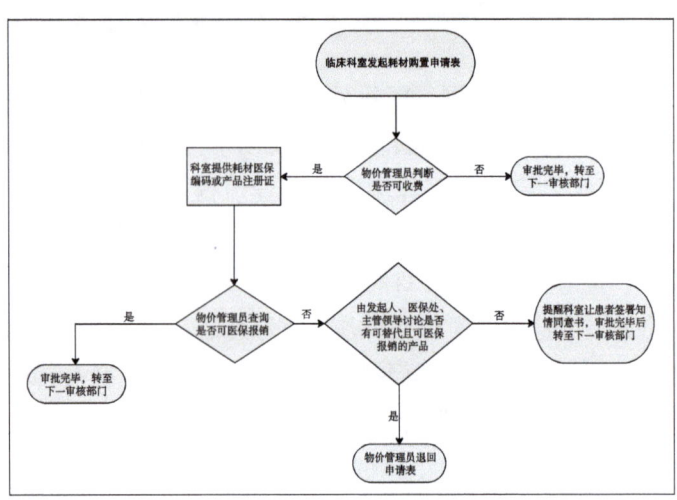

图29-7 提高实际报销比例专项行动的实施方案与耗材购置审批流程

五、项目团队介绍

本项目团队由医疗保险管理处及全面质量管理办公室成员组成。医疗保险管理处负责各部门间协调、督促项目开展、组织行动等;全面质量管理办公室负责协助落实数据监管工作。项目团队成员均具有从事医院管理决策的实践经验,且为具有本科及研究生学历或中高级专业技术职称的医院管理领域专家(表29-2、图29-8)。

表29-2 项目团队成员

姓名	部门	职称	参与内容
洪佳韵	医疗保险管理处	经济师	课题负责人,负责监测数据、完善系统、总体监管
李玉琢	医疗保险管理处	主任护师	解读文件,规划工作,指标监管

续表

姓名	部门	职称	参与内容
何会娜	医疗保险管理处	副主任护师	指标监管、公示数据、配合咨询
张勤凤	医疗保险管理处	主管护师	公示数据、配合咨询
梁　健	全面质量管理办公室	主任医师	协助落实数据监管工作

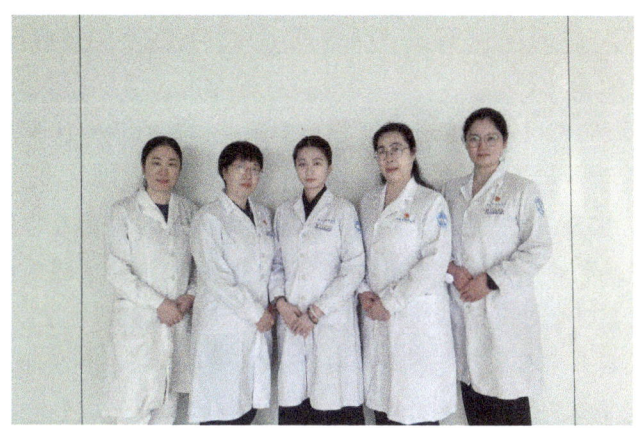

图 29-8　项目团队成员合影

案例30 提高医疗质量（安全）不良事件报告率

项目负责人：河北燕达陆道培医院   刘海燕，王松

项目起止时间：2023年1—12月

概述

1. 背景和目的：医疗质量（安全）不良事件管理是医疗安全的重要抓手，是医院生存发展的基石和根本。以减少诊疗活动对患者的伤害为目标，提升医务人员及患者安全意识和对医疗质量（安全）不良事件的识别能力，鼓励主动上报，是我院医疗质量（安全）不良事件管理的重要工作。《国家卫生健康委办公厅关于印发患者安全专项行动方案（2023—2025年）的通知》（国卫办医政发〔2023〕13号）明确行动目标：至2025年末，患者安全管理水平进一步提升，每百名出院人次主动报告不良事件年均大于2.5例次。我院距此目标仍然存在较大差距，因此制定提高医疗质量（安全）不良事件报告率改进项目。

2. 方法：运用PDSA质量管理工具，制定每百名出院人次医疗质量（安全）不良事件报告例次指标。采取制定并解读医疗质量（安全）不良事件管理制度、建立院科两级管理体系、明确职责划分、设专职/兼职人员管理、梳理不良事件报告流程等系列措施。

3. 结果：每百名出院人次医疗质量（安全）不良事件报告例次由1.4（61/4507）升高至2.5（102/4079），建立院科两级管理体系，明确职责划分，设专/兼职人员管理，全院员工均可通过HIS系统医疗质量（安全）不良事件模块填报（具名或匿名）。

4. 结论：运用PDSA质量管理工具能有效提高医疗质量（安全）不良事件报告率，达到预期目标。

一、P阶段

（一）主题选定

医疗质量（安全）不良事件管理对于发掘医院运行过程中存在的安全隐患、提升医疗质量、保障患者安全、防范医患纠纷、提高患者满意度等具有重要意义。自2019年起我院开始日常监测管理不良事件，2019—2022年医疗质量（安全）不良事件报告例数分别为31件、63件、143件、132件，每百名出院人次医疗质量（安全）不良事件报告例次分别为0.2、0.4、0.8、0.8，正确识别、评估、处理医疗质量（安全）不良事件，不仅可降低医疗风险、确保医疗安全，还可以提高患者就诊满意度，减少医疗纠纷发生。

（二）改进依据

1.《医疗质量管理办法》（中华人民共和国国家卫生和计划生育委员会令第10号）第三十四条：医疗机构应当建立医疗质量（安全）不良事件信息采集、记录和报告相关制度，并作为医疗机构持续改进医疗质量的重要基础工作。

2.《三级综合医院评审标准实施细则（2011年版）》第三章3.9.1.1 A2：每百张床位年报告≥20件。

3.《三级医院评审标准（2020年版）实施细则》第二章（六十五）：以减少诊疗活动对患者的伤害为目标，建立医疗质量（安全）不良事件信息采集、记录和报告相关制度和激励机制。有对本院医疗质量（安全）不良事件及管理缺陷进行统计分析、信息共享和持续改进机制。

4. 2021年、2022年、2023年、2024年《国家医疗质量安全改进目标》"提高医疗质量（安全）不良事件报告率"。

5.《2022年国家医疗服务与质量安全报告》显示2021年每百名出院人次医疗质量（安全）不良事件上报例次平均值为1.98件。

6.《国家卫生健康委办公厅关于印发患者安全专项行动方案（2023—2025年）的通知》（国卫办医政发〔2023〕13号）行动目标：至2025年末，患者安全管理水平进一步提升，每百名出院人次主动报告不良事件年均大于2.5例次。

（三）监测指标

每百名出院人次医疗质量（安全）不良事件报告例次。

（四）指标定义

$$每百名出院人次医疗质量（安全）不良事件报告例次 = \frac{医疗质量（安全）不良事件报告例数}{同期出院患者人次} \times 100，每季度。$$

（五）目标值

2023年每百名出院人次医疗质量（安全）不良事件报告例次≥2.0。

（六）现况数值

2022年每百名出院人次医疗质量（安全）不良事件报告例次为0.8（132/17 299）。

（七）预期延伸效益

制定/修订制度及流程，会议投稿1篇，发表论文1篇。

（八）原因分析

经小组成员充分讨论及现场确认后确定7个主要原因：院科两级职责不清、未有统一部门管理、培训不到位、无信息化报告系统、报告卡填写内容复杂、科室无专人管理、概念不清（图30-1）。

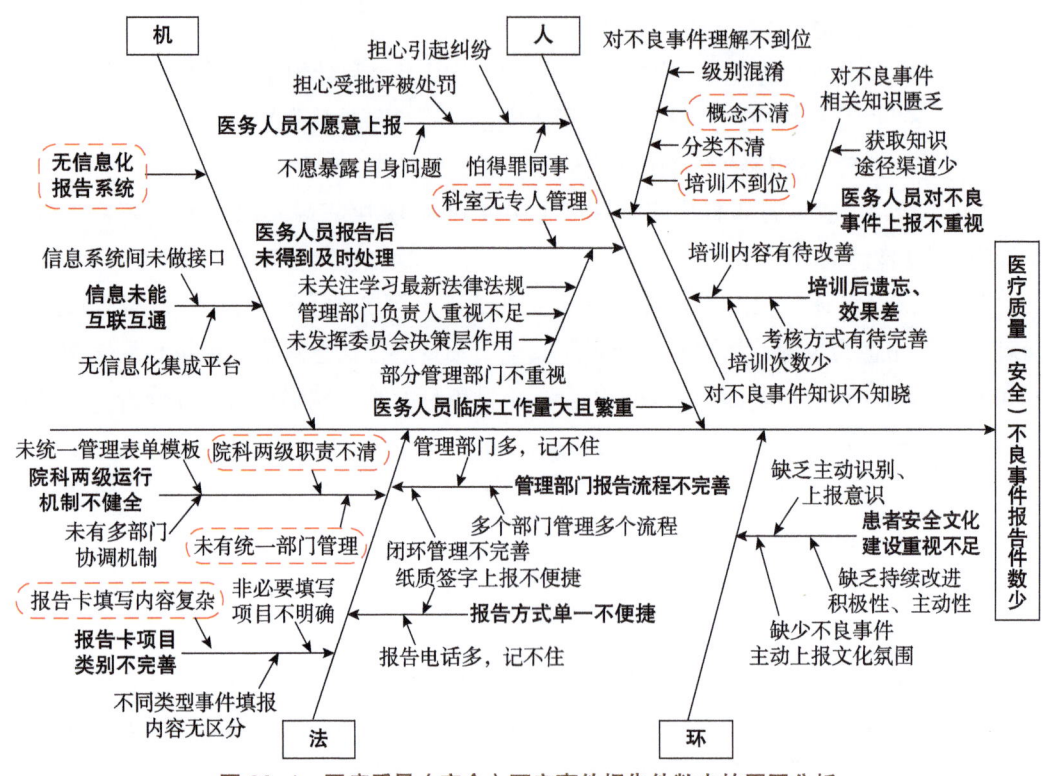

图 30-1　医疗质量（安全）不良事件报告件数少的原因分析

（九）真因验证

经现场核查确认后绘制柏拉图（图 30-2），根据二八法则，找到累计百分比达 80% 的主要原因，将院科两级职责不清、未有统一部门管理、培训不到位、无信息化报告系统 4 项列入首要解决的计划中。

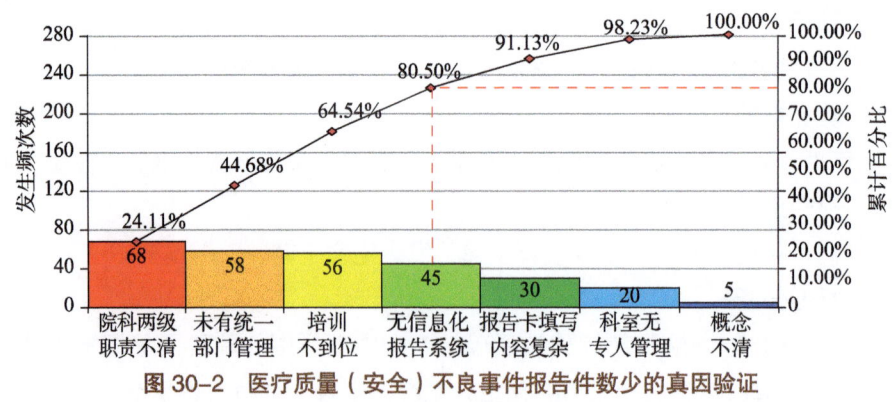

图 30-2　医疗质量（安全）不良事件报告件数少的真因验证

（十）对策计划

根据真因充分讨论，运用 5W2H 制订相应计划与对策（表 30-1）。

表 30-1　5W2H 实施计划

为什么做 （Why）	什么目标 （What）	怎么做 （How）	何时做 （When）	什么频率 （How often）	在哪做 （Where）	谁来做 （Who）
院科两级职责不清	院科两级运行机制良好，职责明确	制定并修订《医疗质量（安全）不良事件管理制度》，建立院科两级管理体系，明确职责划分，设专职/兼职人员管理	2023年8月	每2年	质量控制办公室	刘海燕
		补充、调整制度建设、组织建设等内容，院级管理员9人，科室内审员25人，护理相关事件由护士长处置	2023年8月	每2年	质量控制办公室	刘海燕
未有统一部门管理	统一收集、核查管理	梳理不良事件报告流程，质量控制办公室审核/分派至9个管理部门，统一收集、核查不良事件并写反馈意见陈述，各业务管理部门干预处置、复核事件处理完成情况，质量控制办公室终审归档	2023年8月	每年	质量控制办公室	刘海燕 夏雪艳 王　松
		制定院科两级不良事件管理表单模板，定期监测评价，建立不良事件微信沟通群，发布通知、培训等事宜	2023年1月	每年	质量控制办公室	刘海燕 夏雪艳 王　松
		将药品不良反应、输血不良反应纳入不良事件管理中，针对严重不良反应引发的患者安全按照不良事件进行管理	2023年8月	每年	质量控制办公室	刘海燕 夏雪艳 王　松
		召开多部门沟通协调分析会，每季度撰写医疗安全不良事件分析整改情况，在质控简报中公示	2023年1月	每季度	质量控制办公室 各业务管理部门 临床医技科室	刘海燕 夏雪艳 王　松
培训不到位	考核医务人员报告制度知晓率100%	组织开展医疗质量（安全）不良事件培训，内容涵盖定义、报卡填报、报告流程、考核奖励等相关内容	2023年8月	每年	6号楼地下一层会议室	刘海燕
		梳理不良事件相关应知晓内容并下发科室，定期考核	2023年8月	每季度	临床科室 医技科室	刘海燕 夏雪艳 王　松
无信息化报告系统	全院员工均可通过HIS系统医疗质量（安全）不良事件模块填报（具名或匿名）	信息科安装调试报告系统，全院员工均可登录系统上报，系统正式上线前组织系统使用培训会	2023年4月	随时	不良事件报告系统	刘海燕 夏雪艳 王　松

二、D 阶段

1. 制定/修订《医疗质量（安全）不良事件管理制度》，建立院科两级管理体系，明确职责划分，设专/兼职人员管理，其中院级管理员 9 人，科室内审员 25 人。补充、调整制度建设、组织建设、事件预防、监测控制、考核激励、文化建设等内容，委员会审议通过后各部门/科室遵照执行（图 30-3）。

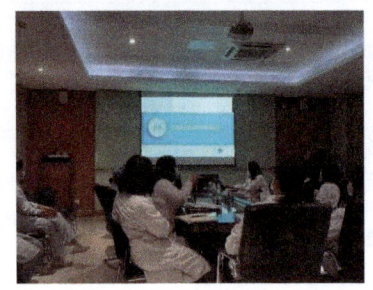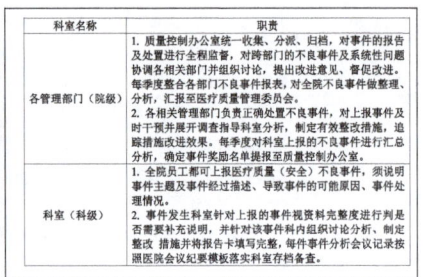

图 30-3　医疗质量管理委员会及《医疗质量（安全）不良事件管理制度》职责划分

2. 梳理报告流程，全院员工填报（具名或匿名）→质量控制办公室审核/分派至 9 个管理部门，统一收集、核查不良事件并写反馈意见陈述→9 个管理部门撰写职能部门意见反馈至科室或参加科室讨论分析会→内审员协助科室主任/护士长组织召开分析会，填写事件原因分析、整改措施→管理部门审核→管理部门复核事件处理完成情况→质量控制办公室终审归档（图 30-4）。

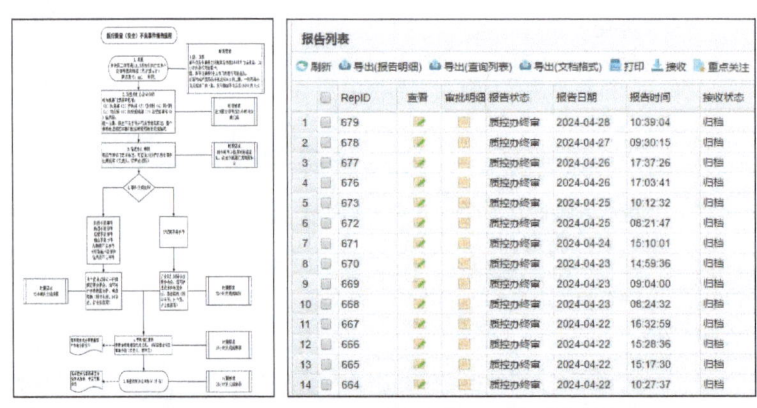

图 30-4　医疗质量（安全）不良事件报告流程及质量控制办公室终审归档

3. 制定院科两级管理表单模板，定期监测评价，建立不良事件微信群，发布通知、培训等信息。召开多部门沟通协调分析会，每季度撰写医疗质量（安全）不良事件分析整改情况报告，在质控简报中公示（图 30-5）。

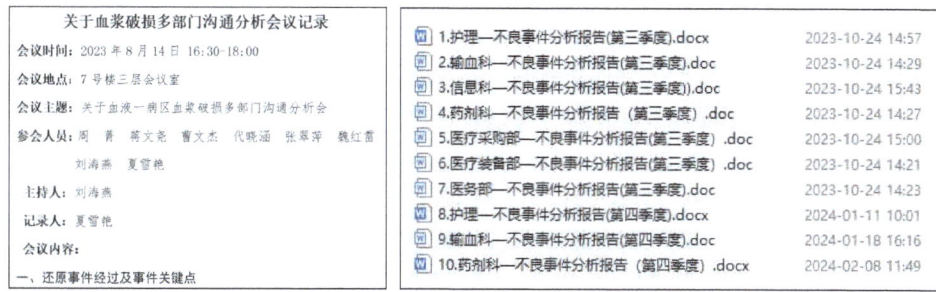

图 30-5　多部门沟通协调分析会及季度分析报告

4. 2023 年 8 月起药品不良反应由原来上报至药剂科，输血不良反应由原来上报至输血科统一填报不良事件报告卡，纳入不良事件管理，针对严重不良反应引发的患者安全问题按照不良事件进行管理（图 30-6）。

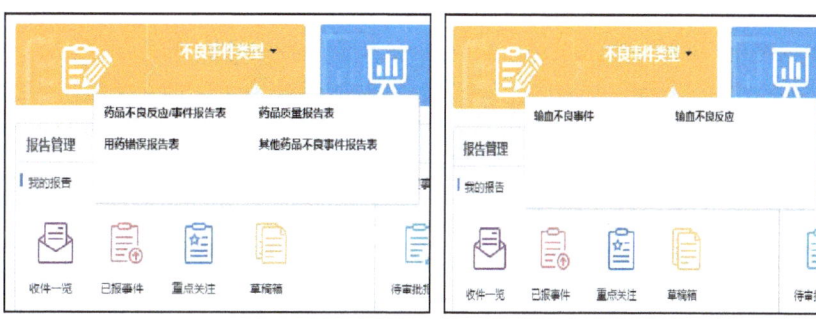

图 30-6　药品不良反应报卡、输血不良反应报卡

5. 对管理部门负责人及管理员、临床科室主任及护士长、内审员进行医疗质量（安全）不良事件管理制度培训，内容涵盖定义、报卡填报、报告流程、考核奖励等。质量控制办公室梳理不良事件相关应知晓内容并下发至各科室，每季度抽查临床、医技科室医务人员对报告制度的知晓情况（图 30-7）。

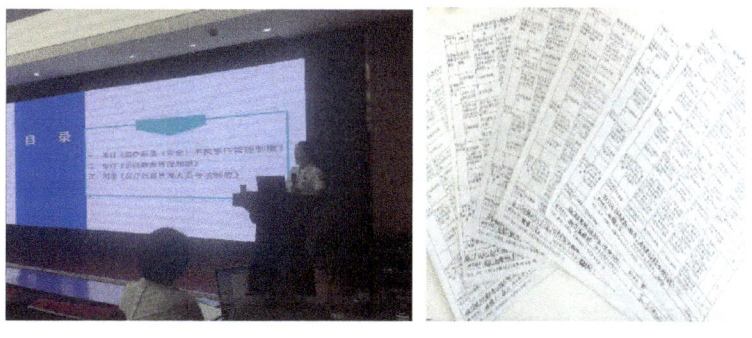

图 30-7　培训医疗质量（安全）不良事件管理制度及抽查记录反馈单

6. 2023年4月1日起全院员工均可通过HIS系统医疗质量（安全）不良事件模块填报（具名或匿名），系统正式上线前组织系统使用培训会，建立系统微信沟通群，发现系统使用问题随时在群内沟通解决，完善信息系统流程，实现不良事件闭环管理（图30-8）。

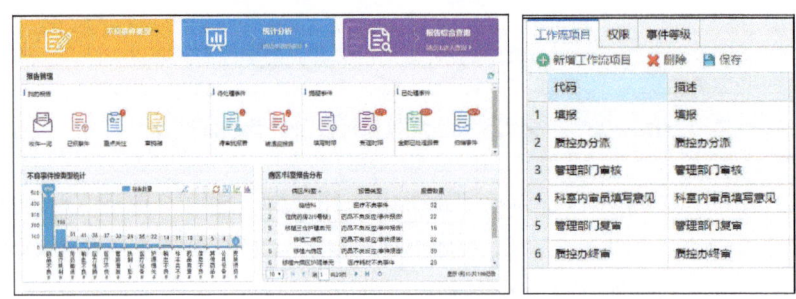

图30-8　信息化报告系统界面及不良事件闭环管理

三、S阶段

通过制定/修订医疗质量（安全）不良事件管理制度，建立院科两级管理体系，明确职责划分，设专职/兼职人员管理，梳理不良事件报告流程，全院员工通过HIS系统医疗质量（安全）不良事件模块填报，报告例数由2023年第一季度的61件提高至2023年第四季度的102件，床均医疗质量（安全）不良事件报告率由11.91%（61/512）升高至19.92%（102/512），每百名出院人次医疗质量（安全）不良事件报告例次由2022年的0.80升高至2023年的2.13，2024年达到2.60，达到预期制定的目标值（图30-9）。

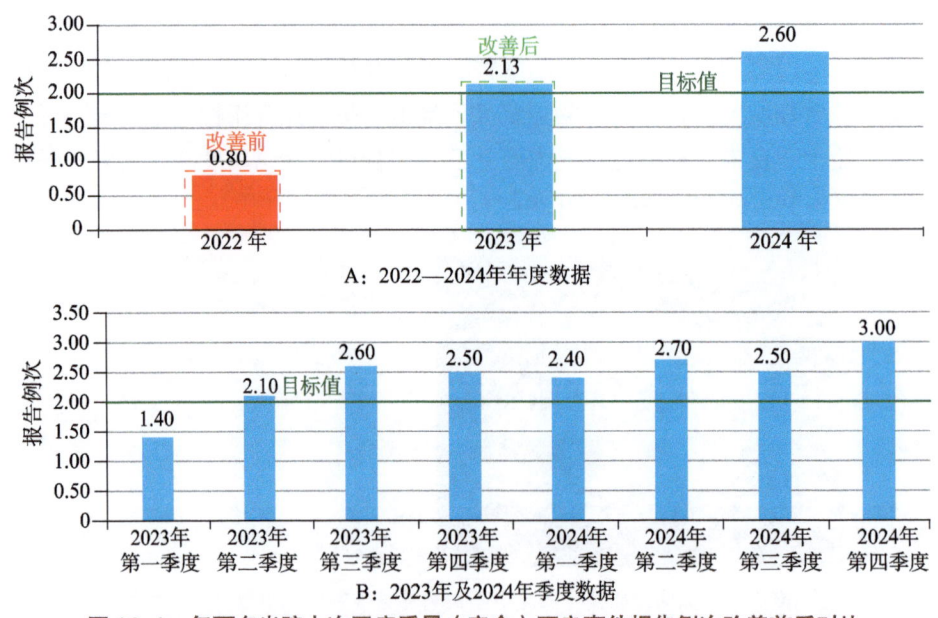

图30-9　每百名出院人次医疗质量（安全）不良事件报告例次改善前后对比

四、A 阶段

1.标准化管理方面：修订并完善医疗质量（安全）不良事件管理制度及报告流程 2 个，管理表单 7 个，上线系统 1 个。通过收集、汇总、分析不良事件改进医院系统性问题，制定/修订制度 5 个、流程 7 个、风险告知书 2 个、管理表单 2 个、优化信息系统需求 10 余个（图 30-10）。

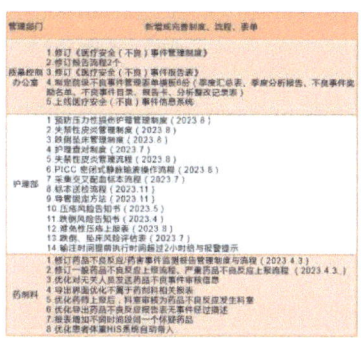

图 30-10　不良事件报告流程图及解决系统性问题

2.参加 2024 年"第二届河北省医院品质管理成果现场发布会"，此项目被评为一等成果（图 30-11）。

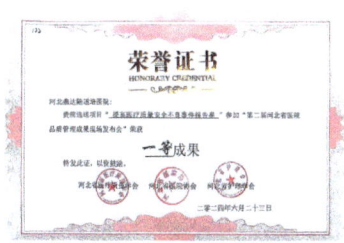 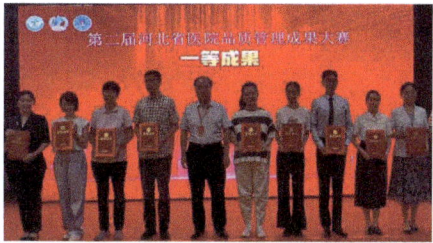

图 30-11　获奖证书及表彰

3.参加国家卫生健康委医院管理研究所主办的 2024 年第三届中国医疗质量大会，此项目被评为"百佳案例"并进行海报展示（图 30-12）。

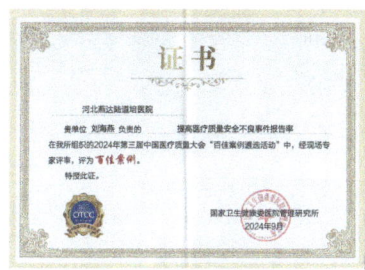 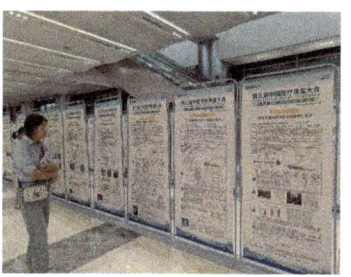

图 30-12　获奖证书及海报样式

五、项目团队介绍

本项目团队成员共 10 人，质量控制办公室主任负责牵头组织、总体规划和部署；其他成员由质量控制办公室、药剂科、护理部、输血科、血液病区、移植病区、信息科、医疗采购部/医疗装备部的工作人员组成（表 30-2、图 30-13）。

表 30-2　项目团队成员

姓名	部门	职称	参与内容
刘海燕	质量控制办公室	主管护师	主题选定、计划拟定、现状调查、目标设定、因素分析
王　松	质量控制办公室	主治医师 中级统计师	现状调查、因素分析、对策拟定、对策实施、数据统计
夏雪艳	质量控制办公室	—	现状调查、因素分析、对策拟定、对策实施、对策改善
张翠萍	护理部	主管护师	现状调查、因素分析、对策实施
张银刚	药剂科	副主任药师	现状调查、因素分析、对策实施
蒋文尧	输血科	输血技师	现状调查、因素分析、对策实施
代福贵	信息科	—	现状调查、因素分析、对策实施
何九江	血液二病区	主治医师	现状调查、因素分析、对策实施
段建春	移植九病区	主管护师	现状调查、因素分析、对策实施
李向南	医疗采购部 医疗装备部	—	现状调查、因素分析、对策实施

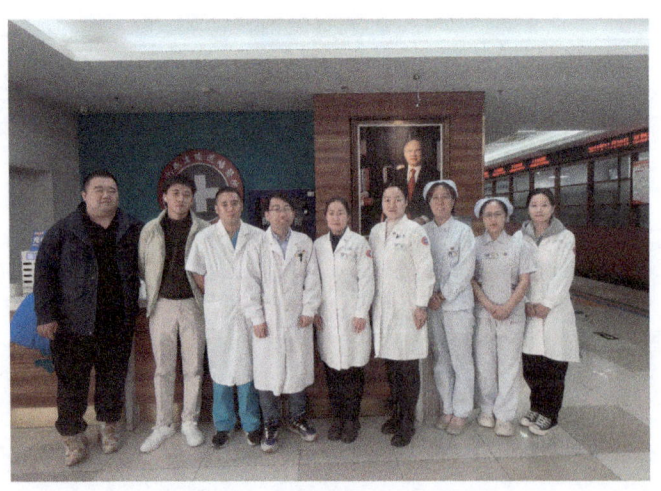

图 30-13　项目团队部分成员合影

案例 31　提高消防安全管理活动规范率

项目负责人：河北燕达陆道培医院　宋学

项目起止时间：2021年9月—2023年12月

概述

1. 背景和目的：为预防火灾和减少火灾危害，加强消防工作，保护人身、财产安全，维护医院公共安全。有效地提高消防安全管理活动的规范性可降低事故发生的概率。

2. 方法：运用PDSA质量管理工具，制定消防安全管理活动目标值，修订规章制度、操作规程、巡查内容，采取专项培训及考核的方法来提高员工的安全意识，定期监测反馈，提高消防安全管理活动规范率。

3. 结果：消防安全知识考核合格率由改善前的67.89%提高到97.29%，科室消防安全管理查检合格率由改善前的85.20%提高到93.56%。

4. 结论：运用PDSA质量管理工具可有效提高消防安全管理活动规范率，保证患者安全，保障医疗质量安全。

一、P 阶段

（一）主题选定

消防安全管理是医疗安全的基础，是医院生存发展的基石和根本。以减少消防安全隐患为目标，提升医院管理部门及医务人员安全意识和责任意识，人人懂消防、人人会应急，是我院消防安全管理活动的重要工作。2021年6月我院实施日常消防安全管理活动，发现的问题有消防安全知识匮乏、科室消防安全无专人管理、无消防安全隐患检查表、无督导消防安全隐患整改记录、无统一管理部门、消防演习不规范等。正确认识消防安全管理活动，可预防火灾和减少火灾危害，加强应急救援工作，保护员工及患者人身和财产的安全。

（二）改进依据

1.《中华人民共和国消防法》（主席令第六号）第十六条：落实消防安全责任制，制定本单位的消防安全制度、消防安全操作规程，制定灭火和应急疏散预案；按照国家标准、行业标准配置消防设施、器材，设置消防安全标识，并定期组织检验、维修，确保完好有效；组织防火检查，及时消除火灾隐患；组织进行有针对性的消防演练。第十七条：确定消防安全管理人，组织实施本单位的消防安全管理工作；实行每日防火巡查，并建立巡查记录；对职工进行岗前消防安全培训，定期组织消防安全培训和消防演练。

2.《关于印发医疗机构消防安全管理九项规定（2020年版）的通知》（国卫办发

〔2020〕1号）第二项第二条：明确承担消防安全管理工作的机构和消防安全管理人，负责本单位的消防安全管理工作，负责制订和落实年度消防工作计划，组织开展防火巡查、检查、隐患排查和监督整改，加强宣传教育培训、应急疏散演练、督导考核等。第三条：各部门（科室）要履行消防安全主体责任，主要负责人为本科室消防安全第一责任人，设立消防安全员。全体职工要履行岗位消防安全职责，做好本部门（科室）消防安全管理工作。

3.《机关、团体、企业、事业单位消防安全管理规定（公安部令第61号）》要求：机关、团体、企业、事业单位应当按照国家有关消防安全标准和技术规范，进行消防安全设施建设和维护；应当配备消防设施和器材，确保消防设施完好、消防器材有效；应当制定火灾应急预案，并定期开展火灾应急演练，以提高应急处置能力；应当加强火灾隐患的排查，及时进行整改，消除火灾隐患。

4.《河北省三级医院评审标准实施细则（2023年版）》（冀卫医函〔2023〕40号）第172.1条：建立医院消防安全管理组织，设置消防安全管理部门，建立并落实消防安全责任制，明确各岗位消防安全职责，明确消防巡查人员和巡查重点，消防管理人员持证上岗。建立消防安全管理制度，制定医院和各科室消防安全应急预案。按照标准配置消防设施、器材，并定期进行维护、保养和检测。按规定组织开展消防巡查并做好记录。开展全员消防安全宣传教育培训，定期开展灭火和应急疏散演练，使全员掌握消防安全常识和技能。科室定期自查、总结、分析、整改。主管部门定期督导、检查、总结、反馈。

（三）监测指标

消防安全知识考核合格率（%）；科室消防安全管理查检合格率（%）。

（四）指标定义

1. 消防安全知识考核合格率 = $\dfrac{考核合格人数}{考核总人数} \times 100\%$，每半年。

2. 科室消防安全管理查检合格率 = $\dfrac{检查合格项目数}{总检查项目数} \times 100\%$，每月。

（五）目标值

2023年消防安全知识考核合格率≥95%；2023年科室消防安全管理查检合格率≥90%。

（六）现况数值

科室消防安全管理查检合格率：2021年7—9月为85.20%（167/196）、2022年1—6月为92.42%（122/132）；消防安全知识考核合格率：2021年6—12月为67.98%（293/431）、2022年1—6月为83.96%（513/611）。

（七）预期延伸效益

制定制度1项、会议投稿1篇。

（八）原因分析

经小组成员充分讨论及现场确认后确定 7 个主要原因（图 31-1），分别是院科两级职责不清、消防安全检查制度不完善、科室无专人管理、培训内容不全面、未建立自查机制、考核内容欠缺、未接受专业培训及考核。

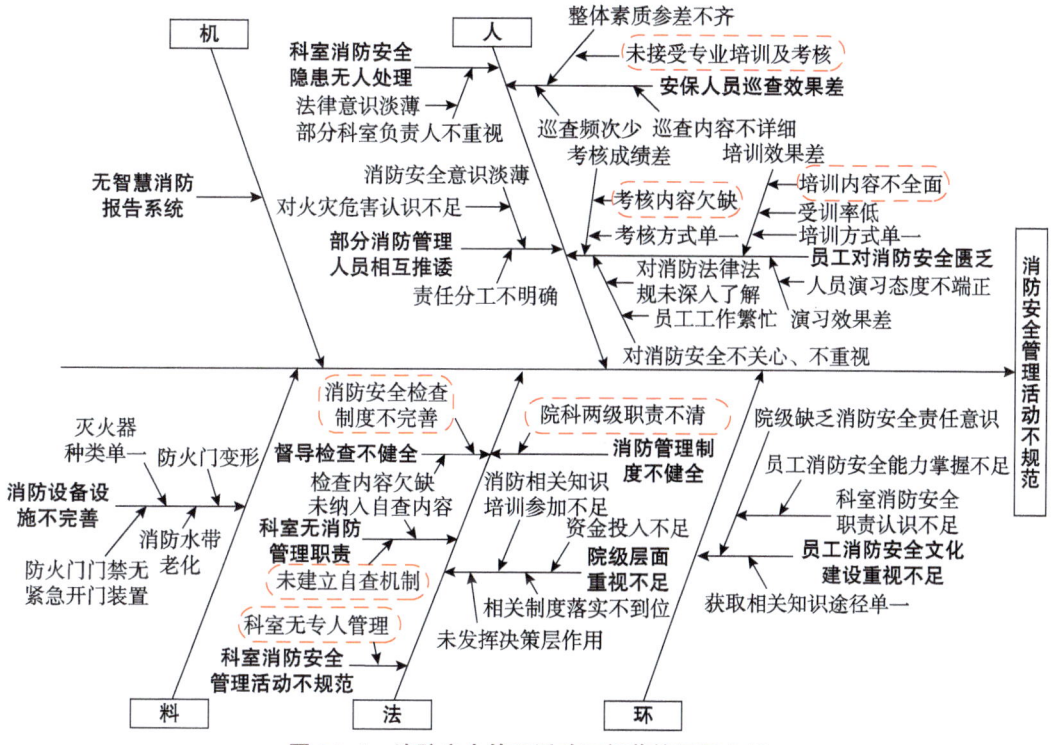

图 31-1　消防安全管理活动不规范的原因分析

（九）真因验证

绘制柏拉图（图 31-2），按照二八法则，找到累计百分比达 80% 的主要原因，将院科两级职责不清、消防安全检查制度不完善、科室无专人管理、培训内容不全面 4 项列入首要解决计划中。

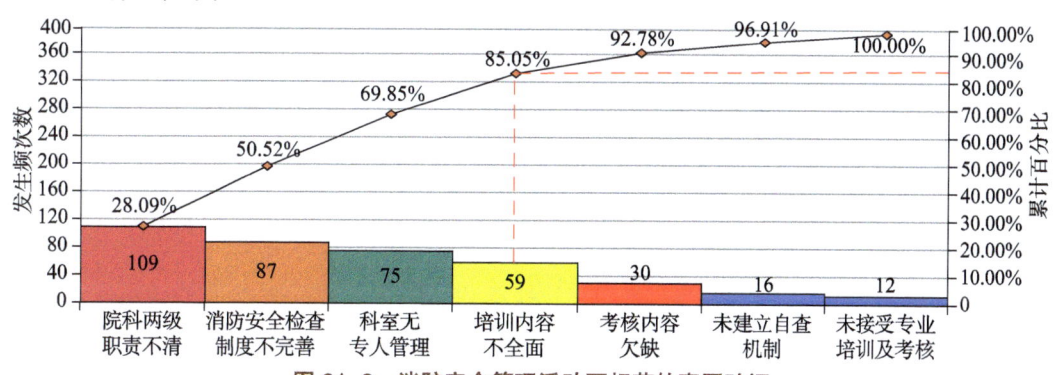

图 31-2　消防安全管理活动不规范的真因验证

（十）对策计划

根据真相充分讨论，运用 5W2H 制订相应计划与对策（表 31-1）。

表 31-1 5W2H 实施计划

为什么做（Why）	什么目标（What）	怎么做（How）	何时做（When）	什么频率（How often）	在哪做（Where）	谁来做（Who）
院科两级职责不清	建立健全消防安全管理制度，明确消防安全职责	完善消防安全管理制度，建立健全消防安全责任制，明确各岗位消防安全职责，并签订消防安全责任状	2022年9月	每3年	后勤保障部	宋学张保垒
消防安全检查制度不完善	规范检查制度，防患未然，突出重点检查，检查整改，及时消除隐患	1.建立消防安全检查方式，完善检查表格项目及内容，对检查人员进行培训，按要求落实 2.对安保人员巡查检查进行培训及考核	2022年9月	每月	后勤保障部	宋学张保垒
		根据检查表格结果、分析、总结、整改、持续改进等形成总结，更新消防检查表内容	2022年9月	每季度	后勤保障部	宋学张保垒
科室无专人管理	科室要履行消防安全主体责任，主要负责人为本科室消防安全第一责任人，设立消防安全员，做好本科室消防安全管理各项工作	科室负责人签订消防安全责任状，管理部门培训解读消防安全责任状细则	2023年1月	每年	后勤保障部	宋学张保垒
		组建科室消防安全员，落实科室消防安全各项工作	2022年9月	随时	后勤保障部各科室	宋学张保垒
		消防管理部门建立消防安全工作群，落实院级消防培训通知、消防演习、消防安全工作提醒等各项工作	2023年1月	随时	后勤保障部	宋学张保垒
培训内容不全面	提升"三懂四会"及消防安全4个能力的目标	外聘消防专业培训讲师，通过剖析火灾事故案例、分析事故原因、总结事故教训等方式对员工进行消防安全教育	2022年9月	每年	后勤保障部	宋学张保垒
		通过消防安全制作消防安全海报、消防安全文化墙、闭路电视播放视频等方式进行宣传	2022年9月	随时	后勤保障部	宋学张保垒
		完善医院内部培训课件、考核内容及方式	2022年9月	半年	后勤保障部	宋学张保垒

二、D 阶段

1. 制定/修订《消防安全管理制度》，建立健全消防安全责任制，明确各岗位消防安全职责，随医院制度汇编下发全院各科室执行（图31-3）。

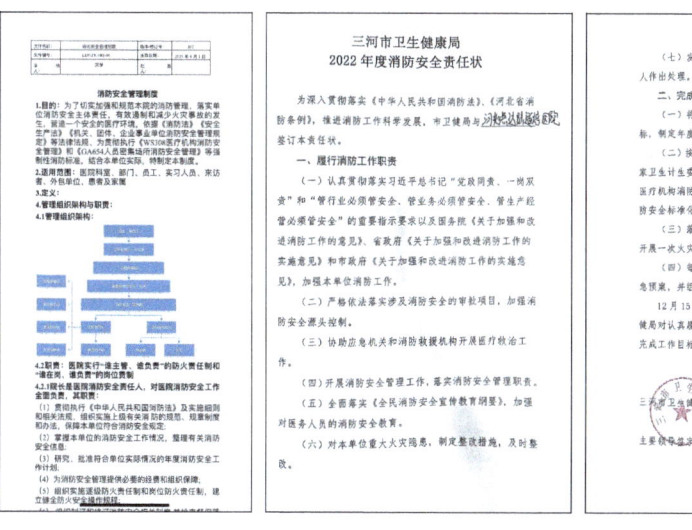
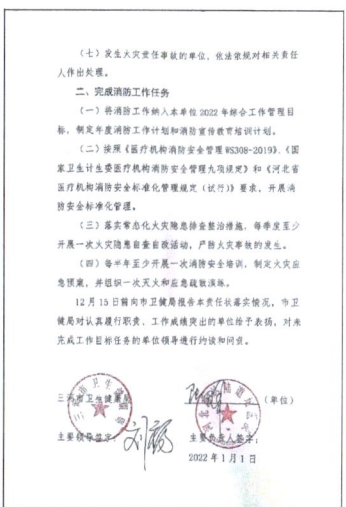

图 31-3 《消防安全管理制度》及安全责任状

2. 2022年9月起修订并完善消防安全检查方式、检查表格内容，由原来的16项85条检查内容精简到4项22条检查内容，优化检查方式，新增《火灾隐患当场整改通知单》，更有效体现隐患即时整改的处置措施（图31-4）。

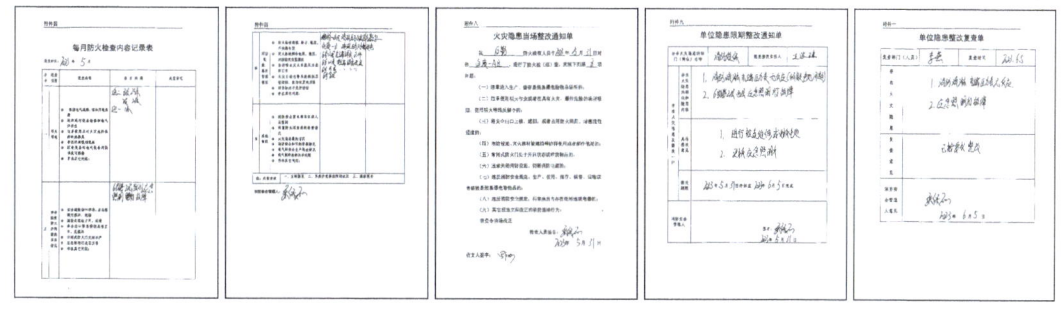

图 31-4 《火灾隐患当场整改通知单》及整改复查单

3. 从2023年1月起消防管理部门对36个科室负责人解读消防安全责任状细则，并签订消防安全责任状，明确消防安全责任、加强消防安全意识。建立消防安全工作群，发布落实院级消防培训通知、消防演习通知、火灾案例分享等消防安全各项工作（图31-5）。

医疗质量持续改进案例集 2024

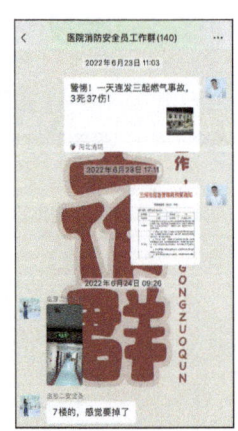

图 31-5　签订消防安全责任状及工作群

4. 2022 年 9 月起每半年组织一次消防安全知识培训。外聘消防专业培训讲师，通过剖析火灾事故案例、法律法规，分析事故原因，总结事故教训等方式对员工进行消防安全教育。对新员工新增加岗前消防知识培训，院内门诊、休息大厅新增加消防安全海报，医院路口迎宾墙新增加消防安全展板，收费大厅闭路电视新增加医疗机构消防安全宣传片等方式，改变消防管理部门对 36 个科室的培训方式，进科室以现场实操灭火器、消防栓等器材及体验科室消防联动系统的方式进行消防安全教育，提升员工掌握消防设备设施及器材的能力（图 31-6）。

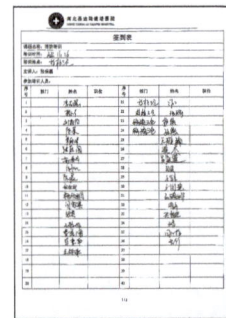 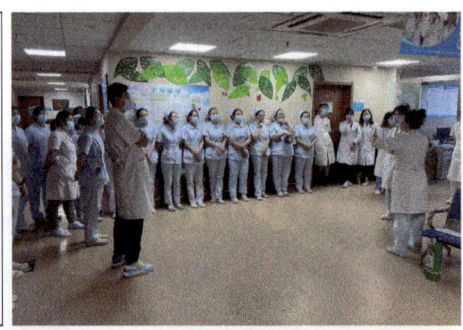

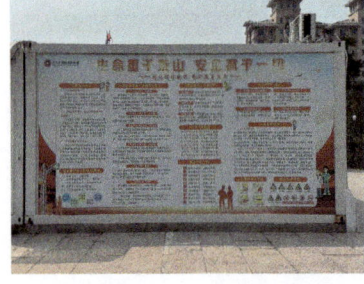 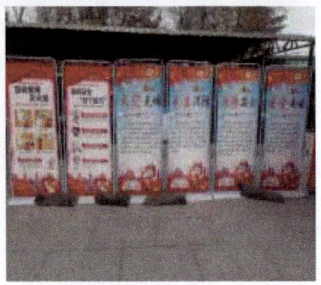

图 31-6　消防安全知识培训及消防安全宣传

5. 2022年9月起针对消防知识培训考核进行改善，以问卷星电子考核取代老式纸质考核方式，丰富完善考核知识点，由原来考核的5道题增加到15道题，新增加选择、判断等题型，完善员工考核要求，以快捷方便的途径更快了解员工对消防知识的掌握情况（图31-7）。

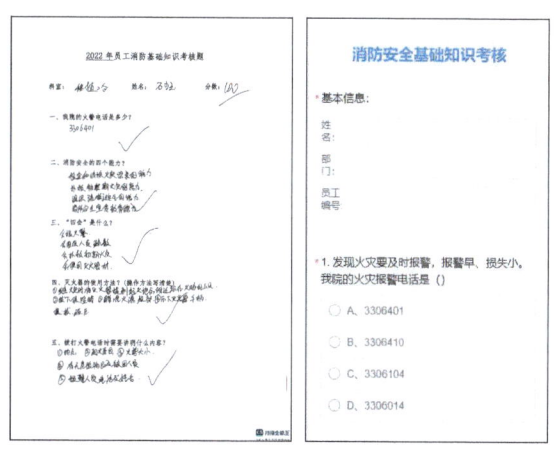

图31-7　培训考核

6. 2022年9月起建立科室消防安全自查自纠机制，将消防安全检查纳入科室每日自查内容，每季度向消防管理部门提交科室防火自查总结反馈表，消防管理部门根据督导检查表及科室反馈表进行总结。例如，在对医院36个科室消防安全的总结中发现病房内使用大功率电器的有4次，针对此隐患消防管理部门加强医院入口安检要求，对携带大功率电器入院者进行劝返或暂留保存。体现了消防安全院科两级管理体系的健全（图31-8）。

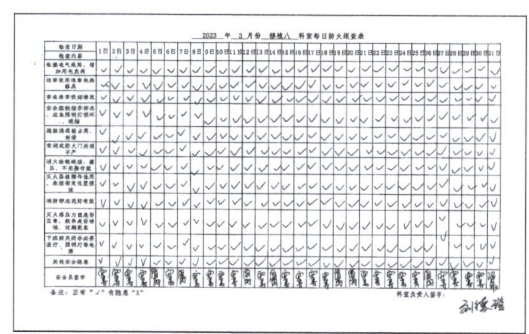 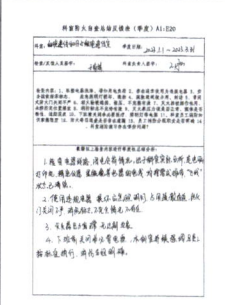 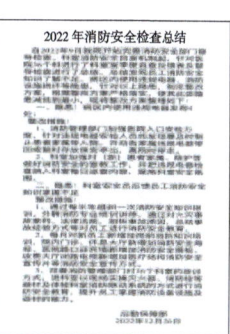

图31-8　自查表及总结报告

7. 2022年9月起修订《安全保卫管理制度》，针对安保巡查人员每月进行一次消防安全巡查专业培训及考核，提升安保人员整体素质，增强巡查人员消防安全责任感，使其可更专业地完成巡查工作（图31-9）。

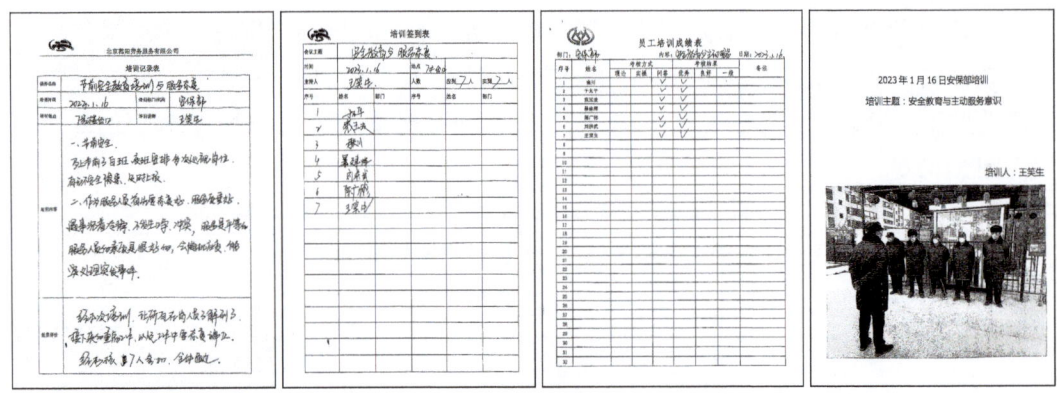

图 31-9 培训考核记录

三、S 阶段

通过制定/修订消防安全管理制度，建立院科两级管理体系，明确职责划分，设科室消防安全专职管理人员，规范检查制度，防患未然，突出检查重点，检查整改、及时消除隐患，完善员工消防知识培训及考核方式方法等措施，科室消防安全管理查检合格率由85.20%（167/196）提升至93.56%（247/264），消防安全知识考核合格率由67.98%（293/431）提升至97.29%（1507/1549），达到预期制定的目标值（图31-10）。

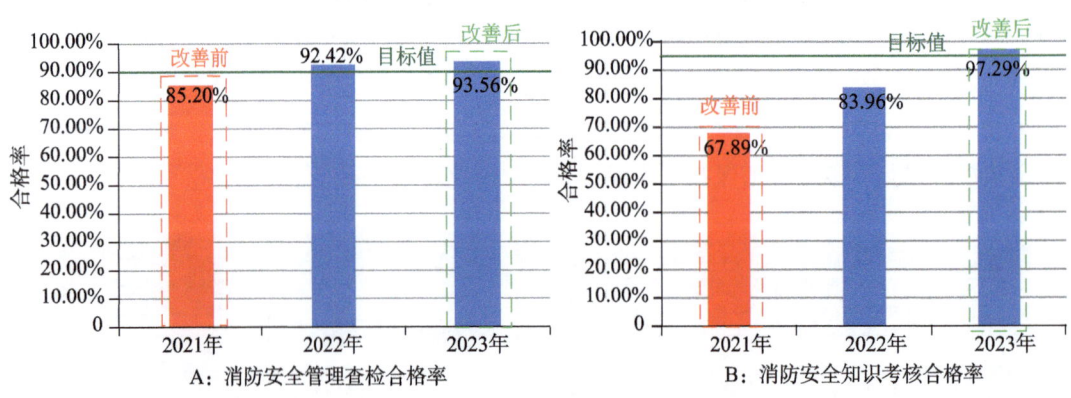

图 31-10 改善前后对比

四、A 阶段

实施消防安全管理活动规范化后，院级《消防安全管理制度》得到了完善，明确了院科两级消防安全职责，院科两级负责人详细了解了消防安全职责内容，并签订了消防安全责任书。规范了医院检查制度，建立了消防安全检查方式，完善了检查表格项目及内容，形成了季度总结制度，根据总结更新完善消防安全检查内容并持续改进。

五、项目团队介绍

本项目主要由后勤保障部、安保队、质量控制办公室协作完成,从制度建设、流程优化、培训考核等多方面系统推进(表31-2、图31-11)。

表31-2 项目团队成员

姓名	部门	职称	参与内容
宋 学	后勤保障部	主任	总体规划、组织实施工作
张保垒	后勤保障部	消防安全专员	项目的执行与改进
李 燕	安保队	队长	安保工作的培训及监督
王 松	质量控制办公室	助理	指导协助项目实施

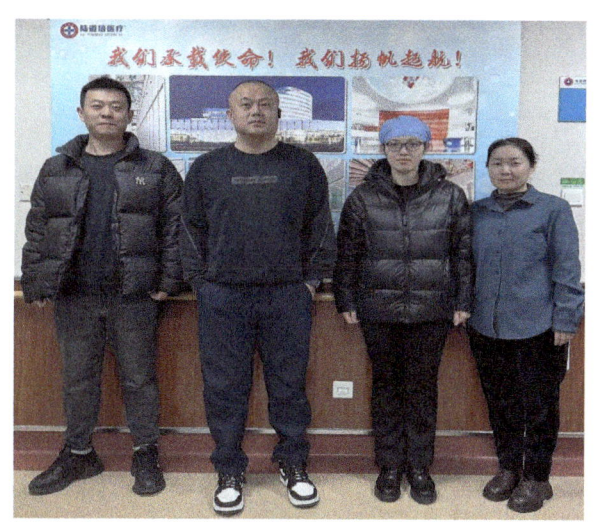

图31-11 项目团队成员合影

案例 32　缩短择期手术平均转台等候时间

项目负责人：湖州市中心医院　朱军梅

项目起止时间：2022 年 4 月—2023 年 3 月

概述

1. 背景和目的：手术室是多学科联动的平台，多环节、多因素均会影响手术开台及手术衔接周转的运营效率。科学合理地安排接台手术可以减少不必要的人员和时间消耗，不但能够提高手术间的利用效率，保障手术质量与安全，也能够有效地减少患者及其家属的等候时间，减轻患者的心理负担，提高患者满意度。目前我院择期手术转台存在流程衔接不紧密、信息不畅通等问题，管理模式有待进一步改进。

2. 方法：运用 PDSA 质量管理工具，制定择期手术转台等候时间管理指标，通过多部门参与及协作，打破信息壁垒，优化手术物资准备及接台手术患者交接流程，完善麻醉术前访视，建立麻醉重症监护治疗病房（AICU）等综合管理模式，可有效缩短择期手术平均转台等候时间。

3. 结果：手术转台平均等候时间从 2022 年第一季度的 35 分钟缩短至 2023 年第一季度的 23 分钟。

4. 结论：运用 PDSA 质量管理工具可促进择期手术转台管理模式创新，进一步优化医疗服务，改善患者就医体验。

一、P 阶段

（一）主题选定

缩短手术转台等候时间对医院缩短平均住院日，提高医院的社会和经济效益起着非常重要的作用。我院共有 25 个手术间，日平均手术 150 台，整体流程不够科学、各环节之间信息不畅通等因素，导致手术平均转台等候时间长，手术间周转压力大，整体运营效率及患者就医体验亟待提升。

（二）改进依据

1.《国务院办公厅关于加强三级公立医院绩效考核工作的意见》（国办发〔2019〕4 号）提出提高医疗服务效率，坚持信息化支撑的基本原则。

2.《国务院办公厅关于推动公立医院高质量发展的意见》（国办发〔2021〕18 号）要求推进医疗服务模式创新，提高日间手术占择期手术的比例；健全运营管理体系，引导医院回归功能定位，提高效率、节约费用，减轻患者就医负担。

3.《国家卫生健康委办公厅关于印发手术质量安全提升行动方案（2023—2025 年）的通知》（国卫办医政发〔2023〕10 号）行动内容（四）：以优化机制为手段，实现系统持续改进。推动医疗机构采用信息化手段实时监测手术室使用情况，及时动态调整手术室排台，提高手术室资源分配合理性，缩短患者手术等待时间。

（三）监测指标

择期手术平均转台等候时间。

（四）指标定义

$$择期手术平均转台等候时间 = \frac{择期手术转台等候时间总和}{同期择期手术转台次数}，每季度。$$

手术转台等候时间为上一台手术缝皮结束至下一台手术切皮前的时间间隔，以分钟作为计时单位。

（五）目标值

2023年第一季度择期手术平均转台等候时间为25分钟。

（六）现况数值

2022年第一季度择期手术平均转台等候时间为35分钟（239 505/6843）。

（七）预期延伸效益

在核心期刊发表论文3篇，申请课题2项，获浙江省科学技术成果奖2项。

（八）原因分析

运用鱼骨图进行原因分析（图32-1），找到11个主要原因，分别为安置体位耗时、动静脉穿刺难度高、物资未提前准备、患者病情重、术前评估不到位、缺乏沟通、无奖惩机制、接口费高、无信息化交接功能、无相关科学流程。

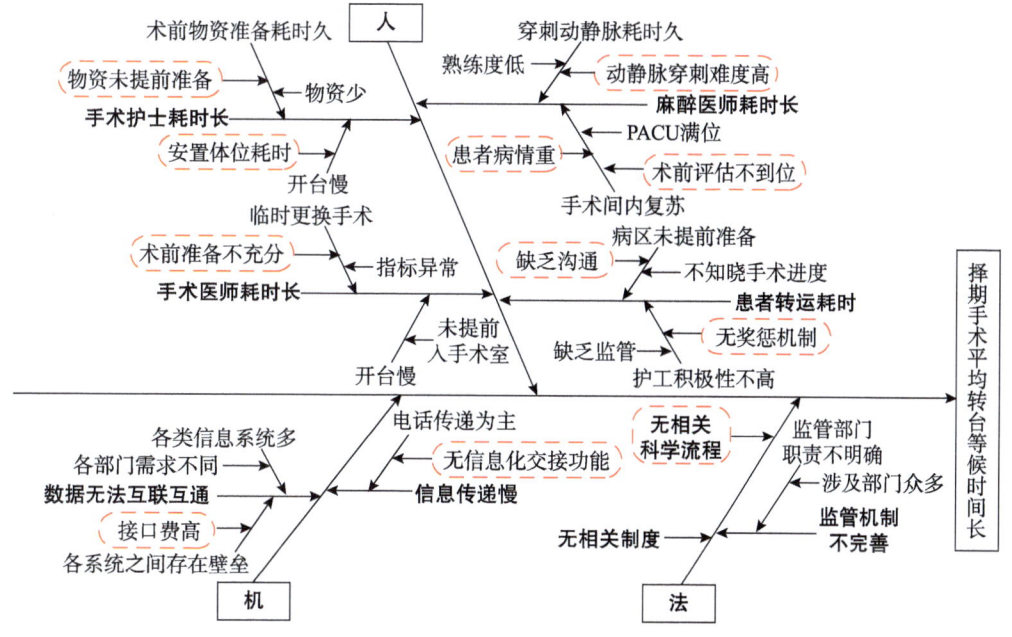

图32-1 择期手术平均转台等候时间长的原因分析

(九)真因验证

绘制柏拉图（图32-2），按照二八法则，找到累计百分比达80%的主要原因，将其列入首要解决的计划中。

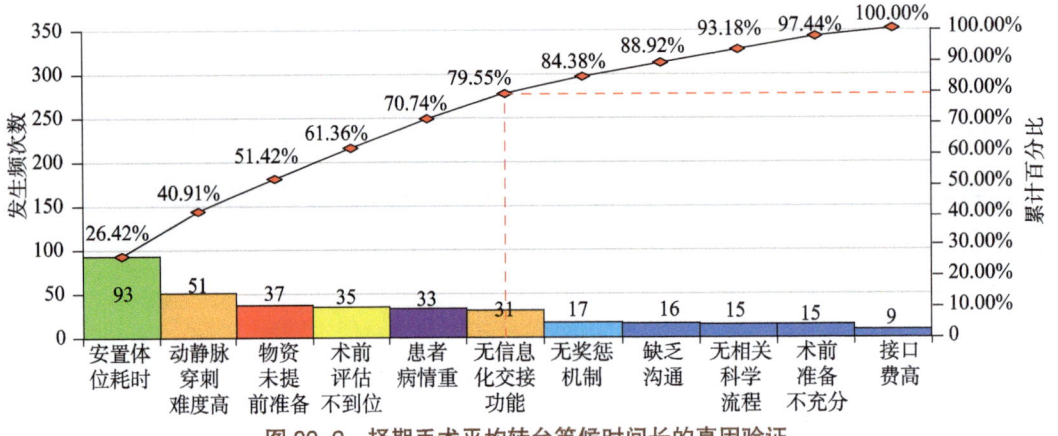

图32-2 择期手术平均转台等候时间长的真因验证

(十)对策计划

根据真因充分讨论，运用5W2H制订相应计划与对策（表32-1）。

表32-1 5W2H实施计划

为什么做 （Why）	什么目标 （What）	怎么做 （How）	何时做 （When）	什么频率 （How often）	在哪做 （Where）	谁来做 （Who）
安置体位耗时	缩短麻醉后体位安置时间2分钟	患者清醒状态下安置合适体位后进行麻醉诱导及气管插管，手术医师消毒铺巾同时进行	2022年6月	每月	麻醉手术部	胡四平
动静脉穿刺难度高	辅助定位穿刺置管率达100%	开设预麻间，患者提前入手术室，专人负责术前动静脉穿刺及置管	2022年7月	每月	麻醉手术部	陈娟丽
物资未提前准备	手术物资术准备完成率达100%	医院物资供应链管理系统（SPD）套包配送，提前进行术前器械、耗材准备	2022年7月	每月	麻醉手术部	黄天翊
术前评估不到位	择期手术麻醉术前访视率达100%	开设麻醉门诊，择期手术术前在麻醉门诊完成评估，提升麻醉术前访视效率	2022年8月	每月	门诊部	杜玲俊
患者病情重	危重患者滞留手术间复苏比例低于2%	成立AICU，重症及复苏时间延长的患者送入AICU进一步治疗，降低患者留置手术间内复苏比例及PACU滞留时间	2022年12月	每月	麻醉手术部	童飞
无信息化交接功能	手术患者信息化交接率达100%	升级手术管理信息系统，病区—麻醉手术室信息实时传递	2022年5月	每月	信息数据中心	杨涛

二、D 阶段

（一）创新全麻插管方法，缩短被动体位安置时间

患者清醒状态下安置合适体位后进行麻醉诱导及气管插管（图 32-3），手术医师消毒铺巾同时进行，有效进行时间整合，优化流程，节省人力，缩短耗时，提升效率。

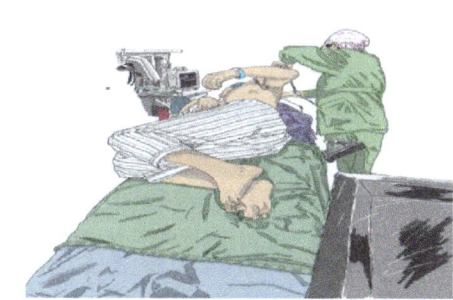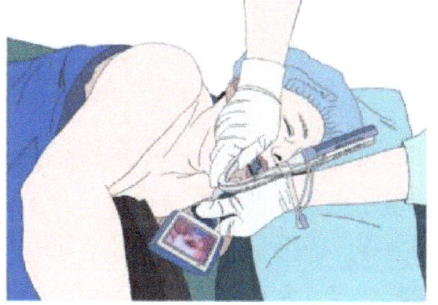

图 32-3　麻醉前患者自行取舒适体位，侧卧位下气管插管

（二）开设预麻间，专人负责动静脉穿刺

在麻醉手术部内开设预麻间，安排专人进行术前动静脉穿刺工作。患者经确认需置深静脉及动脉血压监测，入手术室后即转送至预麻间。由麻醉医师在床边超声引导下进行动静脉穿刺，减少手术前在术间进行穿刺的人次，降低置管难度及缩短术前准备时间（图 32-4）。

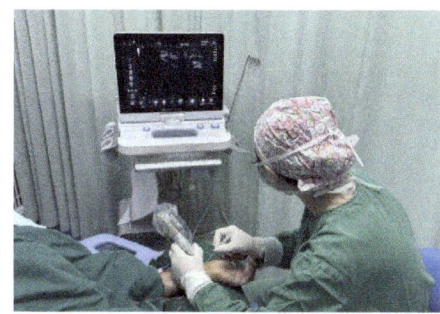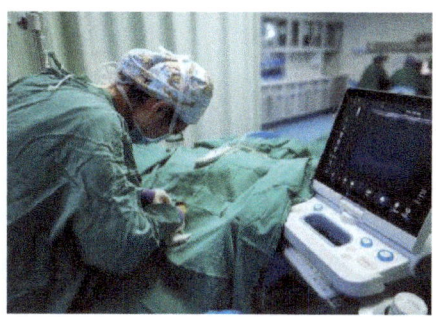

图 32-4　预麻间及术前动静脉穿刺

（三）医院物资供应链管理系统（SPD）助力术前物资准备

引入 SPD 系统，设立麻醉手术部二级库房，研发预物资申领平台，建立各类手术套包，术前一天根据手术安排进行预申领，手术当日专人进行配送（图 32-5），将术前准备环节前移，保证物资配备齐全。

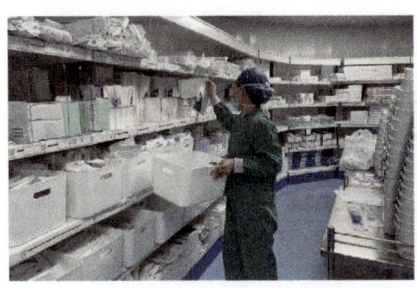
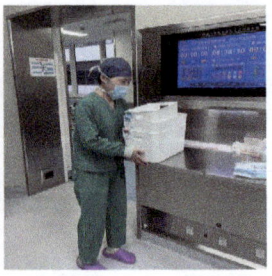

图 32-5　手术物资申领及专人配送

（四）开设麻醉门诊，提升麻醉术前访视效率

择期手术患者术前至麻醉门诊进行术前访视，卧床患者实行床旁访视（图 32-6），提升访视效率。通过与患者及家属充分地沟通和了解，共同制定出一个安全、有效、个性化的麻醉方案，为手术的顺利进行打下坚实的基础。

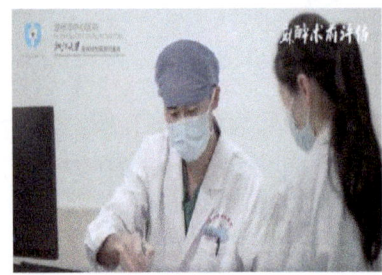
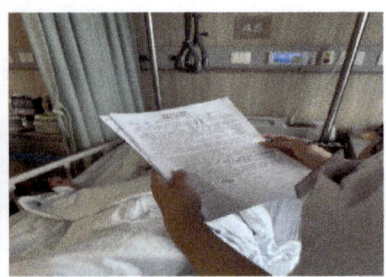

图 32-6　术前访视（麻醉门诊、床旁）

（五）成立 AICU 单元，为重症患者保驾护航

遵循《关于印发加强和完善麻醉医疗服务意见的通知》（国卫医发〔2018〕21 号）及《麻醉科医疗服务能力建设指南（试行）》（国卫办医函〔2019〕884 号）要求成立 AICU，收治术后重症患者，减少手术间内或 PACU 的危重症患者难以预计的复苏时间，增加手术间的手术可用时长，缩短手术转台等候时间，同时充分保障手术患者围手术期安全（图 32-7）。

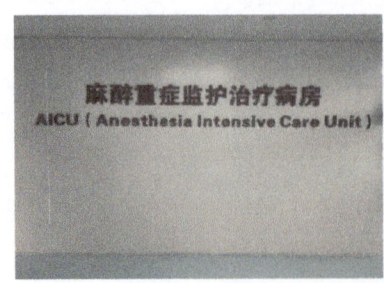
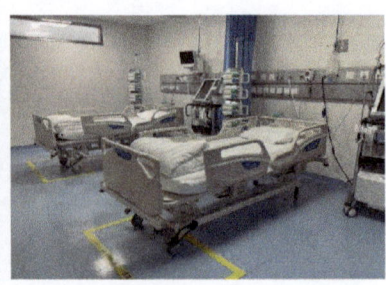

图 32-7　麻醉重症监护治疗病房

（六）优化手术信息系统

构建手术患者转运交接功能，智能交互实现病区-麻醉手术室信息实时传递、节点记录（图32-8、图32-9）。一键点击，转台患者信息即刻发送至术前准备间及病区，生成转运任务工单，护工进行领单操作，多个步骤同步进行，优化流程，节省时间（图32-10）。

图32-8　PDA系统记录患者交接信息

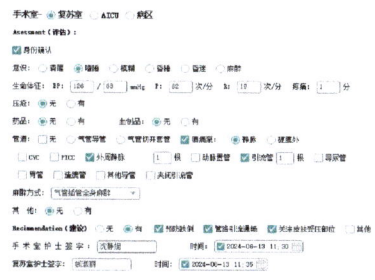

图32-9　手术患者电子转运交接

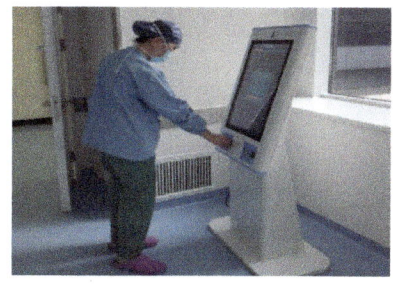

图32-10　护工进行领单操作

三、S阶段

择期手术平均转台等候时间从2022年第一季度的35分钟降低至2023年第一季度的23分钟（图32-11），且后续效果维持稳定。

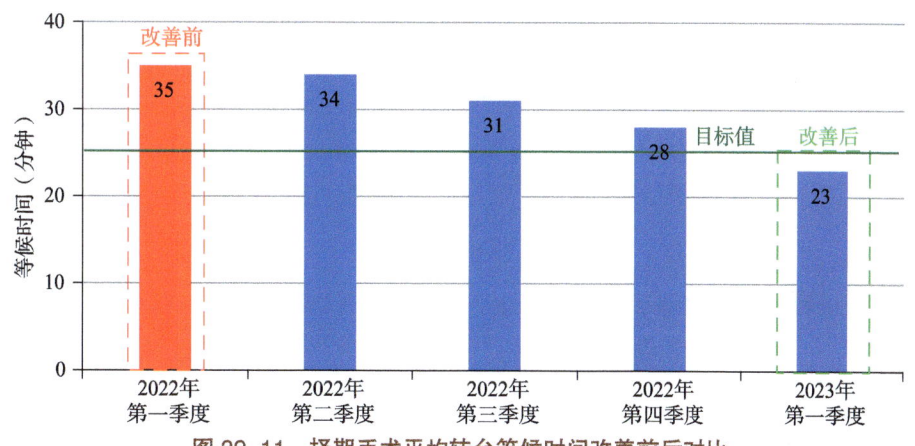

图32-11　择期手术平均转台等候时间改善前后对比

四、A 阶段

（一）创新择期手术转台管理模式

建立择期手术转台全新管理模式，制定 AICU 及 SPD 手术库房管理制度共 3 个，流程 2 个（图 32-12）。

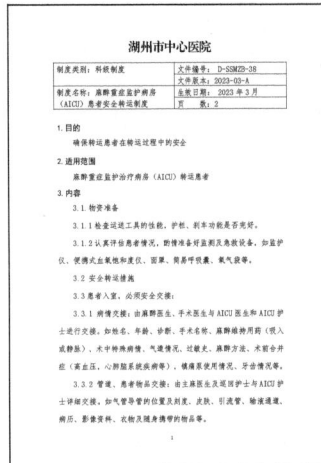
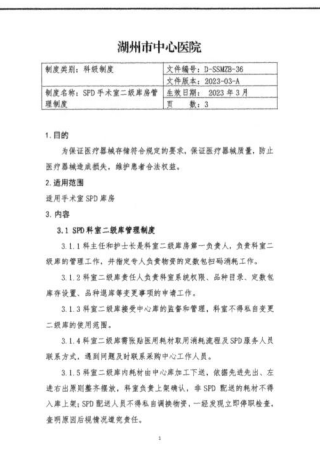
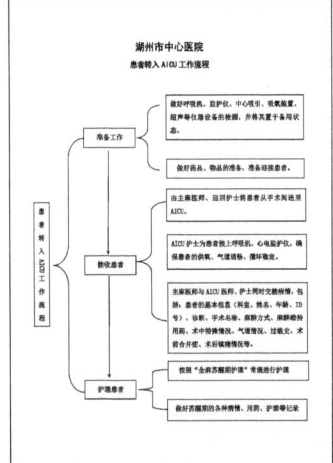
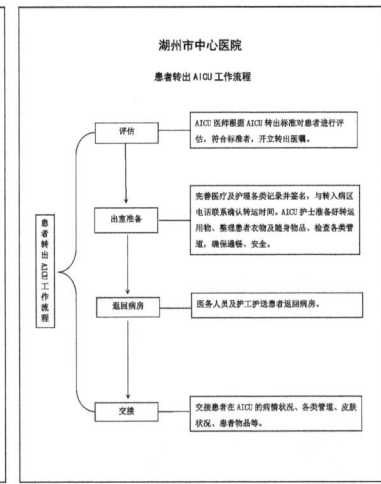

图 32-12　制度与流程

（二）构建信息数据库，实现持续质量改进

通过升级后的手术麻醉信息系统，全程监测择期手术转台各个时间节点信息，构建信息数据库，自动抓取各项异常指标，进行数据分析并持续质量改进。

（三）相关学术成果

本次项目成果显著，共发表全球顶级医学期刊《柳叶刀》(*The Lancet*)子刊 *eClinical*

Medicine 论文 1 篇、核心期刊论文 3 篇，获得浙江省科学技术成果 2 项，立项课题 2 项（图 32-13）。

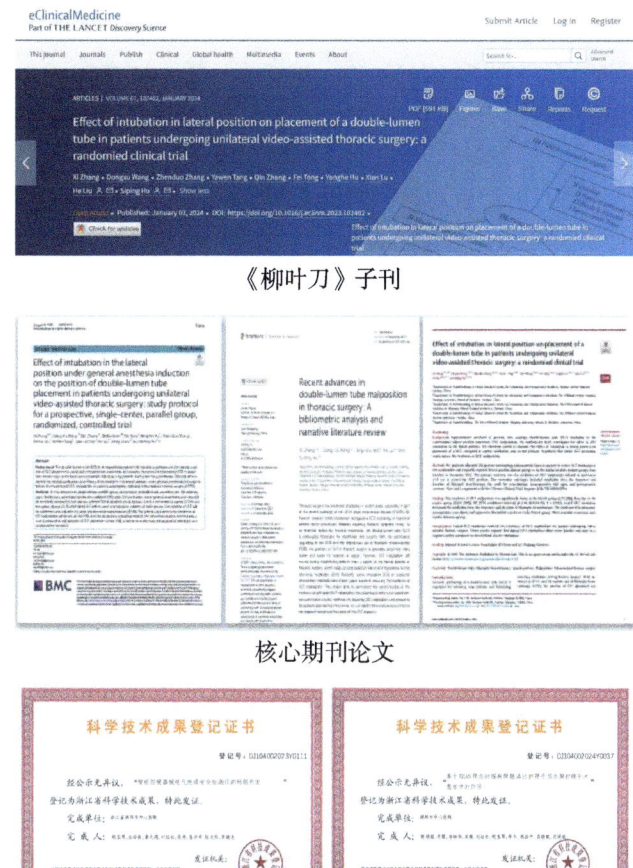

《柳叶刀》子刊

核心期刊论文

浙江省科学技术成果

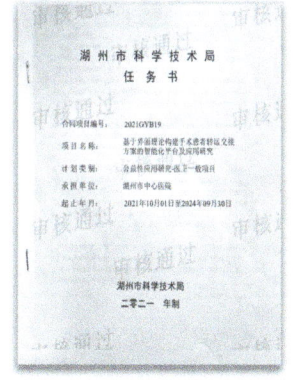

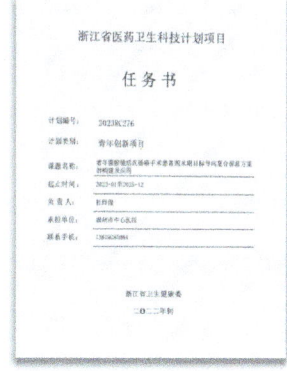

立项课题

图 32-13　案例学术成果

五、项目团队介绍

本项目由质量管理部牵头,麻醉手术部、采供中心、信息数据中心人员共同参与。参与项目的各部门负责人均为具有多年医疗管理实践经验的高级专业技术职称专家及科主任,成员职责分工明确,通过团队紧密协作,围绕提升手术质量安全及运营效率,充分利用信息化手段,创新手术管理方式,合理有效地推进项目完成(表32-2、图32-14)。

表32-2 项目团队成员

姓名	部门	职称	参与内容
朱军梅	质量管理部	主任医师	项目整体设计
胡玉琴	采供中心	主任护师	物资供应流程优化
胡四平	手术麻醉部	主任医师	麻醉管理方式改进
陈娟丽	手术麻醉部	主任护师	建设制度、推进落实
黄天翊	手术麻醉部	主管护师	项目执行、数据收集
杨 涛	信息数据中心	工程师	信息系统优化及应用
杜玲俊	手术麻醉部	副主任护师	项目落实、内部协调
童 飞	手术麻醉部	主治医师	项目落实、内部协调
吴恺悦	质量管理部	护师	项目协调、资料整理
苏艳光	手术麻醉部	护师	数据收集、资料整理

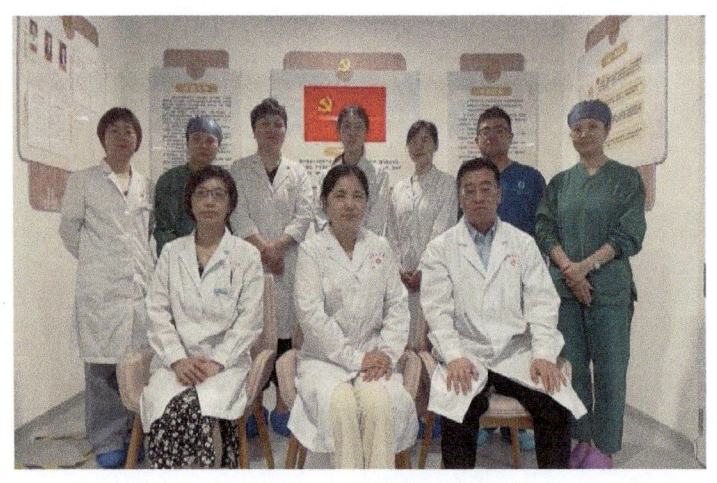

图32-14 项目团队成员合影

案例 33　缩短 5G 移动卒中单元患者 DNT 时间

项目负责人：惠州市第三人民医院　黄碧茂
项目起止时间：2022 年 10 月—2023 年 9 月

概述

1. 背景和目的：在卒中患者的救治中，发现我院传统卒中急救从运到查不仅步骤多且耗时长，存在院前部分卒中患者识别不及时或漏诊，未提前预警或未对接，院内 CT 检查及会诊、决策时间延迟等问题，为进一步缩短脑卒中患者溶栓时间，提高静脉溶栓率，运用 PDSA 管理工具，提升救治效率。

2. 方法：头脑风暴深入分析脑卒中患者溶栓时间长的原因，制订 5W2H 对策计划，打破传统模式、引入 5G 移动卒中单元，组建 MDT 团队、线上线下协作救治，优化移动卒中转诊的院内院外流程，强化多元化培训，分享沟通经验、专项演练评价，定期收集并汇总监测指标数据。

3. 结果：改善后，卒中患者静脉溶栓率稳定在 30.00% 及以上，卒中患者从到医院至开始静脉溶栓的时间（door to needle time，DNT）在 35.00 分钟以内。

4. 结论：运用 PDSA 管理工具可以有效提升卒中患者静脉溶栓率、缩短卒中患者 DNT 时间，提升脑卒中患者救治效率。

一、P 阶段

（一）主题选定

1. 急性缺血性脑卒中多由颅内外大血管急性闭塞引起，具有病情进展迅速、发病率高、致残率高和病死率高的特点。传统卒中急救从运到查，不仅步骤多且耗时长，存在院前部分卒中患者识别不及时或漏诊，未提前预警或未对接，院内 CT 检查及会诊、决策时间延迟等。

2. 2022 年第三季度，急诊科共收治 130 例脑卒中患者，其中，进行溶栓治疗的有 32 例，卒中患者溶栓率仅为 24.62%；卒中患者 DNT 为 40.50 分钟。

（二）改进依据

《关于印发加强脑卒中防治工作减少百万新发残疾工程综合方案的通知》（国卫医函〔2021〕113 号）要求"各地有关部门要牢固树立以人民为中心的思想，针对工作中的重点难点问题，采取切实有效的措施，进一步提升脑卒中防治效果，增强人民群众获得感"。

（三）监测指标

1. 卒中患者静脉溶栓率。
2. 卒中患者 DNT。

(四)指标定义

1. 卒中患者静脉溶栓率 = $\dfrac{\text{静脉溶栓患者例数}}{\text{同期到院缺血性脑卒中患者数}} \times 100\%$,每季度。

2. 卒中患者从入院(到达移动卒中单元)到溶栓开始时间(DNT),每季度。

(五)目标值

2023年第三季度,卒中患者静脉溶栓率≥30.00%,卒中患者DNT≤35.00分钟。

(六)现况数值

1. 2022年第三季度,我院急诊科卒中患者溶栓率仅为24.62%(32/130)。

2. 2022年第三季度,卒中患者DNT平均为40.50分钟。

(七)预期延伸效益

建立制度5项、运行流程6个、应急流程11个、培训考核评分标准4个、清单3个。

(八)原因分析

运用鱼骨图进行原因分析(图33-1)。找到6个主要原因,分别为诊断等待时间长、疾病识别能力不足、谈话技巧差异、院际转诊距离长、多学科救治流程不畅、信息网络局限。

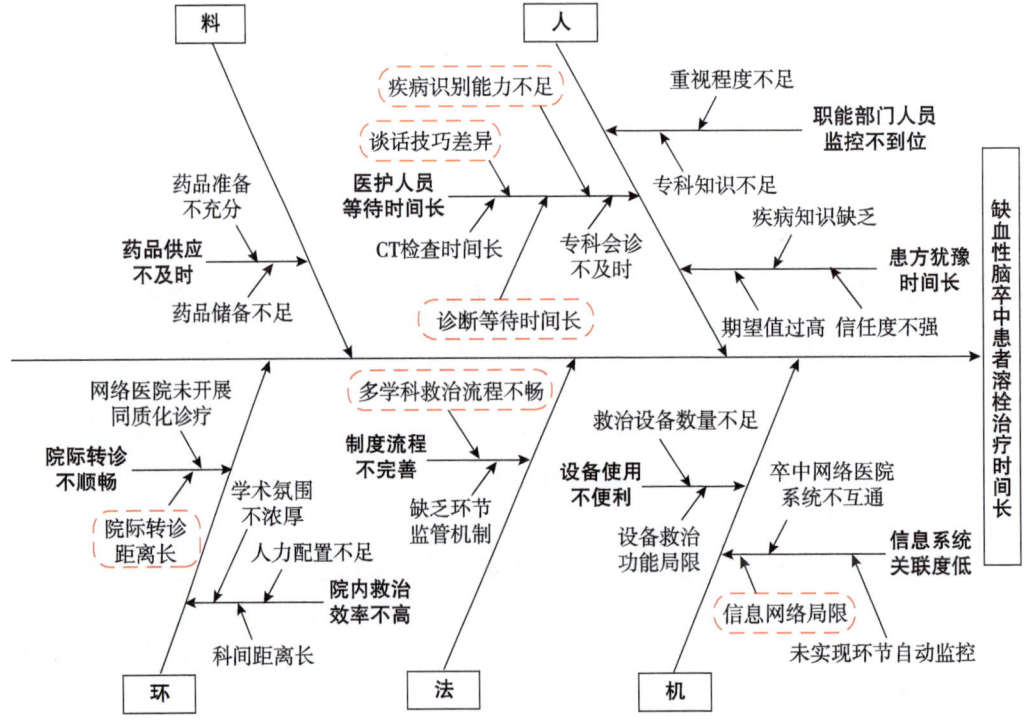

图33-1 缺血性脑卒中患者溶栓治疗时间长的原因分析

（九）真因验证

绘制柏拉图（图33-2），按照二八法则，找到累计百分比达80%的主要原因，将诊断等待时间长、疾病识别能力不足、谈话技巧差异3项列入首要解决的计划中。

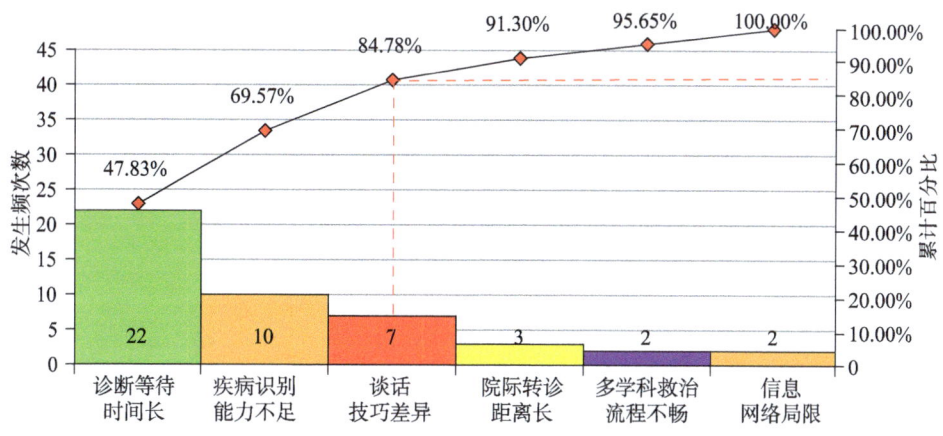

图33-2 缺血性脑卒中患者溶栓治疗时间长的真因验证

（十）对策计划

根据真因充分讨论，运用5W2H制订相应计划与对策（表33-1）。

表33-1 5W2H实施计划

为什么做 （Why）	什么目标 （What）	怎么做 （How）	何时做 （When）	什么频率 （How often）	在哪做 （Where）	谁来做 （Who）
诊断等待时间长	诊断时间缩短至5分钟	打破传统模式，引入5G移动卒中单元	2023年3月	一次	急诊科	曾景
		组建MDT团队，线上线下协作救治	2023年4月	一次	急诊科	林月雄
		移动卒中转诊的院内院外流程优化	2023年4月	一次	医务科	黄碧茂
疾病识别能力不足	提高大众、医护人员卒中识别能力	多元化培训强化	2023年5月	每季度	急诊科	林月雄
谈话技巧差异	谈话技巧同质化	分享沟通经验、专项演练评价	2023年6月	每季度	神经内科	颜津津

二、D阶段

1. 打破传统模式，引入5G移动卒中单元。

（1）2022年9月我院启动5G移动卒中单元（图33-3）。

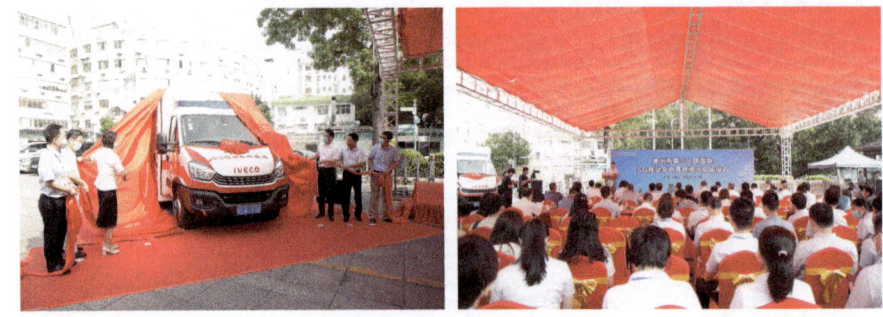

图33-3 启动5G移动率中单元

（2）院前诊疗急救模式——打破到院再检查、再治疗的传统模式（图33-4）。

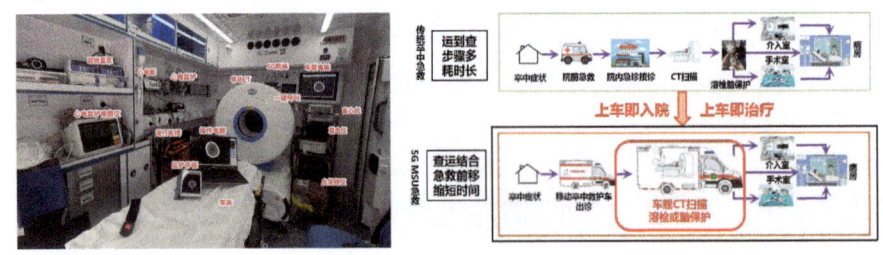

图33-4 院前诊疗急救模式

（3）建立区域医联体卒中患者转运体系。

2. 组建MDT团队，线上线下协作救治（图33-5）。

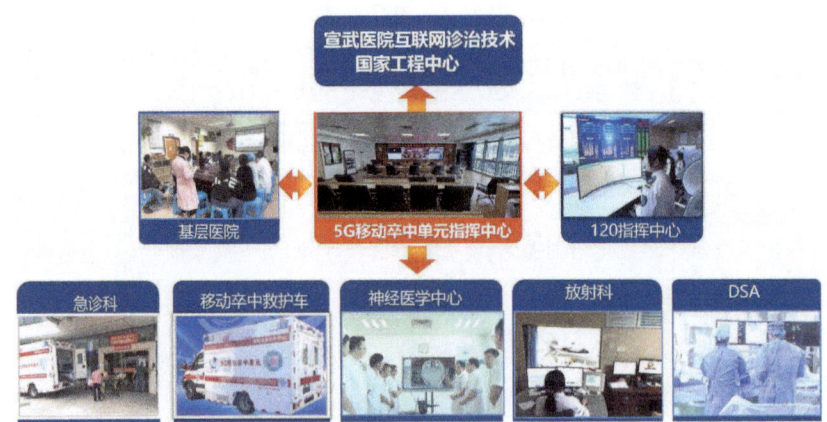

图33-5 组建MDT团队

3. 移动卒中转诊的院内院外流程优化（图33-6）。

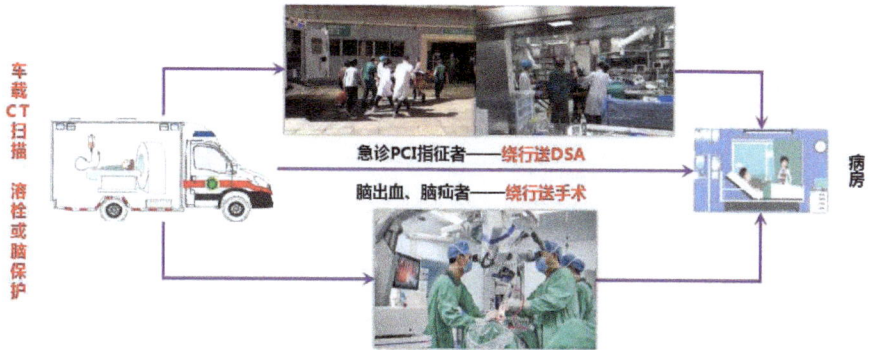

图 33-6　院内院外流程优化

4. 多元强化培训，强化各类人员急救意识及能力（图 33-7）。

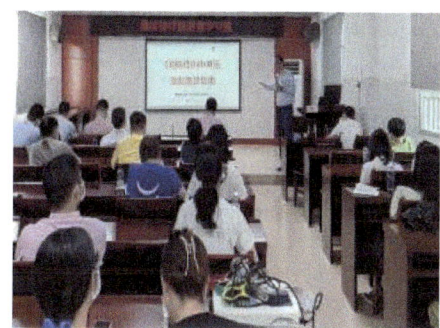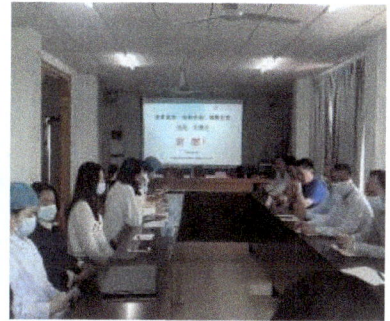

图 33-7　多元强化培训

5. 分享沟通经验、专项演练评价（图 33-8）。

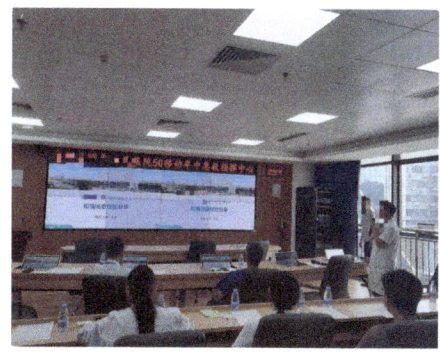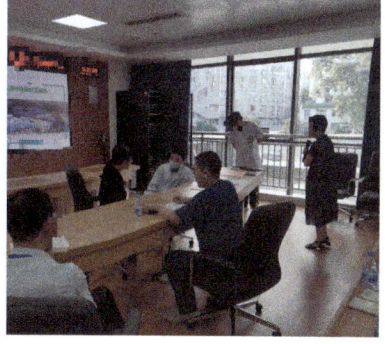

图 33-8　经验分享

三、S 阶段

1. 卒中患者静脉溶栓率：改善后（2023 年第三季度）为 30.22%，目标达成（图 33-9）。

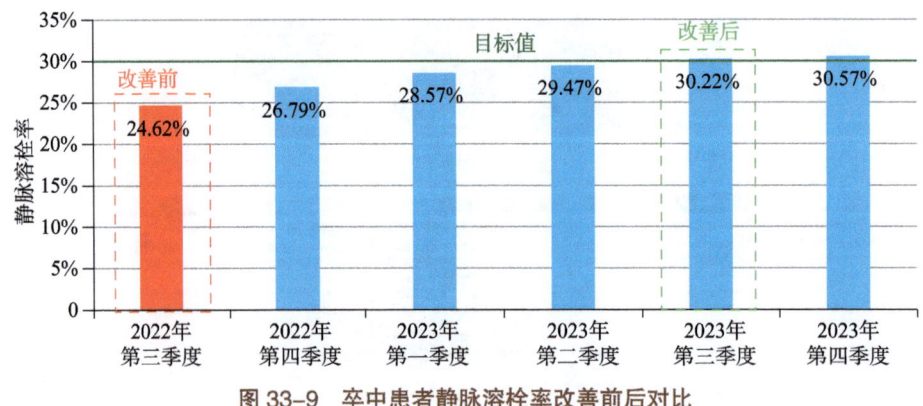

图 33-9　卒中患者静脉溶栓率改善前后对比

2.卒中患者 DNT：改善后（2023 年第三季度）为 33.00 分钟，目标达成（图 33-10）。

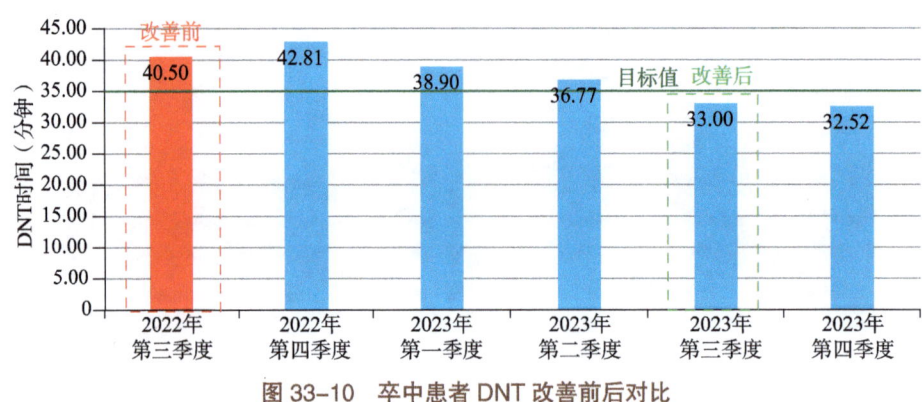

图 33-10　卒中患者 DNT 改善前后对比

四、A 阶段

1.本轮 PDSA 有效缩短卒中患者 DNT，提升卒中患者溶栓率，为医院急性卒中救治效率及质量提升开创了良好的开端。

2.建立制度 5 项、运行流程 6 个、应急流程 11 个、培训考核评分标准 4 个、清单 3 个。

3.对急性出血性卒中患者的救治仍有改进空间，且进入移动卒中救治单元的人数占比不高。

4.项目下一阶段改进重点拟探讨如何扩大 5G 移动卒中单元的应用范围及在急性出血性卒中患者救治中的改善价值。

五、项目团队介绍

本项目由院领导进行指导；医务部和急诊医学部共同牵头，负责总体规划和部署，具体推进项目落实和定期分析总结、反馈；急诊医学部、神经内科、神经外科、放射科梳理卒中救治中存在的问题，结合 5G 移动卒中单元设备设施，梳理并优化卒中患者的救治流程，并参与具体的救治工作；信息科提供网络支撑，建立信息网络互联互通机制（表 33-2、图 33-11）。

表 33-2　项目团队成员

姓名	部门	职称	参与内容
曾　景	院领导	主任医师	项目指导
黄碧茂	医务部	主治医师	项目统筹、方案实施
林月雄	急诊医学部	副主任医师	协助项目统筹、方案实施
宋　晟	急诊医学部	主治医师	方案实施、质控管理
尹　璇	医务部	主治医师	方案实施、资料整理
李　珩	医务部	医师	方案实施、资料整理
颜津津	神经内科	副主任医师	方案实施
景英朝	神经外科	副主任医师	方案实施
廖宇光	放射科	副主任医师	方案实施
邹志荣	信息科	工程师	方案实施

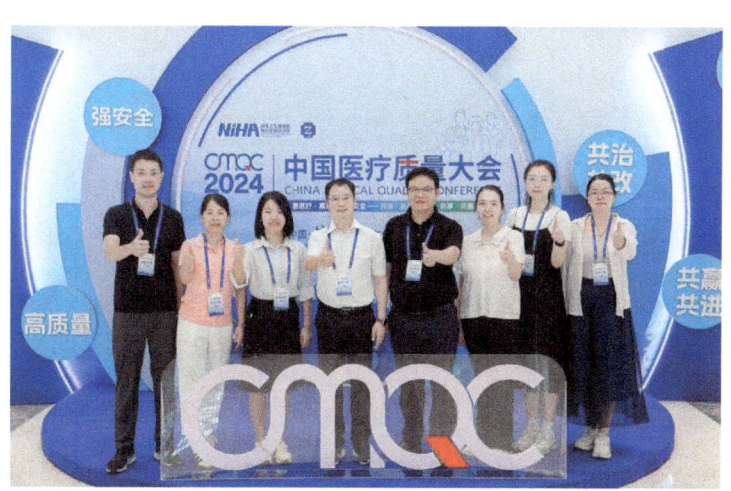

图 33-11　项目团队部分成员合影

案例 34　提高出院患者病历 2 日归档率

项目负责人：佳木斯大学附属第一医院　胡春荣，姜晓雪

项目起止时间：2023 年 12 月—2024 年 4 月

概述

1. 背景和目的：为进一步规范病历质量管理，提升出院患者病历 2 日归档率，国家卫生健康委办公厅陆续发布了《病案管理质量控制指标（2021 年版）》《全面提升医疗质量行动计划（2023—2025 年）》。我院出院患者病历 2 日归档率仅为 88.47%，现状管理有待进一步提升，需要多部门协作梳理关键环节，完善制度与流程。因此制订提高出院患者病历 2 日归档率的计划。

2. 方法：运用 PDSA 质量管理工具，深入分析出院病历迟归原因，制订 5W2H 对策计划，落实健全病案管理制度，开展层级培训，建立奖罚机制等改进措施，定期对全院及各科室监测指标进行现状分析。

3. 结果：出院患者病历 2 日归档率由 88.47% 提高至 99.38%，达到预期目标值，归档率得到明显改善，促使我院病案质量管理工作逐步规范化、流程化。

4. 结论：运用 PDSA 质量管理工具可有效提升出院患者病历 2 日归档率，对我院病历管理工作进行了全面的梳理，从规章制度、奖惩措施的改进，到病历内涵质量的提升都取得了显著成效。

一、P 阶段

（一）主题选定

我院在日常病历质量管理过程中发现出院病历归档率低的主要原因为制度不健全、监管部门力度不足、病历书写不规范等。

（二）改进依据

1.《国家卫生健康委办公厅关于印发病案管理质量控制指标（2021 年版）的通知》（国卫办医函〔2021〕28 号）。

2.《关于开展全面提升医疗质量行动（2023—2025 年）的通知》（国卫医政发〔2023〕12 号）明确要求将"病历内涵质量提升行动"作为专项行动之一。

（三）监测指标

出院患者病历 2 日归档率。

（四）指标定义

出院患者病历 2 日归档率 = $\frac{2 个工作日内完成归档的出院患者病历数}{同期出院患者病历总数} \times 100\%$，每月。

（五）目标值

2024 年出院患者病历 2 日归档率 ≥ 98.00%。

（六）现况数值

2023 年 12 月出院患者病历 2 日归档率为 88.47%（5999/6781）。

（七）预期延伸效益

发表论文 1 篇，分享经验 1 次。

（八）原因分析

经小组成员充分讨论及现场确认后确定 7 个主要原因，分别为病案管理制度不健全、管理部门监管力度不够、病历书写不规范、培训不到位、质控员未及时质控病历、复杂病历不能按时完成、报告单不能及时回送（图 34-1）。

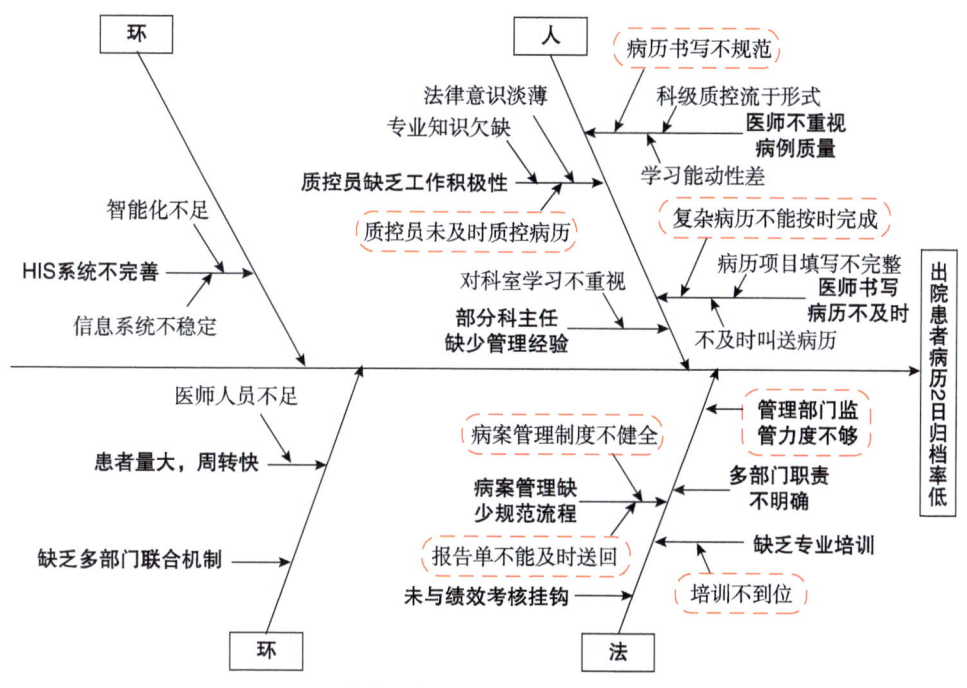

图 34-1　出院患者病历 2 日归档率低的原因分析

（九）真因验证

经现场核查确认后绘制柏拉图（图 34-2），按照二八法则，找到累计百分比达 80% 的主要原因，将病案管理制度不健全、管理部门监管力度不够、病历书写不规范 3 项列入首要解决的计划中。

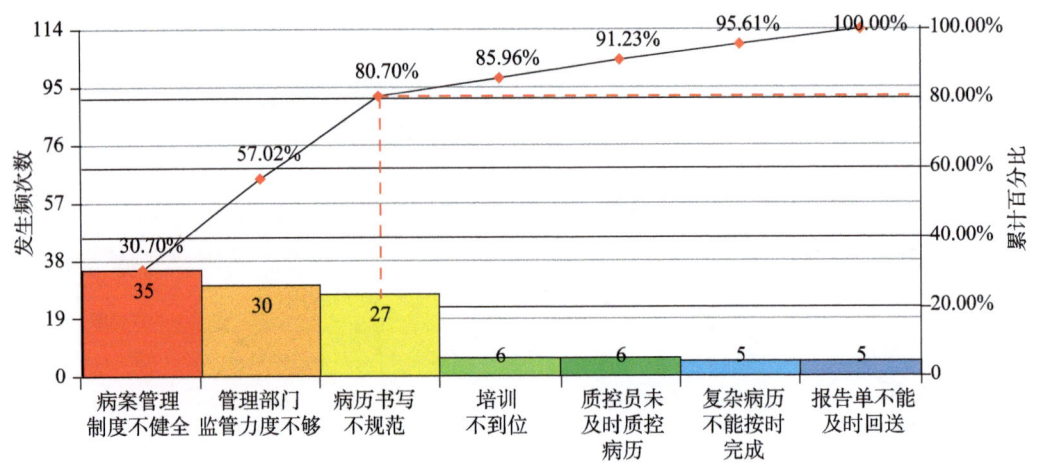

图 34-2　出院患者病历 2 日归档率低的真因验证

（十）对策计划

根据真因充分讨论，运用 5W2H 制订相应计划与对策（表 34-1）。

表 34-1　5W2H 实施计划

为什么做（Why）	什么目标（What）	怎么做（How）	何时做（When）	什么频率（How often）	在哪做（Where）	谁来做（Who）
病案管理制度不健全	健全相关管理制度	将该指标监管纳入 2024 年度病案质量管理委员会工作重点	2023 年 12 月	每季度	病案质量管理委员会	胡春荣 梅梅 杨丽丽
		制定病历质量管理及评价奖惩办法	2023 年 12 月	每月	质量控制办 病案室	梅梅 姜晓雪 杨丽丽
		制定环节、终末病历质量考核评价标准	2023 年 12 月	每月	质量控制办 病案室	刘畅 崔莹
病历书写不规范	开展各医疗层级多样化培训，逐步提升病历书写质量	解读《黑龙江省病历书写规范（2023 年版）》，开展各层级院内培训	2023 年 12 月	每月	办公室 病案室	胡春荣 崔莹
		组织各病区质控小组学习解读指标含义及监管意义	2023 年 12 月	每月	病案室	崔莹
		建立微信公众号"佳大一病案"，定期分享病案书写与病案编目知识	2024 年 2 月	每月	病案室	崔莹

续表

为什么做 （Why）	什么目标 （What）	怎么做 （How）	何时做 （When）	什么频率 （How often）	在哪做 （Where）	谁来做 （Who）
管理部门监管力度不够	管理部门加大监管力度，奖惩制度与个人绩效考核挂钩，定期进行奖励名单、奖励金额公示	主管院长牵头，质量控制办主导联合多部门开展病历点评工作	2023 年 12 月	每月	质量控制办 药学部 医保部 医学检验科	梅　梅 姜晓雪 李艳翠 陈　辉 王　勇
		医院《医疗质量检查月报》设病案归档反馈专栏	2023 年 12 月	每月	质量控制办	吴帅奇
		定期进行奖励名单、奖励金额公示	2024 年 1 月	每月	质量控制办	梅　梅 刘　畅
		定期召开“医院质量安全工作会议”，对全院及各科室指标进行现状分析	2023 年 12 月	每季度	副院长	胡春荣

二、D 阶段

1. 将该指标监管纳入 2024 年度病案质量管理委员会工作重点（图 34–3）。

病案质量管理委员会第四季度工作总结

（数据时间 2023 年 10 月–12 月）

按照黑龙江省卫生健康委《黑龙江省全面提升医疗质量行动实施方案（2023—2025年）》、黑龙江省、佳木斯市卫生健康委《佳木斯市提升病历内涵质量专项行动计划（2023—2025）实施方案》、《住院病案首页数据填写质量规范》、《病案管理质量控制指标（2021 年版）》要求，全面提升我院病案管理质量，各项数据指标均有所提升，现将 10—12 月份病历质量检查情况进行总结汇报：

第一部分

病历超期归档情况：出院病历超过 48 小时未归档病案室（不含病理结果未回报、欠费、临采等特殊情况）

第四季度病案 48 小时归档率情况：

时　间	10 月	11 月	12 月
归档率	85.94%	85.08%	88.47%
超期归档率	14.06%	14.92%	11.53%

各科室病案超期归档情况：

科室	份数			合计	出院人数	超期归档率（%）
	10 月份	11 月份	12 月份			
重症医学科病区	44	39	60	143	230	62.17
普通外科三病区	40	42	46	128	299	42.81
心血管内科二病区	29	59	51	139	398	34.92
风湿免疫科病区	12	19	19	50	148	33.78
普通外科二病区	19	56	40	115	350	32.86
普通外科一病区	33	57	34	124	405	30.62
老年病科病区	38	17	57	112	367	30.52
心血管内科四病区	15	37	44	96	385	24.94
消化内科二病区	84	39	55	178	850	20.94
内分泌科病区	13	22	35	70	345	20.29
呼吸与危重症医学科病区	36	33	21	90	461	19.52
消化内科一病区	97	49	32	178	961	18.52
耳鼻咽喉科病区	17	32	39	88	600	14.67
心血管内科三病区	16	25	19	60	427	14.05
泌尿外科病区	34	29	10	73	529	13.80
神经外科二病区	9	5	5	19	138	13.77
感染内科病区	9	22	26	57	415	13.74
普通外科六病区	52	23	9	84	622	13.50
内科重症病区	0	3	8	11	94	11.70
骨外科二病区	8	16	6	30	262	11.45
神经内科四病区	7	33	9	49	429	11.42
神经外科一病区	8	8	11	27	251	10.76
急诊科	30	41	31	102	990	10.30
普通外科四病区	11	26	20	57	579	9.84
整形美容烧伤创面中心病区	8	0	6	14	147	9.52
骨外科一病区	4	12	2	18	198	9.09
神经内科二病区	9	9	13	31	361	8.59
全科医疗科（特需）病区	1	5	4	10	140	7.14
神经内科一病区	24	9	3	36	543	6.63
血液内科病区	5	8	9	22	350	6.29
心胸外科病区	2	5	12	19	328	5.79
妇科病区	19	26	16	61	1068	5.71
康复医学科一组	1	8	7	16	316	5.06
心血管内科一病区	7	13	10	30	631	4.75
肾内科病区	0	3	2	5	283	1.77
普通外科五病区	0	0	3	3	219	1.37
儿内一科	0	0	4	4	381	1.05
神经内科三病区	0	0	2	2	429	0.47
肿瘤综合科	0	0	2	2	637	0.31
眼科一病区	1	0	0	1	1098	0.09
合计	742	830	782	2354	17664	13.33

第四季度超期归档病历共 2354 份，按照超期归档率前五名科室：重症医学科、普通外科三病区、心血管内科二病区、风湿免疫科、普通外科二病区

1、部分科室患者较多，医生不能及时完成病历无法出科；

2、科主任及临床医生对病历及时归档不够重视，病历归档管理制度落实不到位；

3、质控医师监督不到位，没有落实监督管理的职责；

4、医生法律意识不强，对病案的重要性认识不足，重诊疗，轻病历，病

图 34–3　病案质量管理委员会工作重点

2. 制定病历质量管理及评价奖惩办法，以及环节、终末病历质量考核评价标准（图34-4）。

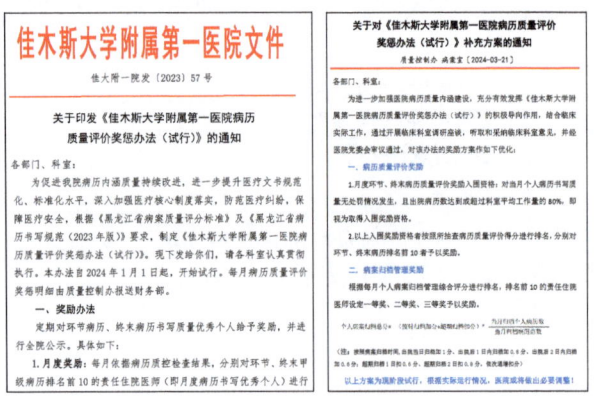

图34-4　病历质量考核评价标准

3. 开展各医疗层级多样化培训，组织各病区质控小组学习病历书写规范、解读指标含义及监管意义（图34-5）。

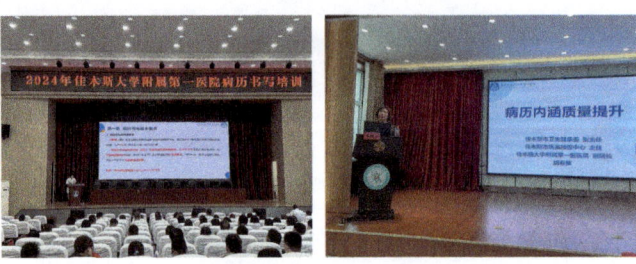

图34-5　病历书写培训

4. 建立微信公众号"佳大一病案"，定期分享病案书写与病案编目知识（图34-6）。

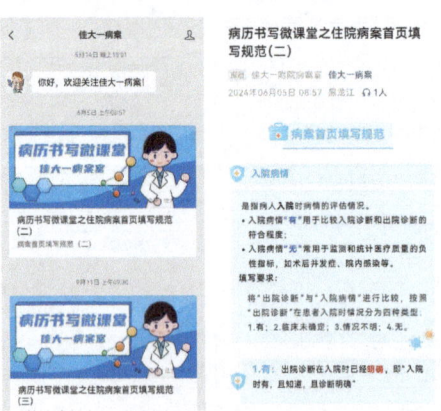

图34-6　建立微信公众号"佳大一病案"

5. 由主管院长牵头，质量控制办主导联合病案室、药学部、医保科、医学检验中心等部门开展现场病历点评工作，根据《黑龙江省病历书写规范（2023年版）》《医疗质量安全核心制度要点释义》规范临床医疗行为及病历书写（图34-7）。

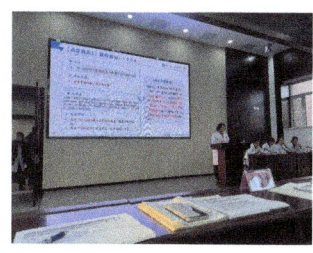 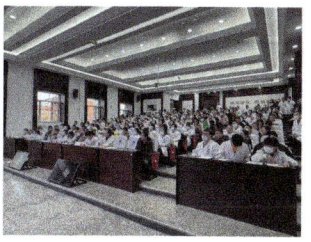

图34-7 病历点评现场

6. 完善奖惩机制，将其纳入科室绩效考核管理，定期进行奖励名单、奖励金额公示（图34-8）。

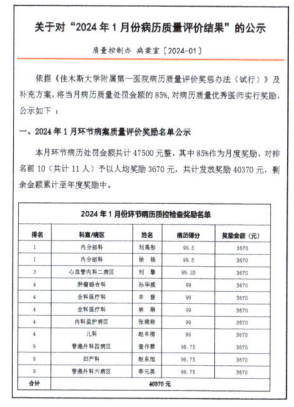

图34-8 病历质量评价结果公示

7. 医院《医疗质量检查月报》设病历归档反馈专栏（图34-9）。

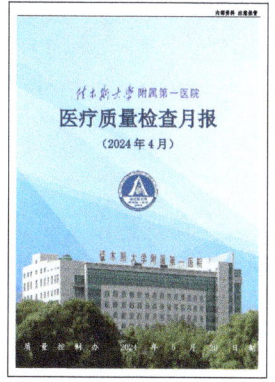 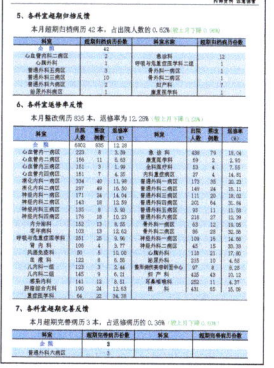

图34-9 病历归档反馈专栏

8. 定期召开"医院质量安全工作会议",对全院及各科室指标进行现状分析(图34-10)。

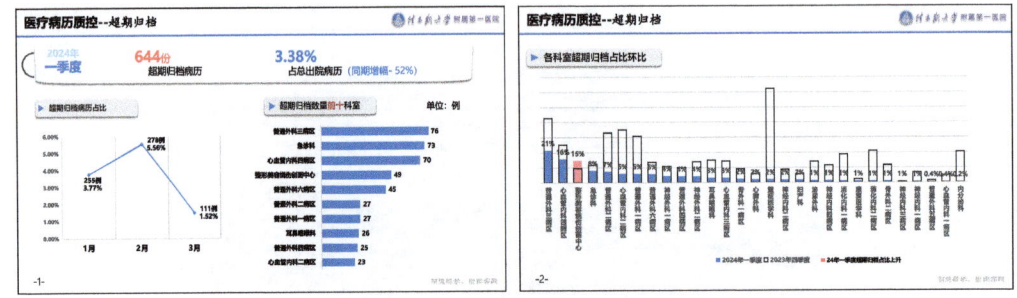

图34-10　病历归档指标现状分析

三、S阶段

我院于2023年12月开始通过上述改进措施,截至2024年4月病案回收管理质量工作取得良好成效,出院患者病历2日归档率由88.47%提高至99.38%,达到预期目标值。与此同时,我院对病案管理工作进行了全面的梳理,从规章制度、奖惩措施的改进,到病历质量内涵的提升都取得了显著成效(图34-11)。

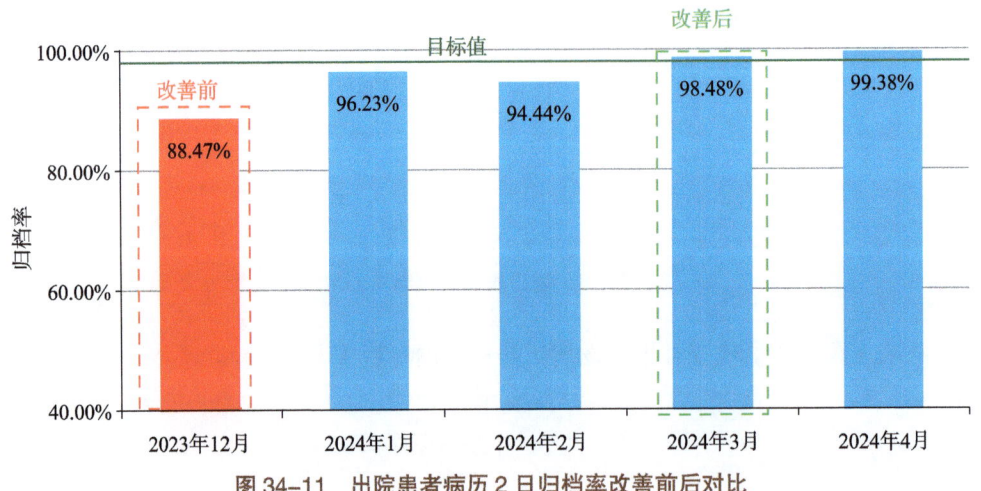

图34-11　出院患者病历2日归档率改善前后对比

四、A阶段

通过本次PDSA循环,我院病案质量管理工作逐步规范化、流程化,出院患者病历2日归档率得到明显改善,据目前实际情况看还有许多环节可以进一步改进以提升医疗质量,如管床医师及时完成出院病历、科室一级质控及时完成、科主任护士长及时审阅签名等。针对以上问题,将在下一轮PDSA循环中采取相应措施。

五、项目团队介绍

本项目团队由质量控制办、病案室、财务部、网络信息部等部门的工作人员组成（表34-2、图34-12），各成员紧密协作。主管副院长挂帅，负责总体规划和总体部署；质量控制办和病案室负责组织培训、项目实施，具体推进落实；医学检验科、药学部、医保部等部门协同参与病历点评；财务部落实奖惩制度；网络信息部助力信息化推进。项目团队成员均有从事医院管理决策的实践经历，是具有本科及以上学历或中高级专业技术职称的医院管理领域专家。

表34-2 项目团队成员

姓名	部门	职称	参与内容
胡春荣	副院长	主任医师	政策制定
梅 梅	质量控制办	主任医师	政策制定
姜晓雪	质量控制办	副主任护师	组织策划、项目实施
刘 畅	质量控制办	讲师	组织策划、项目实施
吴帅奇	质量控制办	科员	结果评价、汇总分析
杨丽丽	病案室	主任	结果评价、汇总分析
崔 莹	病案室	科员	组织培训
王 勇	医学检验科	主任医师	参与病历点评
李艳翠	药学部	主任药师	参与病历点评
陈 辉	医疗保险管理部	副主任护师	参与病历点评
翁 伟	财务部	财务总监	奖惩落实
王 剑	网络信息部	主任	信息化支持

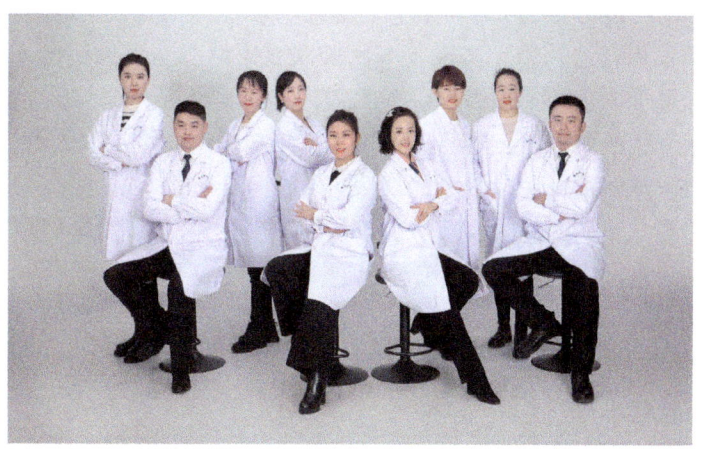

图34-12 项目团队部分成员合影

案例 35　缩短优抚对象出院结算办理时间

项目负责人：聊城市退役军人医院　刘彩云，孙伟，田亚强
项目起止时间：2024 年 4—8 月

概述

1. 背景和目的：我院承担着全市在乡优抚对象的医疗、急救、康复、轮养、巡诊等任务，优抚对象在出院患者中的占比达 45.00%。优抚对象出院结算程序烦琐、用时长，就医体验差。通过优化流程、加强科室沟通等举措，缩短出院结算办理时间。

2. 方法：运用 PDSA 质量管理工具，制定优抚对象出院结算时间目标值。通过增设《出院通知单》、打破科室壁垒、信息化助力等措施，缩短优抚对象出院结算办理时间。

3. 结果：优抚对象出院结算办理时间缩短至 10 分钟以内，达到目标值。

4. 结论：运用 PDSA 质量管理工具能有效缩短优抚对象出院结算办理时间，改善患者就医体验。

一、P 阶段

（一）主题选定

对 2024 年 1—3 月优抚对象办理出院结算的 1301 例患者进行数据统计。发现优抚对象办理出院结算时间分别为 66.90 分钟、66.70 分钟、68.90 分钟。结算时排队现象严重，患者就医体验差。

（二）改进依据

《关于开展改善就医感受提升患者体验主题活动的通知》（国卫医政发〔2023〕11号）总体要求：以习近平新时代中国特色社会主义思想为指导，全面贯彻落实党的二十大精神，践行新发展理念，以切实改善人民群众看病就医感受为目标，坚持守正创新、问题导向、系统思维，全面梳理医疗服务流程，充分运用新手段、新技术、新模式，打通人民群众看病就医的堵点淤点难点。力争用 3 年的时间，将"以患者为中心"贯穿于医疗服务各环节，整体提升医疗服务的舒适化、智慧化、数字化水平，推动形成流程更科学、模式更连续、服务更高效、环境更舒适、态度更体贴的中国式现代化医疗服务模式，人民群众就医获得感、幸福感、安全感进一步增强。

（三）监测指标

优抚对象出院结算办理时间。

（四）指标定义

优抚对象出院结算办理时间 = 患者办理出院结算结束的时间 − 患者办理出院结算开始的时间，每月监测。

(五)目标值

2024 年 5 月开始优抚对象出院结算办理平均时间不超过 10.00 分钟。

(六)现况数值

2024 年 1—3 月优抚对象出院结算办理时间分别为 66.90 分钟、66.70 分钟、68.90 分钟。

(七)预期延伸效益

制定标准化表单 1 个,会议投稿 1 篇,发表论文 1 篇。

(八)原因分析

运用鱼骨图进行原因分析(图 35-1)。找到 13 个主要原因,分别为甄别患者身份困难、人手不足、缺乏沟通技巧、患者对政策理解有误、家属代办、科室之间配合困难、缺少结算流程、缺少可视化提示、入院手续与入医保不同步、信息不全、单据丢失、编码对照不全、对接不畅。

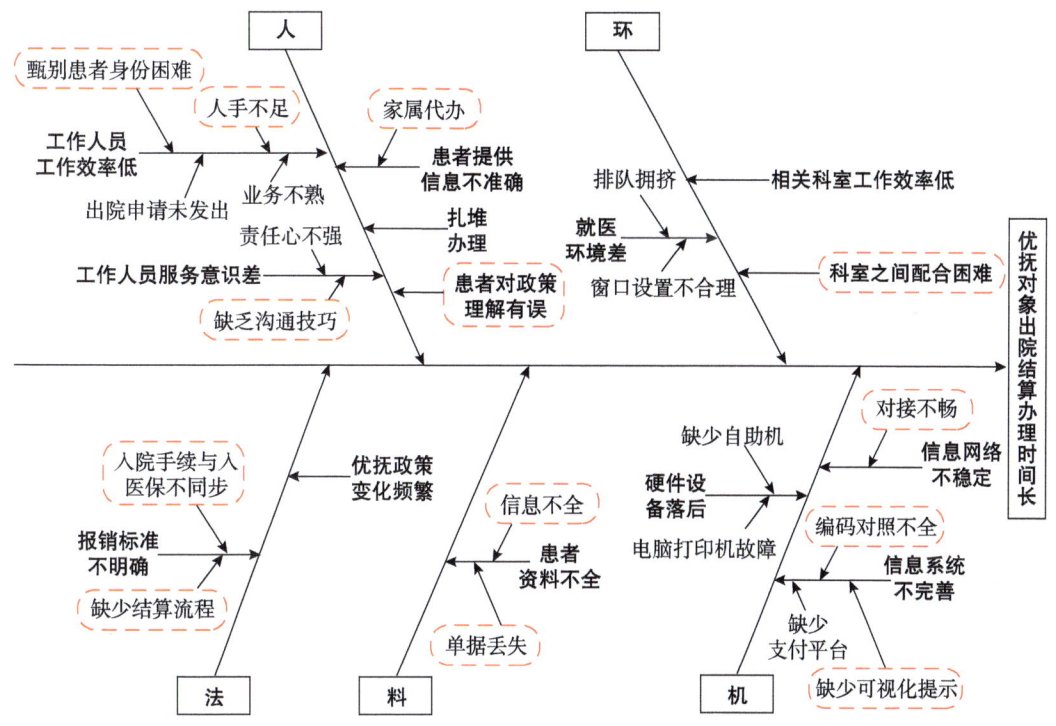

图 35-1 优抚对象出院结算办理时间长的原因分析

(九)真因验证

绘制柏拉图(图 35-2),按照二八法则,找到累计百分比达 80% 的主要原因,将其列入首要解决的计划中。

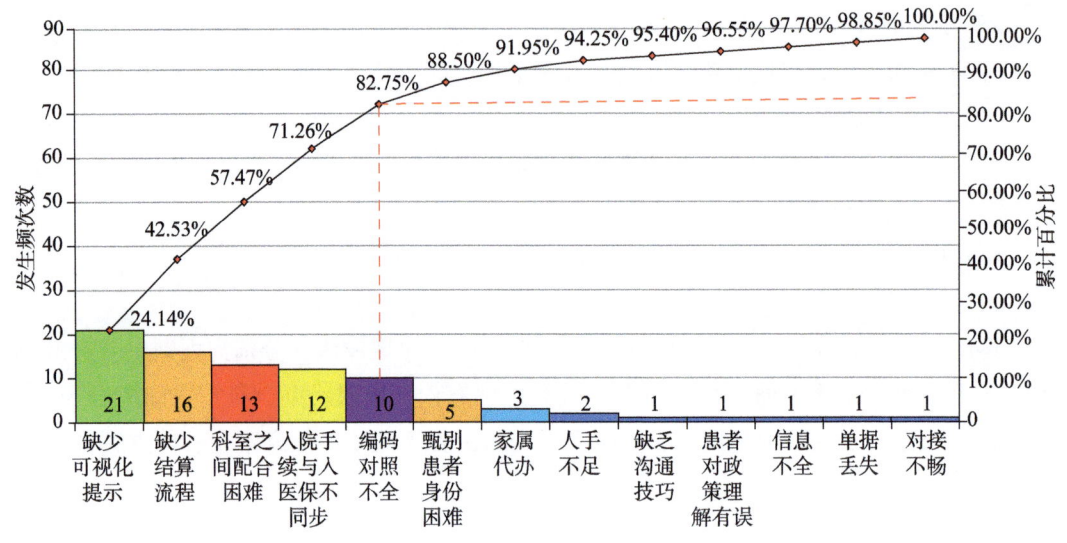

图 35-2 优抚对象出院结算办理时间长的真因验证

(十) 对策计划

根据真因充分讨论，运用 5W2H 制订相应计划与对策（表 35-1）。

表 35-1　5W2H 实施计划

为什么做 （Why）	什么目标 （What）	怎么做 （How）	何时做 （When）	什么频率 （How often）	在哪做 （Where）	谁来做 （Who）
缺少可视化提示	增加可视化提示，使科室之间沟通高效顺畅	制定《出院通知单》	2024 年 4 月	1 次	门诊部	刘彩云
缺少结算流程	制定出院结算流程，流程落实率 100%	多科室讨论制定出院结算流程	2024 年 4 月	1 次	一站式服务中心	孙　伟
科室之间配合困难	打破科室壁垒，使信息共享	组建微信工作群；定期召开联席管理会议	2024 年 4—6 月	每周	门诊部	刘彩云
入院手续与入医保不同步	优化入院流程，办理入院手续与入医保同步率达 100%	医保审核环节前移	2024 年 4 月	1 次	医保部	李志强
编码对照不全	高频次项目全部对照	统计高频次使用项目优先对照	2024 年 4 月	1 次	信息中心	王首臣

二、D 阶段

（一）制定《出院通知单》

多科室讨论，共同制定《出院通知单》（图 35-3），由主治医师填写患者身份类别及需要特殊沟通的内容，优抚患者持《出院通知单》办理出院结算，一站式服务中心工作人员根据医师填写内容，按照《聊城市优抚对象医疗优待办法》给予优抚对象结算与减免优待。通过可视化提示，高效解决一站式与各科室之间沟通耗时长、不畅的问题。

（二）多科室讨论制定出院结算流程

为了让《出院通知单》能在优抚对象出院结算中真正发挥作用，我们制定了出院结算流程。主管医师下达出院医嘱后，填写并打印《出院通知单》，交由办公护士。办公护士执行完出院医嘱、提交出院结算申请后，将《出院通知单》交给患者并告知其办理出院手续。患者持《出院通知单》到一站式服务中心办理出院结算。

（三）组建微信工作群，定期召开联席工作会议

组建微信工作群，加强科室间沟通与信息共享。成员包含一站式服务中心、信息中心、医保部、药事部、财务部、器械科等，优抚对象结算时遇到问题可在群内反馈，相关科室人员及时响应并做出处理，保障结算手续顺畅完成。每周召开一次联席管理会议，汇总近一周内落实过程中遇到的问题，并制定对策解决，以保障实施效果（图 35-4）。

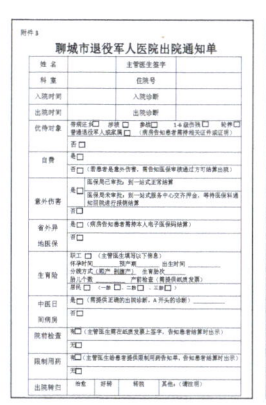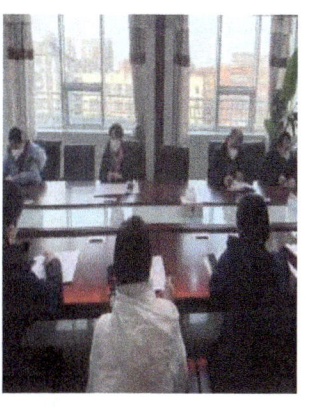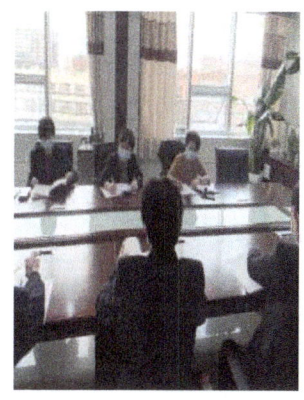

图 35-3　多科室讨论制定《出院通知单》　　图 35-4　联席管理会议

（四）医保审核环节前移

为了使办理入院手续与录入医保同步，对现有入院流程进行优化，将医保审核环节前移，办理入院手续前，解决录入医保存在的问题，从而使办理入院手续与录入医保同步进行。

（五）统计高频次使用项目优先对照

通过信息系统统计各诊断项目使用情况，将高频次使用的诊断项目优先对照。

三、S 阶段

（一）结果

经过多措并举，至 2024 年 5 月份优抚对象办理出院结算时间降至 9.20 分钟，达到目标值，办理时间明显缩短（图 35-5）。

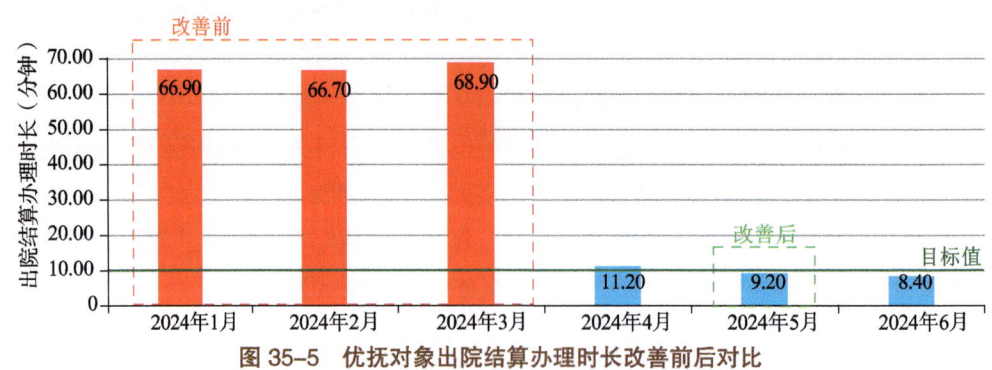

图 35-5 优抚对象出院结算办理时长改善前后对比

（二）学习收获

1. 项目改善会改变很多人的做事方式，"标准化工作表"不会自动变成每个人去执行的标准做法，刚开始的时候需要投入很多额外的精力去推动改善。

2. 过程与结果并重。对于过程来说，现状做法与"标准化做法"之间的差距就是问题。例如，初期员工对项目改善接受程度不高、不能按照标准化做法落实工作流程等，但通过每周的联席会议，这些问题逐步得到解决。也使我们认识到全员参与才能取得最大的效果。

四、A 阶段

1. 经过有效的措施验证形成标准化表单 1 个；参加"改善就医感受，提升患者体验"创新实践案例会议并投稿，入选为优秀案例；完成论文 1 篇待发表（图 35-6）。

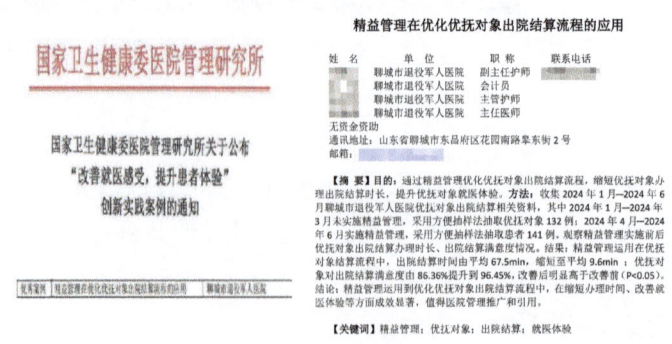

图 35-6 项目成果

2. 各科室、部门的协作增强，服务质量提高，形成良性循环。

3. 实施的过程中也存在一些不足，如《出院通知单》填写不规范、有漏项、有错误等，在接下来的 PDSA 循环中，将针对以上不足进行改善提高。

五、项目团队介绍

本项目团队由门诊部、一站式服务中心、医保部、药事部、器械科、信息科人员组成，体现了多部门无障碍合作。副院长挂帅，负责总体规划和总体部署；门诊部负责总牵头协调、具体推进；其他部门负责执行并反馈，协助整体推进。项目团队成员均具有从事医院管理的实践经验，均为具有本科及以上学历或中高级专业技术职称的医院管理领域专家（表35-2、图35-7）。

表 35-2 项目团队成员

姓名	部门	职称	参与内容
田亚强	副院长	主任医师	总体规划部署
刘彩云	门诊部	副主任护师	项目策划统筹、任务布置
孙 伟	一站式服务中心	会计员	项目策划、活动措施制定
孙立翠	门诊部	主管护师	资料数据收集与分析
孙晓民	一站式服务中心	会计员	活动措施落实
李志强	医保部	主任医师	活动措施落实
常文轩	药事部	副主任药师	活动措施落实
王 琰	器械科	工程师	活动措施落实
王首臣	信息科	工程师	活动措施落实

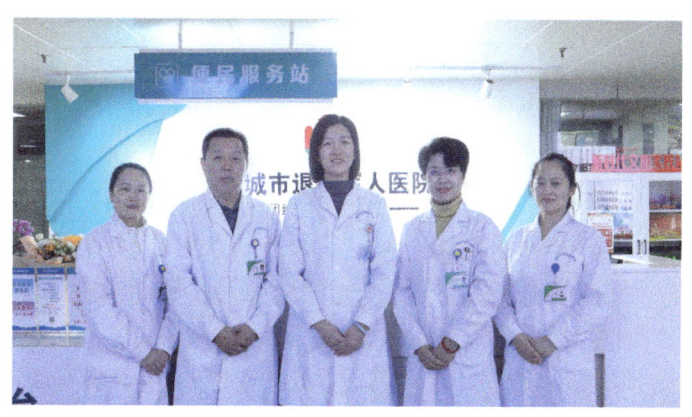

图 35-7 项目团队部分成员合影

案例36　提高医保结算清单质量平均得分

项目负责人：临汾市中心医院　柴艳

项目起止时间：2021年7月—2023年12月

概述

1. 背景和目的：医保结算清单是医院与医保结算的唯一凭证，准确的结算清单数据是合理获取医保支付费用的关键，直接影响医保基金的使用效率。根据我院实际工作需求，自行设计了医保结算清单质量考核表，并对2021年1—6月的结算清单进行了质量考核，考核结果显示全院平均得分为65分，清单质量有待提高。为进一步加强结算清单的审核监督，提高医保结算清单的数据质量评分，特制定本改进项目。

2. 方法：运用PDSA质量管理工具，通过构建医院与科室两级质量控制体系，完善医保清单知识培训机制，开展多维度宣传及优化清单质控流程等多项措施，逐步提升医保结算清单的数据质量。

3. 结果：2023年第二季度全院医保结算清单质量平均得分达目标值80分，2023年第四季度全院医保结算清单质量平均得分87分，相关核心指标得到优化，医保结算清单质量管理能力显著增强。

4. 结论：运用PDSA质量管理工具能够有效提高医保结算清单质量，确保数据的准确性，进而保障医保结算工作的规范性和精确性。

一、P阶段

（一）主题选定

对2021年1—6月的医保结算清单进行质量控制评估，结果显示全院平均得分仅为65分，明显低于预期标准。具体问题包括部分科室数据填写不完整导致分组错误或漏报，审核流程不规范，结算清单中存在重复收费、项目遗漏等，这些问题直接影响医保结算清单的数据质量，进而影响医院运营效率。项目启动后，将针对这些问题进行系统性改进，并通过数据分析持续跟踪提升质量效果。

（二）改进依据

1.《国家医疗保障局关于印发DRG/DIP支付方式改革三年行动计划的通知》（医保发〔2021〕48号）要求：各统筹地区要指导、督促辖域内医疗机构对标国家标准，组织力量校验医保结算清单接口文档及各字段数据来源，梳理医保结算清单数据项的逻辑关系和基本内涵，做细医保结算清单贯标落地工作，落实DRG/DIP付费所需数据的传输需要，确保信息实时传输、分组结果和有关管理指标及时反馈并能实时监管

2.《国家医疗保障局办公室关于修订〈医疗保障基金结算清单〉〈医疗保障基金结算清单填写规范〉的通知》(医保办发〔2021〕34号)要求：为进一步提高医保结算清单数据质量，加快医保结算清单全面落地应用，国家医保局对《医疗保障基金结算清单》(医保发〔2019〕55号)和《医疗保障基金结算清单填写规范(试行)》(医保办发〔2020〕20号)进行了修订，请认真贯彻落实，加快推进医保结算清单的落地使用，做好基础信息质量控制，提高数据管理能力。

(三)监测指标

医保结算清单质量平均得分。

(四)指标定义

院内自行设计医保结算清单质量考核表，分值100分，≥80分为合格。

全院某季度医保结算清单质量平均得分 $= \dfrac{\sum_{i=1}^{N} S_{i,j} \times W_i}{\sum_{i=1}^{N} W_i} \times 100\%$，每季度。

其中，$S_{i,j}$ 为第 i 个科室于 j 季度的结算清单质量得分，W_i 表示第 i 个科室的在全院结算清单评分中的权重(按照当季度科室实际患者数、床位数等进行权重分配)，N 为全院科室的总数。

(五)目标值

2023年全院医保结算清单质量平均得分≥80分。

(六)现况数值

2021年1—6月全院医保结算清单质量平均得分为65分。

(七)预期延伸效益

制定流程1个、医保结算清单诊断/操作修改申请表1个，申报市级课题1项。

(八)原因分析

小组成员运用鱼骨图进行原因分析，充分讨论及现场确认后确定6个主要原因：不重视清单质量、无智能审核系统、院内质控体系不健全、无清单质量考核机制、多部门沟通协调机制不健全、未系统化培训清单填报规则(图36-1)。

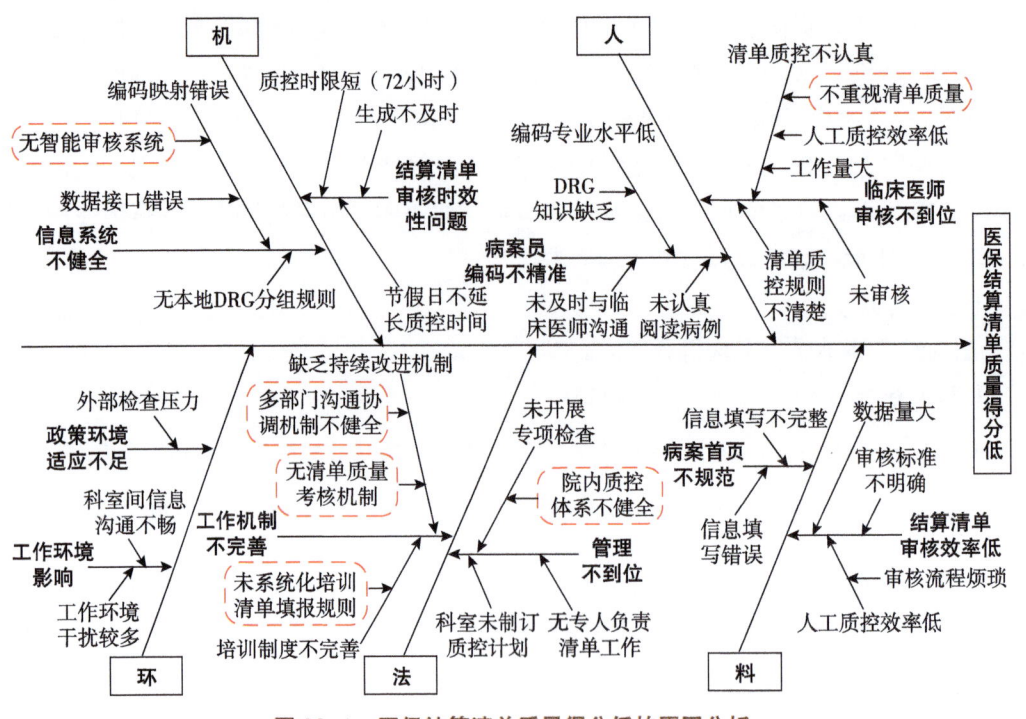

图 36-1 医保结算清单质量得分低的原因分析

（九）真因验证

经现场核查确认后绘制柏拉图（图 36-2），按照二八法则，找到累计百分比达 80% 的主要原因，将未系统化培训清单填报规则、院内质控体系不健全、无智能审核系统 3 项列入首要解决的计划中。

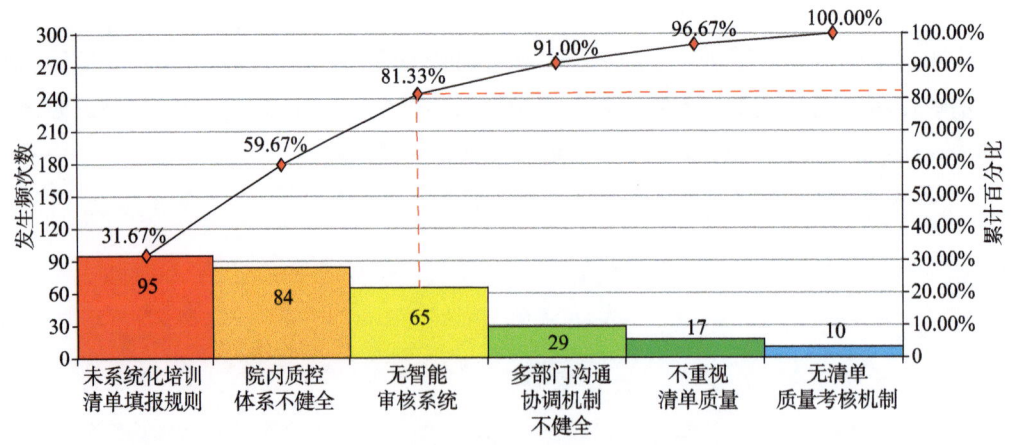

图 36-2 医保结算清单质量得分低的真因验证

（十）对策计划

根据真因充分讨论结果，运用5W2H分析法制订相应计划与对策（表36-1）。

表36-1 5W2H实施计划

为什么做（Why）	什么目标（What）	怎么做（How）	何时做（When）	什么频率（How often）	在哪做（Where）	谁来做（Who）
未系统化培训清单填报规则	建立常态化"221"培训体系	针对临床医师、编码员开展院级、专科培训，加强沟通交流	2021年9月	每月	会议室11楼	高 虹
	医保结算清单培训率≥95%	多维度宣传医保结算清单知识：制作动漫宣传小视频、DRG知识口袋书	2021年7月	每年	质管科宣传科	高 虹 杨 冉
		临床医师分批、分期考核，合格后颁发证书	2022年6月	每年	质管科办公室	柴 艳 梁小慧
院内质控体系不健全	形成院科两级质量管理体系，制定质控流程，常态化开展质控工作	建立院科两级质量管理模式，选拔科室DRG联络员，借助DRG联络员管理各科结算清单质量	2022年3月	1次	质管科	柴 艳 康 洁
		建立及完善医保结算清单质控反馈机制、审核修改流程	2022年3月	1次	质管科	高 虹 贾聪聪
	逐步建立医保结算清单质量指标体系	每季度将全院医保结算清单质控结果反馈科室：整理质控数据趋势，做到有数据、用数据、管数据	2021年12月	每季度	群内发布	乔 静 王 鑫
无智能审核系统	提高智能化清单审核水平	注重以智能审核系统为抓手，建立信息化平台，实行病案首页-医保结算清单早期预警提示	2022年1月	每月	信息科	李向阳

二、D阶段

（一）构建"221"培训体系

2021年9月至2022年3月制定出台了《临汾市中心医院医保结算清单培训方案》，院内定期针对临床医师、病案编码员举办医保结算清单填写规范培训，并聘请相关专家进行专项工作指导（图36-3）。

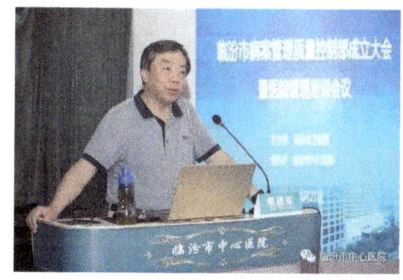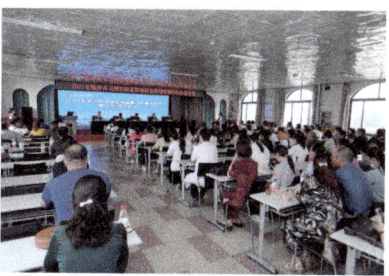

图36-3 国家医保局技术指导组培训指导

（二）多维度宣传结算清单知识

2021年7月项目团队开始从多维度宣传、普及医保结算清单相关知识，如制定DRG知识口袋书并下发给相关工作人员、发布医保结算清单科普知识动漫视频等（图36-4）。

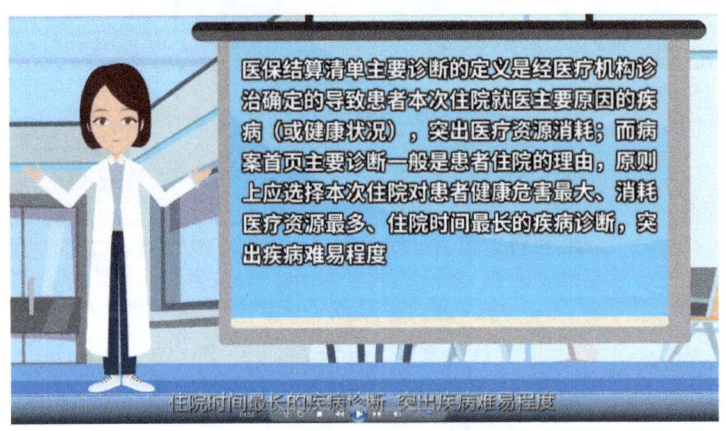

图36-4　多维度宣传医保结算清单相关知识

（三）全员培训，持证上岗

采用"培训—考核—再培训"模式，2022年6月开始，项目团队针对临床医师开展医保结算清单知识考核，考核周期为每年一次，新入职顶岗员工半年内完成培训及考核工作，形成常态化、长期有效的培训考核机制（图36-5）。

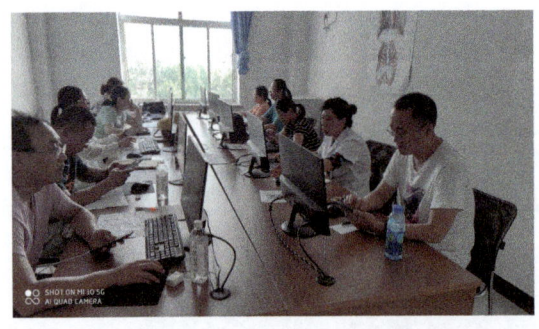 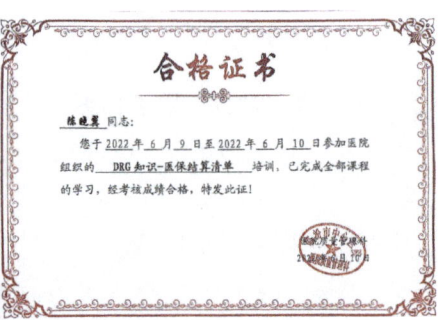

图36-5　医保结算清单知识考核现场及合格证书

（四）构建院科两级质量控制体系

2022年3月构建起院科两级的质量控制体系，厘清各科室职责，形成质量控制闭环管理，各职能科室分工协作（图36-6）。相继成立了由46名临床医师组成的DRG联络工作小组，通过对联络员的重点培训，充分发挥联络员的平台作用。科室DRG联络员定期对清单质量进行检查,及时汇总、分析、反馈清单问题。逐步形成"111"质控流程:住院医师出院病历 100% 质控→DRG 联络员出院病历 10% 质控→质控科每月 1 个专科质控。

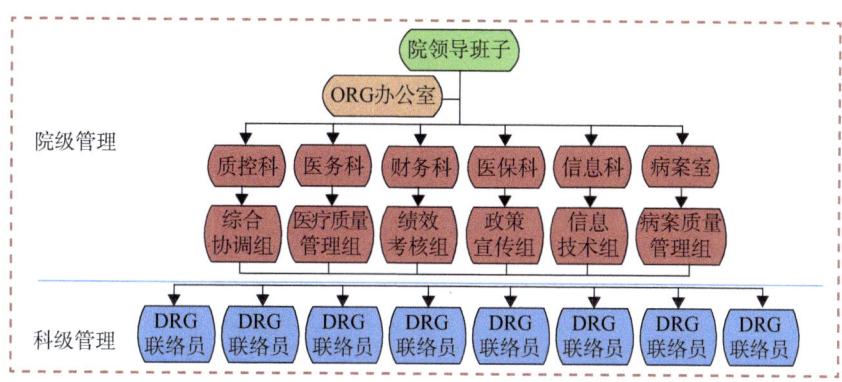

图 36-6　院科两级质量控制体系

（五）部门联动,优化质控流程

2022 年 3 月开展对医保结算清单质控的流程优化工作,实行分组前质控与分组后质控,制定规范的医保结算清单修改申请表以规范流程（图 36-7）。

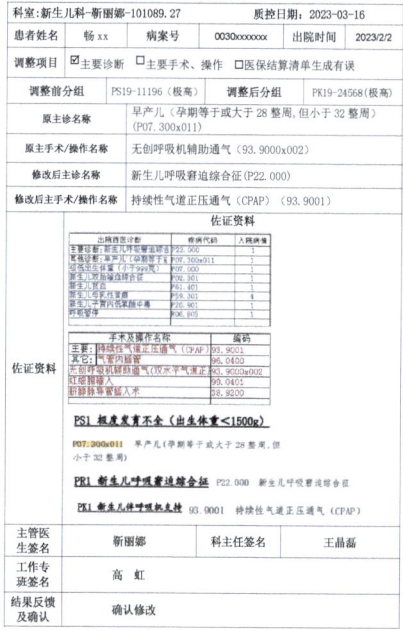

图 36-7　医保结算清单诊断/操作申请表样式

（六）建立医保结算清单质量指标体系

2021年12月至2023年12月遴选医保结算清单核心数据，将全院医保结算清单质控结果反馈给科室：以月度、年度报表及季度分析反馈等形式下发（图36-8），做到有数据、用数据、管数据。

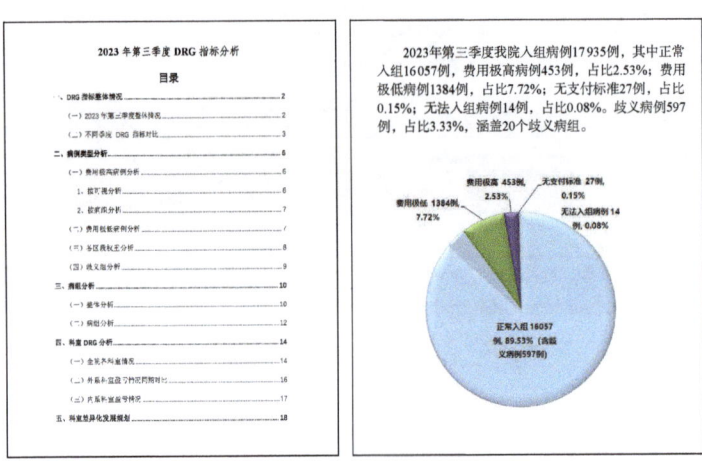

图36-8　医保结算清单数据质控分析示例

（七）院内医保结算清单质控信息化平台

2022年1月构建院内医保结算清单质控信息化平台（图36-9），依据归档病案生成医保结算清单，分别从结算清单完整性、规范性、合理性、编码规则4个维度进行分组前质控。

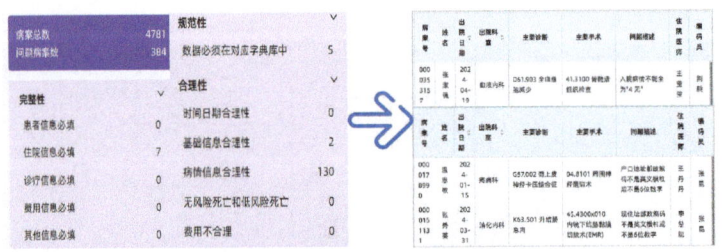

图36-9　医保结算清单质控信息化平台

三、S阶段

经过完善结算清单知识培训体系、实施院科两级质量控制、规范结算清单质控及修改流程，利用信息化技术实行分组前质量控制等措施，2023年第二季度全院医保结算清单质量平均得分达目标值80分，2023年第四季度全院医保结算清单质量平均得分为87分（图36-10）。

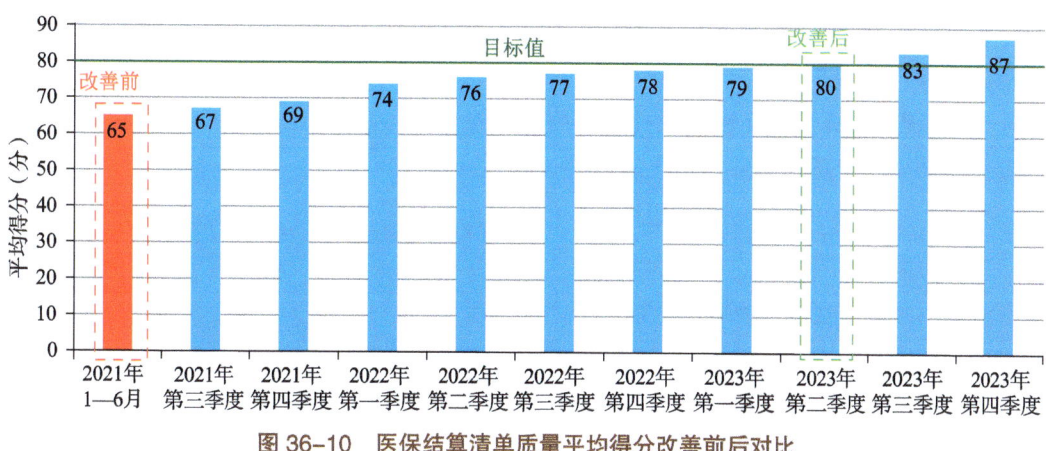

图 36-10　医保结算清单质量平均得分改善前后对比

我院医保结算清单质量逐年提升，相关核心指标得到优化，2023 年 23 个外系科室中，有实力科室 3 个、技术科室 8 个、潜力科室 5 个、效率科室 7 个（图 36-11）。

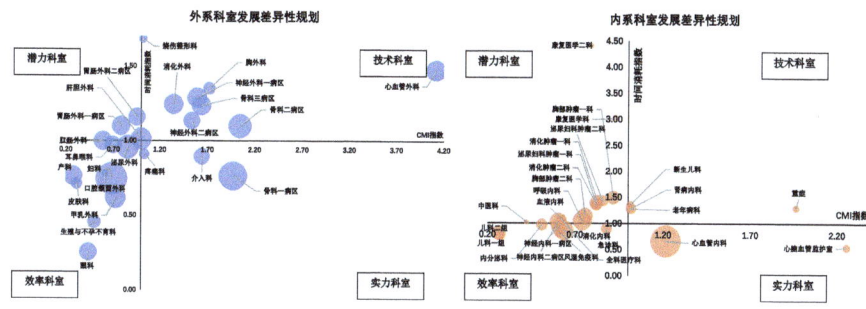

图 36-11　2023 年全院外系/内系科室发展差异性规划

四、A 阶段

1. 标准化管理方面：通过开展本项目，制定了标准化的医保结算清单修改流程图、结算清单主诊断/主手术/操作修改申请表，修订完善了医院年度/季度 DRG 报告模板（图 36-12）。

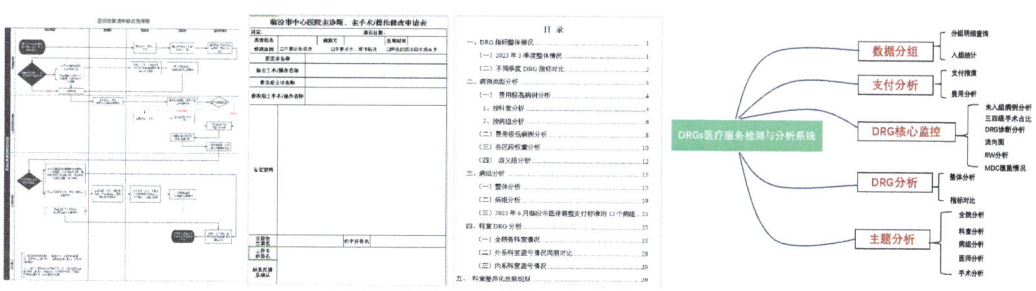

图 36-12　标准化管理方面成果样式

2. 质量管理能力提升方面：成功申报 2023 年临汾市市级课题《基于 RACI 的公立医院运营管理模型构建》，项目立项编号为 2322；基于本项目的"RCAI 模型在基于病案首页的 DRG 结算清单全流程质控中应用的成效分析"案例荣获 2023《中国医院院长》杂志"高水平医疗质量"单元杰出实践奖（图 36-13）。

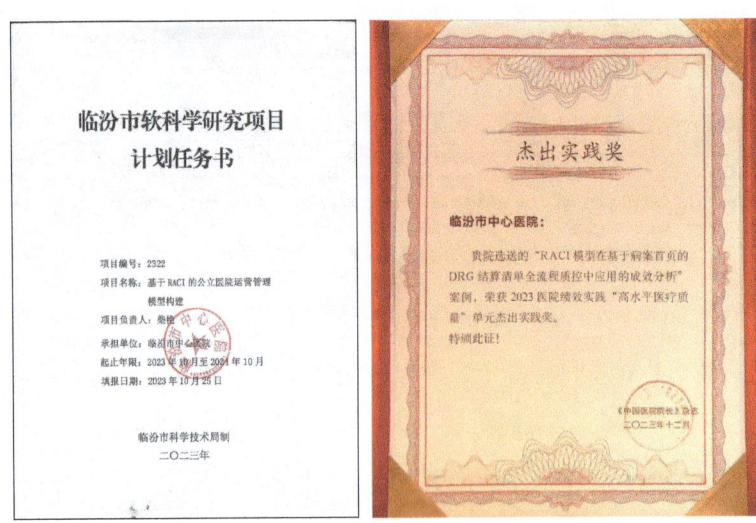

图 36-13　质量管理能力成果样式

五、项目团队介绍

本项目由质量管理科（表 36-2、图 36-14）牵头组织，负责总体规划和部署，并协调解决项目过程中遇到的各类问题。项目团队成员组包括质量管理科、运营科、医务科、病案室、信息科及 DRG 联络组等部门的人员。

表 36-2　项目团队成员

姓名	部门	职称	参与内容
乔　静	质量管理科	副主任护师	项目总体规划、方案制定与执行监督，统筹协调各部门间的合作，确保项目按计划推进
柴　艳	运营科	副主任护师	负责医保结算流程的优化，及时反馈并解决结算中的问题
梁小慧	医务科	副主任医师	审核医疗文书，确保医疗诊疗记录的准确性与完整性，参与医疗费用合理性审查
崔欣宏	病案室	主治医师	负责病历的归档与审核，确保病案信息的准确性，为医保结算提供准确的病案依据

续表

姓名	部门	职称	参与内容
李向阳	信息科	工程师	负责信息系统的维护与优化，支持结算过程中的数据查询与分析
高　虹 杨　冉 康　洁 贾聪聪 王　鑫	临床科室	主治医师	作为DRG联络员协助完成DRG数据的收集与上报，确保DRG分组的准确性，推动医保结算规范化，促进医院医疗质量与运营效益双提升

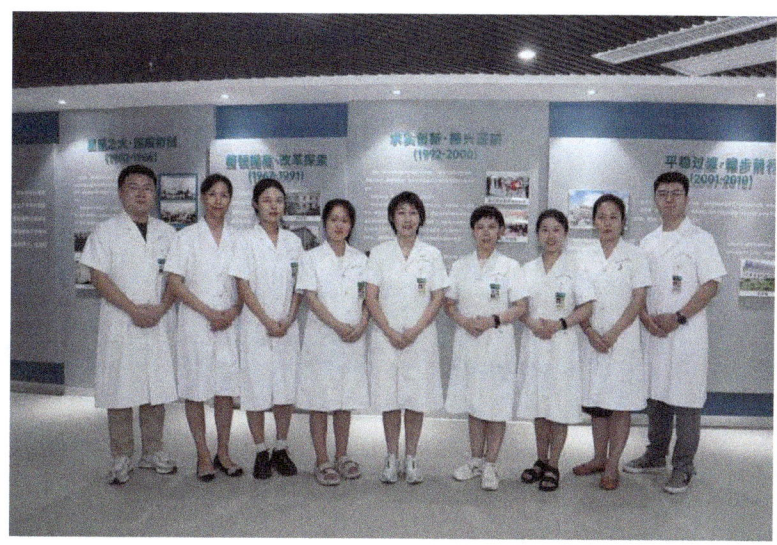

图36-14　项目团队部分成员合影

案例37 提高放射影像诊断符合率

项目负责人：平度市人民医院　刘磊娟，曲刚成，葛东泉，王志莲

项目起止时间：2023年7—12月

概述

1. 背景和目的：在2023年国家卫生健康委制定的各专业质控工作改进目标中，放射影像专业改进目标为提高放射影像诊断符合率。结合青岛市2023年上半年放射影像诊断质量控制要求，我院2023年上半年放射影像诊断符合率平均为85.16%，明显低于行业水平（同期，山东省立医院为97.00%、青岛大学附属医院平度院区为96.50%、青岛市中心医院为96.00%），为不断提高诊疗水平，缩短差距，逐步实现县域医疗同质化发展，因此制定提高放射影像诊断符合率改进项目。

2. 方法：运用PDSA质量管理工具，制定放射影像诊断符合率指标。通过多措并举，逐步完善制度，优化流程，严格操作规范，梳理质控架构定岗定责，建立影像科"三位一体"工作模式，采用多元化强化培训，并利用信息系统建设，动态调节与绩效考核相结合，以及便民举措的推行等系列措施。

3. 结果：2023年下半年放射影像诊断符合率达到设定的目标值92.00%，取得明显改善，其中9月、11月、12月达95.00%以上，有效提高了放射影像诊断符合率。

4. 结论：运用PDSA质量管理工具能有效提高放射影像诊断符合率，逐步建立科室规章制度，落实岗位职责，执行操作规范，强化服务措施，优化服务流程，实行质量控制，有效打造科室服务品牌，不断提升人员素质，提高医疗服务质量和技术服务水平，为患者提供精准医疗服务。

一、P阶段

（一）主题选定

为深入推进目标管理，保障医疗质量安全持续改进，有效提升区域诊断水平，缩短与三甲医院（放射影像诊断符合率现状值≥95.00%）的差距，我院依据医院运行情况进行现状分析，2023年1—6月诊断符合率均低于90.00%，3—5月诊断符合率存在下降趋势。主要问题有影像诊断不准确、图像质量低、描述结论过于简单、报告出现错别字、软组织未提及、漏诊次要诊断、左右写反等，不能为临床提供准确的诊断依据，影响医院的诊疗水平。

（二）改进依据

1.《国家卫生健康委办公厅关于印发2023年国家医疗质量安全改进目标的通知》（国卫办医政函〔2023〕45号）中放射影像专业质控工作改进目标：提高放射影像诊断符合率，核心策略之一是运用质量管理工具，查找、分析影响本机构实现目标的因素，提出改进措施并落实。

2.青岛市放射影像专业医疗质量控制中心下发的《关于开展2023年上半年放射影像诊断质控工作的通知》（青卫质影字〔2023〕4号）明确主要质控指标是患者住院治疗前首诊影像诊断报告符合率。要求各医疗机构通过病理或病案系统，查询100例2023年上半年住院号尾号为1的患者病理结果或出院临床诊断结果，并与患者治疗前的首诊影像诊断结果配对分析。务必保证自查资料的真实性，以便后期现场检查。

3.2022年山东省三级医院评审标准中，放射影像诊断与手术符合率≥90.00%。

（三）监测指标

放射影像诊断符合率。

（四）指标定义

放射影像诊断符合率 = $\dfrac{\text{住院患者影像报告诊断与患者病理报告诊断或临床诊断相一致的例数}}{\text{同期进行影像检查住院患者数量}} \times 100\%$，每月。

放射影像诊断符合率：放射影像诊断符合率是指住院患者影像报告诊断，与患者病理报告诊断或临床诊断相一致的比例。检查项目包括X线、CT和磁共振等。

（五）目标值

2023年12月放射影像诊断符合率≥92.00%。

（六）现况数值

2023年1—6月放射影像诊断符合率平均为85.16%（654/768）。

（七）预期延伸效益

修订制度2项，新建流程6个，制定SOP 5个，会议投稿3篇，撰写宣传稿3篇。

（八）原因分析

经小组成员充分讨论及现场确认后确定主要原因分别是制度执行不到位、报告书写不规范、培训不到位、申请单内容不全、患者配合度低、缺乏有效沟通、图像质量低、宣教指导不到位（图37-1）。

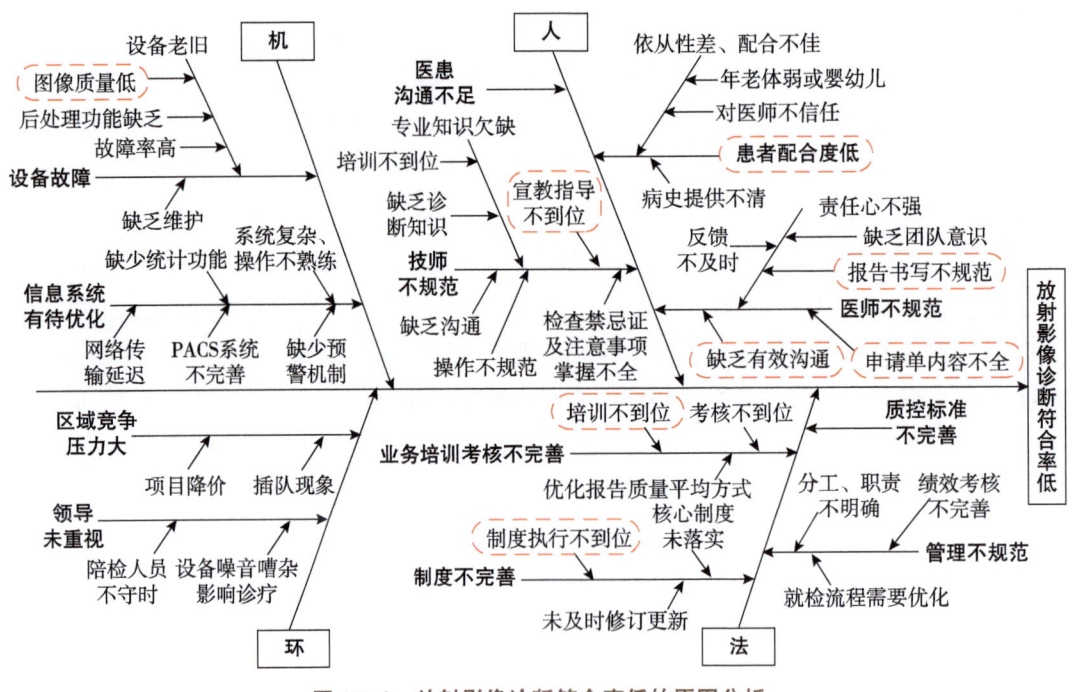

图 37-1 放射影像诊断符合率低的原因分析

（九）真因验证

经现场核查确认后绘制柏拉图（图 37-2），根据二八法则，找到累计百分比达 80% 的主要原因，将制度执行不到位、图像质量低、报告书写不规范、培训不到位 4 项列入首要解决的计划中。

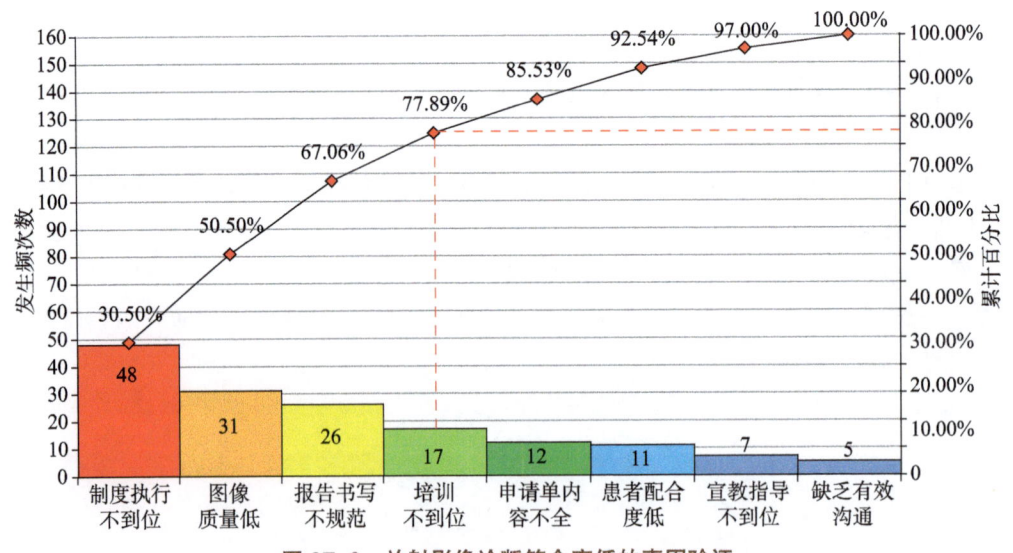

图 37-2 放射影像诊断符合率低的真因验证

（十）对策计划

根据真因充分讨论，运用 5W2H 制订相应计划与对策（表 37-1）。

表 37-1　5W2H 实施计划

为什么做（Why）	什么目标（What）	怎么做（How）	何时做（When）	什么频率（How often）	在哪做（Where）	谁来做（Who）
制度执行不到位	工作制度落实到位，检查流程及时优化，及时修订操作规范等	1. 科室推行 8S 管理，改善内外部环境 2. 落实制度，修订规范，细化工作流程，强化图像质量及报告审核制度等，健全考核机制，完善质量评价标准，定岗定责，责任到人 3. 制定科室优质服务运行标准 4. 科主任、护士长加强监督检查，同时为强化报告质量环节质控，每日设立党员示范岗，负责进行重点病例随访、疑难病例讨论及会诊病例分析评价并记录，加强各环节监督检查	2023 年 7 月	持续开展	医学影像科	葛东泉 刘磊娟 曲刚成 王志莲
图像质量低	1. 护士和技师在患者检查前、中、后宣教指导全面到位 2. 根据扫描规范合理设置个体化扫描方案 3. 技师掌握图像质量评价标准	1. 通过多措并举全面加强患者检查前、中、后宣教指导工作，遇有问题及时反馈，做好患者动态管理 2. 对检查患者制定个体化评估标准，登记时备注患者体重，技师根据患者体重或 BMI，结合患者病情、年龄、心功能、穿刺部位及对比剂种类等进行个体化设置，加强宣教指导，有效降低患者外渗率，提高图像质量 3. 创新赋能，针对特殊患者，开展颈静脉穿刺和超声引导下静脉穿刺行增强检查，可短时间内快速注入对比剂，从而达到影像检查造影团注效果，有效保障图像质量，且降低外渗率，减轻患者痛苦 4. 建立"三位一体"工作模式，加强内外部有效沟通，建立"影像科交接班及危急管控群"，保障各环节有效衔接，并制定纠错机制 5. 加强仪器设备维护保养，定期检测与校正 6. 借助 PACS 系统建设，推行各项便民措施，改善患者就医体验，征得患者积极配合	2023 年 7 月	持续开展	医学影像科	杜继魁 许凤英 高林民 郭金涛

续表

为什么做（Why）	什么目标（What）	怎么做（How）	何时做（When）	什么频率（How often）	在哪做（Where）	谁来做（Who）
报告书写不规范	建立报告质量控制标准，修订诊断报告书写规范，及时更新读片指南。完善PACS系统建设，健全申请单内容，提高放射影像诊断符合率	1.落实制度及报告书写规范，建立标准的报告书写模板 2.借助信息系统建设，完善申请单内容 3.定期抽查考核	2023年7月	持续开展	医学影像科	刘磊娟 曲刚成 王志莲
培训不到位	参照放射影像质量控制指标，加强宣教指导，规范操作，提高图像质量及报告质量	1.医、技、护多元化强化培训 2.各组制订培训计划，每月定期召开质控会，发现问题及时整改	2023年8月	每月	医学影像科	许风英 高林民 郭金涛

二、D阶段

（一）完善制度，优化检查流程，修订操作规范

1.自2023年开始，科室推行8S管理，通过改善科室内外环境，为患者提供安静舒适的就检环境。完善影像科图像质量、报告评价制度及影像报告审核制度等，修订影像科报告书写规范，优化流程，制定科室服务标准，梳理质控架构，定岗定责，制定科室风险处置奖惩机制，与绩效挂钩，强化报告书写规范及审核制度，以及图像评价制度（图37-3、图37-4）。

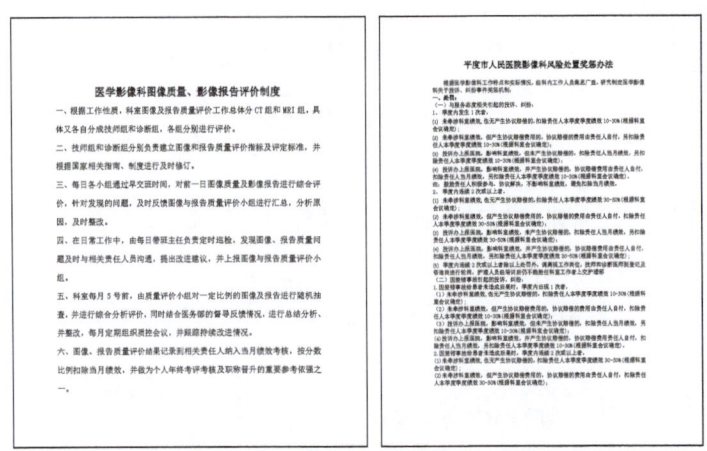

图37-3 修订图像质量、影像报告评价制度及制定影像科风险处置奖惩机制

管理类

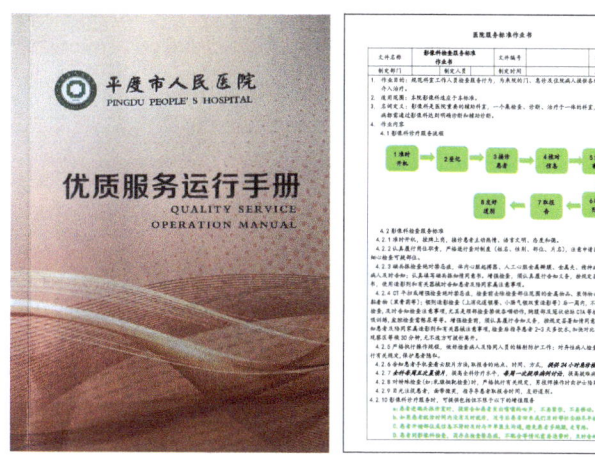

图 37-4 制定影像科检查服务标准

2. 科主任、护士长不定期巡查，同时为强化报告质量环节质控，每日设立党员示范岗，负责进行重点病例随访、疑难病例讨论及会诊病例分析评价并记录，并加强各环节监督检查的全流程监控。

（二）通过多措并举提高图像质量，保障诊断准确性

1. 全面加强患者检查前、中、后宣教指导工作，如及时更新各区域"温馨提示"；借助预约平台推送检查注意事项；建立"影像检查智慧自助宣教平台"，患者登记后可根据检查部位到智慧自助宣教平台扫描二维码，即可快速全面掌握相关注意事项。在检查过程中遇有问题及时反馈给诊断医师，做好患者动态管理，确保诊断质量（图 37-5）。

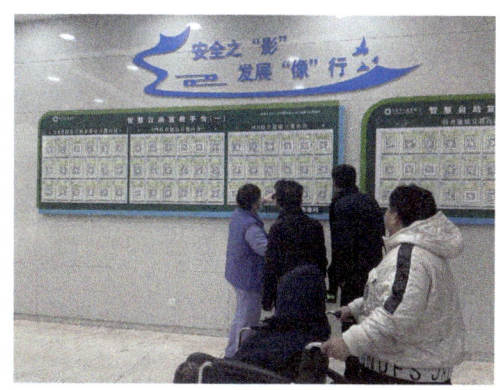

图 37-5 建立"影像检查智慧自助宣教平台"

2. 护理团队针对一些特殊患者（如重症监护室、透析、癌症晚期，以及血管情况较差等），开展通过颈静脉穿刺及超声引导下静脉穿刺行增强检查，共计开展 70 余例，可短时间内快速注入对比剂，从而达到影像检查造影团注效果，保障图像质量，降低患者

309

外渗率，减轻患者痛苦（图37-6）。

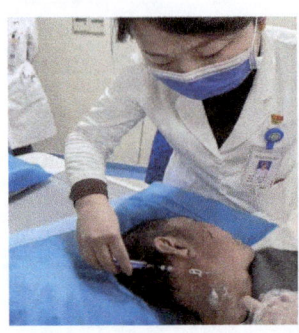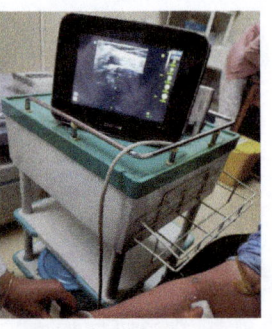

图37-6 颈静脉穿刺及超声引导下静脉穿刺行增强检查

3.对检查患者制定个体化评估标准，尤其增强检查时，登记时即备注患者体重，技师根据患者病情、体重或BMI、年龄、心功能等，结合对比剂种类、穿刺部位等设置个体化扫描参数，同时加强宣教指导，正确摆位，规范扫描，有效提高图像质量（图37-7）。

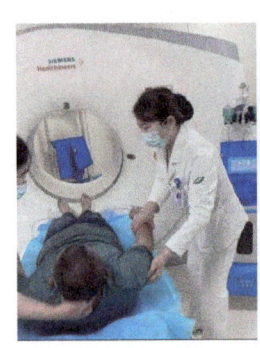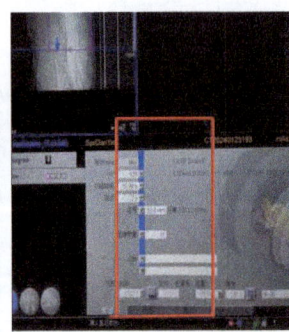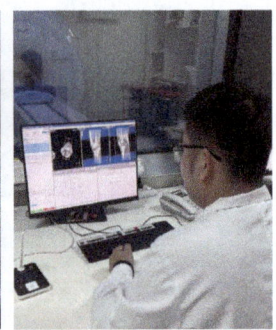

图37-7 根据患者情况，制定个体化扫描方案

4.通过PACS系统可视化管理、云胶片的推行、自动预约平台打造、知情同意书前置、派生医嘱启用及完善申请单的内容等；且为优化绩效考核方案，系统引入报告时效管理，定期汇总，与绩效挂钩，有效提高工作效率、减少患者等待时间，全面提升群众就医的获得感和满意度（图37-8）。

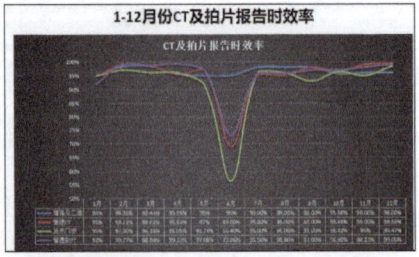

图37-8 优化绩效考核标准及系统设置报告时效

5. 借助信息系统加强图像及报告质量评价，每月结合系统进行汇总分类，积极整改。同时系统增设预警功能，如男女、左右等，危急值设置提示并追踪，有效保障诊断的准确性（图37-9）。

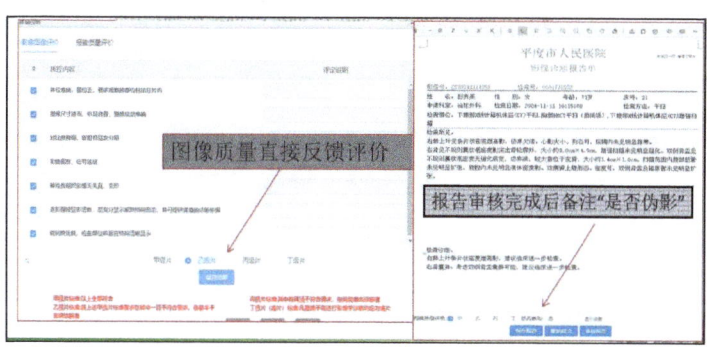

图37-9　诊断组借助信息系统进行图像质量评价

6. 不定期请设备工程师现场指导，根据设备特点，正确操作、正确识别、合理设置，保障设备正常运行，有效提高图像质量，有效降低图像伪影率（图37-10）。

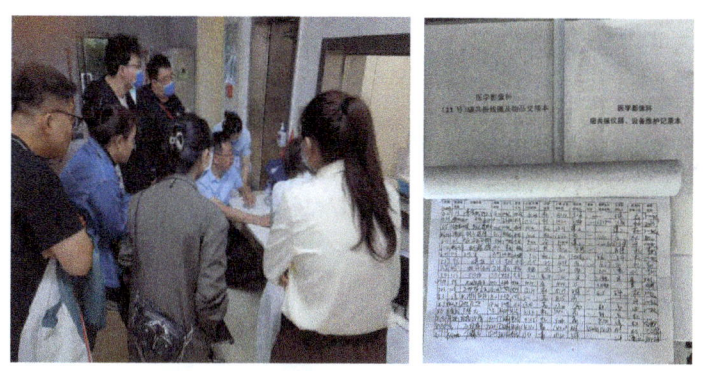

图37-10　设备工程师现场操作指导及设备维护保养记录本

7. 建立"三位一体"工作模式，影像科内部各环节通过电话、微信平台、PACS系统建设等紧密衔接，通过科室设立反馈机制，严格落实交接班制度，做到层层把关；同时建立与职能部门及临床科室沟通机制；2023年影像科向下与市23家基层医院结为集团联盟，向上与4家三甲医院结为联盟单位，加强远程影像会诊中心建设，有效促进了县域医疗同质化发展，缩小差距，提高诊疗水平，避免患者多跑腿，在"家门口"享受省内优质医疗服务（图37-11）。

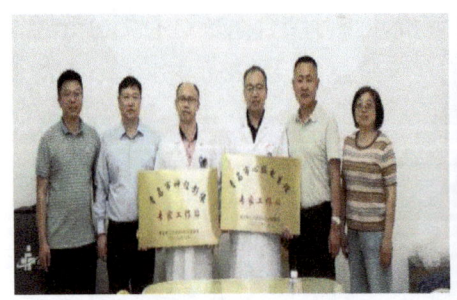
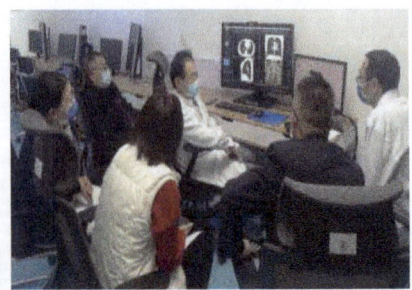

图 37-11 专家工作站及山东省立医院专家会诊

（三）医、技、护进行多元化强化培训

根据制订的培训计划，诊断组每周一早晨利用晨交班时间讨论疑难病例；每周二、周三、周五晨读片，PPT讲课；每周四讨论会诊病例；每周六专家现场指导。技术和护理组每周四下午常规进行业务培训，并且根据设备运行情况不定期请设备工程师现场指导。科室每月定期召开质控会议，发现问题及时整改。

三、S 阶段

通过运用 PDSA 质量管理工具，逐步建立科室规章制度，落实岗位职责，执行操作规范，实行质量控制，定期进行质量评价，不断强化服务措施，优化服务流程，提升人员素质，提高医疗服务质量和技术服务水平，为患者提供精准医疗服务。截至2023年12月放射影像诊断符合率提高到95.30%，达到了项目预期设定的目标值92.00%（图37-12）。

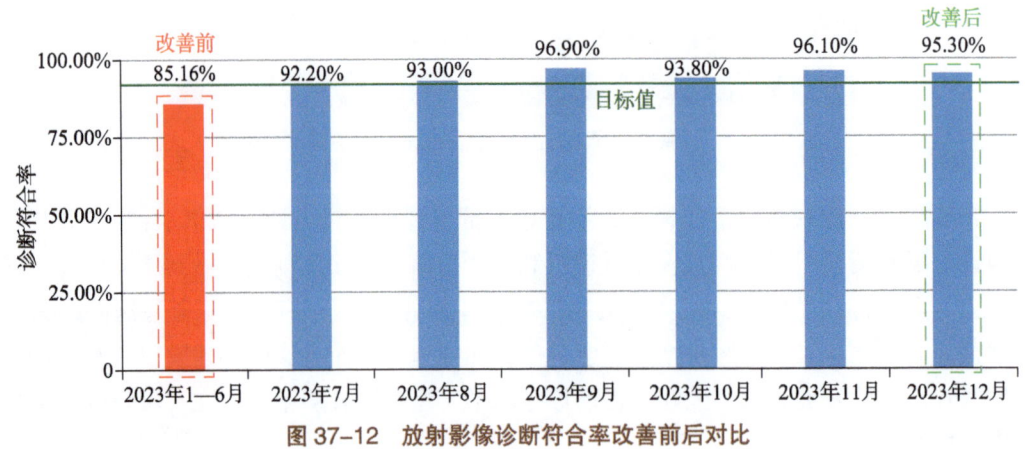

图 37-12 放射影像诊断符合率改善前后对比

四、A 阶段

1. 修订2项制度，新建6个工作流程，经过验证有效措施形成 SOP 5 个（图37-13）。

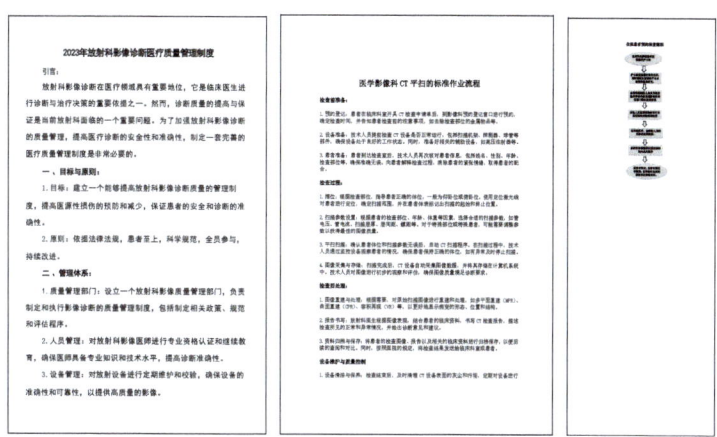

图 37-13　影像诊断医疗质量管理制度、CT 平扫标准作用流程、住院患者预约检查流程

2. 完善各项机制，完善 PACS 系统建设，改善服务质量，提高工作效率及质量，诊断符合率取得明显改善，有效打造服务品牌，提升满意度。

3. 通过信息化建设，2023 年我院"信息化建设助推医院数字化影像技术服务提升"项目在山东省数字健康变革创新大赛中获"优秀奖"，在青岛市数字健康变革创新大赛中获"三等奖"（图 37-14）。

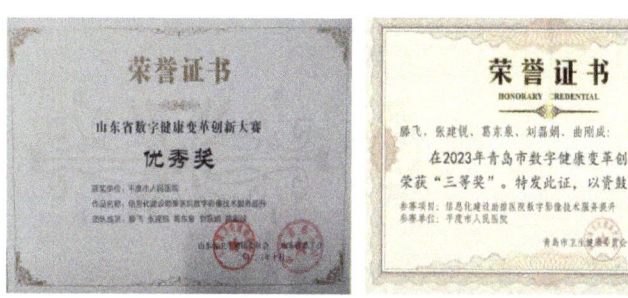

图 37-14　获得荣誉

4. 我院"运用 PDCA 提高影像诊断符合率"案例入围国家卫生健康委医院管理研究所"卓越案例"，在第三届中国医疗质量大会上进行汇报分享（图 37-15）。

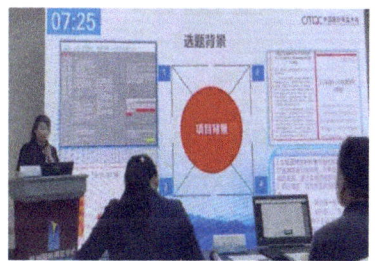

图 37-15　第三届中国医疗质量大会汇报分享

五、项目团队介绍

本项目团队成员共 10 人,由医、技、护骨干人员组成,拥有丰富的知识经验,既有实力,也富有活力。团队活动气氛热烈,群策群力,畅所欲言,团结协作,共同建设制度、规划流程、完善体系、深入推动项目的落实与执行,完成了此次 PDSA 项目(表 37-2、图 37-16)。

表 37-2 项目团队成员

姓名	部门	职称	参与内容
刘磊娟	医学影像科	副主任护师	对策拟定与效果确认,负责圈徽圈规,负责检讨与反省改进,成果报告书、PPT 制作
葛东泉	医学影像科	主任医师	指导项目开展,协助组织和协调工作,把握项目开展方向
曲刚成	医学影像科	主治医师	参与制定实施方案,落实项目开展具体工作监测分析数据,PPT 制作,图表制作等
杜继魁	医学影像科	副主任医师	现状把握、对策拟定、标准化、记录组织活动
王志莲	医学影像科	主治医师	PPT 制作、对策拟定、查检、定期总结项目进展
许凤英	医学影像科	副主任医师	目标宣讲、查检、培训、落实质控规则
高林民	医学影像科	主治医师	文献搜集、查检、配合
李 盼	医学影像科	主管技师	标准作业流程、培训、记录组织活动
郭金涛	医学影像科	主管技师	资料整理,解析与成果报告书
陈 超	医学影像科	主管护师	负责资料收集、总结、对策实施与检讨目标值设定与下期活动主题

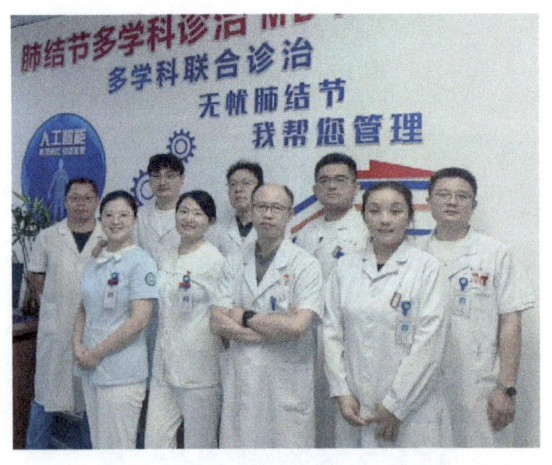

图 37-16 项目团队部分成员合影

案例 38　提高首台手术准时开台率

项目负责人：深圳市罗湖区妇幼保健院　刘清，王敏，王一丁
项目起止时间：2022 年 7 月—2023 年 12 月

概述

1. 背景和目的：2022 年 2 月受我院二期项目建设影响，宫腔镜手术室停用，住院手术室由 5 间减少至 4 间，又受到妇幼保健机构的业务范围转变的影响，首台手术准时性管理有待提升，而首台手术准时开台率是提高手术室使用效率的第一步，因此制定提高首台手术准时开台率项目。

2. 方法：运用 PDSA 质量管理工具，制定首台手术准时开台方案，通过追踪法、现场评估，追踪一线工作人员、了解和改善手术团队协作、系统分析和管理首台手术准时性相关措施，根据监测首台手术准时开台率对相关影响因素进行分析和持续改进。

3. 结果：全院首台手术准时开台率从 21.21% 提高至 54.29%，手术规范化管理水平显著提升。

4. 结论：运用 PDSA 质量管理工具能有效提高首台手术准时开台率、手术准时管理意识，规范术前用物准备和手术安全核查行为，正向影响患者的安全及满意度。

一、P 阶段

（一）主题选定

近几年学科建设积极发展，我院各科手术量在逐步递增，对手术室的需求逐渐加大。但 2022 年上半年首台择期手术准时开台率仅为 21.21%。医务部、护理部收到临床科室反馈的问题：首台手术开台时间延迟、医护人员无效工作时间延长、工作效率低、接台手术时间顺延、手术室周转不灵；医护休息时间不能保障、工作量加重、运行成本增加；患者术前住院日增加、相应住院费用和科室平均住院日增加、影响工作运行指标等。

（二）改进依据

1.《国家卫生健康委关于印发三级医院评审标准（2020 年版）的通知》（国卫医发〔2020〕26 号）明确"平均住院日""平均住院费用"是某些单病种的质控管理指标。

2.《关于在全国范围内持续开展"公立医疗机构经济管理年"活动的通知》（国卫财务函〔2022〕72 号）提出着力推动"以业财融合为重点的运营管理建设，助力提高医疗服务质量，提升资源配置效率收益"。

3.《国务院办公厅关于推动公立医院高质量发展的意见》（国办发〔2021〕18 号）中"实施医疗质量提升行动""实施患者体验提升行动""实施医院管理提升行动"均提及手术规范管理的内容。

（三）监测指标

首台手术准时开台率。

（四）指标定义

$$首台手术准时开台率 = \frac{首台手术准时开台数}{同期首台手术开台总数} \times 100\%，每月。$$

首台手术：正常工作日，医院每个手术间的第一台择期手术。

准时开台：以"刀碰皮"作为手术开始时间。首台手术开始时间不超过 8：30（含）即认为准时开台。

（五）目标值

2023 年 12 月首台手术准时开台率≥50.00%。

（六）现况数值

2022 年 8 月首台手术准时开台率为 21.21%（7/33）。

（七）预期延伸效益

制定标准化文件 3 个、流程 1 个、物品规范 1 个，建立长效推行机制。

（八）原因分析

经过小组成员调查了解、分析讨论后，找到 6 个主要原因，分别为手术医师到场超 8：30、手术用物放置分散、接患者不及时、体位摆放困难、患儿配合度低、监督考核缺失（图 38-1）。

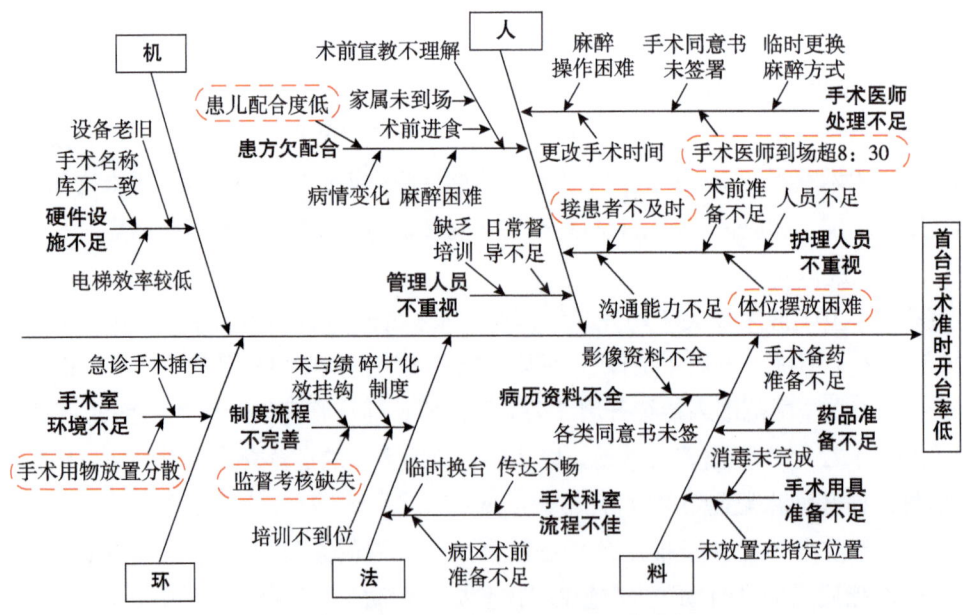

图 38-1 首台手术准时开台率低的原因分析

（九）真因验证

经现场核查确认后绘制柏拉图（图 38-2），按照二八法则，找到累计百分比达 80% 的主要原因，将手术医师到场超 8:30、监督考核缺失、手术用物放置分散 3 项列入首要解决的计划中。

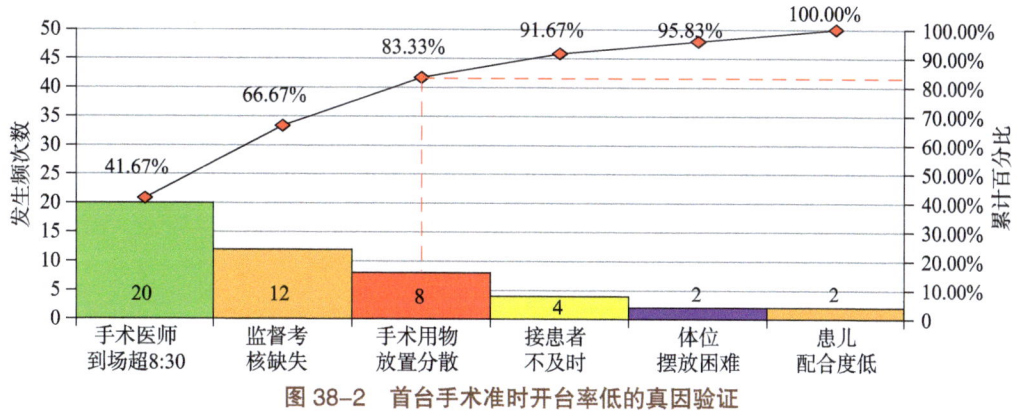

图 38-2　首台手术准时开台率低的真因验证

（十）对策计划

运用 5W2H 制订相应的实施计划与对策（表 38-1）。

表 38-1　5W2H 实施计划

为什么做 （Why）	什么目标 （What）	怎么做 （How）	何时做 （When）	什么频率 （How often）	在哪做 （Where）	谁来做 （Who）
手术医师到场超 8:30	围手术期规范管理，运用绩效考核推动手术室高效运营	将首台手术准时开台率纳入绩效考核	2023 年 12 月	每月	办公区	黄伟群 刘　清
		医务部进行现场督导	2023 年 10 月	每周	手术室	王　敏 王一丁
		设立《首台手术登记本》，每月院内公示	2023 年 10 月	每周	手术室	吴根妮 王一丁
监督考核缺失	规范制度流程，组织培训	医务部、护理部联合修订《手术安全核查制度》	2023 年 10 月	每年	全院	刘　清 肖裕红
		护理部专项培训、现场督导	2023 年 10 月	每周	手术室	丘　洁 郑吟燕
手术用物放置分散	硬件+软件双重保障术前手术物品准备	优化手术用物准备流程	2023 年 12 月	每季度	手术室	吴根妮 王　敏
		定制一体化器械柜	2023 年 3 月	每年	手术室	吴根妮 张东升
		信息科更新手术名称库	2023 年 12 月	每年	全院	石继伟 王一丁

二、D 阶段

（一）运用绩效考核推动手术室高效运营

将首台手术准时开台率纳入绩效考核，首次将运行情况与绩效挂钩。医务部每周进行现场督导，及时发现问题并提出整改措施（图38-3）。

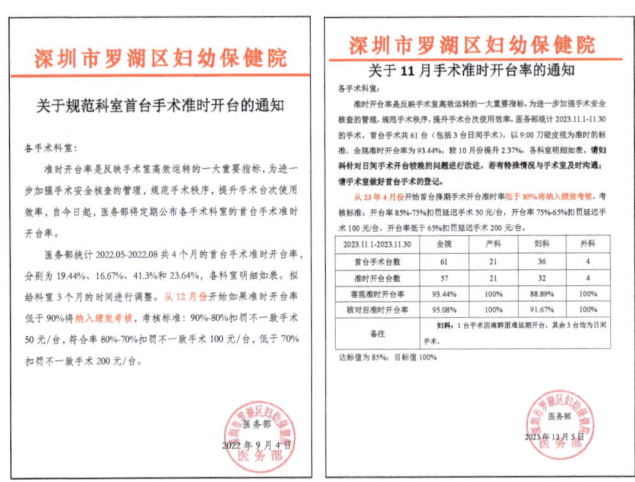

图 38-3　准时开台纳入绩效管理及监测开台每月公示

（二）规范制度流程，培训考核同步

整合医务、护理制度，修订适用于现行规范的《手术安全核查制度》；护理部组织手术科室培训、建立每月联合督察体系，进行现场督导，动态整改；在每个手术间设立《首台手术登记本》，结合手术麻醉系统，每月整理数据并在院内进行公示（图38-4）。

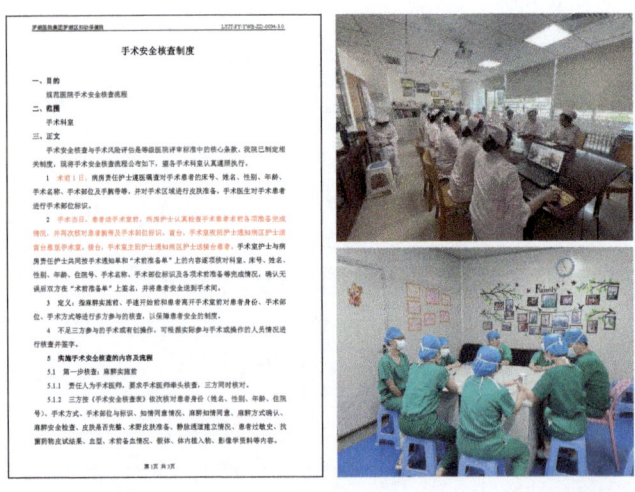

图 38-4　修订《手术安全核查制度》及院内培训手术管理要点

(三)硬件+软件双重保障术前手术物品准备

手术室优化手术用物准备流程;针对专科手术定制一体化器械柜定点放置,将传统货架仓储模式的杂乱转为清晰可视、便捷;信息科更新手术名称库,规范手术通知单及术前准备资料(图38-5)。

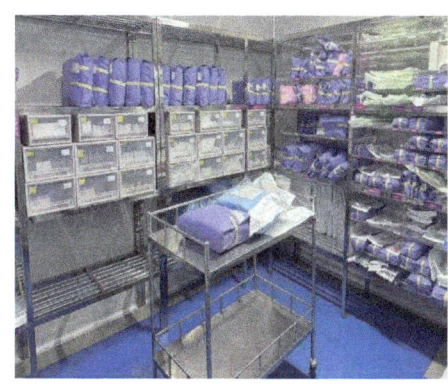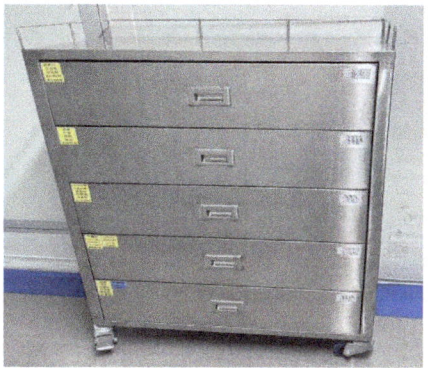

图38-5 传统货架仓储模式与手术用物一体化器械柜

三、S阶段

通过制定手术相关工作方案,构建合理、科学的手术准备方法;经过学习、培训、考核、督导,制定常态化监督管理机制,择期手术首台手术准时开台率改善情况良好,首台手术准时开台率由改善前的21.21%提高到54.29%。手术医师在8:30尚未到达手术室的情况由2022年8月的35.48%降低至2023年11月的23.08%,因术前准备不充分导致的开台延迟发生率,由2022年8月的25.00%降低至2023年11月的10.53%,因术前手术用物放置分散导致的开台延迟发生率,由2022年8月的16.67%降低至2023年11月的5.26%(图38-6)。

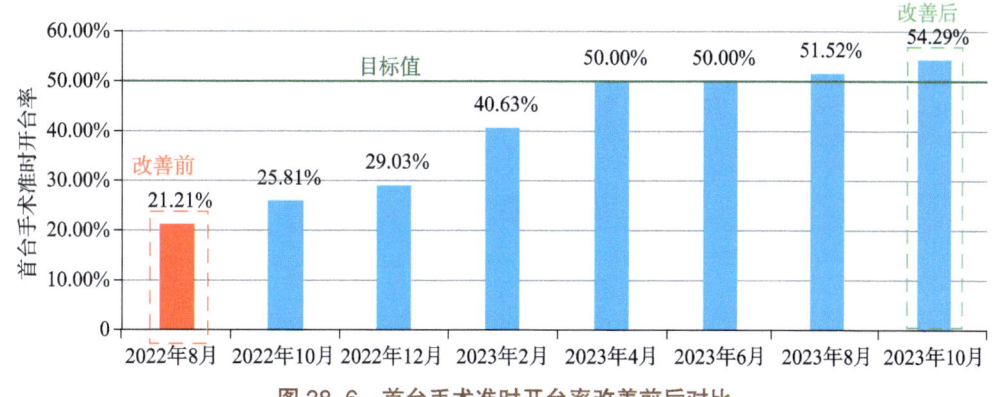

图38-6 首台手术准时开台率改善前后对比

四、A 阶段

本次制定首台手术准时开台方案，改善手术部麻醉医师及护士内部工作流程、促进手术团队协作、系统分析和管理首台手术准时性，通过手术室护士和病区护士每日填写的《首台手术交接病人登记本》，医务部、护理部手术安全专项现场督察《首台手术开台准备查检表》，手术麻醉科自查：手术间每日登记《首台手术登记本》等相关措施，达成了首台手术准时管理意识，缩短了手术患者在手术室无效等待时间，规范了术前用物准备和手术安全核查行为，正向影响了患者的安全及满意度。规范过程实施中明确了我院的首台手术开台时间变更为 9：00 的合理性，并将首台手术开台率的管理纳入绩效考核（图 38-7、图 38-8）。

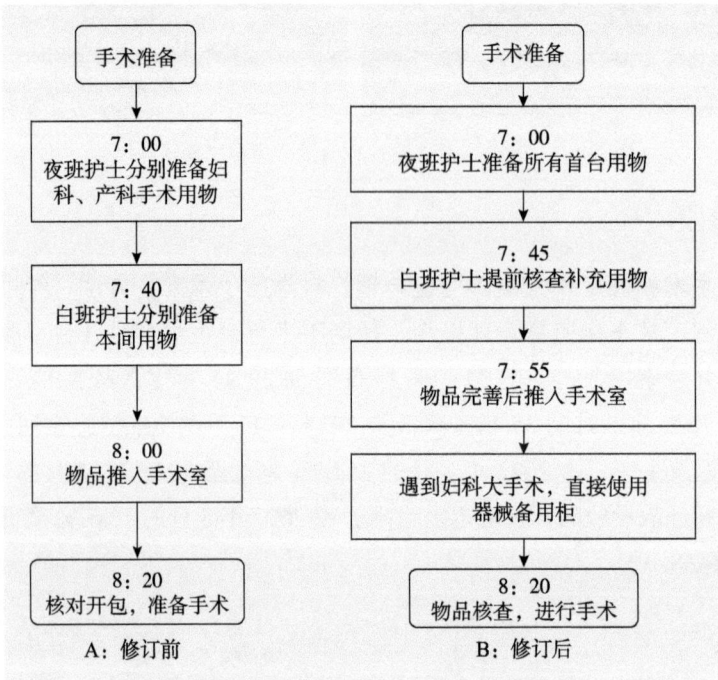

图 38-7　手术物准备流程图修订前后对比

图 38-8　《首台手术交接病人登记本》《首台手术开台准备查检表》样式

五、项目团队介绍

本项目团队由医务部、护理部、手术室等部门的工作人员组成,实现多部门紧密协作。医务部主任负责总体规划和总体部署,医务部干事负责方案推进及整理,护理部、手术室负责人进行各类培训考核及督导;项目团队成员均具有从事医疗质量持续改进的实践经历(表38-2、图38-9)。

表38-2 项目团队主要成员

姓名	部门	职称	参与内容
刘　清	医务部	主任医师	规划方案、协调指导
王　敏	医务部	主治医师	方案实施、记录总结、资料整理
王一丁	医务部	初级	调查数据、资料收集、表单设计
肖裕红	护理部	副主任护师	检查督导、制度修改
吴根妮	手术室	主管护师	流程梳理、器械储备
郑吟燕	护理部	主管护师	检查督导、制度修改
丘　洁	护理部	主管护师	检查督导、制度修改
张东升	麻醉科	主任医师	流程梳理、培训督导
石继伟	信息科	中级	调查数据、信息支持

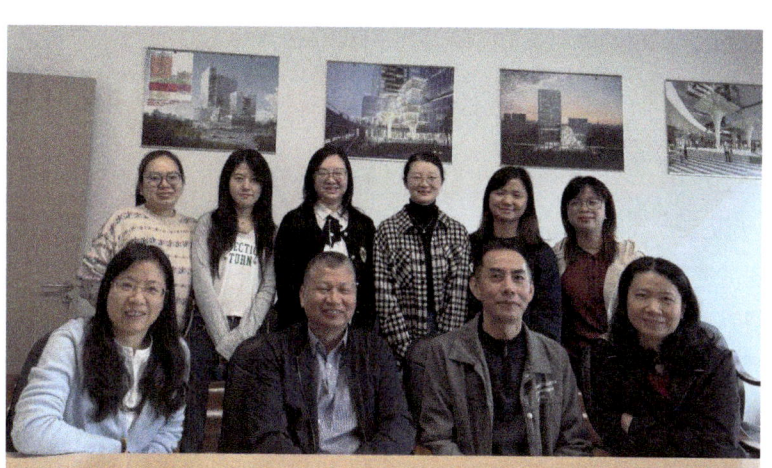

图38-9 项目团队成员合影

案例 39　提高日间手术占择期手术比例

项目负责人：兴安盟人民医院　吴兴兴

项目起止时间：2023 年 9 月—2024 年 2 月

概述

1. 背景和目的：日间手术即一种在 24 小时内完成入院、手术及出院的医疗服务模式，近年来在全国范围内得到了广泛的应用。我院也积极跟进国家政策，推行日间手术服务，但成效并不显著。经过深入分析，存在的主要问题包括开展的日间手术例数相对较少，日间手术在择期手术中所占的比例较低，未能充分发挥其应有的作用；日间手术相关的制度尚不健全，流程也不够畅通等。鉴于此，我院决定通过推行日间手术这一模式，进一步提升医疗服务效率，改善患者就医体验，从而更好地满足广大患者的需求。

2. 方法：运用 PDSA 质量管理工具，提高日间手术占择期手术比例。通过开展预住院，修订日间手术病历模板、制定病历管理规定，优化制度、流程，完善信息化管理等系列措施，实现提高日间手术占择期手术比例的目标。

3. 结果：2023 年 9 月—2024 年 2 月日间手术占择期手术比例由 3.67% 上升到 14.81%，达到预定目标值，日间手术制度更完善，流程更畅通，形成了一套系统化的日间手术管理体系。

4. 结论：运用 PDSA 质量管理工具能有效提高日间手术占择期手术比例，建立一套系统化的日间手术管理体系，标准化的日间手术流程，使得日间手术运行更顺畅。

一、P 阶段

（一）主题选定

自 2018 年以来，我院开始实施日间手术这一医疗模式。但过去几年时间里，日间手术的发展速度仍然较为缓慢，进展并不理想。2023 年 1—8 月我院共实施了 249 例日间手术，仅占择期手术总数的 3.67%，这一比例与同等级别的其他医院相比存在显著差异，不仅影响日间手术项目预期开展效果，还对部分科室的床位周转率产生了负面影响。

（二）改进依据

1.《国务院办公厅关于推动公立医院高质量发展的意见》（国办发〔2021〕18 号）明确要求推进医疗服务模式创新，大力推行日间手术，提高日间手术占择期手术的比例。

2.《关于开展全面提升医疗质量行动（2023 年—2025 年）的通知》（国卫医政发〔2023〕12 号）专项行动之一：手术质量安全提升行动，到 2025 年末，日间手术占择期手术的比例进一步提升。

3.《国家三级公立医院绩效考核操作手册（2023 版）》中功能定位指标 3 要求，日间手术占择期手术比例逐步提高。

（三）监测指标

日间手术占择期手术比例。

（四）指标定义

$$日间手术占择期手术比例 = \frac{日间手术台次数}{同期出院患者择期手术总台次数} \times 100\%，每月。$$

（五）目标值

2024 年 2 月日间手术占择期手术比例达 13.67%。

（六）现况数值

2023 年 1—8 月日间手术占择期手术比例为 3.67%（249/6789）。

（七）预期延伸效益

制定制度 1 项，优化流程 1 个。

（八）原因分析

经小组成员充分讨论及现场确认后确定 8 个主要原因：门诊费用医保不报销、信息化管理不完善、医师积极性不高、病历书写规范不完善、日间手术流程不完善、绩效考核制度不完善、可开展病种少、患者对日间手术认知不足（图 39-1）。

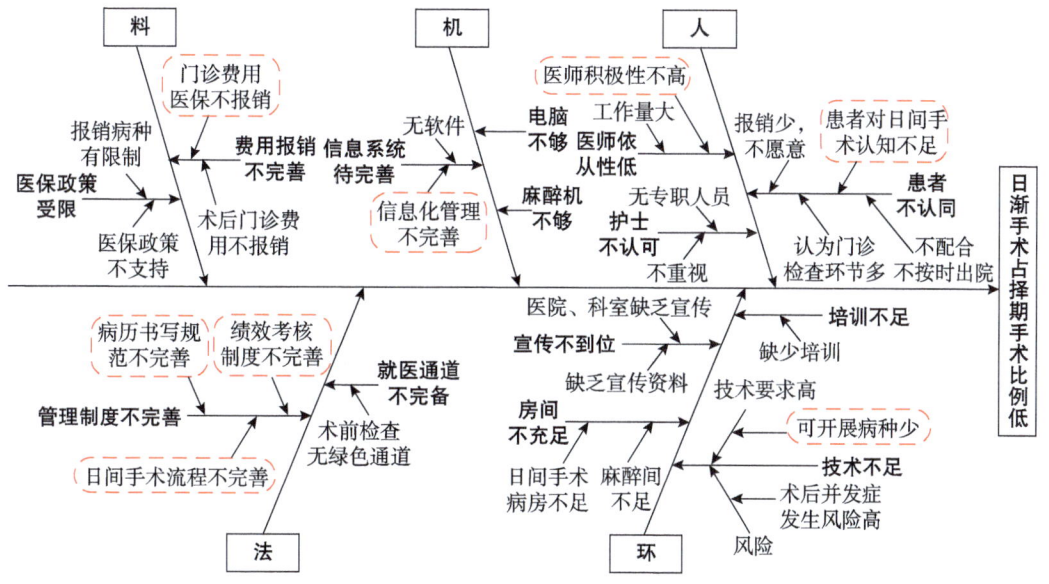

图 39-1　日间手术占择期手术比例低的原因分析

（九）真因验证

绘制柏拉图（图39-2），按照二八法则，找到累计百分比达80%的主要原因，将门诊费用医保不报销、病历书写规范不完善、医师积极性不高、日间手术流程不完善、信息化管理不完善5项列入首要解决的计划中。

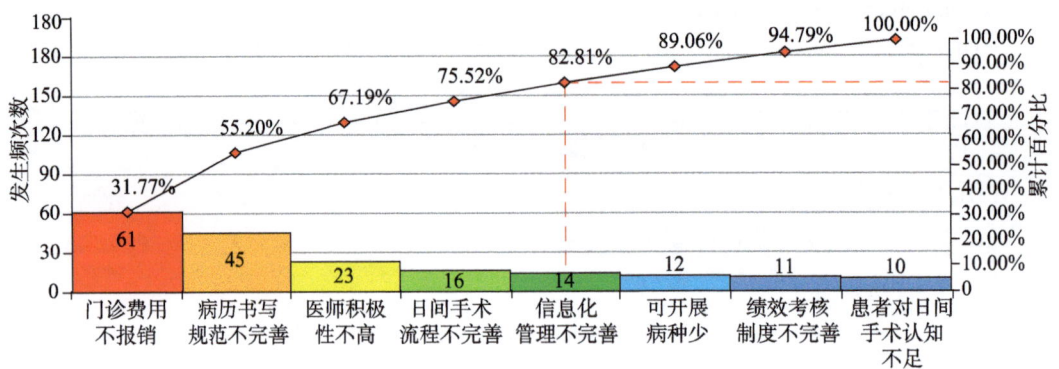

图39-2 日间手术占择期手术比例低的真因验证

（十）对策计划

小组针对真因充分讨论，运用5W2H制订相应计划与对策（表39-1）。

表39-1 5W2H实施计划

为什么做 （Why）	什么目标 （What）	怎么做 （How）	何时做 （When）	什么频率 （How often）	在哪做 （Where）	谁来做 （Who）
门诊费用医保不报销	将门诊费用纳入住院费用	实施预住院助力日间手术	2023年9月	4次	2号会议室	殷金鑫 邵丹
病历书写规范不完整	建立标准化日间手术书写规范	修订日间手术病历模板	2023年11月	1次	医务部	殷金鑫 邵丹 吴兴兴
医师积极性不高	提高科室积极性	召开日间手术专项研讨会议	2023年11月	1次	2号会议室	邵丹 吴兴兴
日间手术流程不完善	优化流程	召开小组会议，讨论优化流程	2023年11月	1次	医务部会议室	吴兴兴
信息化管理不完善	进一步完善信息化管理	建立科室日间手术统计报表	2023年12月	1次	医务部	吴兴兴

二、D阶段

1.由医务部牵头开展预住院，制定实施方案、流程，建立信息化系统，解决日间手术门诊费用不报销问题（图39-3）。

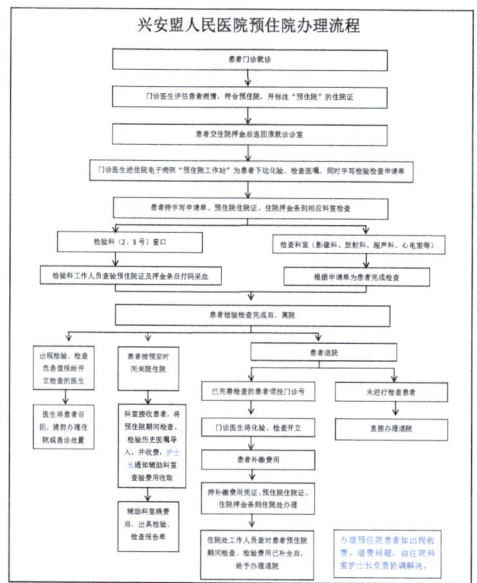
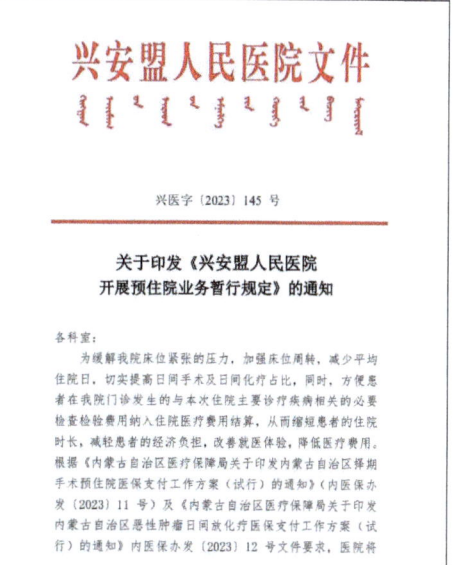

图 39-3 预住院管理制度流程

2. 修订日间手术病历模板，制定并印发日间病历管理规定（图 39-4）。

图 39-4 日间手术新修订病历模板

3. 召开日间手术专项推进会议，协调解决日间手术实施中存在的问题（图 39-5）。

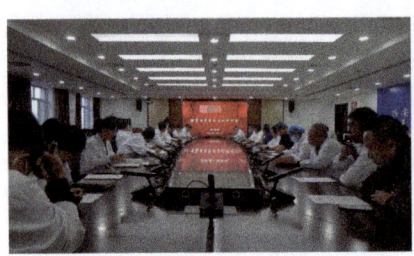 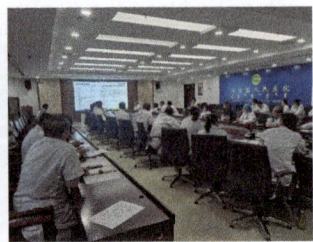

图 39-5　提高日间手术占比研讨会议

4. 召开小组会议，优化日间手术流程、完善管理制度（图 39-6）。

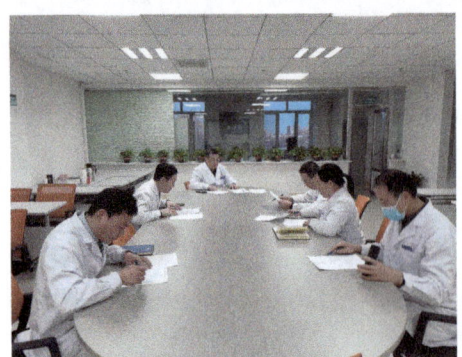 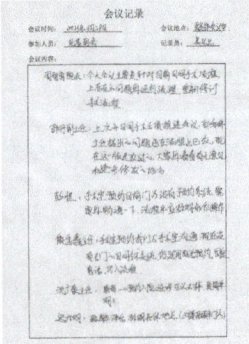

图 39-6　质量改进小组探讨交流会议

5. 进一步完善信息化管理，实现日间手术各项数据完整可追溯（图 39-7）。

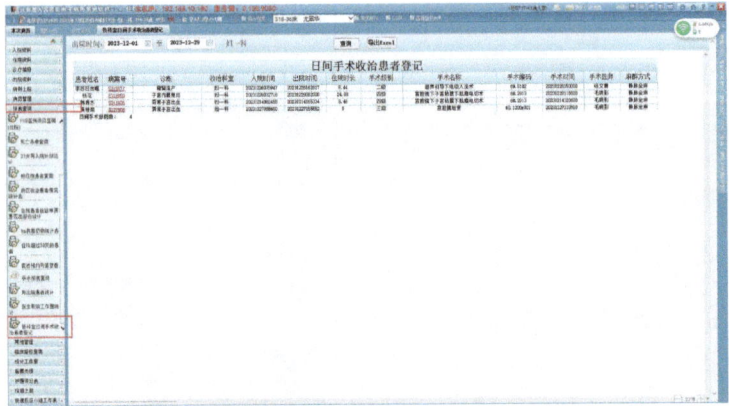

图 39-7　日间手术信息化统计报表样式

三、S 阶段

通过对上述计划措施的执行和落实，2023 年 9 月—2024 年 2 月日间手术占择期手术比例逐步提升，占比由原来的 3.67% 上升到 14.81%，超过预定目标值（图 39-8）。

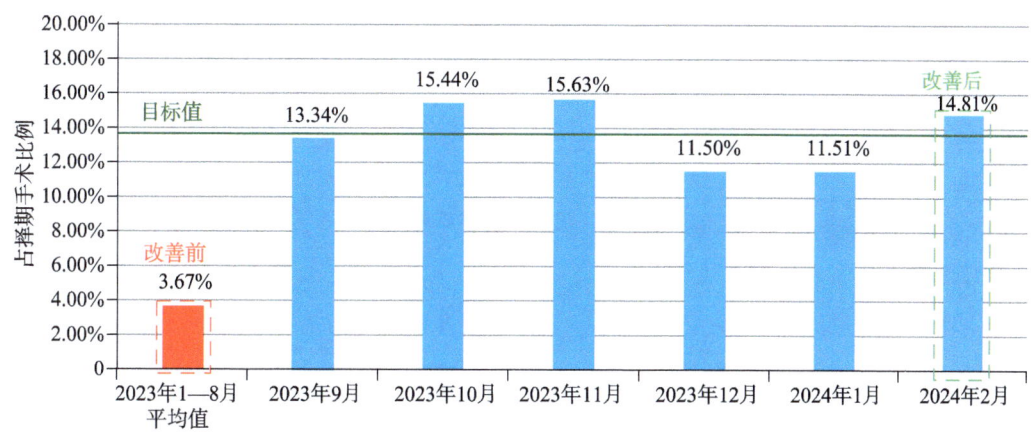

图 39-8　日间手术占择期手术比例改善前后对比

四、A 阶段

围绕提高日间手术占择期手术比例，突出问题导向和短板意识，狠抓整改落实，从开通预住院功能，到规范管理制度、流程，从而保障日间手术运行更顺畅。2023 年我院制定了日间手术病历管理规定，重新优化了日间手术流程（图 39-9）。

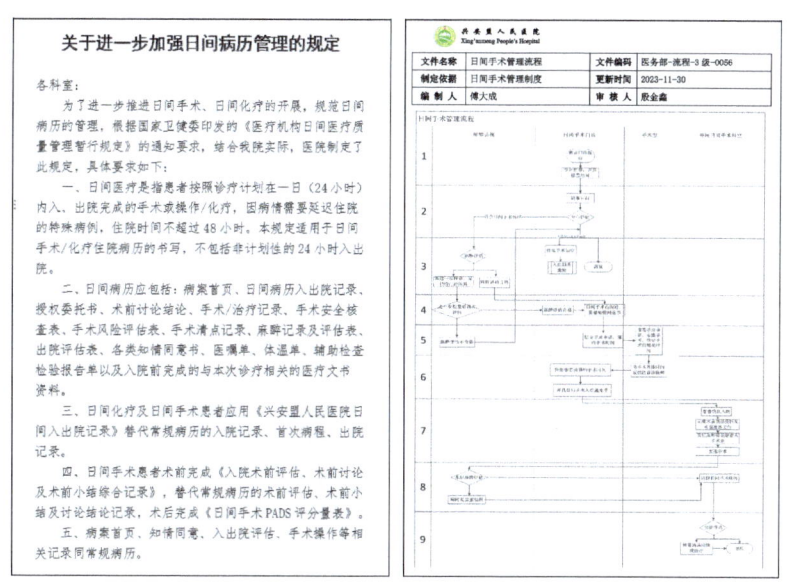

图 39-9　修订完善的制度和流程

五、项目团队介绍

本项目团队由医务部及临床科室人员组成，医务部主任担任总指挥，负责全面的规划和战略部署，医务部副主任、临床科室人员及吴兴兴负责具体执行与推进工作。在团队的共同努力下，通过持续优化流程和完善制度规范，我院的日间手术管理项目已成功迈入了一个新的发展阶段（表39-2、图39-10）。

表39-2 项目团队主要成员

姓名	部门	职称	参与内容
周智勇	院办	主任医师	督导
殷金鑫	医务部	副主任医师	全面负责日间手术的质量持续改进计划、推进工作
邵 丹	医务部	副主任医师	制订日间手术质量持续改进计划、方案并组织实施
吴兴兴	医务部	医师	对科室日间手术开展情况进行调研，组织召开日间手术会议，完善相关制度和流程，进行日常监管和协调工作，数据统计与分析等
沈广泰	乳甲外科	主任医师	牵头执行医院日间手术相关制度、流程，对本科室日间手术实施情况进行分析、评估
彭 程	血管外科	副主任医师	对日间手术实施过程中薄弱环节提出整改措施
迟力明	手足外科	主治医师	参与医院日间手术制度流程制定

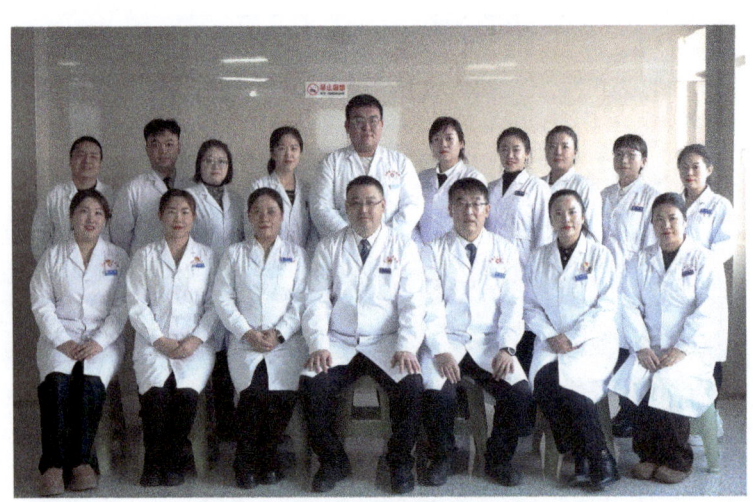

图39-10 项目团队成员合影

案例 40 提高病案首页主要诊断编码正确率

项目负责人：资阳市中心医院 文雯

项目起止时间：2021年4月—2022年6月

概述

1. 背景和目的：2021年2月国家卫生健康委将"提高病案首页主要诊断编码正确率"作为医疗质量安全十大改进目标之一。我院2021年3月进行病历抽查，病案首页主要诊断编码正确率为78.00%。国家病案管理医疗质量控制中心要求，基线调研已达65.00%的省级和市级医院每年增涨幅度≥5.00%。我院于2021年4月开始进行病案首页质量改进工作，规范工作流程和细节。

2. 方法：运用PDSA质量管理工具，制定病案首页主要诊断编码正确率指标，采取多项改进措施，以提升病案编码的正确率。

3. 结果：项目实施以来，病案首页主要诊断编码正确率达到95.00%以上，完善了组织体系建设，建立了事前、事中、事后全质控规范化流程。

4. 结论：运用PDSA质量管理工具能积极、有效地发现主要原因，经过一系列持续改进措施，病案首页主要诊断编码正确率得到持续提高（≥95.00%），达到前期设定目标。

一、P阶段

（一）主题选定

病案首页主要诊断编码正确率与公立医院绩效考核、等级医院评审、抽样数据调查、DRG评价、DRG/DIP医保支付、医疗三监管等工作息息相关。为掌握我院病案首页主要诊断编码正确率现状，医教部组织病历抽查，发现2021年3月病案首页主要诊断编码正确率仅为78.00%，若现状不能积极改进，将严重影响病案首页质量，不能真实反映医院的医疗技术能力和病种疑难风险程度。

（二）改进依据

1.《国家卫生健康委办公厅关于印发2021年国家医疗质量安全改进目标的通知》（国卫办医函〔2021〕76号）目标六"提高病案首页主要诊断编码正确率"。

2.《国家卫生健康委办公厅关于印发病案管理质量控制指标（2021年版）的通知》（国卫办医函〔2021〕28号）指标二十二"主要诊断编码正确率"。

3.《三级综合医院评审标准（2011年版）》"二十六、病历（案）管理与持续改进"

明确要求采用疾病分类 ICD-10 与手术操作分类 ICD-9-CM-3 对出院病案进行分类编码，建立科学的病案库管理体系。

（三）监测指标

病案首页主要诊断编码正确率。

（四）指标定义

$$病案首页主要诊断编码正确率 = \frac{病案首页主要诊断编码正确的出院患者病历数}{同期出院患者的病历总数} \times 100\%，每月。$$

（五）目标值

2022 年 6 月病案首页主要诊断编码正确率≥95.00%。

（六）现况数值

2021 年 3 月病案首页主要诊断编码正确率为 78.00%（39/50）。

（七）预期延伸效益

制定 SOP 1 个，会议投稿 1 篇（优秀论文），参与院内"星海之光"管理项目 1 个，出版专著 1 部，全市宣传展示 2 次。

（八）原因分析

经小组成员充分讨论及现场确认后确定 7 个主要原因（图 40-1），分别是医院提供培训机会少、临床医师与编码员之间缺乏沟通交流平台、无首页主要诊断填写手册、未定期维护系统校验规则、考核力度不足、编码人员配置不足、工作流程未定期优化。

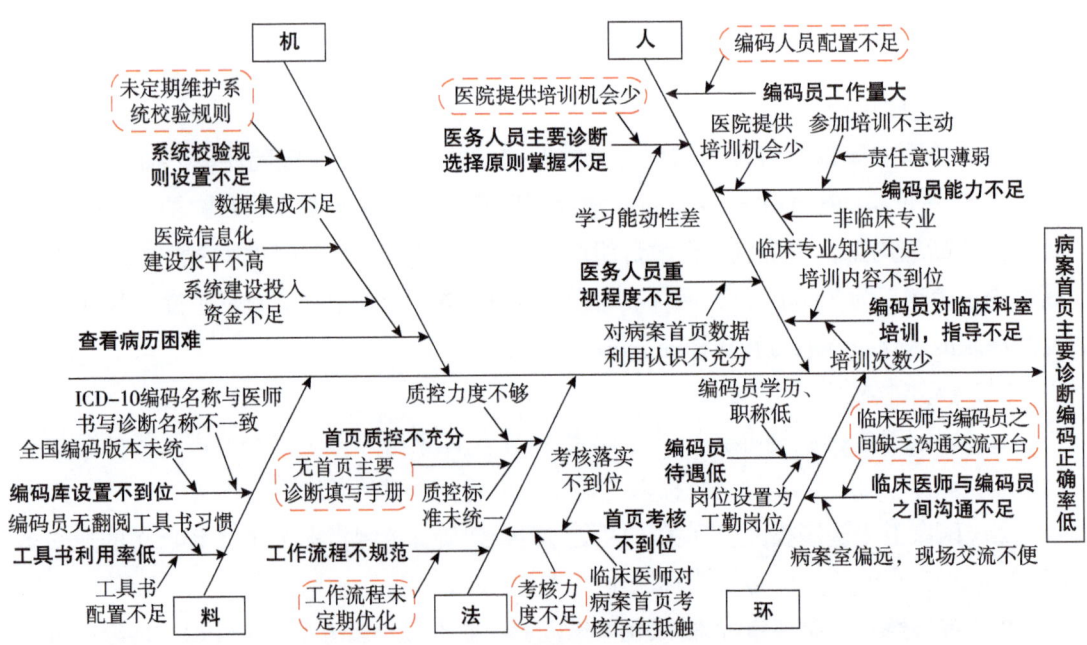

图 40-1　病案首页主要诊断编码正确率低的原因分析

(九) 真因验证

绘制柏拉图 (图 40-2), 按照二八法则, 找到累计百分比达 80% 的主要原因, 将医院提供培训机会少、临床医师与编码员之间缺乏沟通交流平台、无首页主要诊断填写手册、未定期维护系统校验规则、考核力度不足 5 项列入首要解决的计划中。

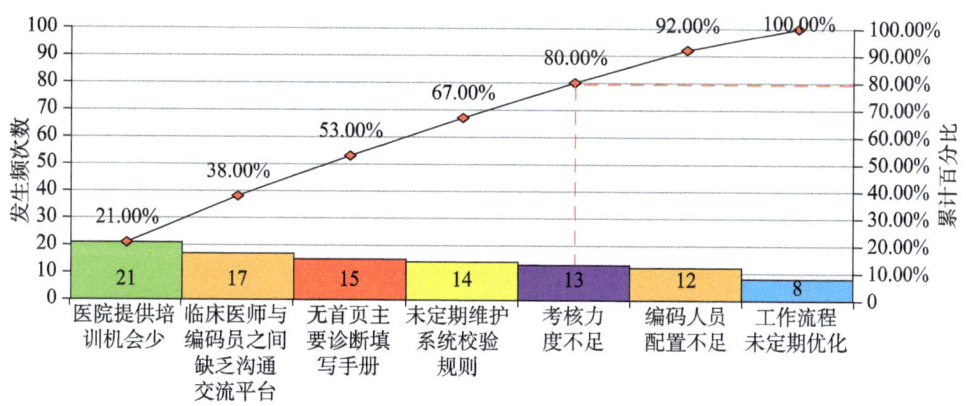

图 40-2　病案首页主要诊断编码正确率低的真因验证

(十) 对策计划

小组依据真因, 经过充分讨论, 运用 5W2H 制订改进计划与对策 (表 40-1)。

表 40-1　5W2H 实施计划

为什么做 (Why)	什么目标 (What)	怎么做 (How)	何时做 (When)	什么频率 (How often)	在哪做 (Where)	谁来做 (Who)
医院提供培训机会少	定期系统学习和培训、考核	组织培训, 定期考核	2021年4月	每周	医教部	张琴琴 李丹阳 孙可嘉
临床医师与编码员之间缺乏沟通交流平台	实现主动、有效沟通	建立院级和科级QQ群、微信群, 制定医编沟通记录表	2021年4月	随时	医教部	张琴琴 李丹阳 孙可嘉
无首页主要诊断填写手册	院内病案首页主要诊断选择原则和质控标准实现统一	制定院内规范化填写指导手册	2021年5月	1次, 已更新4次	医教部	文雯 张琴琴 李丹阳 孙可嘉
未定期维护系统校验规则	信息系统实现校验拦截	将主要诊断相关检验规则维护进系统, 实现实时拦截	2021年4月	随时	医教部 信息部	张琴琴 李丹阳 李芳 鲁力
考核力度不足	实行病案首页主要诊断缺陷考核	将质控结果纳入月度和年度目标绩效考核	2021年4月	每月	医教部	张琴琴 阳婷

二、D 阶段

（一）提升病案首页主要诊断填写和编码能力

1. 定期对临床医务人员开展全院集中培训（图40-3），对重点、难点科室开展多轮入科培训，通过在线考试题库对临床医师进行定期考核（图40-4）。

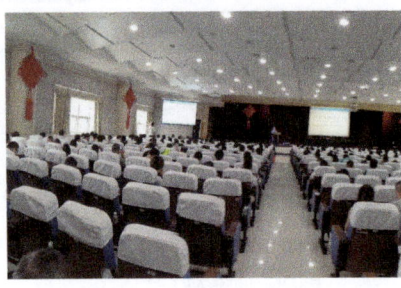

图40-3　全院集中培训　　　　图40-4　院内在线考试题库

2. 积极组织编码员参加各类病案首页相关培训（图40-5），每月开展科内培训，为编码员配备临床相关工具书（图40-6）。

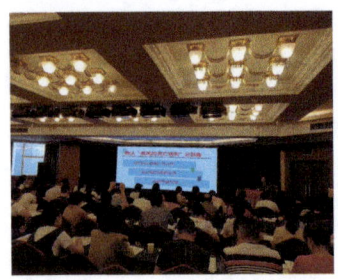 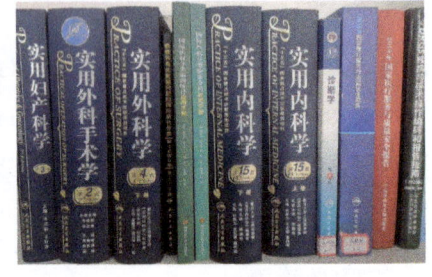

图40-5　编码员外出参会培训　　　　图40-6　科内配备工具书

（二）加强编码员与临床医师的沟通交流

建立院级临床医师工作 QQ 群及重点科室微信群（图40-7），开展病案首页填写答疑及重点科室一对一指导；要求编码员在编码工作中及时与临床医师沟通，并记录在《医编沟通记录表》中备查（图40-8）。

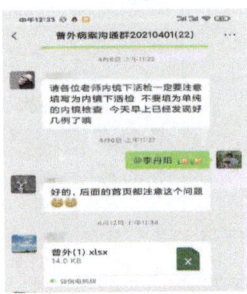

图40-7　院级 QQ 群　　　　图40-8　医编沟通记录表

（三）制定院内规范化填写指导手册

结合国家、省、市等病案首页相关文件要求和行业规范编制《病案首页填报工作手册》（图40-9），并整理缺陷案例统计表（图40-10），用于指导临床医师填写，也作为科内自查和院级质控的审核标准。并动态更新至4.0版。

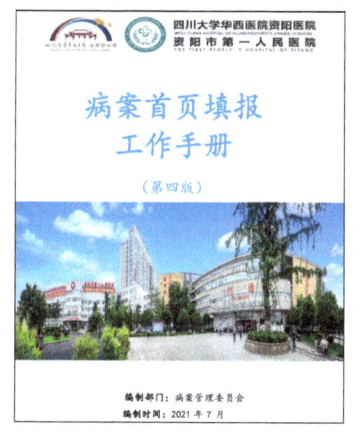

图40-9　指导手册　　　　　图40-10　主要诊断案例

（四）强化信息系统的事前质控功能

通过在信息系统设置328条校验规则，达到提醒/拦截的作用，减少医师的填写错误和编码员的编码错误。

（五）完善考核制度和激励机制

每月执行首页缺陷分层考核扣款（图40-11），重点科室和个人由院领导开展提醒谈话，将主要诊断选择正确率纳入临床科室年度目标绩效考核（图40-12）。

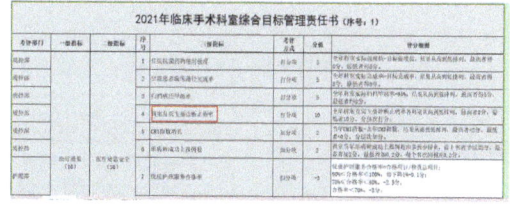

图40-11　分层考核扣款　　　　　图40-12　年度目标绩效考核

三、S阶段

通过组织培训、定期考核、加强医编交流、制定指导手册、设置规则校验、加大考核和激励等一系列改进措施，我院病案首页主要诊断编码正确率由改善前的78.00%提高到98.00%（图40-13）。

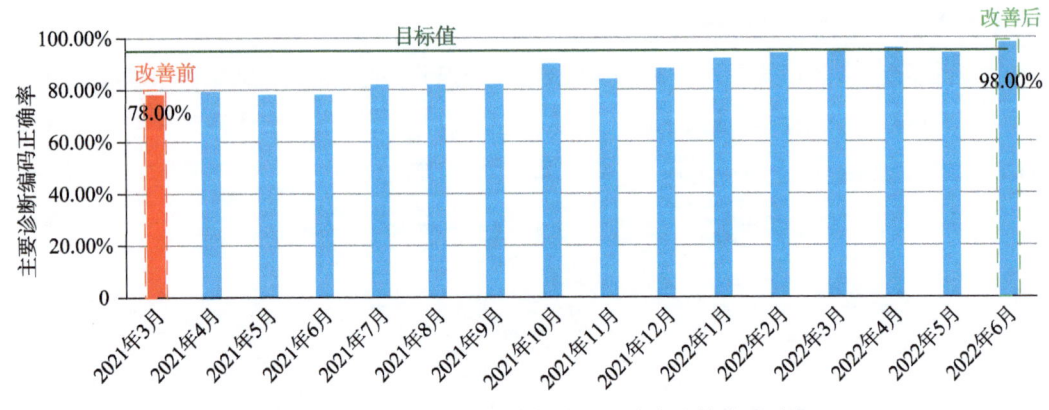

图 40-13　病案首页主要诊断编码正确率改善前后对比

四、A 阶段

运用 PDSA 质量管理工具，找到影响病案首页主要诊断编码正确率低的主要原因，针对主要原因，我院采取上述的改进措施，同时完善组织体系建设、新招编码员、加强责任意识的教育学习等，病案首页主要诊断编码正确率得到明显改善，建立了一套事前、事中、事后全质控流程（图 40-14），制定病案首页填报工作手册，并在院内"星海之光"医院管理创新活动中成功立项"基于 CMI 值提升的病案首页质量管理改进项目"并结题（图 40-15），在上级检查中多次受到表扬和认可，同时通过资阳市病案质控分中心、资阳市卫生健康委、资阳市医保局等平台进行全市推广。

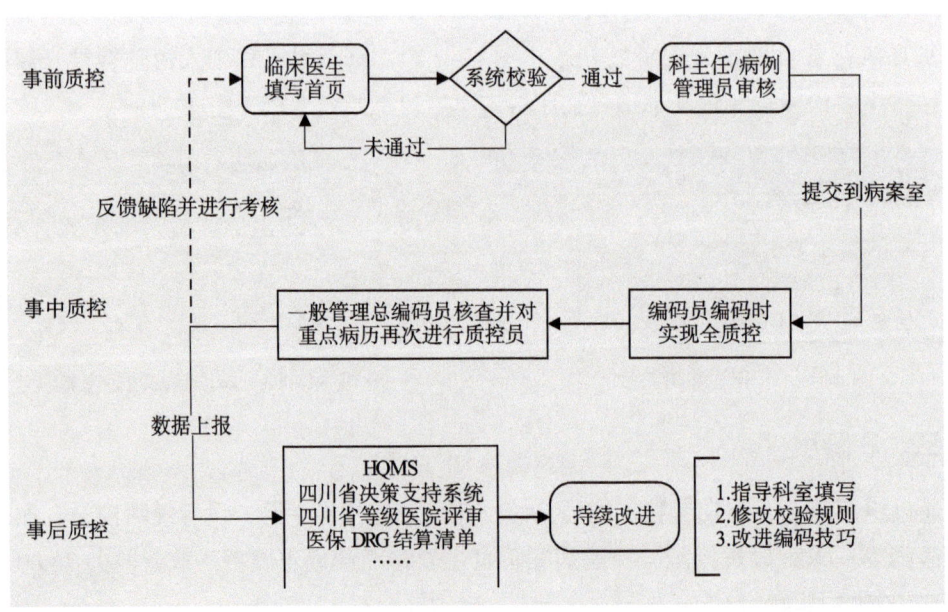

图 40-14　事前、事中、事后全质控流程

五、项目团队分组

本项目团队成员共10人，由医务部牵头，信息科介入质控（表40-2、图40-16），通过团队协作、有效沟通、积极配合，对接及解决其在运营的多个节点进行质量把控，并同推进该项目的实施与落实。

表40-2 项目团队成员

姓名	部门	职称	参与内容
又×	医务部	主任医师	项目制定及实施
张×××	医务部	主管护师	项目执行沟通、具体实施
何××	医务部	统计员	项目具体实施

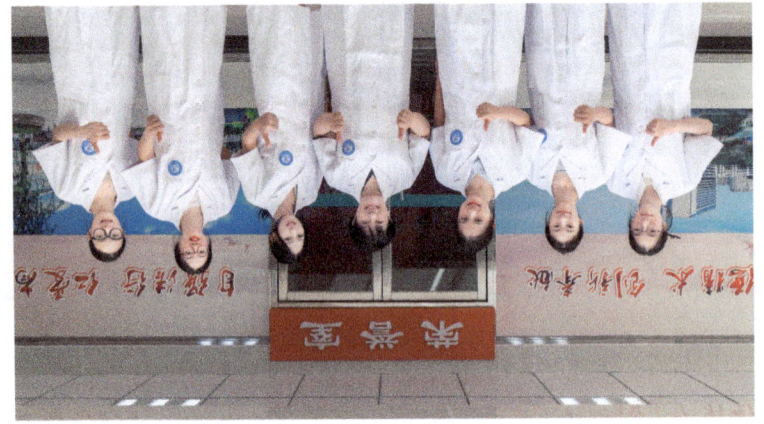

图 40-16 项目团队部分成员合影

姓名	部门	职称	参与内容
李丹阳	医务部	编码员	项目具体实施
田 梓	医务部	规主任医师	项目技术书
李 雯	信息部	中级统计师	数据分析
毒 丹	信息部	信息工程师	信息系统维护、支撑
次晓宇	医务部	编码员	项目具体实施
谢玉萍	医务部	编码员	项目具体实施
王蓉蓉	医务部	编码员	项目具体实施

续表